医理元枢

(点校本)

(清)朱音恬／撰

陈 璞 房立岩 李林森／主校

上海科学技术出版社

图书在版编目(CIP)数据

医理元枢：点校本 /（清）朱音恬撰；陈璞，房立岩，李林森主校. -- 上海：上海科学技术出版社，2025.6. -- ISBN 978-7-5478-7125-6

Ⅰ.R2

中国国家版本馆CIP数据核字第2025P9R585号

本书由中风病的中医（针灸）诊疗方案的制定与临床评价队列研究方案项目、大理州中医医院省级区域中医（针灸）诊疗中心项目资助出版

医理元枢（点校本）

（清）朱音恬 / 撰

陈　璞　房立岩　李林森 / 主校

上海世纪出版（集团）有限公司
上海科学技术出版社　出版、发行
（上海市闵行区号景路159弄A座9F-10F）
邮政编码 201101　www.sstp.cn
常熟市华顺印刷有限公司印刷
开本 787×1092　1/16　印张 21.25
字数 400 千字
2025年6月第1版　2025年6月第1次印刷
ISBN 978-7-5478-7125-6/R·3253
定价：109.00元

本书如有缺页、错装或坏损等严重质量问题，请向印刷厂联系调换

内 容 提 要

《医理元枢》成书于1753年，共十二卷，附余二卷。全书由《运气要略》《脉法心参》《医方捷径》《伤寒论注》《金匮要略注》《妇科辑要》《幼科辑要》七部分组成，其中包括五运六气、脉诀、伤寒、金匮、药性以及妇幼各科。全书深入浅出，条分缕析，融会贯通各家学说，实为今人学医良好的参考书。

《运气要略》主要阐述五运六气、五运三纪等内容。《脉法心参》汇辑作者自撰及前贤所编脉诊歌诀等。《医方捷径》重新校订从前廉工刻改之弊，以方证相对、治法相合，详释方药，辅以歌诀，便于理解记诵。《伤寒论注》《金匮要略注》参考了《伤寒论》和《金匮要略》书中各部内容，分部对书中的医理、辨证思路、应用要点等进行诠释与解读，使得书中深厚的理论更加通俗易懂，能够使医者更加容易领悟经典的内涵。《妇科辑要》《幼科辑要》分别单独成卷，强调了妇女、小儿的生理特点，阐释病症，简明扼要。本书解读生动详细，易诵易携，普惠初登中医堂奥之学子，不失为学习中医古籍入门的钥匙。

本书可供中医和中西医临床工作者、中医师生，以及广大中医爱好者阅读。

编委会名单

主　校

陈　璞　房立岩　李林森

协　校

高新颜　侍　方

参校人员

（按姓氏笔画排序）

马铮然　金小程　施抒言　贾　隼

董嘉琪　傅　蕾　雷艳鸣

自　　序

先师周元邠先生（1915年8月—2018年1月），生于上元三运乙卯年秋，逝于下元八运丁酉年冬。

周元邠先生自幼小从祖父学医，其祖父曾得江津邓晋斋家二十几代伤寒传承；后陆续从李增福先生习槐轩性命之学；从尧天民先生习古典针灸；从承淡安先生习针灸；从彭承祖先生习古中医；从陈青云先生习青城丹医等。

今先生虽返道山六载，音容笑貌，历历目前。先生临床一辈子，古医书阅读面之深之广，余平生未见第二人。

当年初见先生，承蒙厚爱，为点评各家医书要点，但惭愧的是，太多书名都没听说过。时至今日，尚有书未得一见，引以为奇为叹。先生为课徒，曾选书若干，便于初学，其中多有市售者，但未见者亦不少。

璞学不得力，不得先生万分之一，且一向不擅文笔，无法颂扬先生之德之能，故特会约门下弟子，校点先生选书《医理元枢》《医学考辨》《中国针灸医学》等若干，且无市售者，以为纪念。

陈璞

甲辰冬末

整理说明

《医理元枢》为清代医学家朱音恬所著。朱音恬,字咏清,四川什邡鎣峰人。清雍正元年癸卯(1723)恩科,官至蓬州(蓬安县)学正,掌教育所属生员。他涉猎群书,能通各家之说,对医学也有较深造诣。著有《天玉参注》《论语明捷解》《易理元枢》《医理元枢》。

乾隆十一年(1746),朱音恬受县令史进爵敦聘,为方亭书院山长。除讲学外,并总领院务,在任期间,还以他为主编修纂了《什邡县志》,给什邡人民留下了一部不可多得的文化遗产。先生为人耿直,洁身自好,不肯同流合污,被史进爵誉为"狷介笃行之士",并书"文行"二字相赠。

朱音恬虽从事教育,旁通医理,但为人治病也有奇效,治疗血症尤有心得。为启迪后学,特编著《医理元枢》。除在理论和临床中有丰富的经验外,他还遵循《内经》摄生的道理,总结出健康长寿的秘诀:"薄滋味,省思虑,节嗜欲,戒喜怒,惜元气,简言语,轻得失,破忧阻,除妄想,远好恶,收视听,养精神。"

《医理元枢》成书于1753年,共十二卷(附余二卷)。此书由《运气要略》《脉法心参》《医方捷径》《伤寒论注》《金匮要略注》《妇科辑要》《幼科辑要》7种组成,包括五运六气、脉诀、伤寒、金匮、药性以及妇幼各科,条分缕析,可谓内容丰富,探采各家之长。《医理元枢》现有多种刻本行世,查初版为清乾隆十八年癸酉(1753)刻本,此外有清乾隆十八年(1753)三益堂刻藜照书屋印本、清三秀堂重刻本、清文发堂刻本、清文发堂刻天德堂印本,共五种。

综观朱氏著述,能深入浅出,融会贯通各家学说,实为今人学医的重要参考书籍。清道光什邡名医罗绍芳著《医学考辨》多引证此书。

以下为本次校勘说明。

（1）本次校勘《医理元枢》以中国中医科学院藏清乾隆十八年（1753）三益堂刻藜照书屋印本为底本，简称"藜照本"。

（2）校订《医理元枢》参校本如下：《黄帝内经素问》明顾从德影宋刻二十四卷本，人民卫生出版社，2015年影印本。

《黄帝内经灵枢》明赵府居敬堂本，人民卫生出版社，2015年影印本。

《备急千金要方》唐代孙思邈撰，文渊阁四库全书版，上海古籍出版社，1991年影印本。

《御纂医宗金鉴》清代吴谦编著，武英殿版，人民卫生出版社，1998年排印本。

（3）本次点校将原本的繁体字竖排本，整理为简化字横排本，并根据句读，加以现代文标点符号。

（4）本次出版，将原文中代表前文的"右"字，一律改为"上"字；代表后文的"左"字，一律改为"下"字。为方便阅读，不再保留原书十二卷、附余二卷的结构，而是按原书章节划分《运气要略》《脉法心参》《医方捷径》《伤寒论注》《金匮要略注》《妇科辑要》《幼科辑要》共七部分，依序编号，并根据文意划分自然段。本书目录已按正文重新修补订正，原书目录附于新目录之后，以供参考。

（5）凡底本无误，校本有误者，一律不出校记。凡底本按文义疑有讹、脱、衍、倒等又缺乏依据未能遽定者，保留原文不作改动，出存疑校记。凡可以补正者以〔　〕标出；无法补正者以□标记。

（6）为避免繁冗，本次校对以下问题作简化处理。第一，凡发现底本中的明显错别字，如"當（当）"误作"官"，"暂"误作"斩"，"惊"误作"京"，"鞭"误作"鞭"，"黏"误作"粘"等，一律径改，不再注明。第二，各校本与底本相异之处，本次点校依文意选取适宜之说，不予逐一列举。

（7）底本中存在少量避讳字，如元（玄）、洩（泄）等，凡发现者皆径改，不另作说明。

（8）底本中通假字一般不作改动。

（9）底本中的异体字、古今字、俗体字、繁体字，为便于阅读，多径改为规范字。如"併"改为"并"，"呌"改为"叫"，"剉"改为"锉"，"括蒌""栝蒌"皆改为"瓜蒌"，"消石"改为"硝石"，"蹻"改为"跷"，"灯芯"改为"灯心"等。

（10）本校点对原书内容不删节、不改编，尽力保持原书面貌。部分术语，如"藏府"与"脏腑"，"藏"与"脏"，"阴证"与"阴症"，"表证"与"表症"等可能有不同写法，难以取舍，则各按原书，不再出注。

（11）本书可能存在某些不合时宜的内容，如来源于当今受保护动植物（如穿山甲、虎骨等）仍予保留，仅作文献参考，请读者注意甄别，勿盲目袭用。

目　录

史序
原序
新订医理元枢全书目录

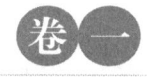

运气要略

一、运气之元 / 002
二、五运六气 / 003
（一）主运主气 / 003
（二）主气主运 / 003
（三）客运 / 003
（四）客气司天 / 003
（五）客气在泉 / 003
（六）客气之例 / 004
（七）五运所属 / 004
（八）六气所属 / 004
（九）假令之例 / 004
（十）客气上下左右之例 / 004
（十一）客运之流行 / 005
（十二）客气之升降 / 005
（十三）运气相临 / 005
（十四）顺化天刑 / 005
（十五）不和小逆 / 005
（十六）岁会天符 / 005
（十七）同岁会同天符 / 006
（十八）支德符、干德符 / 006
（十九）不病之常 / 006
（二十）病之所生 / 006
（二十一）运气之变 / 007
（二十二）强弱胜复 / 007
（二十三）亢害生化 / 007
（二十四）六动五静 / 007
（二十五）有余不足 / 008
（二十六）寒热温凉 / 008

（二十七）升降出入 / 008
（二十八）十二支应六气 / 008
（二十九）天干十二经所属 / 008
（三十）地支十二经所属 / 009
（三十一）十二时气血所注 / 009
（三十二）十二经气血多少 / 009
（三十三）南政北政 / 009
（三十四）主客 / 009
（三十五）标本 / 010
（三十六）藏府 / 010
（三十七）权变 / 010
（三十八）五运诊脉 / 011
（三十九）六气诊脉 / 011
（四十）五天之运 / 011
（四十一）六淫之疾 / 011
（四十二）五运主治 / 012

（四十三）六气主治 / 012
三、五运三纪 / 012
（一）中正之纪 / 013
（二）不及之纪 / 014
（三）太过之纪 / 014
（四）六化 / 015
（五）地宜 / 016
（六）治法 / 016
（七）补泻 / 016
（八）诊法 / 018
四、用药玄机赋 / 018
五、腑脏先机 / 019
（一）望色 / 019
（二）闻声 / 019
（三）问症 / 020
（四）察形 / 021

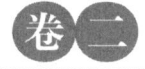

脉法心参

一、人身十二经说 / 024
（一）十二经气血传注歌 / 025
（二）四海八会 / 026
（三）七冲门歌 / 026
（四）三焦包络命门辨 / 026
二、十二经见证略 / 027
三、奇经八脉 / 028
四、平脉赋 / 029
五、古脉切要歌 / 034
（一）诊脉入式歌 / 034
（二）诸脉体象歌 / 035

（三）七怪脉歌 / 035
（四）诸脉主病提要歌 / 035
（五）良工七诊歌 / 036
（六）五脏歌 / 036
（七）小儿外症歌 / 037
（八）脉象异同辨 / 037
六、四言脉诀 / 038
七、脉法总论 / 042
八、六气分配六部时日诊候之图说 / 043
九、六气分配六部歌 / 043

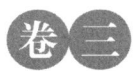

卷三

医方捷径(一)

一、药性赋 / 046
 (一)草木部 / 046
 (二)果实谷菜部 / 051
 (三)金石禽兽虫鱼部 / 054
 (四)六陈 / 055
 (五)十八反歌 / 055
 (六)十九畏歌 / 055
 (七)妊娠禁服药味歌 / 055
 (八)引经报使药歌 / 055
 (九)五脏苦欲补泻论 / 055

二、分类汤饮歌 / 056
 (一)补益之剂 / 056
 (二)发表之剂 / 056
 (三)攻下之剂 / 057
 (四)涌吐之剂 / 058
 (五)和解之剂 / 058
 (六)表里之剂 / 058
 (七)消补之剂 / 059
 (八)理气之剂 / 059
 (九)理血之剂 / 060
 (十)祛风之剂 / 060
 (十一)祛寒之剂 / 060
 (十二)祛暑之剂 / 061
 (十三)利湿之剂 / 061
 (十四)润燥之剂 / 062
 (十五)泻火之剂 / 062
 (十六)除痰之剂 / 063
 (十七)收涩之剂 / 063
 (十八)杀虫之剂 / 064
 (十九)痈疡之剂 / 064
 (二十)经产之剂 / 064
 (二十一)杂用之剂 / 065

三、采订旧方歌 / 065

四、新订药方歌 / 066

五、十二经用药方略 / 067

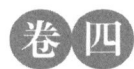

卷四

医方捷径(二)

六、中风 / 076

七、伤寒 / 079
 (一)伤寒六经传变歌 / 079
 (二)伤寒六经见证并治 / 081
 (三)治伤寒大法 / 082
 (四)类伤寒六症 / 084
 (五)太阳经一十八症 / 084
 (六)伤寒症治总略歌 / 084
 (七)伤寒五脏受病歌 / 086
 (八)谨录伤寒辨症要诀 / 086
 (九)小柴胡汤加减歌 / 088

八、伤风 / 093

九、感冒 / 094

十、外杂伤寒六证 / 095

（一）大头伤寒 / 095

（二）黄耳伤寒 / 095

（三）赤膈伤寒 / 096

（四）麻症伤寒 / 096

（五）胎前伤寒 / 096

（六）产后伤寒 / 096

十一、阳毒阴毒症 / 096

十二、阴寒 / 097

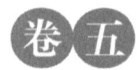

医方捷径（三）

十三、**春温** / 104

十四、**暑热** / 108

十五、**瘟疫** / 111

十六、**湿症** / 116

十七、**霍乱** / 117

十八、**疟疾** / 118

十九、**痢疾** / 122

二十、**泄泻** / 125

二十一、**燥症** / 127

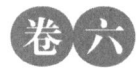

医方捷径（四）

二十二、**内伤** / 132

（一）内伤外感辨似 / 132

（二）脾胃口诀大意 / 132

（三）脾胃症治大意 / 133

（四）脾胃摄养大意 / 134

二十三、**饮食** / 135

饮食口诀大意 / 135

二十四、**痰饮** / 137

二十五、**咳嗽** / 138

咳嗽用药大意 / 139

二十六、**肿胀** / 141

肿胀危候 / 142

二十七、**积聚** / 144

二十八、**痹滞** / 146

二十九、**心腹痛** / 148

附录 / 151

三十、**气门** / 152

三十一、**血门** / 153

三十二、**虚损** / 156

卷七

伤寒论注（一）

一、太阳上篇 / 162
- 桂枝汤方 / 162
- 五苓散方 / 163
- 茯苓甘草汤方 / 164
- 真武汤方 / 164
- 桂枝加附子汤方 / 164
- 新加汤方 / 164
- 厚朴生姜甘草半夏人参汤方 / 165
- 茯苓桂枝甘草大枣汤方 / 165
- 桂枝甘草汤方 / 165
- 文蛤散方 / 165
- 葛根黄连黄芩汤方 / 166
- 桂枝去芍药汤方 / 166
- 桂枝去芍药加附子汤方 / 166
- 桂枝加厚朴杏仁汤方 / 167

二、太阳中篇 / 167
- 麻黄汤方 / 168
- 小建中汤方 / 169
- 禹余粮丸方 / 170
- 麻黄杏仁甘草石膏汤方 / 170
- 芍药甘草附子汤 / 170
- 桃仁承气汤方 / 171
- 抵当汤方 / 171
- 抵当丸方 / 171
- 栀子厚朴汤方 / 172
- 栀子干姜汤方 / 172
- 栀子豉汤方 / 172
- 栀子甘草豉汤方 / 173
- 栀子生姜豉汤方 / 173
- 炙甘草汤方 / 173
- 麻黄连轺赤小豆汤方 / 174
- 茵陈蒿汤方 / 174
- 栀子檗皮汤方 / 174
- 干姜附子汤方 / 175
- 调胃承气汤方 / 175

三、太阳下篇 / 175
- 大青龙汤方 / 176
- 小青龙汤方 / 176
- 桂枝麻黄各半汤方 / 177
- 桂枝二越婢一汤方 / 177
- 桂枝二麻黄一汤方 / 177
- 白虎汤方 / 178
- 桂枝去桂加茯苓汤方 / 178
- 茯苓四逆汤 / 178
- 茯苓桂枝白术甘草汤方 / 178
- 桂枝附子汤方 / 179
- 白术附子汤 / 179
- 甘草附子汤方 / 179
- 甘草干姜汤方 / 179
- 芍药甘草汤方 / 179

卷八

伤寒论注(二)

四、阳明上篇 / 182
小柴胡汤方 / 183
吴茱萸汤方 / 183
五、阳明中篇 / 184
四逆汤方 / 185
调胃承气汤方 / 186
麻仁丸方 / 187
大承气汤方 / 188
小承气汤方 / 188
大柴胡汤 / 190
蜜煎导方 / 190
猪胆汁导方 / 190
土瓜根导方 / 190
六、阳明下篇 / 191
七、少阳上篇 / 191
小柴胡汤方 / 192
柴胡加桂枝汤方 / 192
八、少阳下篇 / 194
柴胡桂枝干姜汤方 / 194
柴胡加龙骨牡蛎汤方 / 195
大柴胡汤方 / 195
柴胡加芒硝汤方 / 195

卷九

伤寒论注(三)

九、太阴上篇 / 198
干姜黄连黄芩人参汤方 / 198
十、太阴中篇 / 199
四逆汤方 / 199
理中丸方 / 199
十一、太阴下篇 / 200
桂枝加大黄汤 / 200
十二、少阴上篇 / 200
半夏散及汤方 / 201
苦酒汤方 / 201
甘草汤方 / 201
桔梗汤方 / 201
四逆散方 / 202
桃花汤 / 202
黄连阿胶汤方 / 203
猪苓汤方 / 203
猪肤汤方 / 203
十三、少阴中篇 / 203
麻黄附子细辛汤方 / 204
麻黄附子甘草汤方 / 204
附子汤方 / 204
真武汤方 / 205
白通汤方 / 205
白通加猪胆汁方 / 206
通脉四逆汤方 / 206
吴茱萸汤方 / 206
十四、少阴下篇 / 207
十五、厥阴上篇 / 208

白头翁汤方 / 210
十六、厥阴中篇 / 211
乌梅丸方 / 211
通脉四逆加猪胆汁汤方 / 212
四逆加人参汤方 / 212

当归四逆汤方 / 213
当归四逆加吴茱萸生姜汤方 / 213
十七、厥阴下篇 / 213
麻黄升麻汤方 / 214
干姜黄连人参汤方 / 214

伤寒论注（四）

十八、新火劫篇 / 216
桂枝加桂汤方 / 217
救逆汤方 / 217
桂枝甘草龙骨牡蛎汤方 / 217
十九、藏结篇 / 217
二十、结胸篇 / 218
大陷胸汤方 / 218
大陷胸丸方 / 219
小陷胸汤方 / 219
白散方 / 219
二十一、痞篇 / 219
生姜泻心汤方 / 220
半夏泻心汤方 / 220
甘草泻心汤方 / 220
大黄黄连泻心汤 / 220
附子泻心汤方 / 221
十枣汤方 / 221
黄连汤方 / 221
旋覆代赭石汤 / 222
赤石脂禹余粮汤方 / 222
桂枝人参汤方 / 222
二十二、合病篇 / 223
葛根汤方 / 223

葛根加半夏汤方 / 223
黄芩汤方 / 223
黄芩加半夏生姜汤方 / 223
桂枝加葛根汤方 / 224
二十三、并病篇 / 224
二十四、痉病篇 / 225
瓜蒌桂枝汤方 / 226
二十五、湿病篇 / 226
桂枝附子去桂枝加白术汤方 / 227
甘草附子汤方 / 228
二十六、暍病篇 / 228
二十七、温病篇 / 229
二十八、痰病篇 / 230
瓜蒂散方 / 230
二十九、宿食篇 / 230
三十、动气篇 / 231
三十一、霍乱篇 / 232
三十二、差后篇 / 232
枳实栀子豉汤方 / 233
枳实栀子大黄汤方 / 233
牡蛎泽泻散方 / 233
竹叶石膏汤方 / 234
烧裈散方 / 234

卷十一

金匮要略注（一）

一、百合病第一 / 238
　百合地黄汤方 / 238
　百合滑石散方 / 238
　瓜蒌牡蛎散方 / 239
　百合知母汤方 / 239
　滑石代赭汤方 / 239

二、狐惑病第二 / 239
　甘草泻心汤方 / 239
　苦参汤方 / 239
　雄黄熏方 / 239
　赤小豆当归散方 / 240

三、阴阳毒病第三 / 240
　升麻鳖甲汤方 / 240

四、疟病第四 / 240
　鳖甲煎丸方 / 240
　白虎加桂枝汤方 / 241

五、中风历节病第五 / 241
　乌头汤方 / 241
　桂枝芍药知母汤方 / 241

六、血痹虚劳病第六 / 242
　黄芪桂枝五物汤方 / 242
　桂枝加龙骨牡蛎汤方 / 242
　小建中汤方 / 242
　黄芪建中汤方 / 242
　八味肾气丸方 / 243
　酸枣汤方 / 243
　大黄䗪虫丸方 / 243
　薯蓣丸方 / 243

七、肺痿肺痈咳嗽上气病第七 / 243
　葶苈大枣泻肺汤方 / 244
　桔梗汤方 / 244
　甘草干姜汤方 / 244
　射干麻黄汤方 / 244
　麦门冬汤方 / 244
　皂荚丸方 / 245
　越婢加半夏汤方 / 245
　小青龙加石膏汤方 / 245
　厚朴麻黄汤方 / 245
　泽漆汤方 / 245

八、奔豚气病第八 / 245
　奔豚汤方 / 246
　茯苓桂枝甘草大枣汤方 / 246

九、胸痹心痛短气病第九 / 246
　瓜蒌薤白白酒汤方 / 246
　瓜蒌薤白半夏汤方 / 246
　乌头赤石脂丸方 / 246
　薏苡附子散方 / 247
　茯苓杏仁甘草汤方 / 247
　橘皮枳实生姜汤方 / 247
　枳实薤白桂枝汤方 / 247
　人参汤方 / 247
　桂枝生姜枳实汤方 / 247

十、腹满腹痛第十 / 247
　厚朴生姜甘草半夏人参汤方 / 248
　附子粳米汤方 / 248
　大建中汤方 / 248
　厚朴三物汤方 / 248
　大黄附子汤方 / 248
　厚朴七物汤方 / 249
　大柴胡汤方 / 249
　乌头煎方 / 249
　当归生姜羊肉汤 / 249

瓜蒂散方 / 249

十一、五藏风寒积聚病第十一 / 249

麻子仁丸方 / 250

甘草干姜茯苓白术汤方 / 250

十二、惊悸吐衄下血胸满瘀血病第十二
 / 251

柏叶汤方 / 251

黄土汤方 / 251

十三、痰饮咳嗽病第十三 / 252

小半夏加茯苓汤方 / 252

小半夏汤方 / 252

五苓散方 / 252

茯苓桂枝白术甘草汤方 / 252

甘遂半夏汤方 / 253

厚朴大黄汤方 / 253

苓桂术甘汤方 / 253

防己椒目葶苈大黄丸方 / 253

十枣汤方 / 253

大青龙汤方 / 253

小青龙汤方 / 254

葶苈大枣汤方 / 254

木防己汤方 / 254

木防己加茯苓芒硝汤方 / 254

泽泻汤方 / 254

十四、消渴小便利淋病第十四 / 254

肾气丸方 / 255

猪苓汤方 / 255

十五、水肿病第十五 / 255

枳实白术汤方 / 255

桂枝去芍药加麻黄附子细辛汤方 / 256

越婢汤方 / 257

防己茯苓汤方 / 257

越婢加术汤方 / 257

甘草麻黄汤方 / 257

麻黄附子汤方 / 258

杏子汤方 / 258

黄芪芍药桂枝苦酒汤方 / 258

桂枝加黄芪汤方 / 258

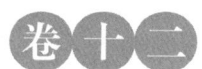

金匮要略注（二）

十六、黄疸病第十六 / 260

大黄硝石汤方 / 260

茵陈五苓散方 / 260

茵陈蒿汤方 / 261

硝石矾石散方 / 261

栀子大黄汤方 / 261

猪膏发煎方 / 262

十七、呕吐哕下利病第十七 / 262

猪苓散方 / 262

小柴胡汤方 / 262

四逆汤方 / 262

茱萸汤方 / 263

半夏泻心汤方 / 263

半夏干姜散方 / 263

黄芩加半夏生姜汤方 / 263

大黄甘草汤方 / 263

生姜半夏汤方 / 263

文蛤汤方 / 264

大半夏汤方 / 264

茯苓泽泻汤方 / 264

橘皮竹茹汤方 / 264

橘皮汤方 / 264

诃梨勒散方 / 265

小承气汤方 / 265

十八、疮痈肠痈浸淫病第十八 / 265

薏苡附子败酱散方 / 266

大黄牡丹汤方 / 266

王不留行散方 / 266

十九、转筋阴狐疝蛔虫病第十九 / 266

鸡屎白散方 / 266

蜘蛛散方 / 266

甘草粉蜜汤方 / 267

二十、妇人妊娠病第二十 / 267

桂枝茯苓丸方 / 267

芎归胶艾汤方 / 267

当归芍药散方 / 268

干姜人参半夏丸方 / 268

当归贝母苦参丸方 / 268

葵子茯苓散方 / 268

当归散方 / 268

白术散方 / 268

二十一、妇人产后病第二十一 / 269

枳实芍药散方 / 269

下瘀血汤方 / 269

竹叶汤方 / 270

竹皮大丸方 / 270

二十二、妇人杂病第二十二 / 270

半夏厚朴汤方 / 271

甘草小麦大枣汤方 / 271

温经汤方 / 271

土瓜根散方 / 271

大黄甘遂汤方 / 272

红蓝花酒方 / 272

肾气丸方 / 272

蛇床子散方 / 273

狼牙汤方 / 273

长服诃梨勒丸方 / 273

二十三、小儿疳虫第二十三 / 273

小儿疳虫蚀齿方 / 273

二十四、杂疗方第二十四 / 273

三物备急方 / 273

治方 / 274

又方 / 274

救卒死方 / 274

又方 / 274

救卒死，客忤死，还魂汤主之方 / 274

又方 / 274

救溺死方 / 275

治坠马及一切筋骨损方 / 275

二十五、禽兽虫鱼诸毒禁忌治上 / 275

二十六、果实菜谷禁忌治下 / 277

附余卷上

妇科辑要

一、调经 / 280

（一）调补诸方 / 280

（二）调经诸方 / 281

二、崩带 / 283

附方 / 284

三、胎前 / 284

（一）胎前诸方 / 285

（二）脉候 / 286

四、产后 / 286

（一）杂证 / 288

（二）产后诸方 / 288

（三）实证诸方 / 289

五、虚损 / 291

虚损诸方 / 291

六、《达生编》切要方诀 / 294

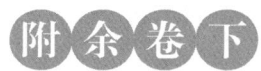

幼科辑要

一、小儿四诊诀 / 298

（一）虎口三关部位脉纹形色 / 298

（二）诸方口诀 / 299

（三）幼科九忌 / 302

（四）五脏所司 / 303

（五）辨证 / 303

二、诸方 / 304

（一）聂久吾先生治小儿杂证诸方 / 306

（二）痘疾 / 308

（三）腹痛 / 309

（四）发热 / 309

（五）小儿杂治诸方 / 310

（六）补遗方 / 312

史　序[1]

　　窃谓医之为道未易言也。予幼臆帝典有五，孔子删书断自唐虞，彼三典者，《灵》《素》当其一也。时而读之，言虽偏于一业，其理剖晰[2]天人，开示蕴奥，渊渊浩浩，靡所不该，有竭明智之用而不能殚者。予故虽好医，究不敢言医。以是阅之，凡知医者类多不易言其理赜也。后三十余年，承乏方亭，博访人士，闻有朱子咏清其人者，敦文尚行，一乡士也。以时方读礼课塾，未获接见。厥后年，余以公事聚谒，即事剖理言论，侃直意其謇谔者流也。细访生平，夙以陁穷矢志，竭力承欢，辅成诸弟，克尽兄职，年近五十如一日，居乡讷讷而已。乾隆甲子，予修方亭书院成，思欲得人，以端其始，延之三次不可得。虚左者年余，时责纂修邑乘令亦急，乃为备礼，嘱学博晋城赵君诣庐敦聘，往返再次，予亦欲亲往，乃于丙寅岁始为书院山长，又意其为人矜名傲物流也。及至不数月而邠志告竣，予暇时数数往焉。见其举动，循循谨饬，无异弱冠书生，而议论古今，情深不倦，始知其为狷介笃行之士。因以文行二字赠之，以此相与接膝谈心，已届四载，未尝一语，旁矜究未识其知医也。先是丁卯岁，予内人痼疾举发，调治二载有余，更医十数余辈，其疾益甚。予以事迫而思，如咏清子，亦尝多疾，未有不知孰为妥医者，遣人叩之，以不知对三，问乃以某长于补，某优于和，开阅凡此，皆屡用不效之法也。既而病势日迫，计无所之，延至告以其情，问以访医，计咏清若有难色，因言自颇知医已，亦多不自信，岂暇及知他人，随细问病情，勉出一方，三日遂应，延之脉，连出二方，服讫，脉之曰：病退如是，某医可治矣。遂以此愈。予亦自幼好医，后凡及相见，未有不谈医道者。咏清曰："岐黄之书，理幽而法隐，未有

---

[1] 史序：原文为"序"，为与其他序言区分，改为"史序"。
[2] 晰：当作"析"。

成迹可据，以故后人无可捉摸。若《伤寒论》《金匮》二书，立方垂范，善发经文之覆，《灵》《素》得此，犹五经之有四子书，森森矩矱，毫发不爽，乃百病之纲维，医宗之绳尺也。但其文辞奥折，简邃驾《史》《汉》而上之未易卒读，故时多未见此书耳。"因叩其《伤寒论》书览之，乃其早年纂注写本，综八家之指要，参一己之权衡，亦简亦博，真有益于医事者。予力以登梨劝之，咏清言："方今位育中和之世，天子丕又万邦，民瘼念切，颁《医宗金鉴》一书于天下，首表《伤寒论》《金匮》二书为标准，抉奥阐微，靡所不至，保赤诚求之恩。沦肌浃髓，将民无疵疠而仁寿胥登矣，何庸草野鄙陋之屑屑者为？"予谓之曰："是言诚然，其在通人达士不劳矣，弟今乡间习医之士，一时难得此书，得之亦恐浩繁而彼难卒读，彼之情固欲易明、易诵且易携，乃喜觅而购也，曷若以此《伤寒论注》谨遵《金鉴》之开示者，订疑去伪，以就简括刊而行之，是亦导扬圣德，广布仁寿之一事也，奚为不可？"咏清辞以力绵不任，予又即其朋侪，为之晓示，乐襄其事者有焉，事方有绪，而咏清有资中之行，遂致中辍。明年，予亦量移灌邑，窃虑此事之遂已也，爰为之购备《御纂医宗金鉴》全书一部，并捐俸薪少为助刻，遣人送于其家，然后启行，此壬申五月事也。长至之前，咏清遣人以书成来告，并付上达编一部，遏欲通三册，予快夫！兹事之克遂也！为言我两人道义之切劘，契阔之遥深，并利是书之始末，列之简端，为颜之曰《医理元枢》，所以恪遵仲景，俾习医之士，熟读二书，见古圣之矩矱森森，毫发不爽，乃知医之为道。虽知医者，亦未敢以易言，而慎重之情深，广救济之功溥乎。至于装部前后之意，咏清已自识之，按论笺注之，是否习医者可共论之，予不必赘及，读上达编遏欲通二书，咏清子吾无以窥其学之所至矣！

时乾隆十有八年蒲月之望日，关南史进爵笠庵书

原　序[1]

医自有明以来，去汉二千余岁，源益远，流益纷，因陋漫衍人自为书，莫非时说，长沙医圣之矩度，乡间之医目未之睹矣。间有市者，率以其方少病缺、文义难明而弗购之。恬私心窃慕，曾取《伤寒论》成、方、喻、王、周、吴、程、赵八家之注笺其要旨，附以经阅管窥，聊以自治治人，诚未敢以自信。乾隆十有二年，恭遇御颁《医宗金鉴》一书，通行天下，恬伏读之，得以钦遵考据，改正前说。一中尊史笠庵先生见之谓恬曰：《金鉴》一书，僻壤之区，不易遍且不易读也，因嘱恬并《金匮要略》笺之于以导扬圣意，且以捐刻劝焉。义不可辞，恬虑此书之难投时好也，窃见《医方捷径》，初工无人不读，屡经翻刻，贾人利在本轻，苟简以庸工改更，或治不合法，或方不对证，且有不知为何语者，入门时，读此一则，承讹一则，易视医事，故侃侃略无慎重之意。恬因谨遵《金鉴》博采前贤，订正旧本，胥于长沙之旨不悖，列于卷首，引以渐进，实以《伤寒论》《金匮》厚望之云尔。

鋆峰朱音恬自识

---

[1]　原序：原文无标题，据内容补。

新订医理元枢全书目录[1]

运气要略 卷之第一
五运六气 歌法并图
五运三纪
用药元机赋 附
府藏先机
形色闻问四诊诀

脉法心参 卷之第二
人身十二经络说
十二经络见证略
平脉赋 辑仲景脉法
古脉要歌
四言脉诀

医方捷径 卷之第三，药性方歌
草木果核部
菜谷金石部
禽兽虫鱼部
分类汤饮歌
订正古方歌

增订要方歌
十二经络用药方略

医方捷径 卷之第四，以下皆切要常病
中风
伤寒
伤风
感冒
外杂伤寒六证
阴寒

医方捷径 卷之第五
春温
暑热
瘟疫
湿症
霍乱
疟疾
痢疾
泄泻

---

[1] 此目录为底本原目录。

医方捷径 卷之第六，乡间人情最好检方，故列以上者于前，投其所好，斯可连后古本以进之

内伤 主脾胃
饮食
痰饮
咳嗽
肿胀
痹滞
积聚
心腹痛
气门
血门
虚损

伤寒论注 卷之第七，《伤寒论》《金匮》二书乃医宗之准绳，百病之主宰也，熟悟而善推之，斯良工矣

太阳上篇
太阳中篇
太阳下篇

伤寒论注 卷之第八

阳明上篇
阳明中篇
阳明下篇
少阳上篇
少阳中篇
少阳下篇

伤寒论注 卷之第九

太阴上篇
太阴中篇
太阴下篇
少阴上篇
少阴中篇
少阴下篇

厥阴上篇
厥阴中篇
厥阴下篇

伤寒论注 卷之第十

火劫篇
藏结篇
结胸篇
痞证篇
合病篇
并病篇
痉湿暍篇
温病篇
痰食篇
动气篇
霍乱篇
差后篇

金匮要略 卷之第十一，以上二书乡间之工未见者久矣，今故谨遵《金鉴》所注要旨，笺而广之

杂病方论自第一至第十五

金匮要略 卷之第十二

杂病方论自第十六至第二十二
禽兽虫鱼禁忌解毒方
果实菜谷禁忌解毒方

妇科辑要 附余上卷

调经
崩带
胎前
产后
达生方诀

幼科辑要 附余下卷，妇、幼两科关系生生极重，分卷答阐，以见慎重之意，且欲人之专视勿忽尔

胎病

惊痫

疟痢

疳疾

腹痛

吐泻

发热

杂治

医理元枢

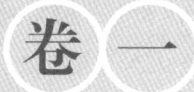

卷一

运气要略

一、运 气 之 元

元者,生物之始,天开于子。邵子有一元之说,此五运六气之始也。天之生物,惟人最贵,人之元即天之元,天之元所以统乎人之元气者,必明乎天之道,乃可以握乎病之枢。

鬼臾区稽首对黄帝曰:臣稽《天元册》文曰,太虚寥廓,肇基化元天虚之境,八方寥廓,莫非真气充之,真气之神,无远弗顺,无物不有,无时不然,故能为生生化化之本始,运气流衍之真机,浑浑而无际涯也。**万物资始,五运终天**缘自元化以来,天降十干,配以十二支,以定五运六气,终而复始,莫不统于太虚,自是而万物之生化,天地之气机乃可得而测也。**布气真灵,总统坤元**天地氤氲,布真气于六合之间,以生万物,故凡物之抱气,含灵禀真气以有生者,悉属坤元之资生而惟在天之元气,常司地气之生化也。按:人身之中,肺金居上,天之象也;心火为君,太阳之象也;脾胃属土,地之象也;肾在下而真火寓焉,地中之元气;肝木伏根于上,中而少阳发生之气则行乎上也,是故心火宜降,肾水宜升,肾为先天本,脾为后天本也。阳明所以灌溉百骸,厥阴所以升降上下,治病者必得两处和,谓疾方可已。厥阴为阴之尽,必赖少阳以为发生之机。阳明为阳之合,必赖太阴以主建运之功。**九星悬朗,七曜周旋**九星乃中天北斗,大官书所谓玑、璇、枢、权、玉衡、阳光、瑶光、辅弼之星,乃天枢之星,乃天枢之运化以生万物者也。七曜者日、月、五星光明者也。周谓周天三百六十五度四分度之一。旋谓左循天度而行,五星之行各有进退高下。迟留伏通之殊,乃天之所以成变化而行鬼神者也,而民病因之矣。九星七曜在天有之,各安其所,则天地位,在人应之。不失其常用则一身安。启玄子曰:九星谓天蓬、天枘、天冲、天辅、天禽、天心、天任、天柱、天央,乃天之标星也。上古世质人淳,九星悬朗,五运齐宣。中古道德稍衰,标星藏曜而计星之见者七焉。**曰阴曰阳,曰柔曰刚**五运终天则资始之体立,总统坤元则资生之用行。是故阳生阴长天之道也,柔化刚成地之理也。**幽显既位,寒暑斯张**幽阴也,显阳也,气机幽而形质显也。由是人神各守所居,无相干犯,干之犯之,病从生矣。阴阳不失其序不致逆凌,逆之凌之病则至矣。神谓天之气机具于人身者也。阴阳者,神所往来之道路也。皆包运气脏腑而言。按《至真要论》云:"帝曰:幽明何如?岐伯曰:两阴交尽,故曰幽;两阳合明,故曰明。幽明之配,寒暑之异也。"**生生化化,品物咸章**王氏曰:天地之所生,有有情有识者、有无情无识者,生而又生,故曰生生。天地化愚为有情有识、彰显形容者,天气主之。无情化故曰化之所化,有形容彰显者,有蔽匿形容者。化而又无识,蔽匿形容者,地气主之。品物者物众而多,各有品汇,生生化化咸彰显于天地之间也。凡此皆以阴阳配合而言也。治病者须知阳中有阴,阴中涵阳,一身之内,阴阳互宅而机编寓焉。乖则病,逆则危,所谓人秉于天地,曰在气交之中者也。拔天有天之元,人有人之元,所谓人之所得乎。天以有生者,此人之元也,本从天之元来,故人身无二不与天相肖是。故宗气冲和,清浊攸分,人之太虚寥阔也,转输上下,灌溉百骸而生生之机,以裕人之肇基化元也。万物资始,五运终天,布气真灵,总统坤元,天道有然,人道亦有然,推之物,物亦各不离乎此意,所谓天是一大天,人是一小天也。九星七曜人身刻刻应之,不能悬朗则病生周旋,不能合乎揆度则病不愈,此中神明变化之机,愈之不止一涂。持之非但数法,如历象之窥天。古今之敷治,专一则生弊,未可偏执也。曰阴曰阳以王,乃申明天道之义,而人道可知矣,学医者须善悟之。

二、五运六气

五运六气,以之测天地之神机也。天地之神,存乎阴阳。阴阳之神,无所可见,而支干之迹,尚有可求,此医学之纲领也。

五运即是五行看,主客分情论天干;六气原从地支起,风火暑湿燥兼寒天以阳生阴长,地以阳杀阴藏,故人身肌肉勿过热,脾胃勿过燥,肺勿过热,肾勿过燥,犹之天地也。

(一)主运主气《经》曰:东方实西方虚,泻南方补北方

东方甲乙丙丁南,壬癸庚辛肺肾勘东方甲乙,寅卯属木;南方丙丁,巳午属火;西方庚申,辛酉属金;北方壬癸,亥子属水。人身之中,心火、肝木、肺金、肾水、脾胃属土,戊己中央归脾藏中央戊己,辰戌丑未属土,六气随时取次探一木二君三相四土五金六水,此言天干所属之主运而推及六主气也。

(二)主气主运前主运主气,以干支之所属而言,此主气主运以时令之常合于干支者而言

春木风以动之秋金燥以干之冬是水寒以坚之,长夏火土火以温之,湿以蒸之并同推木火土金水主运,每季先旺七十二日;木与二火土金水之六主气,各以次旺六十日。辰戌丑未兼属土,一旬加八季季居主运中之土,运于辰戌丑未之月,每季各旺十八日。惟立秋之后承前长夏土旺之令,先旺六日至戌月之末,后旺十二日。

(三)客运常病从主运主气多,时病从客运客气多

甲己化土乙庚金遇龙而化长,属龙也,丁壬木位尽成林又有妒化之说,如甲固化土,若见乙则嫌妒而不能化,丙辛化水滔滔去甲从妻而化财,乙见夫而化官,丙从子而化杀,戊从财而化母,丁从官化而得生,戊癸离宫火焰侵如甲己之年丙作首,丙火生土则以土为初之运,土生金以金为二之运。金生水,水生木,木生火而五运终焉,每一运主七十二日零五刻,其交运承接月日并与主运相同。

(四)客气司天客气所以布化,乃当令臣使,如府州县之官祸福之所系也,故治病者必依之为主

子午少阴君火天子午之岁。水从火化,在先天则坤内涵乾。在后天则坎宫一离。可见人身中水中有火。《经》曰七节之旁中有小心是也,卯酉阳明燥金联,辰戌太阳寒水上,丑未太阴湿土间,寅申少阳相火旺,巳亥厥阴风木巅《经》曰心者君王之官,是心为大,心为君火也。又曰肾者作强之官,是肾中有真火为小心也。又曰肝者将军之官,是木中有火。故备相火而七节之旁肝位在焉。故真火必附于相火以为运,而七相火实资于真火以为功也。

(五)客气在泉司天者在上,在泉犹在下也

子午少阴君火天,阳明燥金应在泉四正相对,丑未太阴湿土上,太阳寒水两相兼四墓相对,寅申少阳相火旺,厥阴风木地中连四隅相对,卯酉却与子午反,辰戌丑未倒皆然六气上下左右,逐年旋转,空虚中严有一经盘图之象,是六气相交之过损克泄所由以生也,而人身之病机应之矣。

（六）客气之例 客气者司天之气也,司天之大气初二三四五终各各不同者也

每年退二是客乡每年退二位数之,即是客气之乡,上临实数如子午年为君火之类下临方如子年初之气在戌,午年初之气在辰之类,初终六气排轮取如子午年一水二木三君四土五相六金之类,逐节以次轮取之上,生克兴衰定弱强言当取主客之气及上下左右之间气,细细较量每气旺才十日八十七刻有奇。又运气中月令日辰皆有司天在泉之应。

（七）五运所属 此四时之正,乃也至为要紧。《内经》"脉法"中。春弦夏洪秋毛冬石义本于此

大寒木运始行初,清明前三火运居,芒种后三土运是,立秋后六金运推,交冬后九金运伏,周而复始万年始。大概此亦而言,其中九有逐渐变换之义,能于逐渐中相其气质,按:气与脉病之轻重参差取之乃得其妙。

（八）六气所属 此四时之正气也,惟客气与之相害相激,则异气从生而民病因之矣

大寒厥阴木气之初,春分君火二之隅,小满少阳相火分三气,大暑太阴土四相呼,秋分阳明金五位是,小雪太阳水六之余。各气亦同此交司,而气各不同。

（九）假令之例 举一则以例其余

如子午少阴司天子午在上,三之气司天者也,阳明燥金在泉卯酉在下,终之气司地者也。上者右行在上者逐年右转,湿土为天之左间子午年四之气在年,风木为天之右间二之气也,其年子午在上,丑未居左,巳亥居右。下者左行逐年左行,以上左右字以面南言,寒水为地之左间初之气也,相火为地之右间五之气也。卯酉在下,辰戌在左,寅申在右,此左右字以面北言。

（十）客气上下左右之例 凡治急病多以客气为主

一气在上,司一岁之天,主上半年多,一气在下,司一岁之地,主下半年多。二气在左,二气在右,司人与万物天道左旋从右至左,地道右转从左至右,此左右,以天地与人身之实理而言。

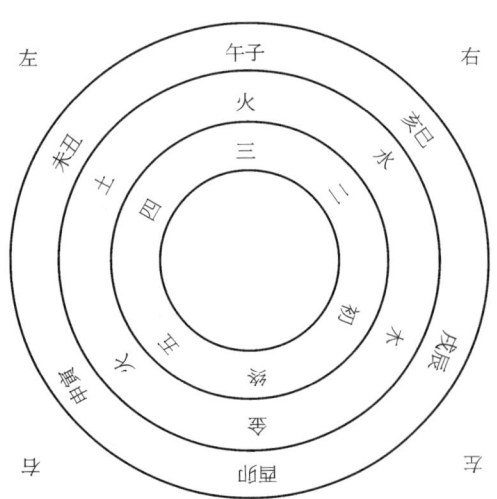

子午年司天六气之图

此子午年之例,余可类推。每年之中,当分为太过不及平等之年,有干实干虚之分,有正化对化之别。凡客运主运客气主气,左间右间,皆有过损克泻之不同。必明乎此,乃知民病之所由。庶几寒热补泻,可与气交之机不违,而鲜实实虚虚之害。古圣一部《内经》,皆从此生出,乃天地万物,脉法病情,一以贯之理也。

(十一)客运之流行

甲丙戊庚壬属阳为太过之年,乙丁己辛癸属阴为不及之年。太过者其至先大寒前十三日交,名曰先天。不及者其至后大寒后十三日交,名曰后天。其平气之年说见后不先不后正大寒日交,名曰齐天之年当依后例推之,此外尚有一六天、二六天等细说。

(十二)客气之升降

午未日月合而气从之寅酉日月生而气应之辰亥日月大明而气随之之年为正化以正气而化。凡化皆一水二火三木四金五土,用河图之数,即于河图之中显洛书之用,子丑天地合,合中寓冲之义申卯天地分,分者不须冲而自冲戌巳天地之开合,有开有合即冲也之年为对化冲之而化。正化者令之实从本正者扶同气,至则令至病已,内生而形犹未病,故本病与气应其数生其愈与甚,皆取河图生数,水木以奇日,火金以偶日,下仿此,对化者令之虚从标化者迟滞,气至而令犹未至。形虽病而本犹未病,故标病与气应其数成水木以偶日,火金以奇日。按:气犹风信也,令犹牌敕也,有风信不闻而牌敕已停。当于内者有风信已来而牌敕尚未有定者,知此则知气与令之虚实矣。

(十三)运气相临

一期年也之中,主运以位五行合于四时之位也而相次于下天干正五行木火土金水以次而伏于下,正气为体也,客运以气虽无其位,实有其气而周流于上天干化运,流行于主运之上为用,故昭显行令生异气以致民疾也。上下犹内外也。客气加于主气之上主气有定,客气无常,须知客气乃当年行令之主,主气临于客气之下受其临位,而逆相克、从相生、淫过而溢、胜壮而凌见焉,此天时所以不齐,民病所由生也人禀运气而生,处于气交运气之中而致疾,则运气焉可忽诸。

(十四)顺化天刑

六旬年中,有火下生土甲子、甲午、甲寅、甲申,气在上运在下,故曰下生、土下生金乙丑、乙未、金下生水辛卯、辛酉、水下生木壬辰、壬戌、木下生火癸巳、癸亥,天气生运,故曰顺化。有火下克金庚子、庚午、庚寅、庚申、金下克木丁卯、丁酉、木下克土己巳、己亥、土下克水辛丑、辛未、水下克火戊辰、戊戌,天气克运,故曰天刑顺化美矣,天气克运亦为顺也,无异其胜可矣。

(十五)不和小逆

六旬年中有水上克火丙子、丙午、丙寅、丙申、丙辛所化,天之客运在下。子午寅申所司地之客气在上、火上克金癸卯、癸酉、金上克木乙巳、乙亥、木上克土丁丑、丁未、土上克水甲辰、甲戌,运克天气,名曰不和。有木上生火壬子、壬午、壬寅、壬申、火上生土癸丑、癸未、土上生金己卯、己酉、金上生水庚辰、庚戌、水上生木辛巳、辛亥,运生天气子临父位,如子之专受职也,名曰小逆。

(十六)岁会天符

如岁水运也而临于子位丙子、岁火运也而临于火位戊午、木运之岁临于卯丁卯、金运之岁临于酉乙酉、土运之岁临于丑未己丑、己未,以上六年运临本气之位补其不足名曰岁会是为平气之年。此日得病久持难已,更遇年月合天符,其病尤甚。一岁之中有运气皆火者戊子、戊午、戊寅、戊申,此年遇火日及化火日得病者主困、有运气皆水者丙辰、丙戌、有运气皆土己丑、己未、运气皆金乙卯、乙酉、皆木者丁巳、丁亥,司天上下,运气皆同,名曰天符此日染病主危。其中金土尤盛者乙卯、乙酉、己丑、己未名太乙天符此日染病主笃,更加年月相同则甚矣。春逢戊己、夏庚辛、秋逢甲乙、冬丙丁、四季若逢壬癸日,便是眠床卧枕,人此俗忌也。

(十七) 同岁会同天符

一水也,有运临司地寒水者辛丑、辛未;一火也,有运临司地君火者癸卯、癸酉;运临司地相火者癸巳、癸亥;不及之运加地气,名曰同岁会亦为平气之年。又如金运之年,有运同司地燥金者庚子、庚午;木运之年,有运同司地风木者壬寅、壬申;土运之年,运同司地湿土者甲辰、甲戌;太过之运加地气,名曰同天符此皆气之太过者也。

(十八) 支德符、干德符

寅属木孟春月也,壬寅年木运临之;巳属火孟夏月也,癸巳年火运临之;申属金孟秋月也,庚申年金运临之;亥属水孟冬月也,辛亥年水运临之,名曰支德符。若运与大寒交司之日相合,名曰干德符。遇此二干支德符,符乎运也,以运为主,为一主运,与交司日之天干相符,仍以运为主,亦为一干。天地合德,亦为平气之年。

(十九) 不病之常必识无病之体乃知染病之由与治病之方

《经》曰:饮食入胃饮食为后天之父母,故脾胃极重。若饮食不能入,其治在胃,游溢精气,上输于脾若能食而瘦是胃不能输也,亦宜治胃。脾气散精,上归于肺若色夭不泽,饮食留滞是脾不能散精也,治在脾。通调水道,下输膀胱若毫毛闭塞及水道不能下输,治在肺,水精四布若水精不能布,宜理胸中大气及温散下元,五经并行若有一经不并行,即宜治其经。精者为营谷气之精液,得脾肺之流传化而为血,悍者为卫谷气之悍气,得脾肺之宣通,化而为气。卫气者所以卫外邪也,凡外邪未尽,即不可补塞,人若真气太弱,又送外邪不尽,营行脉中脉者人之神也,血附于气故行脉中,卫行脉外气以摄血也,合于四时五藏,阴阳揆度此二句详见《内经》《难经》以为常也人能调摄可以却病,不然则病生于内矣。

(二十) 病之所生此言病之生于外者

《经》曰:清气大来,燥之胜也金之令胜,风木受邪,肝病生焉久则肺亦自病,金令之胜是受邪之源,肝病之生是见症之处。若能传于心,又是相因而及,故望气可以知病审病,可以知源也。下皆仿此。热气大来,火之胜也,燥金受邪,肺病生焉可知肝气乘而水气涸矣。寒气大来,水之胜也,火热受邪,心病生焉若虚怯之人,火热变邪,肾且自病矣。湿气大来,土之胜也,寒水受邪,肾病生焉土亦多自病者,惟于泄寒湿之中兼燠土温水,庶几两得其治,又湿滞则里热,故多言湿热。风气大来如运气皆木之类木之胜也,土湿受邪,脾病生焉凡此皆勇者,气行则愈,怯者著而为病。乘年之虚若燥气大来而岁木又不及之类则邪胜也其病较重;失时之和遇运气相克及偏胜之时亦邪胜也；遇月之空哉生明以前，人身中之气血长旺，如海潮之生，其得病也较轻。若弦虚以后，月轮空廓，人身中之血气消索，其得病也较重亦邪胜也，观此二句，则其人本藏之虚者可知重感于邪邪大至为一感，天气又克之是重感也，亦可兼本藏之虚论则病危矣。有胜之气时令与病气太胜，其必来复也如寒极必有大热，热极必有大寒之类，乃受害者之子来为母复仇，当先防之。故治病之药，中病即止，不可过也。此段经文先后探讨，极为圆活，寓有仰观俯察之神机。

（二十一）运气之变

气凡五运六气之气相得则和，不相得病，其有相得而病者，以下壬母如主运生客运，主气生客气不当位也。五行相生者为相得，相克者为不相得，上客运客气在上临下为顺谓克下主下也，下主运主气在下临上为逆，司天克运则顺如克客运主运，运克司天则逆如病气与司天相同，虽先重而必轻，病气与运气相同必先轻而后重。

（二十二）强弱胜复

《经》曰：阳年甲、丙、戊、庚、壬先天时化，则己值时之运气强而以气胜实其气胜而实，故不胜者受邪如甲年则水受土邪之类；阴年后天时化，则己弱而以气休衰其气不旺，故胜己者来克如乙年则火来克金之类。受克之后，必待时而复如火来克金，金受克矣，必待水旺之时，然后金之子来复母之仇也，缘天地之五行无绝理，若人身则有绝，有不绝矣。行复于所胜五行之能复，必待于所胜者大旺之时，若受克之后，又遇克者之子五行中惟金克木，木之子便可以克金，故其病独少。如火克金，须水来复，又遇土旺，土能制水矣。土克水，须木来复，又遇金旺，金能制木矣。水克火，须土来复，又遇木旺木能制土矣，则己犹彼也指受克者之子不得前有所畏也，必待得时，则子旺，然后为母复仇也如虚实寒热，通塞聚散之类，有胜必有复也。治病者必知之。

（二十三）亢害生化

《经》曰：亢当退者不退则害过胜之气始，则害物终则害己，承乃制承犹随也，乃者纡而迟之之义，制所以胜乎亢也，言病势已亢，药不可与之，争须当姑为顺之，而默寓承其下气之意以渐而图之，制生则化[1]默图制之而能生，其制之所胜然后可以抑其亢害，六气平而万物通矣，外列盛衰生化之机既滋于内，则外所见之六气当盛当衰渐归条理而有可见，害则败乱若制之不能而害气行，则外所见之六气必有乖乱之情形，生化大病如是则生化之机大受其害，天地不交而万物不通也，治笃病之机缄全系乎此。

（二十四）六动五静

《经》曰：逆顺灾病害伤尽皆天天以六气主临于上之所为也人身一小天地，观天则人之心肺可知。地在人之下观地则人之脾胃可知，然而天地之根尤有至真者存焉，是下文天气之主，气之所由以能生者也，大气举之也人惟元气之不失，乃能保其人以有生。人之肾在下，如水之在地中。肝

---

[1] 制生则化：今文为"制则生化"。

在下,有木根在土之象,正大气之本所由以栖者也。天六动而不息,地五静而有守天干化五运以司地,地支化六气以司天。运守于下,气行于上,合之则逆从淫胜见焉,须知天气不加于君火,故君火之孤危每系于相火也,推之历日,依节交气,常为每岁之主气总以六气中之司天者为主。

(二十五) 有余不足 运气之太过不及是也,病机亦然

《经》曰：有余而往彼气既有余不足随之己则不足,不足而往彼气不足有余随之己则有余。知迎气有余必先迎其不足知随己不足当先顾其有余,气可与期乃可期其气之平也。若余已复余少已复少所谓实实虚虚也则天地之道变矣此治病之先机,所当防其变者也。

(二十六) 寒热温凉

《经》曰：司气以热用热,无犯即有当用热者亦勿得过用,恐犯司气也,下同司气；以寒用寒,无犯司气；以温用温,无犯司气；以凉用凉,无犯间气。同其主与主气相同则无犯,异其主则小犯之小犯之以病为急也,必谨察之,无失天信气之寒热温凉皆天之信也,无逆气宜不与行令之气太拂逆也,无翼其胜如其气已胜不可复辅之也,无赞其复如其气来复仇不可复助之也,是谓至治如此虽有病可复归于无病矣。

(二十七) 升降出入

《经》曰：出入废则神机化灭,升降息则气立气之生生而卓立不断者名曰气立孤危出入者天地之呼吸也,升降者天地之化机也,天地惟不废不息,故能长且久。而人身应之则不能无废且息之虞。业医者其审之。故非出入,则无以生长壮老已此句言动物,非升降则无以生长化收藏此句言植物,然亦寓有交互之义。是以升降出入形而上也,无器不有器者形而下,四者常守适乎道以御神,在养身则为却病之善法,在医工则为治病之良方,反之则灾害至矣若治违乎道,或有碍于升降之机出入之故,则神将不守其舍矣。

(二十八) 十二支应六气

子午为天地之中正天一地二戴九履一,君火位焉心肾合化；辰戌为七政之魁罡天罡河魁,寒水位焉小肠膀胱也,水从火化火自肾生；丑未为归藏之标本肺主气,脾统血,丑下降而气归之,未上行而血归之,各有标各有本也,湿土位焉脾能生肺故专主于脾；卯酉为日月之道路大明生于东,出于扶桑,月生于西,三日出庚,燥金位焉胃与大肠皆阳明也,日精月华皆金气也,二者子随母居,土旺故金盛；巳亥为天地之门户门者窗也,奎壁为门,天地之首也,角轸为户,天地之足也,风木位焉乾巽之地,肝及心包络之乡,木盛而火生也；寅申握生化之始终人生于寅,人有阴阳主生气,始于寅从天道也,阴主化气,本于申从地道也,相火位焉胆及三焦也,胆者肝之腑,三焦者真火之所运,此生化之机,天地之所以成始而成终也。

(二十九) 天干十二经所属

甲胆足少阳乙肝足厥阴甲府乙藏相为表里丙小肠手太阳,丁心手少阴丙府丁藏相为表里戊胃足阳明己脾乡足太阴戊府己藏相为表里,庚属大肠手阳明辛属肺手太阴庚府辛藏相为表里,

壬属膀胱足太阳癸肾藏足少阴壬府癸藏相为表里，三焦手少阳亦向壬宫寄，胞络手厥阴三焦为表胞络为里同归入癸方如脾病畏甲乙，肺病畏丙丁之类推之，则脾病畏补肝之药，肺病畏补心之药可知。然亦有虚则补母，实则泻子之法。又病气不转，微妙中活动机关须知寓有化气之法。

（三十）地支十二经所属

戌小子肾午居心，辰膀肺丑未脾真，亥肝酉胃心胞[1]巳，申三寅胆卯大寻如肾家有病属子水，天一生水，水有火为元气之根。肾为寒水之藏，畏寒畏热，热则烧干肾水，寒则伤害真阳，寒而闭塞则不能蒸润，百骸虚而漏泄则血脉日就枯槁，喜土以覆之，畏土以制之，木平则滋之，木盛又泄之。上交于心则子午二时安静，其病之甚，暂则见于子日、子时，久则病见于午日、午时，以上道理皆用药之权衡也，余皆以此推之。

（三十一）十二时气血所注

肺寅大卯胃辰充，脾巳心午小未中，申膀酉肾心胞戌，亥三子胆丑肝通寅时气血注于肺，故诊脉者期于此时，如肺之病轻又自内出或系不足之症，则气血注之而病减；病重又自外来或为有余之症，则气血注之而病增，再兼生克脉息审之，余仿此。

（三十二）十二经气血多少

太阳多血常少气故忌大汗，故多血结于下。据甲乙经太阳外达皮毛，上通于肺，中贯三焦，内联少阴，乃管摄乎一身者也，亦属多气，少血多气属少阳多气故利于条畅，气血皆多何藏是，出纳[2]于胞络而坏为血之海，少阴少血气归藏肾为气之根，气为血之主，少阴虽少血而其血为至贵，惟有太阴同胆分，多气少血是天常肺为气之主，脾为气之原故多气。按：血原于胃，生于心，藏于肝，统于脾，故甲乙经脾亦多血，是知脾之统血，恰如地之摄水也。古歌云：多血多气经须记，大肠手经足经胃；少血多气有六经，三焦胆肾心脾肺；多血少气心胞络，膀胱小肠肝所异。

（三十三）南政北政

土居中央，君尊南面而行令，故甲己之岁为南政，余四运为北政。南政之岁，遇三阴司天则寸不应诊其脉沉而微也，脉善则不见。脉不善则反见。岐伯曰：南政之岁，少阴司天则寸口不应，厥阴司天则右寸不应，太阴司天则左寸不应。如厥阴司天，厥阴在左则左之气胜，而右之气衰，故左寸应而右寸不应也。三阴在泉则尺不应诊天不应寸，尺不应泉也，左右同上。北政之岁，三阴司天则尺不应诊，三阴在泉则寸不应诊天不应尺，泉不应寸也。岐伯曰：厥阴在泉则左不应。启玄子曰：以少阴在右之故，太阴在泉则左不应。启玄子曰：以少阴在左之故。按：此则三阴总以少阴为之主也。诸不应者，反其诊则见矣覆手取之也。故曰：知其要者，一言而终，不知其要，流散无穷。

（三十四）主客

《经》曰：地气地支六气若司天一气在泉一气，左右两间共四气轮行而居，主气四时之

---

[1] 胞："胞"当作"包"，后同。
[2] 出纳：原文为大字，疑误，当改小字。

六气之上者，主气之客气也乃当年司天之客气。客气乃行岁中天命代天以行化者也主气，祇奉承而行之客气之天而已，客胜主则从，主胜客则逆，二者有胜而无复也以下奉上，何复之有。

（三十五）标本

《经》曰：先立其年，以明其气。审其太过不及，以地之主气为本本犹主也，天之客气地支所化司天之六气加临于上加于主气之上为标，以求六化之变，如气之胜也。复[1]者从之顺而治之，甚者制之顺势而治之，气之复也。和者平之调而治之，暴者夺之急而治之，随其胜气既顺乎彼，安其屈服又安乎此六句乃治病之大凡，以平为期不必邃求其乎，可期其平而遂已。是故少阳火太阴湿从乎本，少阴本热标寒太阳本寒标热从本且从标因病施治可寒可热，阳明厥阴不从标本，从乎中也上是故以下，乃以脏腑之标本而言又一义也。

（三十六）藏府

《经》曰：人身与天地无刻不相流通古人治历始于甲寅，良有以也，故一气不合即不能生化五藏六府，生生化化乃以有生。一有闭塞阻滞病斯暑矣，为工巧者须知天地之气三时条畅。止以一时闭塞，其闭塞者所以为来春发生之本也。人身亦然。但天地无私而人心多欲，如或阏之太过，浊气相干则塞因塞用，乃一时救弊之失，非可以久任也。天有六气，人以三阴三阳而上奉之，地有五行，人以五藏六府而下应之。藏为阴阴偶也，其数奇五则反奇，以应五运，以五行质具于地，而气则行行则有逆从，淫胜之分于天也此地支所以司天。府为阳阳奇也，其数偶六则反偶，以应六气，以六淫虽降于天，而势必充充则有方隅胜衰之别于地也此天干所以化运，地支所以化气之理也，总见阳中有阴，阴中有阳，地天交泰人之道也。升降回环，治之理也。彼工之喜用攻者，保无纵其行溢其充乎？好言补者，能不滞其行塞其充乎？偏于寒者，势必缓其行迟其充矣；偏于热者，势必速其行急其充矣。凡此者，过则皆有变也。是知君子时中合宜而用，当用则用当止则止。乃为转机活缄之法，补偏救弊之方也，焉可执一。

（三十七）权变

有在天之运气，众之所同也此可推算而得，亦须审量方上之宜；有在人之运气人有老幼男女，及境遇性情，形质之异，脏腑经脉，与受相受伤，偏胜偏虚之不同，如人有生而肺气壅塞者，亦有生而肾气衰弱者是也，一人所独也此必由望闻问切权衡度量而后知。天时胜，则舍人之病舍非全舍，乃因其机而消息之而从天之时时胜病则病随转，故从天之时，时人病胜谓其病气之胜也，则舍天之时而从人之病人病不外五行，从人之病小，是从天时之变处取之也。此中之变化，各有机缄焉须当识此机缄。若泥时日，执铃方以害人若于三才之理未贯，万物之精弗通，则识未精，机未熟也，焉可以□时令方病，则子莫之执中也方书中此外尚多杨墨任。张子和曰：病如不足当年气，看与何年运气同，只向其年求活法此言其变也，不变者其常，变者其暂方

---

[1] 复：《内经》原文为"微"。

知都在至真中五行之理，何一不真，工能如此，则知儒之道，博约而已矣。医之道，运气而已矣，焉可忽哉。愚按：算时扣日运气之数，容有不应，审病察机，运气之丝毫不爽，如必谓拘拘一定，则天道一渺乎小矣，夫岂其然。

（三十八）五运诊脉此以下专采经言

天地之气，胜复之作，不形于诊所以有尺不应、寸不应之说，凡诊脉，神在脉中会，竟却在二十七字之外。其间气者，随其左右各气本部位。从其气则和，违其气则病，不当其位者病脉不见于当见之部位，迭移其位者病当沉而浮，当浮而沉之类，失守其位者危主脉不能自守其位，尺寸反者死寸脉见于尺，尺脉见于寸，阴阳交者死寅申巳亥、辰戌丑未八年，谓岁当阴在右脉，反见于左；岁当阳在左脉，反见于右是也。若左脉独然，右脉独然，只谓之不应，不谓之交也。又热病，汗既出而脉躁疾热不退者，亦谓之阴阳交也。

（三十九）六气诊脉

少阴之至其脉钩心肾脉见也，玩"之至"二字当以皮肉血脉筋骨分之，不拘拘于部位也，阳明之至其脉沉脾胃脉见也。脾胃为仓廪之官，转轮上下，灌溉四旁乃五藏六府之大源也。不宜空虚，故其脉宜于沉实，少阳之至大而浮肝胆脉见也。人身中水火相济，全系于肝胆，故脉大而浮，太阴之至短而涩肺脉见也。人身中总统生化之气，全系于肺，不宜发泄，故脉短而涩，太阳之至大而长膀胱及三焦之脉见。太阳总统一身阳分之纲维，故其脉大而长。至而和则平，至而盛过也则病，至而反如当沉而浮，当浮而沉之类则病，至当至而不至者其气不及也病，未至不当至而至者其气过也病，阴阳易者危当见阴脉而反见阳脉，当见阳脉而反见阴脉，互相交易则危。

（四十）五天之运

丹天之气火经于牛女戊分先天干纳戊，火气克金，随土而下降，黅天之气土经于心尾己分先天坤纳己，土气乘木火而上升，苍天之气木经于危室柳鬼木气资于水，火达于土金，故十一官皆取决于胆也，素天之气金经于亢氐昴毕金气浮于木养于土，玄天之气水经于张翼娄胃水气丽于金交于火，所谓戊己分者，奎璧角轸，则天地之门户也。

（四十一）六淫之疾

阴淫寒疾寒水之令太过，阳淫热疾相火之令太过，风淫末疾木令太过则四末多疾，雨淫腹疾湿令太过则脾胃受伤，晦淫惑疾燥令太过，然亦多人之所为如医和之言，晋侯者惑，如颠、狂、燥、瞽、风、痹、虚、烧之类，明淫心疾君火之令太过，以上皆有天气之偏，人事之失两项。此六句见于左传。《经》曰：必先岁气以当年之运气为主毋伐天和如不按运气便有伐天和之患，无实实轻犯司气，无虚虚，攻所不胜而遗人夭殃以理言则不当补而补是实实，不当泻而泻是虚虚无致邪招引客气，无失正不顾主气，而绝人长命以理而言如因药致病是致邪，治病而不顾人之藏气是失正，故曰不知年之所加，气之盛衰不可以为工。

（四十二）五运主治 辑经文之意

六甲之年，土运太过，雨湿流行，湿病乃生，上应镇星其星倍明肾水受邪辰星之暗可知，治当除湿以补肾非其年而有其疾者亦同，即此可见病机中有除湿以补肾一法同。

六己之年，土运不及，木气乘旺岁星倍明可知，反见风化，风病乃行，治当益脾以平木俱照上例推之。

六丙年，水运太过，寒气大行，寒病乃生，上应辰星，心火受邪，治当逐寒以补心。

六辛年，水运不及，土气乘旺，反见湿化，湿病乃行，治当补肾以除湿。

六戊年，火运太过，热气大行，热病乃生，上应荧惑星，肺金受邪，治当降火以补肺。

六癸年，火运不及，水气乘旺，反见寒化，寒病乃行，治当补心以逐寒。

六庚年，金运太过，燥气流行，燥病乃生，上应太白星，治当清燥以补肝。

六乙年，金运不及，火气乘旺，反见热化，热病乃行，治当清肺以降火。

六壬年，木运太过，风气流行，风病乃生，上应岁星，治当平木以补脾。

六丁年，木运不及，金气乘旺，反见燥化，燥病乃行，治当补肝以清燥此以客运大概而言，须兼主客运气，司天在泉及人身之运气论之，详见《内经》，各具有德化、政令、气变、灾眚之不同，吾乡孙公揆一曰常病用常法。当以子和之言为主，惟天行疫痢等病，非兼运气则不效。

（四十三）六气主治

太阳寒水治以辛热辛以散之，热以驱之，治府病；辛以润之，热以温之，治藏病，阳明燥金治以苦温苦以泄其有余，温以补其不足，少阳相火治以咸寒咸以降之，寒以清之，此正治也，惟有余之病可用，太阴湿土治以苦热苦以泄之，热以壃之，少阴君火治以咸寒此亦正治也，今太君相三火多苦衰薄，倘其外来之疾则咸寒之品未可妄用，厥阴风木治以辛凉辛以散之润之，凉以舒之清之。是故木郁则达之吐之散之也，火郁则发之汗之和之，土郁则夺之消之下之，金郁则泄之疏之泻之，水郁则折之水逆血壅，怀由襄陵矣，顺而利之，水乃由地中行也，有浚其源，疏其流，散其中三法。然以上五郁如是治之，其病退矣，大势已可调其气后乃观其虚实而调之，有假其气五者只有正气不充，临气胜之，如内真寒而外假热之类则无禁也斯可以热犯热，以寒犯寒，达之折之等类之可比也。所谓主气五藏应四时之正气不足，客气胜也六合臣有过胜，必明乎此而见之真处之，当乃得用药之权衡也。

三、五运三纪

此以下乃察病有药之玄机，此下一十五节以此节为之冒。

木曰敷和是养而条达，火曰升明升扬而光明，土曰备化资生百物，金曰审平轻重离舍，攸宜揆度权衡各得，水曰静顺安澜而顺适。其不及也，木曰委和生长而不条达，火曰伏明幽暗而不光昌，土曰卑监卑则薄弱受水之日监，则疏耙遭木之克，金曰从革合而又离其器不整，水曰涸流水源已少散漫又多。其太过也,木曰发生发泄过甚,火曰赫曦赫奕而燔灼,土曰敦阜敦大而高阜,金曰坚成坚成而不鸣,水曰流衍横流而不顺。凡五藏六府之病,其象类此者为本,兼及者为标,当为之调其大过,益其不及,使必归于首段之情形,乃为得之。

(一) 中正之纪

敷和之纪丁巳、丁亥年,木德周行周则随处皆通,行则无所委折,阳舒阴布含生之机畅,五化宣平五行之气宣而已,平人身亦自类是。其气端,其性随凡病气之端而直、随而转者皆寓有木气之机,药气亦然,其用曲直,其化生荣,其类草木,其政发散句句寓有治病用药之机,其令风以上言天,其藏肝说到人;肝肝字从人说起贯下其畏清怕金气也,药食饮境皆可类推,其谷麻,其果李二者用虚则补,肝实则忌。脾虚肾虚则忌,心处则宜,下文大韭同佳,其实核中坚,其应春,其虫毛类于木,其畜犬,其菜韭,其色苍五色各有美恶,各具生克制化,其养筋,其病里急支满,肝苦急也其味酸木散而酸收,物极则反也,其音角闻声者孰之,其物中坚外不至而中至,类木也,其数八先天成数。

升明之纪戊辰戊戌年,正阳而治人之君相二火各安其位者似之,德施周普人之阳气克于百骸者似之,五化均衡二火既治,则水木土金之化各得其平。其气高谓所止也,其性速所谓炎也,二句可察病机,其用燔灼人之少火生气者似之,其化蕃茂人之血盛,气克治节,咸章者似之,其类火,其政明曜人血气开朗者以之,以上气相相化处,可以正看,可以反推,其令热,其藏心从司天说到人;心承一句其畏寒水克火也,其主舌舌病非生于火,其谷麦,其果杏,其实络中有丝络,人之病瘅似之,物之麦冬莲三似之,其应夏,其虫羽高飞而速炎上之象,其畜马马,火宿也。故人食马肉善发疔疮,其菜薤苦入心,其色赤血之色也。人身之血,饮食之液也。液挟相火而成血故赤。人流之所俱而克也。凡人耳目手足口体心思之劳,皆是以损之已。人七日无饮食以资之,则血败脱而神去矣,其养血液得火而为血,水火既济之象也,其病瞤瘛血之愆,火之象,其味苦苦之味泻火,久则反增气而火炎,其数七。地二成数也,此下皆招此二条推之,不尽释也。

备化之纪己丑己未,气协天休,德流四政,五化齐修。其气平,其性顺,其用高下,其化丰满,其类土,其政安静,其候溽蒸,其令湿,其藏脾;脾其畏风,其主口,其谷稷,其果枣,其实肉,其应长夏,其虫倮人之类,肉在外者也,其畜牛,其菜葵,其色黄,其养肉,其病痞,其味甘甘平主养,甘甜主寒,其音宫,其物肤脾主肌肉故,其数五脾为四藏之主,五兼生成之数。

审平之纪庚子庚午,收而不争,杀而无犯,五化宣明。其气洁,其性刚,其用散落故肺主布津行气,其化坚敛,其类金,其政劲肃,其候清切凡清肃之境皆肺之所主,其令燥,其藏肺;肺其畏热,其主鼻鼻之形为中岳,属脾土,鼻之内通气肺属,其谷稻,其果桃,其实壳凡壳皆走皮毛,其应秋,其虫介,其畜鸡,其菜葱,其色白,其养皮毛,其病咳,其味辛辛走气敛极而散也,其音商,其物外坚,其数九地四生金,天九成之。

静顺之纪辛酉辛卯,藏而勿害,治而善下,五化咸整可知天一之水极重。其治明,其性下,其用沃衍,其化坚凝,其类水,其政流衍通而闰也,其令寒,其藏肾;肾其畏湿,其主二阴《经》曰肾开窍于二阴,又曰肝主疏泄,其谷豆,其果栗,其实濡物之开者,其应冬,其虫鳞,其畜彘,其菜藿,其色黑,其养骨髓,其病厥如水之逆也,有热厥、寒厥、气厥之分;水厥、痰厥、风厥之异,其味咸,其音羽,其数六。

(二) 不及之纪

委和之纪六丁之年,生气不振[1],化气乃阳[2]二句乃人受病之根,长气自平迟缓也,收令乃早金气乘旺故,凉雨时降阳气弱也,风云并兴土乘木而胜也,草木晚荣春初仍冬令故晚荣,苍干凋落金气胜也,物秀而实,肤内克[3]阳有内故。其气敛,其用聚,其发惊骇,其藏肝;其果枣李用脾之果,其畜鸡犬用肺之畜,其病摇动注恐,从金化也其本在肝,其见症在肺。

伏明之纪六癸之年,是谓胜长长者火气也,水气胜于火气。致长气不宣病,藏气反布藏阴气也,收气自政肺无畏也,化气乃衡迟滞之意,寒清数举,暑合乃薄病,成实而滞,遇化已老病,阳气屈服,蛰虫早藏。其气郁,其用暴,其发痛,其藏心,其果栗桃肺肾之果得气,其畜马彘心肾之畜,其病昏惑悲忘,从水化也。

卑监之纪六己之年,是所谓咸化。化气不令,生政独彰,长气自整二者姑须顺之而勿泄,以为后日成而且实之根基,雨乃愆收,气平风寒并兴,草木荣,美秀而不实,成而秕也木气乘旺之故。故君子观于其年之天道,物类而得,治病之机焉。其气散,其藏脾,其果李栗用肾之果,其畜牛犬肝脾之玄,其病流满痞塞,从木化也。

从革之纪六乙之所,是谓折收。收气乃后火旺也,生气乃扬,长化合德,火政乃宣。其气扬,其用躁切,其动铿咳天禁二阴禁止也,解气不降督闷厥气逆也,其发咳喘,其藏肺[4],其果李杏二封之射,其畜鸡羊心肺之畜,其病嚏咳鼻衄,从火化也。

涸流之纪六辛之年,是谓反阳。藏合[5]不举须知举之,化气乃昌,长气宣布,蛰虫不藏须知收之藏之土润,水泉减减于内也,草木条茂。其气滞,其用渗泄不能流,其动坚止水少则不需,气不固则注下,其发燥槁凡言用者,言其气之始也,尚未正见。言动则正见其用之所为矣,其末后之景象尚未见。言发则用与动之结局,正末后之景象也。治病之上,须当见微以知其著,而□为之地焉,其藏肾主肾病,其果枣杏枣土杏火,其畜彘牛脾肾之畜,其病痿厥坚下水土渗于井,从土化也。

(三) 太过之纪

发生之纪六壬之年,是谓启陈。土疏泄,苍气达,阳和布化,万物以荣。其化生,其气美,其政散,其令条舒,其动掉眩巅疾,其变振眩[6]摧拔,其色青黄白木盛则土衰,

---

[1] 振:据《内经》原文当改"政"。
[2] 阳:据《内经》原文当改"扬"。
[3] 肤内克:据《内经》原文当改"肤肉内充"。
[4] 肺:原文为"肝",据《内经》改。
[5] 合:据《内经》原文当改"令"。
[6] 眩:《内经》原文为"拉"。

木盛则金弱,故宜合三藏以审之,其味酸甘辛,其经足厥阴、少阳肝胆,其藏肝、脾木旺则克土故兼言两藏,其物中坚外坚,其病怒,木盛故不务其德,收气乃复言当损之而之,不可再培木德,如此则收气乃复也,迨金令一行,木德归里,斯五藏之气渐平而病乃可愈也。

赫曦之纪六戊之年,是谓蕃茂。阴气内化化而从阳,阳气外荣,炎暑施化,物得以昌。其动炎灼妄扰,其变炎烈沸腾,其色赤白玄,其味甘苦辛[1],其经手少阴、太阳心与小肠,手厥阴、少阳心包与三焦,其藏心、肺火旺克金,其病笑、疟、疮疡、血流、狂妄、目疾[2]此皆心二之为害,须得水气之复诸疾乃可愈也。

敦阜之纪六甲之年,是谓广化。厚德清静,顺长以盈,烟埃朦育[3]土之气也,大雨时行,湿政[4]乃用,燥政乃辟除也。其动濡积升稸止也,其变震惊飘骤、崩溃木来相战相克,也有过胜则损之兆,其色黄[5]玄苍,其味甘咸酸,其经足太阴、阳明脾胃,其病腹满、四肢不举成独四肢热,独令亦不举之意,大风迅至木气来复,邪伤脾也善观天人之道者。无赞其复可也。

坚成之纪六庚之年,是谓收引。天气洁,地气明,阳气随,阴治化,燥行其政,物以司成,收气繁布,化洽不终物多秀而不实,收杀之令太早,土之化不得终其用,即此而病机可知也。其动暴折疡疰,其变肃杀凋零,其色白青丹,其味辛酸苦,其经手太阴、阳明肺与大肠,其病喘喝,胸凭仰息金气有余。若政暴变火之象已显,则邪伤肺也过胜者必受伤。

流衍之纪六丙之年,是所谓封藏。寒司物化物气之生皆从寒水而化,天地严凝。其令流注,其动漂泄沃涌,其变水雪霜雹如冷痰、冷咯、阴疮之类可见,其色黑丹黄善望之可以识症,其味咸苦甘善用之可以主药,其经足少阴、太阳肾与膀胱,凡言由府入藏,自外入内乃自气分入经,由经入府。经者系由孙络入支络,由支络而入之血分也。若由藏达府,由府达经,由经达支络,由支络达孙络,自内而及外,乃自血分而之气分也。二者凡病机与用药皆然,其物濡满,其病胀。政过则化气大举,而埃昏气交,大雨时降火被水克,土来复仇,邪伤肾也人徒知其始之甚旺,恐或忽其衰之将至也,当豫[6]防之。故曰:不恒其德,则所胜来复,政恒其理,则所胜同化四语总结上文。细推以上三纪之文,治病之机毕泄矣。

(四)六化言五运者五藏也,言六气者六淫也,玩此六化大概可知

遇风温玩一遇字,圆活之甚则春化同,遇热曛昏火,则夏化同,遇燥清烟露则秋化同,遇云雨昏暝埃则长夏化同,遇寒气霜雪冰则冬化同或遇之于天时,或遇之于地分,皆可例推,是以明哲之士必须深明其理。不必拘之于数也。此天地五运六气之化,夏用盛衰之常

---

[1] 甘苦辛:《内经》原文为"苦辛咸"。
[2] 疾:《内经》原文为"赤"。
[3] 育:《内经》原文为"郁"。
[4] 政:《内经》原文为"气"。
[5] 黄:《内经》原文为"黔",义为黄色。
[6] 豫:同"预"。

也。五运六气乃大地至真之玄机，病情主治之枢要也，必能深明其理，然后活法在人。

（五）地宜 详见"异方法宜论[1]"

帝曰：一州之气，生化寿夭不同，其故何也？岐伯曰：高下之理，地势使然也，崇高则阴气治之地高则金气太重故阴。污下土衍水流则阳气治之，阳胜者先天先天时生化，阴胜者后天，此地理之常，生化之道也。高者其气寿。下者其气夭。地之小夫异也。又于高下之中。分出地分之小大。小者小异，大者大异。此二句曲尽细分之法。必识地宜，然后推测运气不差，审量疾病得宜。用药方能中肯絮[2]也。

（六）治法

补上司天下在泉者，从之；治上下者，逆之，以所在兼气与病而言寒热盛衰而调之此平治之法。上取、下取、内取[3]、外取此急治之法，上下内外，俱兼病机与治法而言，以求犹责也其过。能毒者人之体能胜毒药之力者以厚药，不能毒者以薄药此治之常法也。气反者，病在上，取之下；病在下，取之上；病在中，傍取之此治法之变也。治热以寒，温而行之乃不与热逆；治寒以热，凉而行之；治温以清，冷而行之；治清以温，热而行之。俱兼用法、服法言正者正治如以寒治热常法也，反者反治如以热治热变去也，是故消之傍取也、削之内取也、吐之上取也、下之下取也、补之治其不足、泻之治其有余中取也。久新同法。玩以上经文，可见偏于攻伐者，非偏于温补者亦非。按补之一字原不可少。但补法多端，各有机宜。邪重者须病去六七，方可议补，然非一于补寒也。有半补半治之法，有开一围三之法，有隔一隔二之法。有从上而补下者。有自下而补上者。有自外而内者。有自内而外者。有以补法为治法者。有以攻法为补法者。有但治其病而不必补其虚者。亦有但补其虚而并不必治其病者，焉可执一法以论治哉。

谷肉果菜，食养尽之此乃所谓大补真元也，无使过之，伤其正也补之太早则病邪未尽，补之若过则藏气不胜而失其平，二者皆反伤其正也。夫以食养补之，圣人犹虑其过，此允执厥中之所以难也。此外尚有地支六备之纪，可于《内经》详考之。帝曰：妇人重身，毒之如何此言孕妇遇有热结、冷结、当下、当温之类。岐伯曰：有故无殒言有是病而用治，是病之毒药以驱之，其毋上得保全，亦无殒也子也，若迟延不用，反有两伤之患，吾言虽用毒药，病自当之，亦无损于其乡。余芳书云：孕妇若当用下药，只宜用气分之药。加大黄下之或再添升、陈、桔梗俱可，切不可入一味血药及淡渗之品。以致摇动胞胎也。虽出土生姜亦穿血分，不可轻加用也。大积大聚其可犯也又推广言之，衰其半而止积聚去半，其势已虚，追元气一复期尽去矣，过者死伤其正也。

（七）补泻

木位之主春分前六十日，初之气也，其泻以酸，其补以辛。火位之主君火主春分之后六十日，二之气也。相火主夏至前后各三十日，三之气也，其泻以甘，其补以咸。土位之主秋分前

---

[1]"异方法宜论"：《内经》原文为"异法方宜论"。
[2] 絮：当作"綮"。
[3] 内取：据《内经》补。

六十日，四之气也，其泻以苦，其补以甘。金位之主秋分后六十日，五之气也，其泻辛，其补以甘。水位之主冬至前后各三十日，终之气也，其泻以寒，其补以苦。是故高者抑之亦有因其高而越之者也，下者举之亦有因其下而入之者，有余者折之，不足者补之以上皆言主治者也，佐以所利，和以所宜臣与佐也，必安其主客，适其寒温此处甚贵，调停之心，同者逆之寒热温清气和，此和者逆而用之异者从之金木水火土性之异者，顺而用之，所谓某药入某经是也。帝曰：气有多少，病有盛衰，治有缓急，方有大小，何也？岐伯曰：气有高下心肺高肾肝下，病有远近藏病远府病近也，症有中外，治有轻重，适其治所为故也令药气恰至病所，与病相当，毋太过毋不及也，若见病未审，则宁不及毋太过也。《大要》：君一臣二，奇之制也；君二臣四，偶之制也；二与三亦属奇，二与六亦属偶。故曰：近者奇之，远者偶之，汗者属阳不以奇，下者属阴不以偶，补上治上制以缓，补下治下制以急；急则气味厚，缓则气味薄，适其治所，此之谓也。是故君一臣二，制之小也；君一臣三佐五，制之中也；君一臣三佐九，制之大也；寒者热之，热者寒之，微者逆之，甚者从之。

补养之宜《经》曰：中毒治病十去其七，大积大聚其可犯也，衰其半而已，此后全以调养为主，如移花禾草木者调之护之，听其自生自长，所谓养正而邪自除也。后人欲多性急，换一补字弊端多矣。殊不知本来之元气，禀受时已有限制，多塞多补，适所以填邪而害正气，故病有先治其实，后补其虚者，亦有但治其实，不补其虚者未可执一也，形不足者补之以气形不足如乍瘦乍衰之类，壮其脾肾益其肺气可也。按补气之上者，如得先天太乙之气。《内经》所谓真人是也，此人所不能知矣。再如间囊人呼吸吞吐以同类施功，此中法也，人所不易能。又如按摩导引动静行功，此下法也，惟心清志一无事，事而有恒者能之。至于人参之补乃援而养之，调而布之。芪术之补不过闭塞之，温燥之。又下之下矣。人若元气有亏，能胜药者独参之外，别无妙法，若根本未绝者，计惟有养精以益气而已，精不足者六府有液，五藏有精补之以味一为药之味宜平淡，一为饮食之味宜适宜。按：天地之间，洪纤巨细，莫非诚者曰成之理，故人虽极弱，其所禀之血气亦足以自守，但其致虚也甚易，虚而补之亦止如其本分而止。盖人身之血气，非草木之异类所能增添者也。若无故多服补药反以滞痰，阴气生火，降灾即不至是，而催趋血气太过，易衰易老之征也。肝色青苦急，宜食甘，梗米、牛肉、枣、葵皆甘培其所胜以缓之，此治苦急之法也；心色赤苦缓，宜食酸，小豆、犬肉、李、韭皆酸补其母以收之；肺色白苦气上逆，宜食苦，麦、羊肉、杏、薤皆苦从胜己以持之；脾色黄苦湿宜食咸，大豆、豕肉、栗、藿皆咸安其所胜以和之，又肾者胃之关也，关机利，胃气乃和脾气乃化；肾色黑苦燥，宜食辛，黄黍、鸡肉、桃、葱皆辛从其母以滋润之，玩此经意似专重饮食调养一边。辛散、酸收、甘缓、苦坚、咸软天生五味各一其性。毒药攻邪五味在人，则因之以攻病邪，经意重在攻邪，可见邪不去则病不愈，五谷为养五味在谷则资之，以为补养今人一味靠药，误之甚矣。五果为助助其养也，五畜为益以有血气之物资人身之血气，是为大有所益，五菜为充菜之气四散，故能由内而克溢于外，因其气味合而服之取相宜相资之气味合而服之，以补精益气精生而气自益矣。凡册中所引经文，一句一义中推之有数十妙用，超神化之界，具斡旋之功，乃医学之精髓也。后惟医圣仲景先师著论立方能矣。经文之覆立治法曲尽百病之纲维，真如五经之有四子书也，下此如刘、李、张、朱等辈不过如宋儒之矫矫[1]

---

[1] 矫矫：当作"佼佼"。

者而已。古云：风为百病，乃据春令而言举岁首也，其实春风主生，惟冬寒主杀。伤寒中寒固是寒，凡夫之虚寒下火，以至为痰为嗽，泛起龙雷之火且挟寒日久，虚血不旺而治节本违，以致阴火上冲，医者不察，辄以虚而大补之，则杀厉之气潜于骨髓，而虚际之症不可疗矣。可按：寒与火为仇，凡人之贞下不能起元而受严寒贼风之害者，亦惟真火受伤，不足以御在外之风寒故也。故治寒之良法，推之即为治百病之良法。因治百病较易，而治伤寒独难，故仲景以伤寒立论自足，包括靡遗，后人执字拘文，正于汗、吐、下之实迹，又不能比例用法，推广枢机，第以伤寒目之固矣。即治伤寒亦止循俗去，而不能悟仲景之书，往往滋蔓难图，及至病重，便自忙乱做主，乖张投剂，未免旧病未除，而新病复起也。降自有明以来，似是之说，过高之论，迎合富贵之谈，日异月新，牢笼世态，弥近理而大乱，真有非口笔语言所能辨者，而《内经》之旨隐矣。

（八）诊法

诊有大方，坐起有常医者、病者俱当先定静也，必清必净心与耳根俱要清净，上观气色也下观[1]形气也，司八正之邪因四时，别五中之部分脏腑，而按脉动静，循依也尺尺泽之间，合寸关而言也滑涩，寒温之意包诸脉而言，视其大小脉之大小，合之病能看脉症相符否，复知病名，诊可十全，若乃不失人情医之神妙处在此，诊之或视息听其鼻息也视意观其意致也，故不失条理此皆神游于法之外，妙从心悟，人之所不得而传者也。

四、用药玄机赋

维兹药也，即具五行，亦按八卦。故其用之也，有用其性、用其气者，有用其味、用其色、用其形者，升降浮沉不侔，厚薄表里自异。其处方也，有正用、有反用、有比和佐使而用，有畏恶架折而用，势难执一，有相须而用、监制而用，各有机宜，总期相济以为功。勿容偏直而贻咎，善其终由于善其始。治在此，切勿忘乎彼。外来者，内之贼，驱之须顾主人。内弱者邪之招，点捡须防损盗补之过甚，恍如天地闭塞，攻之不已行见真气为邪。治外之有余勿延噬脐，治内之留聚不可养痈。勿拘本草之务，须审中病之的，先辨君臣，从分佐使，卫正以驱邪，犹如三军之对垒，安内以攘外。须审一国之咸宁，庞杂则难于见功，在大方殊多不忌专分，又易于生弊，亦一药亦可收功，即有用其所长，亦有需其所短。世从火化不妨攻伐扰攘之民不任辛热，人属本生，最宜调剂豢养之世宜于温补。分明形性堪噬，恐舍之终难结局。俨然气味可尝，俱贪之不免受害。窜若芬香，悍若金石，此物有伤脾、伤血之虑。巴豆吞之而不畏，姜桂啜之而不热，其人之受病受气使然，故用药者休言此味上品，虽君子不可小知，莫谓其物多毒。即盛世不废明刑，以攻为补，惟在见之真而用之的，即补为攻，尤须处之宜，而发之当，好奇好罕，乃系方外之情；言传言秘，必无通透之识，果能识达天人，物物皆可施治；倘或固执陈方，处处难以强同。当知宜忌，慎审重轻、大小、缓急、奇偶、复七方之制，宜求寒热、燥平、补泻、宣通、润涩十剂之分。忧急刀圭之下，因病拨宜，不喜

---

[1] 观：原文"不"，据《内经》改。

沾泥带水；施治之方，随宜处当，须要八稳四平。举似之端，姑言其咎，聪明之用，不尽所长。乾隆戊辰长至前三日揆于方亭书院之三益堂。

五、腑脏先机

（一）**望色** 此以下皆人身气运之机也，采于蒋氏示吉《说约》书中

《经》曰：望其五色以知其病。故望色者活人之首事也。按：医工先要一双眼，眼明而心灵乃可为工，切脉特其一事耳。《灵枢经》曰：以五色命藏，青为肝，赤为心，白为肺，黄为脾，黑为肾先定五藏所主之本色。

《内经》云：五藏之气色，见青如草滋者死，黄如枳实者死，黑如煤炲者死，赤如衃血者死，白如枯骨者死枯寂沉滞皆真藏之偏色，五行不相和合，此五色之见死也。青如翠羽者生，赤如鸡冠者生，黄如蟹腹者生，白如豕膏者生，黑如乌羽者生精华活润五行和合，此五色之见生也。

生于心承上五色之见生也如以缟裹朱，生于肺如以缟裹红，生于肝如以缟裹绀，生于脾如以缟裹瓜蒌实，生于肾如以缟裹紫，此五藏所生之外荣也。生气盛于内必荣于外。

《内经》以一色之中而分平、病死二等。至《灵枢》又分明脏腑部分及浮沉浅深、夭泽散抟等法，其法甚详，当于《内经》求之。盖以其道之不容忽也，略陈其要于下。

夫五色有光，明亮是也；五色有体，润泽是也。光者无形为阳，阳主气；体者有象为阴，阴主血。气血俱亡，其色沉晦、枯槁，《经》所谓草滋、枳实、煤炲、衃血、枯骨五者是也主死。若气血尚存，其色光明润泽，《经》所谓翠羽、鸡冠、蟹腹、豕膏、乌羽五者是也。比五色虽为可生，终为一藏之色独亢，亢则害病也，非平也。

盖人五藏既和，其一藏之色必待其旺而始荣于外。其荣于外也，禀胃气而出于皮毛之间，胃气色黄，皮毛色白，故云犹缟裹。如缟裹者，朦胧光泽，虽有形影，犹未灿然三何形容人妙，内因气血无垂，阴阳无争，五藏无偏胜故也色之和而吉者。

苟或不然承上段言，五藏衰败，其见色也，昔之朦胧者一变而为独亢，昔之光明者一变而为沉浊，昔之润泽者一变而为枯槁，甚至沉浊枯槁合而为夭，是光体俱无，阴阳气血俱绝，不死何待？此言色之亢而凶者。

"六节藏象论"曰：草生五色，五色之变，不可胜视。至于脏腑部分，容色上下、浅深、散抟等法未能尽陈，当于《望色》全书中究之以上所言乃大门之大纲耳，专家之上。尚其精而究之。

（二）**闻声**

《经》曰，闻而知之谓之圣，如辨音者，听其声即可以知其物，虽非元术[1]，诚非

---

[1] 元术：《身经通考》为"玄远"。

浅易。可几盖不由音律之道造善于知音，必于静定中得也专精诚一聪慧自生。有于此二者之中必有其一方能闻而知之，今姑以其要者言之。

《经》曰：肝在音为角，在声为呼；心在音为徵，在声为笑；脾在音为宫，在声为歌；肺在音为商，在声为哭；肾在音为羽，在声为呻。口出无伦，谵语也有虚有实；无稽怒叫，狂言也实症。出言状厉，先轻后重者，外感也病生于外，真气可未伤；语言懒怯，先重后轻者，内伤也痛生于内，真气已伤。

语不接续者，郑声也；无人始言，独语也二症多属虚；鼻塞声重，伤风也肺有风寒；声哑唇疮，狐惑也阴火熬煎淫热生虫；卒口噤，背反张，痉病也；鼻鼾语塞，风温也；错语呢喃，出言不正，热症也；心下汩汩有声，先渴后呕，停水也；喉中漉漉有声，痰也；肠若雷鸣，气不和，湿也。

小儿惊风，口不能言，心热也；无还声为鸦声，死症也；二句言小儿。杂症发喘，痨瘵声哑，危病也。以上种种，若能细察，实能活人。至于闻其五音，以知其所苦，是神圣之道，存乎司命者之方寸耳。

（三）问症

蒋氏示吉曰：望闻问切，察病之四法也，望色闻声切脉，古人反复言之。至于问而知之之谓工，先哲尚未发明，不无有疑焉。何以故？如至病家问其泻痢，以知其泻痢；问其寒热，以知其寒热则浅矣，必非古人之意也。如至病家问其病起于何日日少为新病，实症居多，日为久病，虚症居多，曾食何物食水而病，药用水煎，如伤肉食，用草果、山楂之类，曾有怒劳房欲等事怒则伤肝，劳则内伤元气，房劳则伤肾，及问初起何症如初起头疼、发热、恶寒属外感，如初起心腹疼痛及泻痢等症俱属内伤，后变何病如痢变泻、变症为轻症，泻变痢为重。先喘后胀病在肺，先胀后喘病在脾，先渴后呕为停水之类。

又问今口渴思饮食否口不渴，内无热也，口渴欲饮为热；老人口干，不思饮食，主津液少，若嗽水不欲咽，主蓄血，主阴极发燥，喜热喜冷否喜热内寒，喜冷内热，口中淡苦否若虚淡而甘，肝热成病，伤食则口酸，思食否伤食不思食，杂症思食为有胃气，否则无胃气则死，胸中宽否不宽是伤食痰积气滞之症，腹中有无痛处否无痛病不在内主虚，有痛处主食积痰血之类，有痛处手按则减者为虚，大小便如常否小便秘结，黄赤为热，清白为寒，浊如米淋为湿热下陷，大便秘为实为热，肺燥先润为虚，暴泻暴痛为实，久泻久痢为虚，下黄赤为热，下清白为寒，足冷暖否足暖阳症，足冷阴症，乍冷乍温结属阳，大便如常或不实属虚。

再问平日劳逸，喜怒忧思。并喜食何物劳则气散，逸则气滞。喜伤心，怒伤肝，忧伤肺，思伤脾，恐伤肾，喜食厚味则生痰，喜酪酒则发热，种种问法，实为活人之捷径，然以此而尽古人问而知之之义，犹未也起下文。

盖今人之病如咳嗽、发热、泻痢、诸痛俱病之总名也。一症之中，各有火、有寒、有痰、有气、有虚、有实，致病之原不同。如治咳嗽，问得有火症即作火治，有痰、有气症即作痰气治。因此一问，舍病名而治病原，庶合古人之心也。

昔丹溪翁名擅千古，亦不过毋症分出寒、热、虚、实、痰、火、血、气等件，随症调治，不致差谬耳。岂有异人之目，洞见人之脏腑者乎？亦惟问其症以却之也。但愿学岐黄者，见痰即攻痰，见火即治火，见食即消食，莫为病之总名所拘也若火病、虚病又有见痰休治痰，见火休治火等法，计见《内经》。俗语云：头痛莫医头，脚痛医脚是也。然此乃治法之变，不多有者，若专执之则误矣。

（四）察形

头者诸阳之会也，头重视身名天柱骨倒，元气败矣恬曾治一人颈软头重不举，标病悉去，欲治其本以举其头。丸方已定，但一时少一镇坠之药，思之未得，适友人张师古至，阅其方曰：何不加入铅粉，遂依其言加之，果数服而愈。缘师古之聪明灵彻不易及也于湿首如裹，盖至卑之邪，而犯至高之位，其象有物以裹其首也。

又有头摇头眩头晕者，《经》所谓徇蒙招尤，目瞑耳聋是也。盖为有物以蒙其首，招摇尤甚，又兼瞑聋，是下实上虚之故有痰有火有虚有风。

额南方也，《经》曰：心热病者额先赤，若青黑色现肾肝大虚，主有暴疾。

目肝之窍也。《经》曰：肝病者目青，脱阳者见鬼，脱阴者目盲，气脱者目不明。阳气尽，阴气盛则目瞑。

欲愈之病目眦黄。目赤主热，白睛黄主黄疸，眼胞肿主风主湿，开目见人病属阳，闭目不见人病属阴。凡病目明能识见者可治。若睛昏不认人或目上视，或眼小目瞪直视，或目斜[1]视，或目睛正圆，或戴眼反折，或眼胞陷下，皆死症也。

若病人目睛微定，暂时稍动者，属痰宜吐。若目中不了了，大便不通宜下。

鼻者肺之官也。肺病则喘息鼻张。《经》曰：脾热病者，鼻先赤。凡病鼻色青者，腹中痛，微黑者有水气，黄者小便难，白者为气虚，鲜红有留饮。若鼻孔干燥者必衄血，鼻燥如烟煤属阳毒，热极；鼻孔冷滑而黑属阴毒，冷极。

鼻燥息如鼾睡属风温，鼻塞浊涕者属风热，鼻流清涕者属肺寒，鼻孔痔胀者属肺热有风。

《经》曰：心病者颧赤，肾病者颧与颜黑，若黄赤色出两颧上大如拇指，主卒死。肝热病者左颊先赤，肺热病者右颊先赤。

耳者肾之窍也。《经》曰：耳焦枯受尘垢，病在骨，精脱者耳聋，耳间青脉起者掣痛。

足少阳经络亦绕耳而入耳，故暴病而耳聋、耳肿、耳旁红，皆属少阳风热。

《经》曰：唇舌者肌肉之本也。肺不荣则肌肉软，肌肉软则舌萎，人中满则唇反，唇反者，甲日笃，乙日死。

《经》曰：足少阴气绝，则骨肉不相亲而肉软却，齿长而垢，发无润泽，戊日笃，己日死。

---

[1] 斜：原作"邪"，据文意改。

足厥阴气绝,唇青舌卷囊缩,庚日笃,辛日死。

凡病人舌干口焦为脾热,焦而红者吉,焦而黑者凶。唇口但肿赤者是热极,俱青黑者是寒极。

口苦者是胆热,口甜者是脾热,口燥咽干者是肾热,舌干口燥者是心热,口噤咬牙者是风痓。唇口生疮、聋哑者是狐惑,先燥无津液是阳热极;前板齿燥脉虚者是中暑。

凡病唇口舌苔断绞者难治。形色白,主失血,主虚。唇口燥裂是脾热。齿如熟齿者难治。若唇青舌卷,唇吻反青,环口黧黑,口张直,气口如鱼口,唇口颤摇不止,气出不返者死。

颏为北方肾水象也。《经》曰骨热病者,颏先赤色。颏赤又主肾与膀胱,气滞热结而小便不通。

心之苗也无。曰心病者舌短卷,颧赤,少阴气绝逆,走上则洁齿。舌凡见舌干、舌碎、舌裂,主心火甚旺。总之,舌鲜红湿滑者吉,燥涩者凶。

舌上白苔者主胸中有寒,丹田有热,故苔白而滑。未入于府,邪在半表半里间,法当和解。舌上黄苔者必燥渴,胃府有邪,法当下之。舌上黑苔燥,生芒刺者必燥渴亢极,则难治也,法当急下。

若不燥渴,身不热,舌上黑苔而滑者,属阴寒,法当急温。若舌卷焦黑而燥者,阳毒热极,当下之。若舌青而苔滑,无热不渴者阴毒寒极,当温之。

凡舌色鲜红者吉;青黑者凶,白而紫者为阴寒;赤而紫者为阳热。但见舌硬、舌卷、舌肿、舌短、舌强、囊缩者难治。

《经》曰:头者精明之府,头倾视深,神将夺矣。背者胸之府,背曲肩随,府将坏矣。腰者肾之府,转摇不能,肾将惫矣。膝者筋之府,屈伸不能,行则偻俯,筋将惫矣。骨者髓之府,不能久立,行则振掉,骨将惫矣。

病人身轻自转动者易治,身重不能转动者难治。掌中热者腹中热,掌中寒者腹中寒。四肢倦怠者主中气不足,手足牵引、口噤、难言者名曰风症亦有气、有痰、有寒、有火之分,四肢强直、口噤头摇者名曰痉症。

叉手冒心多因过汗。寻衣摸床,名曰撮空。脚手难移,身重而痛,小便短赤名曰风温。

若身热口渴,揭去衣被,扬手掷足,脉来有力,阳也热也实也。若无热不渴,欲得衣盖或身重足冷,倦卧恶寒或好向壁卧,闭目不欲见光明,懒与人言,阴也寒也虚也。

总之,身轻,手足和暖,开目欲言者吉;若身汗如油,喘而不休,形体不仁,乍静乍乱,脉浮而洪者死。皮肤润泽者生,枯燥者死。形如枯骨,脉脱者死。大骨枯槁,大肉陷下者死。

若看小儿更有八候之说,两手伸缩曰搐,十指开合曰搦,势如扑曰掣,头绵而侧曰颤,身仰向后曰反,臂如开弓曰引,目直似怒曰窜,露睛不活曰视。凡此八者,风痰惊热所为非特小儿,大人亦当犯之。

医理元枢

卷二

脉法心参

此李士材先生之言,谓脉通于神,当出心悟,不徒在纸上陈言也,今取之以励初学之士。

一、人身十二经说

天有十二月,人身以十二经脉应之。月有三廿日,人身以十五络之阴阳应之。天运有一基之日,三百六十,人身以所络应之,故唯人之得乎天者甚全也。

寅肺辛金主手太阴,卯大肠庚金主手阳明,此二经相为表里。肺位居高,为诸藏之华盖,《经》云藏真言彼四藏之真气通于肺,以行营卫是也。六叶两耳,凡八叶。人之咽管通于肺人之者,出于肺,则从□血咽出,鼻出由于胃,则从喉出,著于脊之第三椎中,有二十四孔,以分布诸藏清浊之气。旺时日晡,困时平旦,死时寅中。

大肠一名回肠,又名白肠,长二丈一尺皆以铜人之法定之当脐右,回叠一十六曲。下为广肠,如车缸形,故曰肛门,一名直肠,受小肠之水谷而导出焉。

己脾己土主足太阴,辰胃戊土主足阳明,此二经相为表里。脾为阴藏,位处中焦,具坤顺之德而涵健运之功,营运真灵之气以养四藏者也。脾与胃脂膜相连,附于脊之第十一椎,脾有散膏半斤。胃容三斗五升。旺食时日昳人也,困时人定夜半,死时平旦日出。

午心丁火主手少阴,未小肠丙火主手太阳,此二经相为表里。心居肺下膈上,附于脊之第五椎,形如未敷莲花,中有七孔孔有邪正大小之分三毛,以通天真之气,神之宇也。盛精汁三合。旺时日中,困哺时,死夜半心系系于脊髓,心有四系。一上与肺通;一自心入肺贴脊而下,下通于肾;一由正中而下通于脾;肝之系由边穿膈而下上与心通。

小肠长三丈二尺,当脐左回,叠积十六曲,受胃之水谷以次传于大肠胃之下口传入小肠上口,名为幽门。小肠下口,名为阑门。泌别水液,渗入膀胱,其糟粕传入大肠上口,一名赤肠。

酉肾癸水主足少阴,申膀胱壬水主足太阳,此二经相为表里。位处下焦,肾有二,形如豌豆相并,色紫黑而曲附于脊之十四椎两傍膂筋间。外有脂裹,内色淡白,主藏精水,大约与前脐平。其精管自两肾节骨间发来,绕大肠之右,从溺管之下,同出前阴处溺管之里即子宫是也。旺时人定夜半,困时寅中,死时日昳。沙随程氏曰:北方常配二物,为龟为蛇,今号两肾之间,号曰命门。两肾属水左为阳水,右为阴水,命门属火其脉右尺为相火,通于心胞。散于二,寄于焦。一气充溢,时时鼓荡流行。

膀胱居肾下之前,当脐上一分。小肠之下,乃膀胱际也,水液由此渗入而出焉,所谓州都之官也。

戌手厥阴心包,亥手少阳三焦均属少火,此二经相为表里,在心下,横膜之上,竖膜之下,外有细筋膜如丝,与心肺相连。代君火行事,以用而言,故曰手心主;以经而言则曰心包络,一经二名即相火也真心不受邪。凡言心病者皆主心包络而言。按:两肾之间命门一点便是心包之应。命门为一身之主宰,而实听令于心包,故以手少阳三焦经为表,以三焦经统属乎一身故也。《经》曰:七节之旁,中有小心。是知相火属包络,包络是小赤,有肾正应小心。物虽二而气则一,人之心动,神应而相火即随之者人也。

三焦者水谷之道路,气之所终始也。上焦者在心下,下膈,主纳而不出,其治在膻中即心包络。中焦者在胃中脘,当脐上,主腐熟水谷,其治在脐旁。下焦者在脐下,当膀胱际也,主分别清浊,出而不纳,以传导也,其治在脐下一寸。焦,原也。三焦者,人身中三原之气也。

《灵枢经》曰:上焦如雾此言脾输于肺之谷气也,中焦如沤此言饮食之精微得相火而变化,以奉生身之荣气也,下焦如渎决渎之官,水道出焉。此外又有三焦理横、三焦理纵之说,此又因三焦之统摄,依形质以言之也,故三焦者寄,其治于胸中。《三元参赞》云:其体有一脂膜如掌大,与膀胱相对,有白脉自其中出,夹脊而上贯脑按:与膀胱相对,是在两肾之间也。有白脉贯脑根处之一线也。有脂膜如是精气之道路,如太极图中阴阳互掌大,太极图之象也。此据三焦者原气之别使也,一语而言。据此则是有名有形,可知命门与肾通,包络焦,相火无两配也。

睎范曰:三焦一名外府,一名虚藏。心肺若无上焦,何以宗主荣卫;脾胃若无中焦,何以腐熟水谷;肾肝若无下焦,何以疏决水津。此三焦有名无形此分言三焦也,缘不专形主于一藏,故谓有名无正脏腑有余不尽之义也。愚按:人身法乎天地,天不足西北,地不满东南,固其常也。然而上天之象,三垣之内复有天枢,夫地之形五岳之间,王城为重。试观天地空虚之境,鸢飞鱼跃,莫非神气之周流,化机之输转,则知人身之内上而心肺,下而肾耳,中而脾胃,莫非三焦之运行矣。但三焦之运用虽有所分,必有立根之处,化机乃能不息,既有立根之处,如膜如脂,亦必就有形,似可求,或指其分,或究其本,各有攸当。此《三元参赞》之言,追溯源本,正有合于《灵枢经》三焦理横、三焦理纵之说也。不然苟止心、肝、脾、肺、肾,而无三焦所寄之府,是人身与天地为二矣。右尺命门三焦脉所出沉实而微疾,命门脉也;沉实而稍疾,三焦脉也。

丑肝乙木主足厥阴,子胆甲木主足少阳,此二经相为表里。肝有两叶乃木甲拆之象,其小叶左三,右四合少阳之数,叶中各有支络,血脉以宣发阳和之气,位居右胁之前,并胃着脊之第九椎,其治在左。旺时平旦日出,困食时日昳,死哺时日入。

胆在肝之短叶,间盛精汁三合。

东方属木而生风,凡风皆木之气,景霁山昏,苍埃际合,崖谷若一,此严岫之风也。黄白昏埃,晚空如赭,独见天垂,此川泽之风也。愚按:肠胃之中,若真火衰微而真气不足者,木气一动,空则生风,虚则泛痰,卒中、卒[1]倒之症作矣,但症有轻重之不同耳。可见东方木气关系极重,病之愈否,人之死生皆于是乎决之。若木气不得条畅,则脾胃受克,气血皆乱矣。

(一) 十二经气血传注歌

肺注大肠胃注脾,心注小肠膀胱肾,心主三焦次第络,胆肝相继又传肺营卫之气始于中焦,寅初漏下一刻注于肺,由肺而大肠而胃而脾而心以次传注,又明日平寅初复会于手大阴,如环

---

[1] 卒:当作"猝"。

无端,转相灌溉以奉生身也。过者病,不及者病虚,泄者病,滞塞者亦病。

(二) 四海八会

脑为髓之海人身交会之精,其气从脑而降,然后能世故,不知节者必头重而苦空,冲脉为诸经之血海一云肝亦为血之海,膻中为宗气之海膻中即心包络,乃心之使臣也,虽能通于诸经而位属相火,本与肾、肝、命门为一气,故其感应上甚速。宗气者清气也,胃为水谷之海所以灌溉百骸。《经》曰阳明者,五藏六府之海是也。府会太仓即中脘穴也,在脐上四寸,藏会季肋即章门穴,在脐上二寸两旁各开九寸,筋会阳陵泉在膝下外廉八分,血会膈俞血乃心所主,肝所藏,膈俞在七椎旁各一寸半,上则心俞,下则肝俞,故为血会也,髓会枕骨穴在脑后,骨会大杼骨者髓所养,自脑下注大杼,下贯尾骶诸骨也,脉会太渊在右手寸口。扁鹊指为脏腑气血终始之处是也,气会三焦即膻中穴也,在玉堂下一寸六分,两乳之间。凡人身之中,总有三百六十五骨节,以应周天三百六十五度之数。

(三) 七冲门歌详见《难经》"四十四难"

唇为飞门言其运动开张,系物之飞来也齿为户以进饮食,会厌便是吸门招乃声音之机要,饮食之遮拦也,中宫太仓原属胃,上门为贲言饮食由此贲聚于胃也下幽乡胃之下口为幽门,言其幽暗也,小肠上口阑门是,泌别水谷渗膀胱。大肠下极为魄门,冲要出入变化彰谓之门者为开关,系为阖之间俱有。

(四) 三焦包络命门辨子宫血室附

《难经》"二十五难"曰:心主即包络与三焦为表里厥阴包络少阳三焦,俱有名而无形,按名从形,立今既有表有里,如果无形,表里从何而分,至徐遁、陈无择乃言三焦之形有脂膜如掌大以此指两肾中间命门而言,乃三焦之根犹之可也,以此直指三焦正者则不可正与膀胱相对,若果有形如此是一焦非三焦矣。

《灵枢》"本藏篇"曰:密理厚皮者三焦膀胱厚,粗理薄皮者三焦膀胱薄。"论勇篇"曰:勇士者三焦理横,怯士者三焦理纵,曰厚曰薄曰纵曰横,其有形也可知此以三焦之形质而言,在府藏之外者,虞天民曰:三焦者指腔子之里而言正谓此也。

"决气篇"曰:上焦宣发谷味,充身泽毛,若雾露之溉是谓气。中焦受气取汁,变化精微以营百体是谓血。"营卫生会篇"曰:营出于中焦,卫出于下焦气之生发虽在上,气之根本实在下。又曰上焦如雾气也,中焦如沤血也,下焦如渎所以转糟粕,渗水湿而运化精微也。若以运用三焦而言,则中焦为重。

钱氏雷曰:三焦者象三才也原是分言,焦者象火类色,赤属阳之谓也。人之一身,腔腹周围上下,全体者一大囊,其著内一层形象最赤其气甚热,惟其热也,乃能薰助脏腑化精微,象如六合,总护诸阳,是知肌肉之内、脏腑之外乃三焦也其贴肉处有一极细薄膜。三焦之质在脏腑之外,而三焦之气则行于脏腑之中也。是故三焦为脏腑之外卫故属表,心包络在内为君主之外卫,犹夫帝阙之重城,故均称相火,而其脉络原自相通。

"三十六难"曰：左为肾，右为命门当云肾有两皆属水，命门真火处，于其中而寄其脉于右尺，男子以藏精，女子以系胞。夫《难经》出自《内经》，去古未远，命门之说必别有所据。唯是右肾为命门之说，滑氏曾辨之，谓右肾男子以藏精，则左肾将藏何物？女子以系胞，则胞果何如而独系于右。《黄庭经》有曰：后有幽阙，前有命门。观梁邱子之注，元阳子之解，乃知命门之气注于子宫，子宫者居直肠之前，膀胱之后，当关元、气海之间，实男女之通称也。女子冲任之脉盛，则月事以时下，故名之曰血室血室受热柴胡、黄芩可以散之，若血室受寒非细辛不能散，非兔[1]丝、蛇床子不能暖。

按：赵氏献可以两肾之间为命门，此坎之象，命门之所，以立体也。子宫者坎宫一阳之所注，先天立命之门在乎此也。梁邱子曰：人生系命于精。《珠玉集》曰：精为元炁之根，是后天立命之门，亦在乎此也。两肾者，坎外之偶也。命门者，坎中之奇也。一以统两，两以包一为精气之海，为死生之户，而三焦相火实禀之，煦妪乎一身者也。若命门亏损，则五藏六府皆失所恃，而阴阳变病，无所不至矣。若此者，正以天地发生之道，终始于下，万物盛衰之理，盈虚在根。故许学士常思补肾，薛立斋每重命门，盖得于王太朴壮水之主，益火之原之意，此诚性命之根本也，医者其可乎哉详见《人镜经》中。考丹溪诸方每以四物、知柏为补血壮水之剂，此惟邪火郁热及诸火化之时者宜之，非今日之通用也。赵氏以六味丸为壮水之良方，八味丸为益火之良方，此惟轻病及脾胃未败者宜之，亦非脾虚肺损肾肝平持之急剂也。若邪未尽去及无故服之，均不免于受累。钱氏曰：命门者，乃子宫之门户。肾藏藏精之所，主先天真一之气，为北门锁钥之司。愚按：此但指其立体而言，子宫则其用处。盖子宫犹有受寒、受热之不同，命门不可以受寒热也。命门为小心，在七节之旁，子宫不可为小心。殊不在七节之旁也。钱氏所说门户二字，仍是就命门而言，不可无辨。

二、十二经见证略
其详当于《内》《难》二经及诸书求之。

手太阴肺经见症：则有胸胀、鼻塞、喘咳、唾痰、气逆、声重、发热恶寒、毛疏发竖、皮肤顽麻、气实、气虚、小腹胀、少气、善嚏、洒淅寒热、大小便病等症。手阳明大肠病者：肠中切痛，寒则骛溏，热则垢腻，肠中有宿食则寒慄发热，承上切痛言有时如疟状，手大指次指难用，耳鸣嘈嘈。

足太阴脾经见症：则有食不运化、肌肉眴动、腹胀肿满、泻痢注下，面黄、善饥、当脐痛、心下痞、足下痛、善瘛、身重、失血崩中、不思饮食、呕吐、恶寒、恶心等症。足阳明胃：脉实则胀，虚则泄，饮食自倍，肠胃乃伤。少壮之饮食为化，老年之饮食为传。孙真人云：人新食竟取风为胃风。其症则有：呕吐，消谷，水肿腹大，目痛潮热，失气，欠伸，恶人与火，闻木音则惕然而惊。

---

[1] 兔：当作"菟"，中药名。

手少阴心经见症则有：善笑、善惊、善忘、怔忡、恍惚、神气不宁、虚烦不寐、眩仆、消渴等症。手太阳小肠病者：小腹痛，腰脊控睾丸睾，音高，阴子也而痛，腰似折，及手小指次指之间热，小肠有寒则下重便脓血，有热必痔，小肠有宿食常暮发热，明日后止。小肠胀者小腹䐜音真满引腹而痛。

足少阴肾经见症：则面黑、额上黑陷、咳唾多血、其时咽痛、胸中满、大小腹痛、腰脊臀股痛、气逆、小腹急痛、泄利、腰冷如水、善恐、嗜卧、喘嗽下肿、水泉不藏、大便难等症。膀胱病者：小腹偏肿而痛，以手按之则欲小便而不得，膀胱胀者小腹满痛而气癃，厥气客于膀胱则梦游行，膀胱有热则淋闭，膀胱不约为遗溺。

手厥阴膻中见症：则有手心热、笑不休、心中大热、面赤目赤、腋肿、心痛等症。手少阳三焦病者：腹胀，气满，小腹坚窘急不得。小便溢则为水，留则为胀。三焦胀者气满于皮肤，筑筑然坚，不疼。热在上焦因咳为肺痿；热在中焦因痞坚热；在下焦因溺血愚按：用药之法补命门即所以补心包络，泻心即所以泻心包络，补心脾即所以补三焦，泻心脾即所以泻三焦也，诸方别具。

足厥阴肝经见症：则有血虚头痛、面青、耳无闻、颊肿、气逆、善怒、目肿痛、胁下痛引小腹、胸背痛、腰痛不可俛伸、小腹肿痛、四肢胀闷、呕逆、淋、癃、疝、泻痢转筋、阴缩、善恐等症。足少阳胆一名青肠，其病者：善太息，口苦，呕宿汁，心澹澹然如有人将捕之状，嗌肿，介介然数唾，及耳聋足少阴亦主耳聋。喉痹邪在胆则逆，在胃胆溢人有所大惊恐则胆汁溢则口苦。胃逆胆病则木来乘土则呕苦汁，急刺少阳血络以闭胆。胆胀者胁下痛胀、口苦、大息。厥气客于胆则梦斗讼。脾胃气虚不能饮食由胆气不升故也，东垣补中方中既用升麻以右升胃中之清气，遂用柴胡以左升少阳甲胆之气。胃移热于胆则为食㑊音亦，胀缓涩也。爪恶色黑多纹者胆结也十二经中五藏见症，工多知之，其六府见症则多忽也。愚故略载府病以示用药之方。脏腑之中相缀惟二，脾缀于胃，胆缀于肝是也。胃惟上下贯通故有出纳。胆系虽连于肝，无出无入。设或受大惊而胆丧，胆汁遂渗于外而有王青口苦之症矣。以上十二经见症，本《丹溪心法》《医学原理》及《人镜经》中采其大略。此外尚有五运六气见症，奇经八脉见症，学者当于各书求之。

三、奇经八脉

督脉起于会阴，循背而上，行于身之后，为阳脉之总督。任脉同起于会阴，循腹而上，行于身之前，为阴脉之承任。

冲脉并同起于会阴，左右夹脐而行，直冲于上，为诸脉之冲要，故曰十二经脉之海。

阳蹻起于跟中，循外踝上行于身之左右，于凡阳脉交会之处束而结之。阴蹻亦起于跟中，循内踝上行于身之左右，于凡阴脉交会之处束而结之，所以使机关之蹻捷也。

阳维起于诸阳之会，由外踝而上行卫分，络乎诸阳之脉。阴维起于诸阴之交，由内踝而上行于营分，络乎诸阴之脉，所以为一身之纲维也。

带脉横于腰间，状如束带，所以约束诸脉，使整齐若一，不致上越而下蹈也。

李氏时珍曰：阳维主一身之表，阴维主一身之里，以乾坤言也。阳跷主一身左右之阳，阴跷主一身左右之阴，以东西言也。督脉主身后之阳，任脉主身前之阴，以南北言也。带脉横束诸脉，以六合言也。

又因人身有经脉、有络脉，直行曰经，旁支曰络。经凡上二手足三阴三阳是也。络凡十五，十二经各有一别络，而脾又有一大络，并任督二络为十五，共二十七气相随上下。阴脉营于五藏，阳脉营于六府，阴阳相灌，如环无端，其流溢之气入于奇经转相灌溉。奇经者，不拘制于十二正经，无表里配合，故位之奇。盖正经犹沟渠，奇经犹河泽。

正经之脉，隆盛则溢于奇经，以灌溉百骸，故秦越人比之天雨沟渠，溢满旁沛河泽，此发《灵》《素》未发之旨也。

四、平 脉 赋

谓以持平之理、准人之脉而诊之，以识其病，乃仲景先师之脉法也。与《伤寒论》并垂矜，特探其要领，补缀为问，以便初学，使识脉法之梗概也。

谓夫脉有三部尺寸及关，营卫流行，不失衡诠。肾沉、心洪、肺浮、肝弦此藏气及时令之脉，顺此脉者病易愈，违此脉者病难治。反之者危，出入升降，刻漏周旋，水下二刻平旦之气，一周循环，复于寸口，虚实见焉。变化相乘，阴阳相干，风则浮虚，寒则牢坚时寒在外，脉何坚积，寒在内，脉牢坚，沉潜水蓄，支饮急弦水饮不治，久则不满动则为痛，数则热烦。设有不应谓脉不应病，当知变缘须明其不应症之缘故，三部不同，病各异端脉象虽同，当审见于何部，三部分配，五藏六府，脉虽同而见症各不同也，太过可怪，不及亦然。邪不空见，终必有奸，审察表里，三焦别焉。知其所舍邪之所在，虽已知之，更当消息诊看以审其确。

是故呼吸者，脉之头也因呼吸以诊视，持脉从之始也。初持脉时，出疾入迟，名曰内虚真气外浮；初持脉时，出迟入疾，名曰内实真气不扬。假令脉来微去大迟疾以至言，小以形言名曰反病，为在里。来大去小名曰覆病，在表也。反甚之者阴盛则病格有吐逆腹疼等症，阳盛则病关有气闭腹疼等症，关格不通阴阳盛太过不相交通，格则阳不可于下，关则阴不通于上，若格病不得尿阴本脱也，关病头无汗者可治，若关病若有汗则死阳脱于上也。格病遗尿则阴脱于下可知。

凡脉肥人当沉，瘦人当浮先酌定肥瘦人之准，以指按之，如三菽之重者，肺气也主皮毛之气；如六菽之重者，心气也主神气血脉；如九菽之重者，脾气也主肌肉及血；如十二菽之重者，肝气也主筋与血；按之至骨者，此为肾气也主骨髓，为元气之根。假令下利无脉胃阳已绝，按至骨，尺中时一小见脉，再举头者呼吸合于四至，真水真火犹未断绝，肾气犹存也尚可救疗,若见损脉脉虽举头而不及四至,阳将与阴偕亡,此为难治。

寸口脉浮为病在表,沉为病在里,数为在府,迟为在藏。假令脉迟,此为在藏举四大脉以提其纲。肾者水也,名曰少阴,其脉沉滑,假令肾病,自得沉滑而濡者,必自愈余四藏可以类推。

脉有相乘因其虚而乘之。其乘之者,有纵有横,有逆有顺。如水行乘火如心脉见石,夏令见沉者,是余可类推,金行乘木乘其所胜是相克也,其名曰纵病主危困;火行乘水,木行乘金乘所不胜是反悔也其名曰横其病可愈;水行乘金,火行乘木子乘其母是倒施也,名之曰逆母气大虚其病难愈;金行乘水,木行乘火,名之曰顺。《金鉴》云:纵者病甚,横者病微,逆者病虚,顺者病实。凡五藏各见本脉是为无病。若见他藏之脉准此以推之。程知曰:顺逆犹无大损,纵横为患最重说,又不同,当兼症决之。诸阳浮数之脉。病为乘府,诸阴迟涩为乘藏以此推之五藏六府,阴乘阳,阳乘阴,藏乘府,府乘藏,错而综之其变,靡穷越人言一脉十变犹未盡尽也。

脉浮而数有力,能食而不大便者,名阳结火热燥结当凉而下之。脉沉而迟有力,身体重而大便反鞕[1]者,此名阴结阴气独盛,阴自为阴,阳气不相入以化津液,当以温润之品通之。脉蔼蔼如车盖者浮数中有上拥之象,阳结也;脉累累如循长竿者沉实而弦之象,阴结也。脉瞥瞥如羹上肥者浮而无力,阳气微也。脉绵绵如泻漆之绝者沉而无力,前大而后细,亡其血也。脉萦萦如蜘蛛丝者细小而难寻,阳气之衰也。

阳濡阴弱则血虚,血虚则筋急。其脉沉者,营气微也。其脉濡而汗出如珠者,卫气衰也。凡寸脉下不至关为阳绝,尺脉上不至关为阴绝,绝则升降出入之机息矣。生死之期,期以月节阳绝者忌冬,阴绝者忌夏,肝死于秋,心死于冬,脾死于春,肺死于夏,肾死于长夏,推之月日与时,以十二支决之亦然。

脉病人不病,号曰行尸根本已绝,虽生犹死,主有卒眩昏仆暴亡之殃;人虽病而脉不病顺时令,合五藏根本固,名曰内虚偶伤脾气,以无谷神饮食减少,谷气不充之,故虽困无害。先天肾元之本,所以主持后天;后天脾气之本,所以安养先天,此治病之第一义也。

脉有六绝,以病证之。如寸口洪盛,汗出发润而喘不休者,肺先绝也津与气皆脱。脉浮而洪,身汗如油液外亡,水浆不下胃气绝,气喘不休,其人身体不仁营卫败,乍静乍乱精神散,此为命门绝之。由脉来洪盛浮洪涌盛,脉将去体之状,然必兼下一二症始可决之。阴已尽而阳反独留,体如烟熏身体大热,从火化也,直视神将去也摇头阳无依也,此为心绝。一日可忧。脉见劲弦,唇吻当赤而黄反青木贼土也,四肢漐[2]习热汗常出不已,此为肝绝。环口黧黑四白不荣,脾气败矣,柔汗冷汗出发黄真藏色见,是为脾绝。水气汪洋水渰[3]土陷,溲便遗,失气已不固开合废矣,更加狂言失志也,目反而直视者骨之精不上荣,此乃肾绝之形也。

若来请时,请者云病人苦发热身体疼脉当浮大,持其脉而沉缓者知,其病已差。若云

---

[1] 鞕:同"硬",后同。
[2] 漐:古同"㮣",假借字。
[3] 渰:通"淹"。

腹内卒痛脉当沉紧或沉而细,乃病人自坐,脉之浮而大者,知不痛也或为假病或邪已退。又言病人发热烦极,脉之时已向壁卧,此何大烦热之有热已退也。假令向壁卧,闻诊视不复惊,起从之而但盼视问之,欲言又止及,脉之,闻其咽唾者,此诈病也。若其脉自和者,当言此病大异,当服吐下药数升,针灸数十百处乃愈以此謔[1]之真情自出,此正第一条设有不应消息诊看之法也,惟灵心会音方能及之。

　　脉之而病人伸欠者不病也先引气入,而后呵之,是为阴阳相引而和。言迟者风也迟而蹇者风,迟而去者虚,行迟者表强也新病者表强,久病者内虚。摇头言者必里疼中有不自持之情望而伏者必短气中有不自持之意。坐而下一脚者必腰痛所以时之。里实内有邪护腹如怀卵者形容伛偻之状苦心疼。脉如循丝累累然气隆神乱,故脉如此,其人面白脱色者,必有恐怖之情人一恐惧则气夺而血不上荣。脉浮而面色乍白乍赤者神色荡而不定,中怀愧耻之意。假令病脉,得太阳形症相应望、闻、问、切四法诊视皆不谬,因为作汤药尚未服乃大吐,若利,腹中切痛,是名灾怪,必旧曾服药,今乃发作故也。此望切兼施,形色参看之法,惟心灵眼慧者方能及之。圣旦曰即此二条,推之以意消息,诸病无遁情矣。

　　凡脉浮、大、数、动、滑为阳,沉、涩、弱、弦、微为阴。阴症见阳脉者生根本不离,阳症见阴脉者死根本已失。缓时一止其名为结,数时一止其名为促。阳盛则促,阴盛则结此为病脉。脉来缓,小中有还者,还而复动,名曰结阴,主胸、胃、脾、腹之疾;脉来动而中止,不能自还,因而复动,止数不平者,名曰代阴谓一藏无气,以应脉,俟来他藏以代之,得此脉者为难治。

　　数脉见于关上,上下无头尾,如豆大而厥,厥动摇者言似有根之摇也,此为动躁击之名,脉动者阴阳相搏自相搏击也,阳动则发热寸为阳,阳盛而乘击于阳分则阴虚矣,故主发热,阴动则汗出尺为阴,阴盛而乘击于阴分则阳虚矣,故主汗出。此言病之重者也。至于常病,阳脉微动于上,则火乘胃肺,必汗出。阴脉微动于下,则阳气宣腾必发热也。脉浮脉象显明之称,非专言浮于直也而紧者,其名曰弦,状如弓弦,按之端直不移。若脉之紧而不弦者,其状如转索无常不端直也。此下皆辨脉辨症以决病机之法。

　　脉弦而大此浮弦也,弦则为减中取则减,外急象也,大则为芤中取则虚中空象也,减则为寒,芤则为虚,虚寒相搏,此名为革,妇人则半产漏下此言气血平等之妇也。曾见性劲血少之妇,气从热化则不漏下而多半产,且不半产于女胎而独半产于男胎。以男胎属阳,而母气正血少火亢,故不住受也,男子则亡血失精此以弦减、芤虚二脉形容革脉,而主其病也。脉有弦、紧、浮、滑、沉、涩此六脉,名曰残贼之脉,能为诸经作病明伤曰残,暗袭曰贼,脉中有此当属实邪,不论何部兼见此脉取为邪。

　　寸口脉阴阳尺寸俱紧者脉已不寻常,法以法论之当轻清之邪中于上焦,从口鼻而入瘟风、瘴疫之类,浊邪中于下焦从足、膝、皮、毛而受水、土、风、湿之类。清邪中上,名曰洁也又有清邪从口鼻而入,舍于脏腑膜原之内者则不即为病,有触而发。浊邪中下,名曰浑也。凡阴中于

---

[1] 謔:古同"吓"。

邪必内栗也即下文足胫逆冷,便溺不时,反少腹寒冤之类。邪何以得中于阴。凡人表气微虚以形寒饮冷等类伤之因致,里气失守阳不能统阴,则阴不能自固,故使邪中于阴经也。若阳分中于邪者,必有发热头痛、项强颈挛、腰痛胫酸等症,所谓阳中雾露之气,故曰清邪中上也。其浊邪中于下者,其症必阴气为慄,足膝逆冷,便溺妄出也,皆下焦失守之。故中上、中下总因其人表气微虚,则里气微急一虚一急,元气不密,邪遂乘隙而入,无论中上中下,终致邪气扰杂中宫以致三焦相混邪气处处窜入,无经络之可分,内外不通邪气弥漫,凡肌窍皆通迫堵塞,正气为驱邪无出路,故不通也。上二句乃受病之根,下二句形容邪气蹂躏之象,危甚、险甚。若上焦不通者,其气怫郁于上,不能下达,以致下而藏气相熏其气转复上炎,必口烂齿断也。若中焦不治,胃气不下而反上冲,脾气主运而反不转,遂致胃中为浊一片邪浊盘踞,营卫不通,血凝不流躯壳血肉处处阻滞其气皆将化而为将。若元气厚正能胜邪,其卫气即阳气前通者,其人必先小便赤黄然后可有生机,盖邪居于内与热热即人身内三焦之元气相搏,邪遂为主热,反听令因热作使,游于经络热从邪化热,反为邪之先驱,出入脏腑无处不到,无方可拘也。喻氏曰:此条文字先师形容疫邪之害,委曲详尽,字字经理名言,灵素皆未道及,乃开天辟地、赤文丝字之经,真足起聋发聩,藏之金匮石室者也,热气所过凡经过经络之处,则为痈脓虽幸得生,余毒亦复难禁。若阴气即营气前通者,此时阳气受邪之害。已厥逆而不能下济微微弱而不能摄阴,孤阴无所使失其先导之助,凡客邪之气入在于内者不能下夺横散,惟借虚阳之力微微嚏而出之,然虚阳力弱,其嚏出之声声喔咽塞声不扬而咽若塞,皆欲散难散之象。先师何其心细入微,体贴形容至此,至诚如神也,信夫。阴主寒以散热,阳复厥而难从,由是寒厥相追阴阳相失相从不能得力,依旧为热所拥热拥则阴先受伤。体贴形容入细,血凝自下,状如豚肝阳先通者血附阳气而行,故受伤之血必发痈脓而后散。阴先通者,阳弱不能摄血,血未附阳而行,故受伤之血必以下血而散。若阴阳俱厥毫不前通,则脾气孤弱邪并于里而脾不能自持,其症必五液俱下神随液去,下焦不阖,清便所谓液也下重,令便数难,脐筑湫痛,命将难全。五藏命门败症,叠见营卫不通之害,夫岂小哉。按:此一条推测病情之变幻,形容正气之屈伸,大无不该,微无不入,一为昭晰,遂令邪气悍惊之。故正气往还之机,朗然悬于心目,而治法因之以得,巧妙可从心生。真发灵素之所未发,其开示来兹者,高踞古今之上,而登千万世于仁寿之域。假令先师未尝启此鸿文,必令后世细心人无处着想矣,业医之士如之何,弗日日三复之欤。

　　寸口脉浮而大,浮为正气虚,大为邪气实,在尺为关阴邪实,关闭正气不能宣,在寸为格阳邪实,格拒正气不能化,关则不得小便,格则吐逆。脉浮而滑,浮为脉之阳,滑为脉之实,阳实相搏,其脉之有于脉外者数疾如是则卫气行疾,营气行迟,而卫气失度偏于阳也,浮滑之脉又兼数疾是有余之脉也,必发热亦属有余之症,若又汗出者有汗则症显不足,脉症不相应,若在久病此为不治。脉浮而数,浮为风,数为热,风热相搏,其人必发热,而洒淅恶寒风热在表之故,又有诸脉浮数当发热乃不发热,而但洒淅恶寒者,于内隐有痛处,饮食如常者,是为蓄积,有脓之故。若脉浮而大,微洪者又主有瘾疹之疾。

　　寸口诸微亡阳损其津液。人之阳气随津液以为盛衰,故损其津液亦谓之亡阳,诸濡卫虚,诸弱营虚营血与津液同源而异脉,诸紧为寒,凡诸微濡弱,营卫不足之人,一病即见紧脉而乘寒者则为寒乘而病厥。厥于中者，郁冒昏迷不仁不知痛痒；厥于经者，必战栗、口噤不能言。凡若此者，以胃无谷气津液不生，脾涩不通也脾无精以输布，故阳微而滞，外战内栗而厥也。试问紧脉何从而得？假令亡汗，若吐而肺寒，故令脉紧。假令咳者，坐因也饮冷水肺胃受寒，故令脉紧。假令下利，胃中虚冷，故令脉紧。脉浮而紧，无汗则为伤寒实邪，有汗则为亡阳。虚邪脉沉而紧，腹痛不便则为伤寒实邪，腹痛下利则为中寒虚邪。寸口脉微，尺脉反紧，其人虚损多汗，知阴常在，绝不见阳亡阳之诊也，须急温少阴乃得。

病人脉微弱而涩者，阳微则恶寒，阴弱则发热。恶寒者胃中虚冷阳微阴必乘之，阳气内微不能胜冷，故虽暑月欲著[1]复衣。发热者阳气在里阴虚阳必凑之，胃中烦热，阴气内弱不能胜热，虽在寒月欲裸其身。又有说者：阴阳迟涩，定知血亡即虚之说，乃无阳血则阴无以生也。脉有微而缓者，微则卫气疏，疏则其处能不入之象，缓则胃气实强也，实则谷消而水化，谷入于胃，脉道乃行，水入于经，其血乃成吾乡甘氏和鼎曰：人之身体肥泽者，由于津液之多，人之津液之多者由于饮食之富。《伤寒论》中尺脉弱者仲景用小建中汤。虽曰建立中气，实以进饮食而生津液也。若气太盛则其肤必疏疏豁也，言阳不能固护而统摄之。三焦绝经经，常也，三焦者气之道路。卫气见不循常度，而与三焦之气收膜绝，名曰血崩。胃强气弱，阳不能统摄也。饮食之偏酿成患害尚如此，用药之偏可知。

寸口脉微而涩者，微则卫气不行，涩则荣气不逮，荣卫不能相将而行，三焦无所仰则身体痹不仁脉同而病异，因乎人之血气虚实也。荣气不足则身烦疼而口难言，卫气虚则恶寒而数欠言脉必言病，所以证之也。三焦不归其部言失职也，上焦不归者，噫而酢吞。中焦不归者，不能消谷引食。下焦不归者，则遗泄上焦司降，降者清中之浊。下焦司升，升者浊中之清。中焦司升降，气者令其上升，浊者令其下降，今荣卫不相将而行，三焦无所仰赖，故不能各归其音而失其职有如是也。其有不至是者，卫气衰则面色黄，荣气不足则而[2]色青。荣为根荣行脉中故为根，卫为叶卫行脉外故为叶。荣卫俱微弱也，则根叶枯槁，必将寒栗咳逆，唾腥而吐涎沫也阳气未充，水谷不消，饮食不为肌肤，故多唾多吐如是。

寸口脉弱而迟，弱者阳气微，迟者脾中寒，阳气微，脾中寒者心内饥，饥而虚满，欲食而不能食也胃主纳谷，脾主化谷，今阳微中寒，脾胃俱病故不能食。寸口脉弱而缓，弱者阳气不足脾失健运，缓者胃气有余胃强能食。缓者胃脉，迟为脾脉，噫而吞酸虽能食而不化，不化则食卒不下，气填于膈上，于是乎有宿食唾沫之患，而阳气益以不振脾胃益虚。

趺阳脉主胃气缓，胃气如经也胃脉之常。若脉浮而数，浮而无乃则伤胃沉，数无力则伤动于脾若又治之失法，其数先微营卫气陷，脾气大伤脉反但浮胃虽能食，其人必大便鞭潮热发渴，气噫而除心噫气而后快，脾不运也。此以下辨跌[3]阳少阴之脉，以审病也。跌阳一名冲阳，胃脉也，任脚跗，主大指五寸骨间去陷骨三寸脉动处。少阴一名太溪，肾脉也，在足内踝后，跟骨上陷中

---

[1] 著：当作"着"，义为"穿"。
[2] 而：当作"面"。
[3] 跌：当作"趺"。

脉动处,常病寸口脉规则以右关为趺阳,两尺为少阴。若危急之病,寸口脉不见,诊此动脉可决死生。盖土为万物之母,水为天一之元也。

趺阳脉浮而涩,少阴太溪脉如经者,其病在脾,法当下利。何以知之,今趺阳脉浮而涩,故知脾气不足,胃气虚也,以少阴脉沉而滑,故称如经也若少阴脉滑而反数者阳邪复于阴脉当必便脓程氏知曰：水谷之下利属于脾胃,脓血之下利属于少阴。

趺阳脉滑而紧,滑者胃气实,紧者脾气强,持实击强法急痛主,其痛还以自伤。趺阳脉沉而数,沉为实,数消谷,里病得此,此易治也。设得沉紧,主里寒病为难治。

趺阳脉大而紧者,当急下利,为难治下利不论寒热,皆虚中之病,脉以小缓为宜。今大而紧,则病虚脉实,邪太甚也。趺阳脉微而紧,紧则为寒,微则为虚,微紧相搏则为短气上言病虚邪实之症,主下利。此言中气虚寒之症,主短气。若趺阳脉伏而不出中焦阳虚,则脾气不能上下输布,卫气不行,其外症身冷卫气不温也肤鞕营血不濡也。

趺阳脉浮而芤,浮者卫气衰,芤者营气伤,卫衰营伤,身体则瘦削,肌肉甲错,浮芤相搏搏之久则衰者益衰,伤者益伤矣,故宗气中焦百体所宗之气衰微皮肉脂髓之,四属断绝一身枯瘦,失其滋养。卫以营为根,营以卫为护,而营卫之统于宗气者,又以趺阳胃府为之根。趺阳脉紧而浮,浮主气,气胀则为腹满,紧主寒,寒聚则为绞痛,浮紧相搏,肠鸣而转,转即气动绀心妙论,膈气乃下妙论。若少阴脉不出寒气聚于阴器,其阴肿大而痛也为寒疝。按：相搏二字最妙,试从相搏之际寻求之。凡夫病机之趋向,外症之符节,正邪之风伸,用药之权衡,庶几可以晓然矣。

少阴负趺阳者顺也杂病恶土克水,恐绝人之生机也。而伤寒少阴病惟恐土不能制水,水一泛滥则呕吐、下利,无所不至。浊阴既已横决,真阳遂致欲亡而真阴亦随之立竭。若趺阳脉和,胃土有权则水有制而少阴负则为顺矣。顺者土不为水侮也。方氏已水土三成物阜人,安非天下之至顺,孰能于此? 按：此与阳明不负少阳者其义不同,正可参悟。谨玩此脉法之言有大,凡有统序,有辩论,有此例。凡论其脉必及其症。凡及其症,必先透明其症之所由然,或后补明其症之所必致,其有脉不相应者,又为阐明其故,或示人以精思之阶书,虽不多已,多引申触类之绪,学者熟读而详玩之,正苦寻绎之不尽也。再按：书中所论脉法,皆就乎壮大中正之理立法。若今人血气不及。或有宿症者,多不符合,当以意求之期可也。

五、古 脉 切 要 歌

脉理精微不易识,独拈八字分明说,滑涩虚迟实数浮,更加脉沉为要诀初学之士先须学诊此八脉。诊脉须从肥瘦求,肥人沉细瘦长浮,小儿脉疾小儿纯阳,以一息六七至为平脉老人涩,矮促长疏又不侔肥人肉盛脉多沉,瘦人肉薄脉多浮,诊长人脉排指宜疏,诊矮人脉用指宜密。弦洪毛石分时序,四脉包涵万病周。弦即迟,洪即数,毛即浮,石即沉,以时序之四脉近于浮、沉、迟、数提纲之四脉也。此系考订景嵩崖持脉二歌。

（一）诊脉入式歌

左心小肠肝胆肾肾得阴水言,右肺大肠脾胃命命门相火之气寄于右尺,阳水之中,右属阴,阴今勿也。之左寸小肠,右寸大肠之诊,后贤多闻其谬而举《内经》以正之。谓二肠在下,不越中焦而上诊于寸,固属有据有理之谈。然地道有上行之理,因藏有知腑之能以之决病,不为无验。今两存之。《十难》曰心脉微大者,小肠邪自干小肠也;心脉微缓者,胃邪干小肠也,其义可见。智士能调气息和诊脉者之气息先安均匀和乎,自能认识诸家病以七诊九候而察之。一息四至号平和,偶添一至亦无疴若果加一至病已重矣,总言人数息之中必有一息稍长,遂举其脉之偶添一至也。三迟二败冷危困,六数七极热生多大过者热,不及皆寒。春弦夏洪秋似毛,冬石依经分节气,呵呵缓若春杨柳,此是脾家居四季所谓胃气脉是也。此宋人因叔和有脉经而遂作此歌括,虽浅近易,晓实舛误类多,此诀行而脉经遂废,今其书名叔和脉诀,实非叔和之作也,为采其切要者入焉。

(二) 诸脉体象歌

浮按不足举有余轻手取之曰举,不轻不重取之曰按,重手求之曰寻,芤脉中空两面居,滑体如珠中有力,实形愊愊与长俱,弦如始按引弦状弦有沉弦浮弦,紧喜牵绳转索初,洪举按之皆极大,留心解悟勿粗疏七表八里九道之说,时贤不取,今细按之理亦无悖。

微来如有亦如无,沉举都无按有余,迟脉一息三度至,缓则呼吸来徐徐,涩脉如刀轻刮竹,伏甚于沉切骨须所谓寻也,濡脉轻来重则散,弱按沉微举即无。

长脉迢迢似持竿,短脉本位不及闻,虚来迟大无力软,促数急促胥无宽,结脉时止而时缓,代来止数不差添,牢脉如弦沉更实,动则鼓动厥班班,细脉虽有但如线,因人随症用心参。

(三) 七怪脉歌 八要穴附。以上四[1]似俱系考尔嵩崖脉法

雀啄连来三五啄,屋漏半日一点落,鱼翔似有亦似无,虾游静中一跃搏,弹石硬来寻即散,〔搭〕指散乱为解索,更有釜沸涌如羹,旦占夕死不须药必须识此,心中方有中持。浮白二穴在耳后入发际穴一寸,经云脑后三针痛即多是也。风府在项后发际上一寸,大筋肉宛宛中,凡风寒病皆由风府而发。期门二穴在乳下,肥人乳下二寸,瘦人一寸五分,主泻血分结热。气海在脐下一寸,男子生气之也。男关元在脐下三寸,灸之可以回阳。太冲在两足大指本节后陷中动脉,是足厥阴之所主也。跌阳一名冲阳,在足跗上五寸动脉处,去陷骨三寸,是阳明胃气之脉也。太溪在足内踝后跟骨上陷中动脉,是乃少阴肾气之脉也。

(四) 诸脉主病提要歌

浮风芤血滑多痰,实热弦邪邪谓寒癖脓劳之须。劳则血气虚肝不调而胃气弱,胀亦见弦紧痛间,洪热微寒凝有积微主虚寒若其人形不甚虚,必主内有积聚,气血不得外扬,沉因气痛缓肤顽语云下指脉沉便知是气,此沉脉之一端也。脉缓则气血不运而水渍,故主肤顽,涩则伤精阴血败,又闻迟冷伏格关即关格也,濡多自汗偏宜老,弱脉精虚骨体酸,长则气理短则病,

---

[1] 四:疑为衍文,可删。

细气小兮代气衰，促为热兮结为积结为阴盛而阳不相入，内邪滞而为积，虚惊动搏散无回虚乃气血俱虚，动九阴阳虚衰乘搏之象，数则心烦大病进，劳坚革损亦奇哉劳者坚凝之象，革者空虚之诊。自此以下八条皆系书诀。

（五）良工七诊歌

七诊之法细条陈为医者条陈也，一静其心定本神，思虑两忘无外意二，今见诊脉时有与人说话者，有暗诵口诀者，有略诊即歌者，恐皆非也，三均呼吸诊他人，皮肤轻指探六府四，胃气微重肌肉寻五。六腑之脉有横说者，以三部近指一三边为外，外为府，脉内为藏脉。心以在表者为府，深取者为藏，是竖说也。正是三菽六菽等义，不拘部位，但以周身之表里浅深分府藏也，六重骨间明藏脉所谓寻也，七依息数往来分方可以此诊人之脉。

（六）五脏歌 必知五脏之所属，乃可以行四诊之法

心脏身之精，小肠为受盛，象离随夏旺，属火向南明，任物无巨细，多谋最有灵，内行于血海，外应舌将荣，七孔多聪慧，三毛上智英，反时谓夏得冬脉忧不解，顺候时也脉洪平，液汗通津润，心主血，津亦血也，心之液为汗声言爽气清心之声为言。伏梁秋得积肾病传心，心当传肺，肺旺不肯受邪，故留滞为积，如手之臂在脐紫紫于脐之上而痛也。顺视鸡冠色心之色赤，凶看瘀血凝色不活故凶。诊时须审委当细心委曲以审之，细察在精专诚一、二句乃诊脉之通例，实梦忧惊惕，虚翻烟火明，藏神为君主，包络是宫城包络者，心之宫城也，心不受邪，凡言心病者皆包络受邪也。

肝脏应春阳，连枝胆共房，色青形象木，位列在东方，含血荣于目，牵筋爪运将血目筋皆肝所属，人之能运掉皆血之所养也。逆时主表怒肝脉短涩，肺来克也，顺候脉弦长，泣下为之液，声呼是本乡呼属肝。实梦山林树，虚看细草芒。积因肥气得肝之积名肥气，如杯覆脐傍在左胁下，翠羽身将吉色青而活，颜同枯草殃，魂藏酸味属，七叶两分行。

脾脏象中坤，安和对胃门，旺时随四季辰戌丑未之月，各旺十八日，自与主为根，磨谷能消食。荣身谓血气滋荣一身本在温少阳温土乃能发生，应唇通口气心应额舌，脾应唇，脾和则口知五味，连肉润肌臀脾主肉分，形广长三五扁三寸广五寸，膏凝散半斤，顺时脉缓慢，失则气连吞言脉气急也。实梦歌娱乐，虚争饮食分，湿多成五泄，肠走若雷奔脾恶湿，痞气冬为积肝邪传脾，脾应传肾，肾旺不受脾，欲以归肝而不能，遂积为痞气，覆胃脘中，余积可类推，皮黄四体昏，坤顺同乾运具坤顺之德而有乾健之功，情藏意信居脾土配信，脾藏意。

肺脏最居先，大肠通导宜，属卦居兑位，应方在西偏，皮与毛相应，魂将魄共连肝藏魂，肺藏魄，阳动而阴静，魂游而魄守，阴阳互藏，其宅生生之义然也，鼻闻香臭辨，壅塞气相煎风寒痰火皆能壅之，语言太过则伤气多成嗽，疮浮酒灌穿疮浮于外，酒灌于中，皆属心火之亢，穿者壅连害肺之意。猪膏凝者吉，枯骨命难全言其色，本积息贲患，乘春言息贲之积，于春时而得右胁边。顺时浮涩短，反即大洪弦。实梦兵戈斗，虚行涉水田，布气通诸藏，七叶散分悬于各藏之于，以分布诸经之气。

肾脏对分之肾有两枚左水右火。火者命门所寄也，膀胱肾之府共合宜，旺冬身属水，位

北分无违，两耳通为窍耳为肾之窍，凡人耳重则肾气不泄故寿，三焦附在斯三焦为命门之府，味咸归藿豆黑豆也肾家之谷，精志自相随肾藏精与志。沉滑当时本是本藏之平脉，浮摊缓也厄在脾若见浮缓是土来克水，受厄于脾也。色同乌羽吉，形似炭煤危，冷即多成唾水泛为痰，焦烦水易亏火盛则水衰，奔豚脐下积若肾病之人，究竟骨将痿肾主骨。实梦腰脊解，虚行溺水湄，身命为根本，腰脊对相依。

（七）小儿外症歌

眼上赤脉，下贯瞳仁火盛水涸，囟门肿起，兼及作坑热盛血气衰，鼻干黑燥火克金，肚大筋青木克土，目多直视，睹不转睛太阳并肝绝，指甲青黑肝气绝，忽作鸦声肺气绝，虚舌出口，啮齿咬人心肾交绝，鱼口气急肝绝，啼不作声肺绝，蛔虫既出胃气绝，必是死形间有可救。

（八）脉象异同辨 采辑蒋氏《种芳脉论》。蒋氏讳示吉，乃李士材先生弟子

浮上中中沉下伏骨，脉之上下也浮，阳也，轻手可得，宜汗宜补，忌下。中按之即见乃阴阳之会，血脉胃气之交也。沉，阴也，重手寻之乃见，宜下宜温，忌汗，心病及长夏忌见。伏，阴也，推筋着骨，然后可见，须分虚实久暂断之。《经》曰：按之至骨，脉气少者，腰脊痛而身有痹也。

长短芤，脉之盈虚也长，阳也，指下有余，人短脉长者忌。短，阴也，不能满部，人长脉短亦忌。芤，阳中阴也，中候独空，而脉空虚不能摄气之象。

平缓迟散者，脉之急慢也一息四至旺平，阴阳相得血气相和之诊，此其大凡也。缓，阴也，往来和匀，乳子中风，缓则生，急则死。肾病及二尺忌见。迟，阴也，一息三至，宜温宜热宜补。《经》曰：独迟者忌。数，阳也，一息五六至，宜寒凉，忌温热，无热不渴，手足冷而脉数者危。

促结代涩者，脉之有止者也促，阳也，数地一止，如疾趋而蹶，促无胃气，伤寒热结及暴怒紧疼，痰厥急惊，尚有可生，久病难病见之危。结，阴也，缓时一止，如徐行而息，寒凝滞积之象。代，阴也，止有常数，良久复来，若一切霍乱吐泻，心腹急病，惊悸卒化及痰凝食滞，血瘀水蓄有余等症见之，犹有可生，若久病不足者见之则危，乃血气不续之象也。又但代无胃曰死，右关尤忌。涩，阴也，似止非止，三五不调，精血伤也。凡病在外，脉坚涩者皆难治。

大洪实长弦紧，牢革动滑十脉，脉之有余之类也大者阳也，较之平脉稍大，但不十分浮而有力，夏宜冬忌。《经》曰：形瘦脉大胸中多气者死。洪，阳也，右寸及冬忌见，宜清凉。实，阳也，愊愊有力，三步皆然，宜凉泻攻下。长脉见上，主三焦烦郁内蕴。弦，阳中阴也，属木气，脾及四平之脉忌见，弦甚则无胃气。紧，阴中阳也，如切绳绞索之状，主寒主痛，主积聚吐逆，右关主食。革，阳中阴也，如按鼓皮为里虚表实，亡阳失精之象。牢，阴中阳也，革为实之浮，牢为实之沉，大抵与胃气相远。动，阳也，厥厥动摇，不离其处，为阴阳相搏之候。滑，阳中阴也，替替然，往来流利，经云滑者，阴气有余，滑为血实气壅之候，更当以形症及浮沉尺寸为辨。人身涩而脉滑者危。

小短濡弱微细涩七脉，脉之不足之类也小于平脉曰小，短于平脉曰短，阴也，主寒主气血皆少，人身大而脉短者危。濡，阳中阴也，初病见濡难治，久病及产后见之为顺，宜调补。以其脉浮细而无力也。弱，阴也，沉细而无力，老者得之顺，少者得之逆。微，阴也，依稀轻渺，似有若无，模糊难见，乃气血俱虚之候，男伤精，女崩带，胫膝无力。细，阴也，如蛛丝一线，为冷气、血虚、痿、泻、劳、湿、神昏倦怠等症。

六、四言脉诀

《四言脉诀》南宋以来遂有之，至有明而李氏时珍刻于《本草纲目》之后，其文甚烦，今依李氏士材所订者，取其简括，以便初学之诵读也。

脉为血脉《经》曰：营行脉中卫行脉外，**百骸贯通**华元化曰：脉者气血之先也。按：此皆赖水谷之精，化为气血，而气血之神因其行度乃跃而为脉。**大会之地，寸口朝宗**肺朝百脉，脉会大渊是也。**诊人之脉，令仰其掌，掌后高骨，是名关上**因高骨以定关分，关脉定而尺寸之脉皆有一定之准矣。土人之气禀不同，亦时有偏上偏下者。**关前为阳，关后为阴，阳寸阴尺，先后推寻**此明寸关尺三部法天地人之义，推者推其理，寻者寻其象也。

胞络与心，左寸之应，火居南部，故居左寸。**惟胆与肝，左关所认**木在东方。**膀胱及肾，左尺为定**水居北一。**胸中及肺，右寸昭彰**酉金为生水之源，在人身中上，法乎天故居右寸。**胃与脾脉，属在右关**地在天之下，居中土也。**大肠与肾，右尺班班**一在土中，火在水中，故和火真元之脉，寄于右尺。此尊《内经》脉法分配藏府于两手也。左手肾水生肝木，肝木生心火，右手相火应心，火以生脾土，脾土生肺金，此生生之不穷也。至于相制，则肺金制肝木，肝木克脾土，脾土藏肾水，水气盛而上升，则心火下肾以为既济之功也。

男子之脉，左大为顺；女人之脉，右大为顺；男尺恒虚，女尺恒盛左为阳，右为阴。男女之脉象之阴阳之脉也。恒虚之神，中虚之象，互盛者坎中满之象，阴阳互藏其宅配之，而人道以全人也。**关前一分**，左为少阳，春生之气。右为阳明，冲和之气，人命之主。**左为人迎，右为气口**人迎乃少阳发生之机，气口乃水谷养主之本。人迎主外，故曰人迎紧盛，伤于风。气口主内，故曰气口紧盛，伤于食也。**神门属肾，两在关后，人无二脉，必死脉救**肾水乃天一之根，阳气之本，故其脉之所关为独重乎。又以三部言则尺为根，以三候言则沉为根，脉若无根为脉救。

脉有七诊，曰浮、中、沉每部各有浮中沉而统之以三也。**上寸、下尺、左关、右关，七法推寻**别有七诊，谓独大、独小、独寒、独热、独迟、独疾、独陷下也。**又有九候，即浮、中、沉，三部各三，合而为名，每候五十，方合于经**人身阴阳血气，昼夜流行，周于身五十度，故脉五十动不止，身为无病，乃合于《内》《难》二经之言。按：诊脉《内经》又有尺肤之说。今验之，肉分有疏密，肤肌有滑涩，有肉疏而脉易出者，此当番其根蒂以虑之，有肉紧而脉不易出者，此当审其形意以求之。有肤粗厚而肉濡泽者，此必有表邪之闭，气血不能盛，伤于外也，有肤疏豁而肉紧实者，此必有寒邪凝固于里，以致气血阻遏于内也，亦有内热灼阴，肌若鱼鳞者，观其人之形症，审其脉之部位，亦诊之一大端也。

五藏不同，各有本脉。左寸之心，浮大而散火主开发故散，**右寸之肺，浮涩而短**金主收凝故涩。**肝在左关，沉而弦长**木气主条达，**肾在左尺，沉石而濡**水气润下。**右关属脾，脉象和缓**土居四季，乃中和之性。**右尺相火，与心同断**相火之脉寄于右，天必知，平脉乃可以审病脉。又有不论何部，初下指为肺脉，次重为心脉，又次为脾胃，可次为肝脉，按至下为肾脉，此统一身而论之者也。**若夫时令，亦有平脉，春弦夏洪，秋毛冬石，四季之末**辰戌丑未之月，每季各十八日，**和缓不惑**此时令平脉也。然春初喜沉，夏初喜弦，秋初带洪，冬初带毛，以渐而改，乃无泄气之虞，且得母气之财。

太过实强,病生于外风寒热湿燥火等邪,若浮革弦芤又主内弱,不及虚微,病生于内劳倦内伤七情等症。若沉滑牢弦亦主内症有余。四时百病,胃气为本凡脉皆要寓有从容和冲之意,若一概急切及虚微无根是无胃气也。有胃气则生,无胃气则死。凡诊病脉,平旦为准,虚静凝神,调息细审调息之方,有心固不可,无心又不清,故虚静二字乃凝神之本,一呼一吸言医者呼吸之也。如以本人论则呼出一心与肺,吸入肾与肝,呼吸之间为脾胃,合为一息,脉来四至,平和之则,五至无疴,闰以太息非脉之多至,乃人之气偶有或长也,如月之有闰相似,三至为迟,迟则为冷,六至为数,数即热症,转迟转冷,转数转热但以四至为准,太过不及病斯见矣。按脉有早诊之如常,晚诊之而病见者。有外如蒙蔽,似涉于虚而浮长滑紧之多于内,可以意会者。又有外脉如常,内有不甚安静之意者。又有指下模糊,他弦似皆发滞不甚分明者,此废余气滞血凝也。有诊之而浮数单薄,七八至而无根者,此寒甚也。又有初诊似数,久按不数者,初诊似缓,久按不缓者,以及寸数而关不数,关缓而寸不缓,来迟去疾,来疾去迟种种情形,皆当博考《脉书》,旁求先达以采用之。

迟数既明,浮沉须别,浮沉迟数浮脉有迟数,沉脉亦有迟数,辨内外因,外因于天,内因于人,天有阴阳,风雨晦明六气,人喜怒忧,思悲恐惊七情。更有饮食劳倦乃不内不外因,法表沉里,迟寒数热,浮数表热,沉数里热,浮迟表寒,沉迟冷结此以四大脉提纲,而分表里寒热之症。又浮、沉、迟、数、滑、涩、虚、实,病大异而脉易明,是为八大脉也。

浮脉法天此以浮脉提纲,而取洪虚、散、芤、濡、缓、革,主脉之兼乎浮者,轻手可得,泛泛在上,如水漂木轻手即见,与肉分相应。且浮且动,如木之漂于水面也。浮而有力洪大如洪水之洪有波涛汹涌之象,来盛去悠,无力虚大,迟而且柔浮而无力乃血寒不足之象,虚极则散,涣漫不收散亦浮而无力,若杨花飘散,乃阳微阴盛之象,有边无中,其名曰芤浮沉一候易见,独中候豁然难见,乃血脉中虚之象,浮小为濡,绵浮水面,浮而且小且软濡甚则微,不任寻按浮而小软,欲绝非绝,似有若无,更有革脉,芤弦合看浮而且弦且芤,浮多沉少,外急内虚状,如按鼓之皮革。

沉脉法地此以沉脉提纲,而取伏牢实弱细,五脏之兼乎沉者,如投水石如石之坠于水底也。沉极为伏,推筋着骨。沉而有力为牢,大而弦长,牢甚则实,愊愊而强浮、中、沉三候皆有力,而沉候更实,乃内壅之象。沉而无力为弱,柔小如绵极小软也,细直而软,如蛛丝然细而直且软也。有沉细浮细,有细直而弦之不同。

迟脉属阴此以迟脉提纲,而取缓、涩、结、代四脉之兼乎迟者,一息三至往来迟慢不及之象,缓脉和匀,春柳相似和匀则不限定三至,如春风微吹弱柳之状,乃胃气也,迟细为涩,往来极滞迟滞不利状,如豆下胡竹。结则来缓,止而复来迟而时有之止,参差不定,代亦来缓,止数不乖迟而中止不能自还,且止有定数,如四时之禅代不愆也。

数脉属阳此以数脉提纲,而取滑紧促动四脉之兼乎数者,一息六至太过之象。往来流利,滑脉可识,音志,即浮即沉,如珠流走。数而有力为紧,切绳极似紧急有力,左右弹手。数时一止,其名为促如疾行而蹶也。数如豆粒,动脉无惑形如豆粒,厥厥动摇,两头俱俯,中间高起。《经》云:阳动则汗出,阴动则发热。

别有三脉此上四脉所不能统者,短长与弦,不及本位,短脉可原短长之象,戴同雨曰关不诊短。过于本位,长脉绵绵相引之象。长而端直,状类弓弦进而端直之象。一脉一形,各有主病，脉有相兼，还须细订承上以启下。

浮脉主表，府病所居六腑属阳主表，有力为风，无力血虚，浮迟表冷阳虚于外，浮数风热，浮紧风寒，浮缓风湿浮主风，紧主寒，缓主湿。脉之于病，虽各有所主，尤当分六部断之，活法在理，神印在心，机械在目而妙应在人也，浮虚伤暑阳暑伤气，气虚则脉虚浮芤失血，浮洪虚火，浮微劳极微为气血俱虚，浮濡阴虚体竭精伤，浮散若散亡之义故为虚洪，浮弦浮主风，弦亦风木有余之象，故为痰饮，浮滑痰热俱分左有寸关审诀。

沉脉主里，兼迟为寒，兼滑兼实为积。有力痰食，无力气郁。沉迟虚寒，沉数热伏于内，沉紧冷痛里寒，沉缓水蓄于内。紧主寒，缓主小，各分部位之甚者决之，沉牢痼冷冷症已久，沉实热极，沉弱阴亏精血不足，沉细虚湿因虚而得湿也，沉弦饮痛弦主饮，主痛，沉滑食滞右关主之。曾见右关脉弱，左关浮弦而为食阻者，又有两关俱微者，沉伏吐利寸伏则吐，尺伏则利，在伤寒阴症则为阴毒积聚阴毒者寒之凝，积聚者邪之伏。

迟脉主藏，藏寒，又见脉迟必主阴冷相干，有力为痛寒气急而痛，无力虚寒。数脉主府，府主热又见数脉必主吐主狂。有力实热，无力数脉主伤阴津，无力则血不足故主虚疮。

滑司痰饮滑脉正病，右关主食，尺为蓄血因部位而异其断，诸脉活法之断皆可类推，寸必吐逆又尺滑病淋，男子溺血，妇人经郁。

涩脉少血尺主精伤血，右关见之亦主寒湿。上病则反胃下病则结肠，两寸见之自汗可测又寸涩心痛，惟怔忡关上，阴虚中热，右则土虚，左则胁胀，尺则淋痢，孕则胎病。

弦脉主饮主痛、主疟、主疝、主癖，木侮脾经，阳弦头痛，阴弦腹痛单弦饮癖，双弦寒痼，而长则气治长主气逆，火盛左关，木盛右关胀闷，短则气病主气虚—不及之症。细则不及而气衰，大则太过而病进。凡常病常人，若非时而有其脉者，其本藏之气先泄，一至其时则危，如春见洪毛，夏毛石，秋见沉弦，冬见弦洪，四季见弦急者是。

浮风长火。风火相搏，肝病也，主风痫，沉阴短虚。虚寒相搏，主痞寒，洪火之亢也为阴伤，紧寒之搏也主寒痛，缓为虚大则中空为风，主风虚，缓而虚则湿停细而虚则气不行，不能散布水气故主湿痹，缓涩血伤，缓滑湿痰言二脉兼见之症，更分部位求之则益精。

涩小阴虚，弱小阳竭，弱小而阳微则恶寒，涩小而阴微则发热，阳寸动则汗出心肺之病，为痛为惊。阴尺动则发热肾气不足，失此蛰封藏之本也，崩中失血，若虚寒相搏之脉，其名为革外实中虚，主男子失精，女人漏下。

阳盛则促，肺痈热毒，阴盛即结，疝瘕积郁。代则真气衰败危恶之脉也，泄利可决一见下泄，决其必死，其不死者惟伤寒霍乱，跌打闷绝气血乍损，有复续之机，疮疽痛甚，女胎三月气血阻遏，有流行之日。老人血气两衰。尚可不忌脉之主病，有宜不宜，阴阳顺逆吉凶谓在此四字间，吉凶可推。

中风之脉，却喜浮迟，坚大急疾邪盛正虚，其凶可知。伤寒热病，脉喜浮洪阳症见阳脉，沉微涩小，证反必凶阳症见阴脉正衰，汗后脉静，身凉则安邪退，汗后脉躁，热甚必难正衰。阳症见沉涩弱弦微之阴脉，命必危殆，阴症见浮大数动滑之阳脉，虽困无害阴症最易误，治宜得法。

劳倦内伤,脾脉虚弱,汗出脉躁无胃气脉,正气衰也,死证可察,疟脉自弦,弦数者热,弦迟者寒,代散二脉见之,邪深正亡则绝,泄泻下利,沉小滑弱虚症见虚脉,正气尚为主也,实大浮数邪盛之脉,又兼发热阳将脱也则恶,呕吐反胃胃虚有痰也,浮滑者昌病脉相应,弦数紧涩血液枯也,结肠者亡肠中液亡,霍乱之候,脉代一时气血阻滞勿讶,厥逆迟微属阴寒是则可嗟。

嗽肺病也宜脉多浮,浮濡邪衰易治,沉伏而紧邪气深入,不能复出,死期将至。喘息抬肩,哮吼,病风与痰也浮滑是顺,沉涩又兼肢寒皆不与病相应,均为逆证。火热之证,洪数为宜,微弱无神,根本脱离。

骨蒸发热,脉数为虚,热而涩小精血损伤,如草木失其津液,必殒其躯,劳极诸虚,浮软微弱,土败双弦左则肝气已厥,右则肝木乘脾,火炎则数数则难治,失血诸证,脉必现芤,缓小可喜,数大堪忧。蓄血在中,牢大却宜,沉涩而微,速愈者希亦有因阻隔之故而脉不能牢大者,又当察其形色,随其病症而决之。

三消之脉,数大者生,细微短涩津液已亡,应手堪惊,小便淋闭,鼻色必黄水湿在中也,实大可疗,涩小为精血败坏,定可知亡。癫乃重阴多自恐,去狂乃重阳多自高贤,浮洪吉象病尚浅,沉急病已入藏凶殃,痫本虚痰脉宜虚缓,沉小急实,或但弦急月之真藏脉见,必死不失。

心腹之痛,其类有九,细迟速愈,浮大则中虚,病必延久,疝属肝病,脉必弦急,牢急者主里寒,疝脉也生,弱急者正虚邪盛死。黄疸湿热,洪数偏宜。不妨浮大,微涩虚衰已甚难医,胀满有余之病之脉。浮大洪实,细而沉微病实脉虚,岐黄无术曾见肿满噎食及人临危之脉,至数颗粒,如珠落落分明,毫无沾滞,此气血已分,阴阳已离,故气血之神先出危矣。五藏为积,六府为聚,实强可生,沉细难愈凡轻病人脉见沉微者,病必有积,用药须知避忌。

中恶不止之气腹胀,紧细乃生,浮大维何,邪气已深,鬼祟之脉。左右不齐脉象不一,乍大乍小,乍数乍迟各部不同,一云脉旁有小脉,审于何部见之,便知何邪应作何治,未知确否。

痈疽夫溃,脉宜洪大气血旺可成脓,及其已溃气血已虚,洪大始戒。肺痈已成,寸数而实。肺痿之形,数而无力虚热也。肺痈色白一藏虚则一藏之本色见,脉宜短涩本藏之脉,浮大相逢火来乘金,气损失血可危也。肠痈实热实症,滑数可必,沉细虚弱无根,其死可测。

妇人能有子者,阴搏阳别尺阴之脉,搏指而动,与寸阳之脉迥然分别,手少阴心经,主血,其脉动甚,其胎已结。一月两月也,若左右寸脉滑疾不散,胎必三月。若其脉但疾不散不见滑脉,其形已全,五月可别滑疾之脉,大动以心肝胃脉而言。左疾疾脉见于左为男,右疾为女,女腹如箕其形圆,男腹如斧王小而下大,此言胎前之脉,又诀云肝大肺小应有孕,肺大肝小孕未成。妇人未孕,尺脉宜盛,妇人已孕尺脉内蕴,所以养胎也。欲产之胎其脉,散而离平经常胎动于中,脉乱于外也,凡动胎之脉可作新产之脉,小缓为应气血皆虚,元气安定,吉祥之诊,实大弦牢,其凶可明。

此外又有奇经八脉或时见于寸口,不可不察,直上直下弦长之诊,尺寸俱牢弦长见于沉分,中央坚实关脉亦弦,冲脉昭昭冲脉受十二经之余,为血海,其脉自少腹侠脐左右上行,散布胸中,洒血渗灌肤毛,其脉见,主胸中有寒,逆气里急,疝气攻心,支满溺矢等症。张紫阳曰人有此八脉,俱属阴神闭而不开。疾病毛慣所由也,此脉治动则营卫周流,诸脉皆通矣,何病之有。按冲者,血气冲溢,而土之名也。**直上直下,尺寸俱浮,中央关浮起,督脉可求**主,**腰背强痛,风痛为忧**张洁古云督者都也,为阳脉之都纲,其脉自下极而上,循脊至巅。主外感风寒之邪。李士材曰冲脉沉,督脉浮,大抵冲脉主里,督脉主表也。

寸口九九,动貌紧细实长亦带弦,脉中寒而气结也,**男疝女瘕,任脉可详**起于中极,循腹上喉,极于目下,为阴脉之承任。按冲任皆主血,而见症多在气者,以血得寒而凝泣。则气失所配而厥逆,结滞之患出之作也。其有气病而血亦随病者,可以类推。**寸左右弹**紧脉之象,**阳跷可决,尺左右弹,阴跷可别。关左右弹,带脉之决**阳跷主阳络,故脉见于寸。阴跷主阴络,故脉应于尺。带脉总阴阳之络,而约束于腰间,故应于关。阳跷病,主腰、胁强痛,僵仆、癫痫、偏枯诸等症。阴跷病,寒热肤痹,少腹痛,癫痫里急阴痛,男子阴疝,女子漏下。**尺外斜上,至寸**脉从右尺外斜上,其形至右手之寸**乃阴维脉也尺内斜上,至寸**从左尺内斜上,其形至左手之寸,**乃阳维脉也**。斜上者,两处脉现其形象,若斜来也,内外以其脉之见处而言。阴维维于诸脉之阴,主胸痛胁满,心痛肌痹,汗出恶风。男子腰中痛,女子阴中痛。阳维维于诸脉之阳,主肌肤痹痛,手足相引,寒热等症。洁古云:阳维为病在表,阴维为病在里。阴阳相维则营卫和谐,营卫不谐,则怅然失志。谨按秦越人有十二经脉如沟渠,奇经八脉如河泽之说。是知少壮人经脉血气充盛,溢于奇经,奇经血脉满盈,洒陈于肌肤,润泽于百骸,故容颜能秀而肌肤滑泽也。及其耄耋,气机不旺,饮食减少,十二经脉之血气且亏损不足,不能调适而多病。则奇经之闭貌也久矣。观女子七七而天癸绝,其义固有可见,此老人之体貌所以憔悴。老人之生舌所以无多也。然则大地之润泽,必有赖于湖泽之薰蒸,而湖泽之薰蒸端有藉于元阳之煦妪,断可识矣。

脉有反关有一手反关者,有两手反关者,亦有其脉近尺及斜近高骨者,**动在手臂之后,别由列缺络而出,不干病证之候**列缺络手阳明大肠之经所主。此脉乃生禀之异也。**经脉病脉,业已昭详,将绝之形,更当度量**。

心绝之脉,如操带钩前曲而后缩,**转豆躁疾**短疾坚强,**全无胃气,心之真藏脉见也**,下同**一日可忧。肝绝之脉,循刀责责,新张弓弦**中外皆急,**胃弦无胃死在八日。脾绝雀啄,又同屋漏**诀云:雀啄连来三五啄,屋漏少刻一点落,**一似水流**出而不还**还如杯覆**外坚内空。

肺绝维何,如风吹毛,毛羽中肤有表无里,**有毛无胃,三日而号。肾绝伊何?发如解索**头强尾散,无复次第,**辟辟弹石**诀云弹石硬来寻即散,**四日而作,命脉将绝,鱼翔**似有似无虾游静中一跃,**至如涌泉,莫可挽留**混混革至如涌泉,绵绵其去如弦绝皆绝脉也。《内经》《脉经》悉言脉理,诸家之文甚多,惟李氏中梓别订《四言脉诀》,有条不紊,故为初学取之,再参之诊家正眼,可以得其大凡矣。按:脉理之文,平时须当熟读熟究,令其理趣,脉法朗然是心。一至临症又有病机之变,时令之差,生禀之殊,风土之异,新久暴缓,种种不同,难与书上、陈言相合,虽难相合,然必熟于陈言之理法,斯可神明,其意而随宜通达也,至于口诀精传,灵心妙悟,笔墨之功,断难及此,故东垣脉理名《此事难知》,丹溪病机名《格致余论》,诚重之也。

七、脉法总论

李氏中梓曰:脉理,统夫表里、阴阳、气血、虚实之故,有常变通塞,乘承并脱变化之不同,其状颇多,未可以二十八字尽也。然能心参于此,病机已自昭,详而尤有当审者,随症更迁,与时变易,则阴阳当分而剖验,其发越视诸精明,则色脉当合而稽,肌肉内应,皮脉相符,则尺肤当详,而病疾蕴于隐,脉昭于现,则主病当熟而谙。四者之说最繁,散见《灵》《素》诸贤之论,学者欲达变探微,非精研《灵》《素》,博综诸家不可也。许胤宗曰:脉之候幽而难明,吾意所解,口不能宣也,口尚不能宣,而笔又焉能写照哉?

八、六气分配六部时日诊候之图说
图见《诊家正眼》。

　　左尺部属于终之气,太阳寒水。沉分主大雪十五日,冬至初交前五日;中分主冬至后一候三候十日小寒初交前十日;浮分主小寒后第三候五日,大寒十五日各部中每候主二十日,三候共主六十日。又每五日为一候,三候为一气,故每气有前后分说之不同,后仿此。

　　左关部属初之气,厥阴风木。沉分主立春十五日,雨水前五日;中分主雨水后十日,惊蛰前十日;浮分主惊蛰后五日,春分十五日。

　　左寸属二之气,少阴君火。沉分主清明十五日,谷雨前五日;中分主谷雨后十日,立夏前十日;浮分主立夏后五日,小满十五日。

　　右尺属三之气,少阳相火。沉分主芒种十五日,夏至前五日;中分主夏至后十日,小暑前十日;浮分主大暑后五日,大暑十五日。

　　右关属四之气,太阴湿土。沉分主立秋十五日,处暑前五日;中分主处暑后十日,白露前十日;浮分主白露后五日,秋分十五日。

　　右寸属五之气,阳明燥金。沉分主寒露十五日,霜降前五日;中分主霜降后十日,立冬前十日;浮分主立冬后五日,小雪十五日。

九、六气分配六部歌
愚因撰此以使诵。

　　左尺沉分主大雪十五日,冬至五日初交前五日。中分冬至及小寒各十日,各拈十日恰相协,小寒五日余日并大寒十五日,此属浮分最端的。

　　立春十五日雨水五日前雨水前五日,左关沉分风木联,及中分雨水十日并惊蛰十日,甘音念日相依缀后先,浮分惊蛰余五日,春分十日恰相添。

　　少阴左寸口南离,清明十五日谷雨五日两相区,雨后十日夏前十日二十日,平提中分总无欺,夏余五日小满十五日全全算,恰应心浮分火气居。

　　相火沉分右尺明,芒种十五日全兼夏至五日增,夏至十日小暑十日中分得,抽夏至五日添大暑十五日脉浮分平平准相应。

　　右关沉分主立秋十五日,处暑添来五日求,白露取兼兼前处暑十日,各分十日白露十日中分投，露除五日秋分至，二十勘勘此属浮分。

寒露十五日霜降前五日，平衡也来右寸定知详，立冬十日同前霜降五日，右寸中候求识短长，冬余五日全小雪十五日，浮分右寸属昭彰。

行年六气有准绳有平气之年有太过不及之年，不及过盛不一伦，左尺立春浮分起前十三日起以其气至而不至也，可求太过决分明，左关中分起春日后十三日起，以其气至而不至也，不及之岁此为平。

李士材先生曰：此余所自悟而自订，以平治之纪为例，实六气至理而古今所未发者，如左关中候脉独弦大，已知雨水后、惊蛰边有风热之病，盖弦主风，大主热。左关又属风木之令故也。

如右尺沉分脉独缓滞而实大，日知芒种后，夏至边有湿热之病，盖缓滞主湿，实大主热也。若缓滞而虚大，乃湿热相火为患，以缓滞为湿而虚大为相火也。且沉亦主湿，又在相火之位。

若久病之人六脉俱见浊滞，惟右寸中候脉来从容和缓，已知霜降后，立冬边必愈，以和缓为胃气之佳脉，且右寸为金之位，土来生金故也，其余各部俱仿此而精详之，若三四候之则确然不渝。

医理元枢

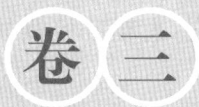

卷三

医方捷径（一）

医士初学入门之书,旧列此役今仍遵之。

一、药 性 赋

采于李士材先生必读书及《头生微论》。

济世之〔术〕,莫先于医,疗病之方,莫要于药。精求物理,明哲可来于气机,聊用敷施,初学甫识其性味,爰拣取用之,宜粗陈梗概如下。

(一) 草木部

人参:甘温,忌铁,入肺脾二经,反藜芦。补气安神,生津益智,疗心腹寒痛,除胸胁逆满。肺虚宜求,邪实宜禁。气壮而胃自开,气和而食自化。别有实火而热妄行,痧疹初发、伤寒始作均宜忌之。血虚养荣乃阳生阴长之义,必不可少。

生地黄:甘寒,入心肝脾肾四经,忌铜、铁、葱、蒜、萝卜、诸血。凉血补阴,去瘀生新,养筋骨,益气力,理胎产。主劳伤心病,而掌中热痛,脾病而痿躄,贪眠。胃虚食少,脾虚滑泻者忌之。

熟地黄:畏忌俱同生地,用砂锅柳甑衬以荷叶酒润,用缩砂仁粗末伴蒸九次,心透纯黑方上。滋肾水,封填骨髓,利血脉,补益真阴,久病余胫股酸痛,新产后脐腹急疼。痰多气郁之人所不宜用。生者入脾清血,干者入肝补血,纯黑透心者入肾封填骨髓。

天门冬:甘寒,入肺肾二经,忌〔鲤〕鱼,去心用。定喘、定嗽,肺痿、肺痈,是润燥之力也。益精益髓,消血消痰,非补阴之力欤,善杀三虫,能通二便。脾胃虚泄、便利便〔滑〕者忌之。

麦门冬:味甘,微寒,入心肺二经,忌鲫鱼,去心用。退肺中伏火,止渴益精,清心气、惊烦、定血、疗嗽。补寒脾泄亦在禁数。若合地黄、红参又能开经益血。

白术:味苦,甘温,入脾胃二经,米泔水浸上蒸,切,用蜜水拌炒。健脾进食,消谷补中,去胃经痰水,理心下急满,利腰脐血结,祛周身湿痹。君枳实以消痞,佐黄芩以安胎。阴燥便闭及有动气者勿服。景氏日昣曰:滞气闭邪,燥肾闭气,郁怒人用之反引邪入土。

苍术:味苦,辛温,入脾经,水甘浸蒸酒。燥湿消痰,发汗解郁,除山岚瘴气,弭灾诊疟疾。无涎湿而燥渴多汗者切勿轻用。

甘草:味甘,性平,入脾经,反大戟、芫花、甘遂、海藻。忌猪肉,令人阳痿。补脾以和中,润肺而疗痿,止泻退热,坚筋长肌,解一切毒,和一切药。梢止茎中作痛,节医腰毒诸疮。郁两中满而呕及酒家并忌。炙则补中,生则泻火,大者补多,□者泻多,通行十二经,补剂必须多用。

黄芪:味甘,微温,入肺脾二经,蜜炙透。补肺气而实皮毛,敛汗托疮,解渴定喘,益胃气而去肤热,止泻,生肌,补虚,治瘘风癫急需,痘疡莫缺。有□[1]邪者、气实者、多怒者

---

[1] □:疑作"实"。

并忌。温分肉,补肺气,主用多走长亦退虚火,丹溪曰虚火可补是也。

远志:味苦,辛温,入心肾二经,甘草汤浸透,去心焙干。定心气,止惊益智,补肾气,强志益精,治皮肤中热,令耳目聪明。入心开窍,入脾醒困,肾咸恶燥,焉能有也。

菖蒲:味辛,性温,入心脾二经,土干微炒。宜五藏,耳聪目明,通九窍,心开智长,风寒湿痹宜求,咳逆上气莫缺,止小便利,理脓窠疮。香燥利脾,阴血亏损者忌之。

薯蓣:一名山药,味甘平,入心脾肾三经,蒸透用益气长肌,安神退热,补脾除泻痢,补肾止遗精。方绵不宜多煮。

薏苡仁:甘寒,入肺脾二经,淘净酒炒。祛风湿,理脚气拘挛,保燥金,治痿痹,咳嗽、泻痢不能缺也。水胀其可废乎?大便燥结及妊娠者并忌。下行甚捷,脚气必需。

木香:味辛,性温,入胃脾肝三经,生用理气,煨热止泻。平肝降气,开郁,安胎,健胃宽中,消食止痢。何患乎鬼邪蛊毒,无忧于冷气心疼。肺虚有热、血气血燥者慎勿用之。脾气不醒,木香开之。

牛膝:味苦酸,平,入肝肾二经,忌牛肉酒蒸。壮筋骨,利腰膝,除寒湿,解拘挛,益精强阴,通经,堕胎,理膀胱气化迟难,引诸药下行甚捷。气陷血崩者戒用。方用逐恶血,蒸熟补肝肾。

川芎:味辛,性温,入肝经。主头痛面风,泪目多涕,寒痹筋挛,当行长肉,排脓莫缺。小者名抚芎,止利且同郁。火炎呕逆者忌服,单服久服令人暴亡。景嵩崖曰:一切头痛必需,大抵走散真气也。

当归:味甘,辛平,入心肝脾三经,酒洗去芦。去瘀生新,舒筋润肠,温中,止心腹之痛,养营,疗肢节之疼,外科排脓止痛,女科沥血崩中。性善滑肠,泄利者少用。入吐血药中以少醋微炒之。可止血,身养血,尾行血。辛滑散气,脾肾恶之,生用凉血行血。

白芍药:苦酸,微寒,入肺脾肝三经,反藜芦,酒焙。敛肺而主胀逆喘咳,腠理不固;安脾而主中满腹痛,泻痢不和;制肝而主血热目疾,胁下作疼。赤者专行恶血,兼利小肠。酸收微寒,阴盛者少用。白者能于土中泻木,赤者专行恶血有功。

五味子:甘、酸,性温,核中苦辛咸,入肺肾二经,嗽药生用,补药微焙。滋肾经不足之水,强阴涩精,除热解渴,收肺气耗散之金,疗咳定喘,敛汗固肠。凡表邪及停饮、肺有实热皆当避禁。入八味丸中滋阴敛气效多。

知母:味苦,寒,入肺、肾二经,忌铁器,去毛,盐酒炒透。清肺热而消痰捐咳,泻肾火而利水滑肠,肢体肿浮为上剂,伤寒烦热号神良。非有实热不宜用之,脾肾虚衰尤在所禁。黄柏入肾经血分,润燥于中。知母入肺经气分,润燥于上,用盐水炒亦能小降。

贝母:味辛苦,微寒,入心、肺二经,反乌头。去心,糯米拌炒。消痰润肺,涤热清心。喘咳红痰要矣,胸中郁结神哉。汪氏机曰:贝母治肺经炼痰,半夏治脾经湿痰,故肺寒者宜忌。导热下行治心胸间郁结。

天花粉:味苦,寒,入心、脾二经,反乌头。止渴,退烦热,消痰,通月经。排脓散肿,利膈清心。实名瓜蒌,主疗结胸;其子润肺,主化燥痰。脾胃虚寒在所当禁,湘粉而外不可入药。

续断：味苦、辛，微温入肝经，酒浸焙。补劳伤，续筋骨，破瘀结，利关节，缩小便，止遗泄，痈毒宜，收胎产莫缺。补而不滞，行而不泄，外科女科要品。

秦艽：味苦、辛，平，入肝、胃二经，左纹者良。祛风活络，养血舒筋，骨蒸，黄疸，利水通淋。下部虚寒及便利便滑者忌用。右纹者反发脚气。

木通：味辛甘淡平，入心、小肠二经，色以而种细者佳。治五淋，宣九窍，杀三虫，利关节，通血脉，开关格，行经下乳，催生堕胎。通草，味淡，专利小便，下乳催生，若内无湿热，虚泄，妊娠并不宜服。通心利水，善治胸腹热痛。灯心，清心利水，烧灰吹喉痛，涂乳治夜啼。

泽泻：味甘咸，微寒，入肾、膀胱二经，去皮，酒润焙。主水道不通，淋沥，肿胀，能止湿热滑精，善去胞垢。肾虚精滑曰虚，不明勿得与之。一云热在上焦气分用苓泻热，在下焦血方用栀、柏，以泽泻能上引肺气下行故也。又行血而不措荡，养血而无滞碍。

丹皮：苦辛，微寒，入心、肾、胞络三经。色象南离，专主凉血用之，入肾又可以悦神志，水火心肾，交接阴阳之精互藏其宅，缘其味苦故能泻热，因其性平故能疏结。多用亦血行不止。通经脉，退血中伏火，为吐衄必用之药。张元素曰丹皮治无汗之骨蒸，地骨皮治有汗之骨蒸。

升麻：味甘苦，平，入肺、胃、脾、大肠四经，青色者佳，忌火。解百毒，杀精鬼，辟疫瘴，止腹疼、头痛、齿痛、口疮斑疹，散阳明之风邪，升胃中之清气。凡一切吐衄痰嗽，气逆、怔忡、狂啖慎勿用之。合葛根散郁火，同石膏宿阳明，乃解毒逐疫之品。

柴胡：味苦，微寒，入肝、胆二经，忌见火。主伤寒疟疾，寒热往来，呕吐，胁痛，口苦，耳聋，开痰实之结胸，和半表之营卫，心中烦热能除，热入血室可退，目赤头痛均医，五疳羸热并治。此半表半里之药，于功不少，贻害亦多。太阳病不可过早，阴经疟不宜妄用。

前胡：味苦，微寒，入肺、脾、胃、大肠四经。散结而消痰，定喘下气以和表安胎。"投"前胡治风痰，凡不因外感之痰，阴虚火动之痰法咸禁之。柴胡主升，前胡主降。

独活：味苦甘，平，入小肠、膀胱、肝、肾四经。主风寒湿痹，筋骨挛疼，治头旋掉眩，颈项难伸。按羌活理游风，独活理伏风，凡头痛、肢节痛不因外感者不可用之。独活又为足少阴、厥阴引经之药。羌活入气分，头踵皆行，欲透关节必借川芎独活入血分，走下部舒筋活络。

细辛：味辛，温，入心、小肠二经，反藜芦。解风寒湿痹之疴，散头痛塞鼻之症，下气破痰，头面游风皆治，百节拘挛，齿疼目泪俱瘳。善用之可祛足三阴之寒邪，又能通关利窍。

防风：味甘、辛，温，入肺、小肠、膀胱三经，杀附子毒，色白而润者佳。大风、恶风、风邪周痹、头面游风、眼赤多泪。肺虚有汗者勿用，若无故用之，能引风邪入里。风药多燥，此味独润，同芪、芍能止表虚之汗。

荆芥：味辛，温，入肝经，反驴肉，无鳞鱼、河豚、蟹、黄鳝鱼。主瘰疬结聚，瘀血，湿瘟，散风热，清头目，利咽喉，消疮毒。凡风在头目及皮里膜外者宜之。生用解散风邪，其穗炒黑专主崩漏，能治血中之风，可通皮里膜外。

紫苏：味辛，温，入肺经。温中达表，解散风寒，梗能下气安胎，子可消痰定喘。凡气虚表虚者禁用叶，肠滑胃虚者禁用子。梗体中通上下宣畅。

薄荷：辛，温，入肺经，产苏州者良。去风热，通关节，清头目，定霍乱，居解散之能，有消郁之功。多服则损肺伤心。专主风热引经。

干葛：味甘，平，入胃经。主消渴大热，呕吐头痛，生用能堕胎，蒸熟化酒毒，止血痢，散郁火。又能鼓舞胃气上行兼入脾经，凡下虚者禁用，若邪在太阳而妄用之是引贼入门也。佐诸药健脾有功。

麻黄：味苦、辛，温，入心、肺、膀胱、大肠四经，去根节水煮去沫。专司冬令寒邪，头疼身热，脊强，去营中寒，泄卫中气。乃太阳经发散寒邪之重剂，误用则伤人元阳、血液。有汗者忌之。

白芷：辛，温，入肺、胃、大肠三经，微焙。头风，目泪，齿痛，眉疼，肌肤瘙痒，呕吐不宁，女人赤白带下，疮家止痛排脓。乃阳明经风药也，燥能耗血，散能损气，慎之。又云：疏风要品，走阳明而治血病，以其能引血药并散血，风之外邪。

藁本：辛，温，入膀胱经。风家巅顶作痛，女人阴肿疝疼。凡春夏风寒头痛不宜多用。味辛气雄，上行巅顶。

香薷：味辛，微温，入肺、胃二经，忌见火。主霍乱，水肿，理暑气腹疼。乃夏月解表祛暑之剂，无暑邪者勿用。热服多吐。

黄连：苦，寒。入心经，解巴豆、附子毒，忌猪肉，姜汁炒。泻心，除痞满，明目，理疮疡，彻去痢疾腹痛，平来心痛惊烦，利水，厚肠胃，泻热，安蛔虫。李时珍曰：香连丸用黄连木香，水火散用黄连干姜，左金丸用黄连吴茱萸，姜黄散用黄连生姜，口疮方用黄连细辛，一冷一热最得阴阳相济之妙。凡气虚、脾虚作泄，肾虚五更泄法咸禁之。其厚肠胃者亦以邪热退而肠胃自厚耳，非黄连能厚之也须知。

黄芩：味苦，性寒，入肺、大肠二经。酒蒸。中枯而大者，清肺部而止嗽化痰，并理目赤。坚实而细者，泻大肠而除湿治痢，兼可安胎。凡胃肺虚寒，女人胎虚均不宜与。

桔梗：味苦、辛，平，入肺经。去芦。清肺热以除痈痿，通鼻塞而理咽喉，排脓行血，下气消痰，定痢疾腹痛，止胸胁烦疼。木为舟楫之剂，功在华盖，下焦药中不宜加入。景嵩崖曰：能开提气血，怒气火炎之病不得用之。

藿香：味辛，微温，入肺、脾二经。温中开胃，行气止呕。阴虚火旺、胃虚作呕者，用必滋咎。叶主散，茎主通，根安胃，有散邪去秽之功。

香附：味苦，微温，入肺、肝二经。童便浸焙。开郁化气，发表消痰，腹痛兼胸热，胎产号神良。香附为气病之总司，女科之要品，但性散，炒以蜜则燥减，炒以醋则散减，且主下降。

白蔻：辛，温，入肺、胃二经。去衣微焙。温中除逆吐，开胃消饮食，疟症宜投，目翳莫缺。火升作呕，因热腹痛者禁之。专主伤冷呕恶，又散肺滞，多用损人。

草豆蔻：辛，温，入、肺、脾、胃三经。去膜微炒。散寒主心腹之痛，下气驱逆满之疴，开胃而理霍乱吐泻，攻坚而破噎膈癥瘕。辛燥犯而忌，阴不足者远之。客寒犯胃用之温散。勇悍之品，气不实，邪不盛者勿用。

肉豆蔻：辛，温，入胃、大肠二经。面裹煨透去油，忌铁。温中消食，止泻止痢神矣；心疼腹痛，辟鬼杀虫要哉。补塞之品，病有燥热及泄泻有邪者均不宜之。泄利日久滑寒用此固之。

缩砂仁：辛，温，入肺、脾、胃、大、小肠、肾六经。炒去衣。下气而止咳嗽奔豚，化食而理心疼呕吐,霍乱与泻痛钧资,鬼疰与安胎并效。血虚火炎者禁用,胎妇多服反致难产。乃问脾胃之要品,且化骨鲠铜铁。

玄胡索:辛、温,入脾、肝二经。酒炒。破血下气,能止腹痛心疼,调经利胁,又和血晕淋崩。其性走而不守,气血惟有骤滞者相宜。

蓬莪术:味甘、辛、温,酒炒。积聚作痛,中恶鬼疰,妇人血气,丈夫奔豚。此乃磨积之品,虚人慎用。达窍利气。脾虚忌入。

蒺藜:甘、温,入肾经,酒炒去利。补肾止遗,消风胜湿,产沙苑者强阴益待。咀之作生豆气者佳。肾家补剂,肝家风药。

半夏:辛、温,有毒,入心、脾、胃三经。反乌头,忌羊血、饴糖。水浸五日,每日换水,去沫,姜、矾同煮。消痰燥湿,开胃健脾,咳逆、呕吐、头眩、昏迷、痰厥、头痛、心下满坚、消痈可也,阴胎有焉。按:半夏有三禁,血家、渴家、燥汗家也。善去痰湿,最妨肺燥。

附子:辛,热,有毒,入脾、胃二经。钗而乳节稀者佳。童便浸甘草汤同煮烘干。补元阳,益气力,堕胎孕,坚筋骨,心腹冷疼,寒湿蹩躄,足膝瘫软,坚瘕癥癖。冬采为阴子,主寒症;春采为乌头,主风疾。驱阴寒,除湿痹,性热,善走,能追散失之元阳,引诸药以成功,若内热阴虚之人见之祸不故踵。烧火结,防水涸。

大黄:苦,寒,有毒,入脾、胃、肝、大肠四经,锦纹者佳。瘀血积聚,留饮宿食,去痰实结热,消水肿痈疾。此乃血分之病长驱直捣之将,虽能拨乱反正之功,务须用之恰当,故结胸在气分者止用小陷胸汤,痞症在气分者止用半夏泻心汤,皆有斟酌。酒浸蒸则引入高巅。

射干:苦,平,有毒,入肺经,泔浸煮之。清咳逆热气,损喉痹咽疼。乃喉痹咽痛要品,最能耗气,宜暂用为长。

巴戟天:甘,温,入肾经,酒浸焙。安五藏以益精,强筋骨而起阴。阴虚相火炽者忌之。又治一切风,疗脚气水胀。

旋覆花:味咸,微温,入肺、大肠二经,去蒂。老痰、坚硬结气、留饮、风气、湿痹、利肠通脉。一名金沸草。走散之品,虚人不宜多服,消胸上之痰结〔如〕胶漆者。

红花:辛,温,入心、肝二经,酒喷微焙。产后血晕急需,胎死腹中必用。活血开通经筋,多用之能使人血行不止。

肉苁蓉:味苦、咸,温,入肾经,酒洗去甲。益精壮阳事。补伤,润大肠,男子血沥遗精,女人阴疼带下。火炽者勿宜。

补骨脂:辛,温,有毒,入肾经,酒拌炒。兴阳事,止肾泄,固精气,止腰疼。一名破故纸。性燥而热,阴虚液少者须戒。补火生土,此味神奇,气不归元,舍此莫治。

菟丝子:味辛,平,入肾经,酒煮,打作饼,烘干再研。续绝伤,益气力,强阴茎,坚筋骨,溺有余沥,寒精自出。能补命门之火,禁同故纸。善补肝脏,性锐而行血。

骨碎补:苦,温,入肾经,蜜蒸。主骨碎折伤,耳响,牙疼,肾虚泄泻,止痢主瘀。性燥,阴虚有热,大便闭结者戒之。

艾叶:味苦,微温,入脾、肺、肝、肾四经。安胎气,暖子宫,止血痢,理肠风。陈久者良,血燥生热者不宜见之。妇人血不摄精者,其故多端,专投辛热,害人益甚。

青蒿：苦,寒,入肝、肾二经。去骨间伏热,杀鬼疰传尸。全冲和之气,于血虚发热者宜之。

茵陈：苦,寒,入膀胱经。理黄疸而除湿热,佐五苓而利小肠。中病即已,不可过用。

益智仁：辛,温,入心、脾、肾三经,去壳炒研。温中进食,补肾扶脾,摄涎唾,缩小便,安心神,何遗浊。能于上中补火,功专收缩,血燥有热者远之。乃治下焦虚寒之品。

连翘：虚寒,入心、胃、胆、大肠五经。除心经之客热,散诸经之血痹。性本苦寒,多用伤胃。轻扬之品,解热散郁,和一切血结气聚。

蛇床子：味苦、辛,温,入脾、肾二经。男子强阳事,妇人暖子宫,除风湿痹,痒擦疮癣多功。肾火易动者勿食。盐水炒透存性。

茴香：辛,温,入胃、肾二经,盐水拌炒。主腹痛疝气,平霍乱吐逆。阳强与热吐者并戒。大茴力厚善入肝经,小茴力弱入肾气海。

桂：辛,辣,大热,入肾、肝二经,去皮用,见火无功。益火消阴,救元阳之痼冷,温中降气,扶脾胃之虚寒,坚筋骨,强阳道,乃助火之动,定惊悸,通血脉,泻平肝之绩,下焦腹痛,非此不除,奔豚,疝瘕用之即效,宣通百药,善堕胞胎。惟血虚发热误用病即增。

桂心：入心、脾二经。理心腹之恙,三虫九痛皆瘥,补气脉之虚,五劳七伤多验,宣气血而无壅,利关节而有灵。

桂枝：入肺、膀胱二经。无汗能发,有汗能止,理心腹之痛,散皮肤之风,横行而为手臂之引经,直行而为奔豚之向导。桂性乃血分之阳药,虽有引火归原之功,阴虚无寒者勿用。痰凝血滞,痛风,桂枝能引药直至病处。

苏木：味甘、咸,平,入心、肝、脾三经。宣表里之风邪,除新旧之瘀血。少用和血,多用破血,与红花同。

厚朴：辛,温,入脾、胃二经,色紫味辛者良,姜汁炒。辛能散风邪,温可解风寒,下气消痰,去实满以消膨,温胃和中,调胸腹而止痛,吐利兼资,惊烦共主。不宜于脾虚气弱之人。

杜仲：味辛、甘,温,入肝、肾二经,去皮酥炙。强筋壮骨,益肾添精,腰膝之疼痛皆痊,遍体之机关总利。水虚火炽者宜戒。坚肾家之气,牛膝属肾家血分。

桑根白皮：甘,寒,入肺经,蜜水炙,有涎不可去,出土外者勿用。泻肺金之有余,止喘定嗽,疏小肠之闭滞,逐水宽膨,降气散瘀血,止渴消燥痰。专泻肺火,风寒虚冷咳嗽勿用,又利肺经水邪。经霜桑叶能止汗、去风明目。

（二）果实谷菜部

茯苓：甘、淡,平,入心、肾、脾、胃、小肠五经,忌醋,去皮膜。益脾胃而利小便,水湿都消;止呕吐而定泄泻,气机咸利。下行伐肾,水泛之痰随降,中守镇心,忧惊之气难侵。抱根者为茯神,主用俱同而安神,独掌红者为赤茯苓,功力稍逊而利水偏长。赤者又主破气,凡精滑、小便多、汗多者咸禁。虽云补脾,禁忌颇多。

柏子仁：甘、辛,性平,入心、肝、肾三经,蒸晒炒。安神定悸,壮水强阳,润血而容颜美少,补虚而耳目聪明。气味香窜,多油而滑,但木气妨脾胃,虚者勿用。

枸杞子：味甘,微温,入肾、肝二经。补肾而填精止渴,除烦益肝以养营,强筋明目。

滑润之品当知所忌。

地骨皮：甘，寒，入肾经。治在表无定之风邪，主传尸有汗之骨蒸。可解内外之邪，中寒者当避。

酸枣仁：酸，平，入肝、胆二经，炒熟用。酸收而心守其液，乃固表虚有汗；肝旺而血归其经，用瘳彻夜无眠。收敛之性肝胆有邪热者非宜。多睡宜用枣肉，枣仁治不眠专取，炒香气味入脾，炒隔宿者不妙。

蔓荆子：味苦、辛，平，入肝、膀胱二经。头风连于眼目，搜散无余，湿痹甚而拘挛，展舒有效。上行浮散之品，血虚、胃虚皆不可服。

丁香：辛，温，入肝、胃、肾三经，忌见火。温脾胃而呕呃可瘳，理壅滞而胀满宜疗，齿除疳䘌，痘发白灰。非属虚寒即不宜用。

乳香：辛，温，入心经。箬上烘去油，同灯心研之则细。定诸经之痛，解诸疮之毒，活血舒筋，和中治痢。内托护心，外宣毒气，疮疽已溃及脓多者勿敷。能彻毒外出，不致内浸。

没药：味苦平，制法同乳香。宣血气之滞，医疮腐之疼，可攻目翳，堪堕胎儿。血滞则气壅，没药可宜，但属虚家即不可用。散瘀治热。

吴茱萸：辛，热，入脾、胃、肝三经，盐汤泡。燥肠胃而止久滑之泻，散阴寒而攻心腹之疼，祛冷胀为独得，疏肝气有偏长，疝疼脚气相宜，开郁杀虫至效。肠虚气虚人不宜服之。

山茱萸：味酸，微温，入肝、肾二经，酒润去核烘干。补肾助阳事，腰膝之疴不必虑也；闭精缩小便，遗泄之证宁足患乎？月事多而可以止，耳鸣响而还其聪。阳强小便少者均不宜此。酸收而润，阴虚血热者勿宜。

槟榔：辛，温，入胃、大肠二经，忌见火。降至高之气似石投水，疏后重之急如骥追风，疟疾与痰癖偕收，脚气与杀虫并选。能消饮食之胀，独不宜于气虚下陷。有功于谷海传送之乡，治其有余。

栀子：苦，寒，入肺经，炒透。治胸中懊恼而眠卧不宁，疏脐下血滞而小便不利，清太阴肺轻飘而上达，泻三焦火屈曲而下行。能损胃，□气虚者忌之，又能清胃脘之血，又清痞块中火邪。去胸中之热用仁，去戍间之热全用。

枳壳：味苦，微寒，入肝、大肠二经，麸炒。破至高之气，除咳逆停痰，助传导之官，消水留胀满。

枳实：破积有雷厉风行之势，泻痰有冲墙倒壁之威，解伤寒结胸，除心下急痞。枳壳略横行，枳实直下，皆大损真元之品。枳实泻脾实，枳壳利大肠又能走表。

猪苓：味甘、淡，平，入肾、膀胱二经，去皮。分消水肿，淡渗湿痰。损肾，昏目渗湿而津燥大避之。又能开腠治疟，于阳中泻阴。

大腹皮：味苦，微温，入脾、胃二经，洗用。开心腹之气，逐皮肤之水。通脾肺之结邪，利肠胃之滞气，病涉虚者勿用。

巴豆：辛，热，有大毒，入肺、脾、胃、大、小肠五经，畏冷水，反牵牛。去心膜，火焙研细去油用。荡五脏涤六腑，几于煎肠刮胃，攻坚积破痰癖，真可斩关夺门，气血与食一攻而始尽，痰虫及水倾倒而无遗，胎儿立堕，疗毒旋抽。万不得已须炒热去油少许。

莲子：甘，平，入心、脾、肾三经，泡去皮心用。心肾交而若相之火邪俱清，肠胃固而泻痢之滑脱均收。频用能涩精，多服令人喜。

莲藕：入心、脾二经，忌铁。生用则涤热除烦兼能散瘀，熟用则补中和胃又可消痰。

莲花须：入心、肾二经，忌地黄、葱、蒜。清心而诸窍之出血可止，固胃而泻痢之滑脱无遗。

莲房固精涩肠。叶可助胃消食。蒂治雷头风，取其有震仰盂之象。

橘皮：辛，温，入肺、脾二经，广中者最佳，陈久者愈佳。止嗽定呕颇有中和之妙，清痰理气却无峻烈之嫌，留白者补胃偏宜，去白者疏通专掌。□□□□，能降能升，顾升用之何如耳？

青皮：入肝、胃二经，麸炒。破滞气，削坚积，引诸药至厥阴之分，下软食入太阴之仓。性颇猛烈，核主膀胱疝气，叶绞汁服，可消肺痈、乳痈神效。

大枣：甘，平，入脾经，坚实肥大者佳。调和脾胃具生津止泻之功，润养肺经操助脉强神之用。生虫损齿，中满、疳病、痰热之人俱不宜食。

乌梅：酸，平，入脾、肺二经。定嗽定渴皆由敛肺之动，止血止利尽是固肠之力。清音去痰涎，安蛔理烦热。蚀恶肉而至速，消酒毒以清神。肺有当发散者大忌酸收。

桃仁：味苦、甘，平，双仁者有毒，入肝、大肠二经，泡去皮尖，炒。破诸经之血瘀，润大肠之血燥，肌有血凝而燥痒堪除，热入血室而谵言可止。其性破血，妊娠忌之而虚者并忌用。

杏仁：味苦、甘，平，双仁者有毒，入肺、大肠二经，泡去皮尖，焙。散上焦之风，除心上之热，利胸中气逆而喘嗽，润大肠气闭而难通，解锡毒有效，消狗肉如神。阴虚咳嗽者勿与。散风寒下滞气，大肠秘能开，虚家喘促必忌。

龙眼：甘，平，入心、脾二经。补心虚而长智，悦胃气以培脾，除健忘与怔忡，能安神而熟寐。满胀者忌多服。大枣、龙眼虚人多服则妨于食。

山楂：酸，平，入脾、胃二经，去核。消肉食之积，行乳食之停，疝气为用，茴香佐之而取效，儿枕作痛，砂糖调服以成功，发小儿痘疹，理下血肠风。脾胃弱而无积者忌之。肉可行肉分，子名唐球，疝家所用。

淡豆豉：味甘、苦，寒，入肺、脾二经。解肌发汗，头疼与寒热同除；下气清烦，满闷与温斑并妙。疫气瘴气皆可用也，痢疾疟疾无不宜之。汗吐皆行烦闷宜，下之症不可用之。

麦芽：味甘、咸，温，入胃经，炒。熟腐五谷消导而无停，运行三焦宣通而不滞，疗腹鸣与痰饮，亦催生而堕胎。脾胃虚弱者不宜服。饴糖以水火成功，湿热可虑，胃病勿多服之。

神曲：味甘、辛，温，入胃经，炒黄陈久者良。健胃消谷，食停腹痛无虞，下气泄利，胃翻有藉。禁忌同麦芽，兼能醒脾之困。

白扁豆：甘，温，入脾经。补脾胃而止吐泻，疗霍乱而清湿热，解诸毒大良，治带下颇验。伤寒邪炽者禁用。善治肠红，诸邪伤胃者并驱。

白芥子：辛，热，入肺经，微〔焙〕。解肌发汗，利气疏痰，温中祛冷滞，利胁透鞘膜。痰在皮里膜外者，非白芥子不能达，阴虚便血者俱忌。辣味横行，炒则稍缓。

干姜：辛，热，入肺、脾二经。破血消痰，腹痛胃翻均可服；温中下气，癥瘕积胀悉皆除。开胃扶脾,消满去滞,生用则发汗有灵,炮黑则止血颇验。性味辛热,误用多用则有僭上散气、走血损阴之害。

生姜:味辛,小热,入脾、胃二经,要热去皮,要冷留皮。生能发表,熟可温中,开胃有奇功,止呕为圣剂,气胀腹疼俱妙,痰凝血滞皆良,刮下姜皮胀家必用。生姜走表,大枣益气,二味同用自里驱邪外出,旋引气血周匝腠理,辅桂枝以成邪之功而无复袭之患。暑月及八月九月忌食生姜,以其辛散也。姜汁加竹沥善开痰涎。

葱白:辛,平,入肺、胃二经。通中发汗,头疼风湿总蠲除;利便开闭,脚气奔豚通解散。专攻喉痹,亦可安胎。多服令人神昏,气虚上冲。

(三) 金石禽兽虫鱼部

朱砂:甘,寒,有毒,入心经,忌一切血,水飞。镇心而定癫狂,辟邪而杀鬼祟,解胎热痘毒,疗目痛牙疼。多服则制心胞之火,令人呆闷,水银即朱砂之液,为害多端,当考本草忌之。

石膏:辛,寒,入肺、胃二经,火煅用。营卫伤于风寒,青龙收佐使之勋;相传因于火热,白虎定为君之剂。头疼齿痛肌肤热,入胃而清逐;消渴阳狂逆气起,入肺以驱除。亦有发散之功,但极能寒胃,用者慎之。

滑石:味甘、淡,寒,入胃、膀胱二经。利小便,行积滞,宣九窍之闭,通六腑之结。乃涤热燥湿之品,气虚下陷,津液短少,脾胃虚寒者勿得用之。

食盐:性寒,质重,入肾经。擦齿而止痛,洗目而去风。二便闭结,纳导随通;心腹烦疼,服吐即效。治疝与辟邪有益,痰停与霍乱皆灵。多伤肾损寿,青盐功用和等,尤多入肝散风。

朴硝:辛、咸、酸,寒,入胃、大肠二经。破血攻痰,消食解热,法制玄明粉,功缓力稍轻,明目清燥,推陈致新。虚寒阳虚之人饵之,祸当立见。入药止宜用芒硝。

阿胶:咸,平,入肺、肝二经,蛤粉炒。止血兼能去瘀,疏风又且补虚。西归金府,化痰止咳除痈痿;东走肝垣,强筋养血理风淫。安胎始终并用,治痢新久皆宜。胃弱呕吐,脾虚食少者并忌。专入肺、肝治热,痞结痰胀不宜。

鹿茸:味甘、咸,温,入肾经,去毛酥炙。健胃而生血,强志而益气;去肢体酸疼,除腰脊软痛;虚劳圣剂,崩漏神丹。阳盛阴虚者忌用。

五灵脂:甘,温,入肺经,酒飞去沙,晒。止血气之痛无异手拈,行冷滞之瘀真同仙授。行血滞如神,但气味膻恶,胃薄者难禁。

蜂蜜:味甘,平,入脾经,忌生葱,器中炼去沫,滴水不散为度。和百药而解诸毒,安五藏而补诸虚,润大肠,悦颜色,调脾胃,除心烦,入姜汁止寻常之嗽,同薤白涂汤火之疮。

牡蛎:咸,寒,入肾经,火煅淬之。消胸中之烦满,化痰凝之瘰疬,固精便,止汗免崩淋。虚热者可宜,有寒者禁用。

龟甲:咸,寒,有毒入心、肾二经,去胁酥炙。补肾退骨蒸,养心增智慧;固大肠而止泻痢,除崩漏而截疟;小儿囟门不合,臁疮朽臭。肾虚无热者忌之。纯阴之品,用者惟取静以制动之义。

鳖甲:咸,寒,入肝经,酒浸一宿炙黄。解骨间蒸热,消心脾(腹癥瘕)。(妇人漏下五)

色,小儿胁下坚疼。肉治而难消,脾虚者大忌,肝家无热者大忌。入肝治疟癖,须用七肋九肋者长,取甘中含阳之义也。

(四)六陈
枳壳陈皮并半夏,茱萸狼毒及麻黄,六般之药宜陈久,入药方知功效良。

(五)十八反歌
本草明言十八反,逐一从头说与君。人参沙参与芍药,细辛玄参及紫参,苦参丹参共八味,一见藜芦便杀人。白及[1]白蔹并半夏,瓜蒌贝母五般真,莫见乌头与乌喙,逢之一反疾如神。大戟芫花并海藻,甘遂已上反甘草。古人吐蛊用翻肠,寻常犯之都不好。蜜蜡莫与葱相见,藜芦勿使酒来浸,石决明休见云母,犯丁之时祸不轻。

(六)十九畏歌
硫黄元是火之精,朴硝一见便相争。水银莫与砒霜见,狼毒最怕蜜陀僧。巴豆性烈最为上,偏与牵牛不顺情。丁香莫与郁金见,芒硝难合京三棱。川乌草乌不顺犀,人参最忌五灵脂。官桂善能调冷气,若逢石脂便相欺。大凡修合看顺逆,炮烘炙煿要精微。

(七)妊娠禁服药味歌
蚖斑水蛭及虻虫,乌头附子配天雄,野葛水银并巴豆,牛膝薏苡与蜈蚣,三棱代赭芫花麝,大戟蛇脱黄雌雄,牙硝芒硝牡丹桂,槐花牵牛皂角同,半夏南星与通草,瞿麦干姜桃仁通,硼砂干漆蟹爪甲,地胆茅根都失中,此外更有真方诀,用药当病可收功,若还用药不当病,中和品味亦相冲。

(八)引经报使药歌
小肠膀胱属太阳,麻黄去太阳营分之寒邪藁本去太阳巅顶之风羌活去太阳之风寒。是本乡。三焦胆与肝胞络,少阳厥阴柴胡强。太阳即下膀胱经,用桂枝者以阳卫分之风邪桂枝阳明胃,升麻白芷葛根当。太阴肺脉中焦起,苏叶麻黄皆去表葱白乡。脾经又与肺部异,桂枝散肌表之风兼之白芍和在中之血详。少阴心经独活去风主,肾经独活加桂枝良。细辛三阴皆可用去寒,浅深扶掖细酌量两加各藏引经药。通经用此药为使,岂能有病到膏肓。

(九)五脏苦欲补泻论
肝苦急,甘以缓之甘草;肝欲散,散以辛者川芎。补以辛者细辛,嵩崖云:细辛虽云开窍,独能闭滞肝气。泻以酸者白芍药。

---

[1] 芨:当作"及",后同。

心苦缓,酸以收之酸枣仁;心欲软,软以咸者芒硝。补以咸者泽泻,泻以甘者人参、甘草、黄芪。

脾苦湿,苦以燥之白术;脾欲缓,缓以甘者甘草。补以甘者人参,泻以苦者黄连。

肺苦气上逆,苦以泻之黄芩;肺欲收,收以酸者白芍药。补以酸者五味子,泻以辛者桑白皮。

肾苦燥,辛以润之熟地黄;肾欲坚,坚以苦者知母。补肾苦者黄柏,泻以咸者泽泻。今人肾多虚寒,知柏不可妄用。

二、分类汤饮歌
采订汪䜣庵原本。

(一) 补益之剂

四君子汤局方扶阳气,性味中和,故名君子。参人参,白术茯苓甘草比,益以半夏陈皮名六君子汤,又兼疏痰理气。或加木香砂仁〔养〕胃使音市。温胃调脾。

补中益气汤东垣参人参白术陈皮,升麻柴胡黄芪甘草当归身,虚劳内伤功独擅,加入木香以苍术易白术畅脾神。名调益气。

四物汤局方熟地白芍与当归川芎,补阴调血。四君子汤合入八珍汤通调血养气,再添黄芪与肉桂黄芪固脉助卫,肉桂引火归元,十全大补汤补方雄。火不归元者用肉桂,血脉多滞者用桂枝,仲景、嵩崖四物诀云:血有余兮不归经,当归秦归川芎行,二味大走白芍敛,地黄用之复归根。血无余兮以是补,孤阴不生误世人,偕问脾薰矜表少,补血□何处半? 按:四物乃寒胃消脾之品,丹溪曾有戒言:若无血热妄行及血虚燥热之病不可妄投,以无阳则阴无以生也。

参人参茯苓白术散,局方扁豆陈皮,山药甘草莲肉砂仁苡仁后药名不尽,会恭当仿此,桔梗主泮兼保肺恐燥药上僭,枣汤调服益脾神燥脾□□津液短少者勿宜。

人参养荣即十全,除却川芎五味联,陈皮远志加姜枣,脾肺气血补方先。薛立斋曰:气血两虚变生诸疾者,不问脉症,但服此汤,其病悉退。

归脾汤归龙眼肉,酸枣远志参芪术,茯神木香甘草夏姜,心脾汗惮心虚则怔忡,脾虚则多汗俱可却。引血归脾,脾气壮自能摄血。

小建中汤仲景芍药多,桂枝甘草姜枣和,大饴糖补中气,调虚劳腹痛。增入黄芪名亦尔,名黄芪建中汤,若去饴糖则不能建中矣,仲景名黄芪五物汤,治脾肺血虚,言弱。表虚身痛效无过。音铜。酒家忌甘满家、呕家皆忌甘,风寒忌黄芪,寒忌白米,若肺弱甚者与表药同用亦可。

地黄山药茱萸丹,泽泻茯苓壮水源,名六味地黄丸,□□曰:年逾六之者可去苓泻桂附增之名八味丸,消阴益水驱肾寒。

(二) 发表之剂

麻黄汤仲景中用桂枝,杏仁甘草四般施,发热恶寒头项痛,须知一服汗淋漓。发营中寒邪。凡伤风有汗者切忌,此汤热令之月产大忌。

桂枝汤仲景治太阳风,芍药甘草姜枣同,微汗之和营卫。桂麻相合名各半汤,太阳疟如疟状此为功。风寒兼受,热多寒少者宜之。

大青龙汤仲景桂枝麻黄,杏草石膏枣姜藏,太阳无汗兼烦燥,烦为风,燥为寒风寒两解此为良。此乃两解之重剂,误服有亡阳之变,□□□□羌活易麻黄,又可治春温时发之症。

小青龙汤仲景治水气表症未解,水停而心下悸动,喘咳呕哕渴利秘或大便利或小便秘,姜桂麻黄芍药甘,细辛半夏兼五味亦表里两消之剂。

葛根汤仲景内麻黄襄,二味加入桂枝汤,轻可去邪之实用无汗太阳、阳明经分之寒邪,有汗加葛去麻黄名桂枝加葛根汤,治阳明经分之风邪。

升麻葛根汤□□四味,攒上芍药甘草是,阳明发热□与疼,时疫阳斑均可治斑大疹少斑为阳明火毒,疹为太阴风热须审辨之。

九味羌活汤洁古,节庵名羌活冲和汤防风,细辛苍芷与川芎,黄芩生地同甘草,三阳解表益姜煎。羌防入太阳经,苍术入太阴经,细辛入太阴少阴二经,白芷入阳明经,川芎入厥阴经,合之驱风□(湿)气散寒,乃外感杂症之总司也,其非时染寒及春滞晚发诸病必不可用。又用黄芩以泄气分之热,生地泄血分之热。汪纫庵曰:少壮实热去可用,阴虚气弱及病专一经禁用。

十神汤辰方里葛升麻,陈草芎苏白芷加,麻黄赤芍兼香附乃肺胃□□□□□□专太阳者勿用,时行症疫感冒效堪夸。

麻黄附子细辛汤仲景,发表麻黄、细辛温经附子□少阴两法彰,若非表里相兼治,少阴反热曷能康少阴症脉沉当无热,反发热头痛恶寒,是太阳表邪,故以此汤治之,此症今时颇多。其病之轻者,太阳症脉沉,去细辛加甘草,名麻黄附子甘草汤。

人参败毒散《活人书》。毒者热湿也茯苓草,枳桔柴前羌独芎,苏荷少许姜三片,时行湿热疫气感冒有奇功喻氏曰暑湿热。门中此方乃不可俗工,咸却人参,宜平其鲜效也。去参名败毒散,加人、防名荆防败毒,昔按津虚血燥及风寒专经之症均当。

麻黄人参芍药汤东垣,桂枝五味麦冬勷,归芪甘草汗间补,虚人外感服之康东垣治一人内蕴虚热,曾吐血外大寒为制此方,一服而愈因虚其血。

(三) 攻下之剂

大承气汤仲景用芒硝,枳实大黄厚朴饶,救阴泄热功偏擅,急下阳开有数悠。热邪传入阳,凡胃府痞满燥实坚□□□□□□,救胃汁,少阴心盛里急,下之以救肾水,总作胃府三焦伏热,大实诣□乃不忘之言,峻者也,不当用而妄用,与常用而不速用均误人。

小承气汤仲景朴实黄,谵狂痞硬上焦强太阳之焦以症在中作冷,用以一有燥结则少谵语,不用芒硝恐伤下焦真阴,微和中焦名调胃,硝黄甘草可泠详卦以缓之,勿令大泄下,不用枳朴恐伤上焦氤氲之□。陶节庵曰:伤寒入里须看热实浅深,大承气最紧,小承气次之,调胃承气又次之,盖恐硝性躁急故不轻用。

枳实导滞丸。东垣首大黄,芩连曲术茯苓彰,泽泻蒸用服湿味,热积滞力能匡。加木香连柏名木香导滞丸,兼治气滞下重。

温脾汤千金方参附与干姜,甘草当归硝大黄,寒热并行□寒积,脐腹绞结痛非常。仲景附子泻心汤亦系寒热兼用。

蜜煎导法仲景通大便,或将胆汁润其中,不欲苦寒伤胃府,阳明津少勿轻攻。此必胃热已减,粪至肠而不能出乃可导之。

(四) 涌吐之剂

瓜蒂散仲景中赤小豆,量虚实用吐实热或入藜芦郁金奏张子和去赤豆加藜芦防风,一方去赤豆加郁叶韭子俱名三圣散,以为并探吐去风痰,此吐实热与风痰,虚者参芦昔一味勾或加竹沥。

若吐虚烦栀豉汤仲景,剧痰乌附尖方透,丹溪治许白云屡吐不透,后贡浆水和乌附尖用少得大吐。古人尚有烧盐方深[1]吐之,一切积滞功能奏能治干味引腹,病宿食阻隔等病。《千金方》曰半此方大胜用药。

稀涎散皂角白矾班风初中时直用,或益藜芦微吐间,通关散用细辛皂,吹鼻得嚏通其关有嚏可治无嚏不可治。

(五) 和解之剂

小柴胡汤仲景专和解,半夏人参有草从,黄芩和里加姜枣,少阳百病此为宗。此方合四物汤能调女人血热结滞。

散名四逆仲景用柴胡,芍药枳实甘草扶,此是阳邪成厥逆,敛阴泄热效真殊任阳邪入里,因肢厥而不温。

黄连汤仲景内用干姜,半夏人参甘草匡,入上桂枝兼大枣,寒热平调呕痛忘。治胸热胃寒,呕痛或丹田有热,胃中有寒,腹痛欲死,乃调阴阳之剂也。

逍遥散局方术当归芍,柴苓甘草加姜薄荷,散郁除蒸功最奇舒肝和血,女科常用,血热加味丹栀着。按:血热经滞之症,多因暴寒而得,尤须审症变通用之。

藿香正气散局方苏大腹,甘桔陈苓术朴需,夏曲白芷同姜枣,外感内伤邪寒瘴气并能驱。散寒利膈,理气和中,邪恶哕上,呕吐泻利。

六和汤方藿朴杏砂呈,半夏木瓜赤茯并,术参扁豆同甘草,姜枣煎之六气平。大抵以理气强脾为主,能调风寒暑湿燥火,寒加苏叶暑加香薷。

清脾饮严用和用青朴柴,芩夏甘苓白术阶,添那草果姜煎服,阳疟逢之不再来。或加酒炒常山一钱,乌梅三个,大渴加知母、麦冬。

痛泻要方刘草窗陈皮芍,防风白术煎九酌,补土泻木理肝脾,食伤痛泻不须作。吴鹤皋曰,伤食腹痛得汤使此合泻而痛不减,故责之土败木贼也。

(六) 表里之剂 一方而兼治表里也

大柴胡汤仲景用大黄,半夏枳壳此为良,更有芩芍联姜枣,和表通里泄胃强胃强谓

---

[1] 深:当作"探"。

里实热结。此方治少阳阳明外症未除而里症又急者。若太阳症误下转属太阴，腹满大痛者，仲景入桂枝加大黄汤。

防风通圣散河间大黄硝，荆芥麻黄栀芍翘，甘桔芎归膏滑石，薄荷芩下术力偏饶。治表里三焦湿热、偏身疮疡等症，此症极少未可妄施。

五积散局方治五般积寒、食、气、血、痰，麻黄苍芷芍归芎，枳桔桂姜甘茯朴，陈皮半夏益姜葱。除桂枳，余皆微炒，名熟料五积散。用之者责乎变通。

参苏饮元戎内有陈皮，枳壳前胡半夏宜，干葛木香甘桔茯，内伤外感此方施。此皆肺胃之药，治呼噜声重，形寒饮冷两兼之寒气，不可以治太阳寒症。

承上方参前若去芎柴入，饮号芎苏治不差不用参者正之，香除苏饮局方仅陈皮草，感伤内外亦堪夸。散寒理气疏痰之轻剂。

葛根黄连黄芩汤，仲景甘草四般治二阳治太阳桂枝症误下之，邪入阳明，协热下利，脉促以妄汗者，解表清里兼和胃，喘汗自利保平康。

姜茶饮调赤白痢，寒热诸疟皆可治并能消暑解酒食毒，《千金》又有芦根汤，竹茹粳米生姜备。治伤寒病后。呕哕不下食。

芍药甘草汤，仲景。王海藏曰：此酸甘相合，甲己化土妙方也，善理肝脾，又能调血。二味回，虚人腹痛豁然通，此外又有阴阳水以沸汤合井水急配而急服之，霍乱吐泻有神功。治阴阳不和交争腹痛而吐泻。

（七）消补之剂

平胃散《局方》甘陈苍术朴能消胃中敦阜之气，加入小柴能治疟，名柴平不换金名正气散，即是此方添夏藿和气驱邪善治腹痛霍乱。

保和丸曲麦与山楂，苓夏柴翘菔子加，大安丸于此方用加白术，消中兼补效堪夸。

健脾丸参术与陈皮，枳实山楂曲麦随，枳术丸枳实一分，白术二分。亦消兼补，荷叶烧饭上升奇。

枳实消痞丸东垣四君先，麦芽夏曲朴干姜黄连，蒸饼糊丸消积聚，清热破滞补虚兼。

鳖甲饮子严用和治疟母，甘陈枳术芍芎偶，草果槟榔厚朴指，乌梅姜枣同煎煮。

葛花解醒汤清木香砂仁，二苓参术白蔻青陈，神曲干姜兼泽泻，温中利湿酒伤珍。

（八）理气之剂

乌药顺气汤，严氏芎芷姜，橘红枳桔及麻黄，僵蚕炙草姜煎服，中风气逆此方详。汪氏昂曰：气顺则风散。风邪卒中，当先治其标。

越鞠丸丹溪治六般郁，气血痰火湿食因，芎苍香附兼栀曲，气畅郁舒痞闷伸。各随病机加减轻重用之。

六郁汤丹溪中苍芎附。栀子甘草及砂仁。陈皮赤茯同半使，舒神解郁最为真。

苏子降气汤《局方》橘半归，前胡肉桂朴草姜依，上病气盛下虚气壅上故虚痰嗽喘，一本有沉香六分。亦有加参贵合机。

橘皮竹茹汤治呕呃，参甘半夏枇杷麦，赤茯再添姜枣煎，方由金匮此加辟。

七气汤三因理七情气，半夏厚朴茯苓苏加姜枣煎，又有局方名四七，参官桂夏草妙更殊。补气平肝和中，得痰不用利气之药而治气，得仲景之遗。

代赭旋覆汤仲景觅人参，半夏甘草姜大枣临，重以镇逆咸软痞，痞硬噫气力能禁。

丁香柿蒂严氏人参姜，呃逆因寒中气成，《济生》香蒂主二味，又加竹橘用皆良。

定喘白果收涩与麻黄发散，款冬半夏白皮桑，苏杏黄芩兼甘草，肺寒膈热喘吼尝。

（九）理血之剂

养心汤用草芪参，二茯芎归柏子寻，夏曲远志兼桂木味，增加酸枣总宁心。窃谓虚人血少先服此汤，后服逍遥，再与建其中气以进饮食，乃生气补血之本义也，何必偏用四物纯阴之品，使寒凝气滞之妇女暗受血药之害哉。再按：生地、麦冬清心退热，桂枝温血脉，细辛散血分之寒，柴胡舒肝胆之郁，沙参养脾胃之阴。肉桂暖血分之寒，官桂调血中之气，槐仁行血中之疵，独活去血中之风，白芍降肝气之逆，杜仲利关节之滞，丹皮清血中之火，白术健脾进食，人参补气安神，再调其肾用之本，各因虚实寒热而用之。血未有不生者也。

当归四逆汤仲景桂枝芍，细辛甘草木通约，脉细阳虚姜枣加，发表温中通脉络。用血为风寒所束。此汤最能调补，若久病血寒，去木通加干姜可也。

桃仁承气汤仲景五般奇，甘草硝黄并桂枝，热结膀胱小腹胀小便自利，张致善忘，如狂蓄血最相宜。

犀角地黄汤芍药丹，血升胃热火相干，斑黄阳毒皆堪治凉血滋阴，以平诸经之僭逆，或益柴芩总伐肝因怒致血者可加用之。

槐花散用治肠风，侧柏黑荆芥枳壳充，为末等分米饮下，宽肠凉血逐风功。

复元活血汤《发明》柴胡，花粉当归山甲扶，桃仁红花大黄草，损伤瘀血酒煎除。

（十）祛风之剂

小续命汤《千金》桂附芎，麻黄参杏芍防风，黄芩防己兼甘草，六经风中此方通。通治六经中风㖞僻不遂、语言蹇涩等症。刚痉去桂枝，柔痉去麻黄，肺内火重者减附子。

星香散内炮南星，卒中风邪木香听治体肥下汤风邪在经，加参更添乌附子，名号三生饮卒中灵。中风口开心绝，手撒脾绝，眼合肝绝，遗尿肾绝，鼻鼾肺绝、吐沫直视、发直头摇而发赤、汗如珠者皆不治，若服此方间有生者。

独活寄生汤《千金》艽防辛，芎归地芍桂枝苓均，杜仲牛膝人参草，冷风顽痹屈能伸。去寄生加黄芪、续、陈名三痹汤，治风寒湿三气袭虚之症。

川芎茶调散用方荆防，辛芷薄荷甘草羌，目昏鼻塞风热上，正治头痛悉平昌。

（十一）祛寒之剂

理中汤古方主理中焦，甘草人参白术姜，呕利腹痛阴寒盛，或加附子总扶阳名附子理中汤。加入枳实为丸名枳实理中丸，再加茯苓并治痰水饮食冷积。

真武汤仲景壮肾中阳,茯苓白术芍附子生姜,少阴腹痛有水气,心悸头眩肉瞤筋惕保康强。救下阳补肾火以纳水归元。

四逆汤中姜附草,三阴厥逆太阳沉太阳初病,脉沉亦宜用之,或益姜止呕散葱通阳参补气复脉芍和阴桔止咽痛,通阳复脉力能任。随症加减。

白通加人尿猪胆汁汤仲景,乾姜附子兼葱白此名白通汤,热因寒用妙义深,阴盛格阳厥无脉。用后脉微绝者生,暴出者死。

吴茱萸汤仲景人参枣,重用生姜温胃好,阳明寒呕太阳热呕可用少阴下利,厥阴头痛皆能保。治肝气上逆而致呕利腹痛者。

四神力故纸四两酒浸炒吴茱萸一两盐水炒,肉蔻二两曲裹煨五味二两微焙四般须,大枣百枚姜八两二味同煮,枣烂生姜捣枣肉为丸,五更肾泻火衰扶。此症火不生土,不可专责脾胃。

厚朴温中陈草苓,干姜草蔻木香停,煎服加姜治腹痛,虚寒胀满用之神。

寒疝须寻导气汤,川楝茴香与木香,吴萸煎以长流水,散寒通滞利小肠。疝症一名小肠气。

疝气汤丹溪中荔枝核,栀子山楂枳壳益,再入吴萸暖厥阴,长流水煎疝痛释。治热疝。

(十二) 祛暑之剂

三物香薷饮《局方》豆朴先扁豆清暑和脾,若云热盛加黄连名黄连香薷饮,或加苓草名五物香薷饮,利湿祛暑木瓜宣名六物香薷饮。

六物加参陈芪术,兼治内伤虚弱十味全,五物合入香苏饮名香附,上入香附紫苏陈皮苍术。暑月内伤外感古方传。又三物香薷饮合藿香正气散,名薷藿汤,治伏暑吐泻转筋腹疼等症。

清暑益气汤。东垣参草著,当归麦味青陈皮,神曲黄柏葛根苍白术,升麻泽泻枣姜提。虚人服之能补肺生津燥湿清热。

缩脾饮子清暑气,砂仁草果乌梅暨,甘草葛根扁豆加,吐泻烦渴温脾胃。

大顺散杏仁干姜肉桂甘,散寒燥湿斯为贵,古人治暑多用温,夏月阳气在外,伏阴在内。暑为阴症乘凉、扇风,过嚼生冷之类。此所谓。若辛苦劳役之人受暑多为热症。刘氏言:夏月金燥土燠又可安用热药,二者岂临症之殊欤,抑风上之异欤。

生脉散。《千金》麦味与人参,保肺清心治暑淫,气少汗多兼口渴,病危脉绝急煎斟。保肺复脉。

六一散滑石同甘草,解肌行水清燥好,统治表里及三焦,热渴暑烦泻痢保。

益元散碧玉散与鸡苏散,薄荷前方加此味名鸡苏散,取其散肺。加辰砂名益元散,取其凉心。加青黛名碧玉散,取其凉肝各分疏,三味分配六一散各成一方。利湿和脾消暑气,茯苓甘半好同涂。名消暑丸,虚人宜用。

(十三) 利湿之剂

五苓散仲景治太阳府,白术泽泻猪茯苓,膀胱化气添官桂,风寒木通用桂枝利便消暑暑表病或去官桂加香薷烦热清。导水以泄火邪。

五苓除桂名四苓散，无寒但渴湿胜服通灵，猪苓汤仲景除桂与术，加入阿胶滑石停。阴症利湿润燥。

小半夏加茯苓汤，仲景行水散痞有生姜，除茯苓名小半夏汤。加桂枝除夏治悸厥，茯苓甘草汤名彰。火因水而下行则，悸眩止而痞满消矣。

肾着汤仲景甘草暨干姜，茯苓白术利水长，伤湿身重与腰冷，通经络去水着好煎尝。加生姜枣子煎服。

实脾饮严氏苓术与木瓜，甘草木香大腹加，草蔻附子黑姜兼厚朴，虚寒阴水服之夸。《经》曰：湿胜则地泥，实土正所以制水也。

五皮饮澹庵用五般皮，陈茯姜桑大腹奇，或用五加皮易桑白，脾虚肤胀此方司。开表利气行水仍寓调补之意。

茵陈蒿汤仲景治疸黄，阴阳寒热细推详，阳黄大黄栀子入，阴黄除栀子大黄加附子与干姜。加入五苓名茵陈五苓散。

羌活胜湿汤局方羌独芎，甘蔓藁本与防风，湿气在表头腰重痛此外受水湿之症，发汗升阳有异功。虽名胜湿乃是实人伤风湿痛通用之方。

除湿汤升麻苍术充，羌活藁术及防风，风能胜湿升能降，不与行水渗湿同湿气在表宜汗之。吴鹤皋曰：脾弱湿伤二陈平胃之类，曰之湿盛濡泄五苓、猪苓之类主之，水肿发黄五皮、茵陈之类主之，今湿流关节一身尽痛，无窍不入非风药必不能到也。

萆薢分清饮石菖蒲，甘草梢乌药益智扶，益以茯苓盐煎服，通精固肾浊精除。去湿热，通心肾，治遗精白浊。

（十四）润燥之剂

炙甘草汤仲景。生姜桂，麦冬生地及麻仁，大枣阿胶加酒服，虚劳肺痿效通神。治伤寒脉结代，心动悸及肺痿、虚劳、呃逆等症，用以滋燥养营。

活血润燥生津饮丹溪，二冬熟地兼瓜蒌，桃仁红花及归芍，利秘通幽善泽枯。

通幽汤东垣。中二地俱，桃仁红花归草依，升麻升清以降浊，噎塞便闭此方需。

地黄饮子易简参芪甘，二地二冬枇杷叶石斛添，泽泻利小便枳实行大肠通二腑，燥烦消渴血枯安。

清燥汤，东垣。二术与黄芪，参苓连柏草陈皮，猪泽升麻五味曲，麦冬归地痿方推。治肺受湿热之邪，痿躄、喘促、口渴、便赤等症。

（十五）泻火之剂

三黄石膏汤，陶氏芩知柏，黄连麻黄淡豆豉，此为伤寒温毒盛，表里三焦攻实热。此乃救危之方，须体气壮实，表里邪盛，毒热甚炽者方可用之，未可轻施也。

附子泻心汤，仲景用三黄芩、连、大黄，寒加热药附子以维阳，痞乃热邪寒药治，恶寒加附始相当。治伤寒痞满，恶寒汗出者乃用温药下之之法。

半夏泻心汤,仲景黄连芩,干姜甘草与人参,大枣和之治虚痞,法在降阳而和阴。治伤寒误下,胸满身寒而呕,饮食不下非柴胡症者,乃苦泻辛散,交通阴阳以利其中也,善悟之其法可以选用不穷。

白虎汤仲景中石膏煨,知母甘草粳米陪,人参亦有加之用,燥烦热渴舌生煤。此治胃中虚热炽甚之方,若血虚发热大渴引饮者禁用。

竹叶石膏汤仲景人参,麦冬半夏与同临,甘草生姜加粳米,暑烦呕热脉虚寻。治伤寒及中暑后肺胃虚热。

升阳散火汤,东垣葛升柴,羌独防风参芍谐,生炙二草同姜枣,阳经火郁此方裁。治怀抱不开,诸经火郁及过食生冷,郁遏阳气于脾土之中者。

清心莲子饮,《局方》石莲参,地骨柴胡赤茯苓,芪甘麦冬车前子,躁烦消渴及崩淋清心火,止渴淋。

凉膈散,《局方》硝黄栀子翘,黄芩加入薄荷饶,竹叶蜜煎疗膈上,中焦燥实服之消。能使上升下行而膈热自清,此亦治热邪壅聚之方,非常用之剂也。

甘露饮,《局方》两地与茵陈,芩枳壳枇杷石斛伦,治胃中湿热甘草二冬调胃热,桂枝,药苓名桂苓甘露饮再加犀角可调白。通治胃中湿热□□□□等症。

龙胆泻肝汤,《局方》栀芩柴,生地车前泽泻偕,木通甘草当归合,肝经湿热力能排。

导赤散,钱乙生地与木通,甘草梢竹叶四般攻,口糜淋痛小肠火,引热同归小便中。清心利小肠。

桔梗汤《济生》中用防己,桑皮贝母瓜蒌子,甘枳当归杏苡仁,黄芪百合姜煎此。治肺痈咳吐脓血,咽干便秘,痰盛火炽者。

消斑青黛饮,陶节庵栀连犀,知母玄参生地齐,石膏柴胡人参草,煎加姜枣醋一匙。斑为阳明火毒蒸于血分,亦由诸经之火有以助之也。

妙香散,王荆公山药与参芪,甘桔二茯远志依,少佐辰砂木香麝,可驱惊悸梦中遗。此方能使精气神相依而邪火自退。又能利气亦开郁结。

(十六)除痰之剂

二陈汤《局方》用半夏陈,益以茯苓甘草臣姜煎利气和中,去湿除痰。若加竹茹与枳实,汤名温胆可宁神。治胆有邪热,虚惊不眠。

涤痰汤半夏枳实南星,甘草橘红兼茯苓,此名导痰汤,治一切顽痰胶固。参竹茹菖蒲和合用,痰迷心窍舌强不能言服之醒。

清气化痰丸星夏橘,杏仁枳实瓜蒌实,芩苓姜汁糊为丸,气顺火消痰自失。若系冷痰去芩、蒌,加干姜、草豆蔻。系酒食痰,去瓜蒌加曲麦、葛根。

金沸草散《活人》前胡辛,半夏荆甘赤茯因,加姜益枣除痰嗽,肺感风寒头目昏。皆开胸利气之品。

(十七)收涩之剂

诃子散东垣治寒泻久,炮姜粟壳橘红有治寒泻脱肛,河间诃子散木香诃草黄连,加添术芍热痢抖。散也,亦治久痢脱肛便血。

桑螵蛸散寇宗奭治便数音胡,参苓龙骨同龟壳,菖蒲远志及当归,补肾宁心健忘觉通心肾,宁小腑。

真人养脏汤,罗谦甫诃粟壳,肉蔻当归桂木香,术芍参甘为涩剂,脱肛久痢可煎汤。

柏子仁丸人参术,麦麸牡蛎麻黄根,根能走表引药止汗。再加半夏五味子,阴虚盗汗枣丸吞。

阳虚自汗牡蛎散,黄芪浮麦麻黄根,扑法芎藁牡蛎粉,白术同煎,三味各三钱,糯花粉两半,绢袋盛周身扑之。或将龙骨牡蛎扪。亦可扑之。

(十八)杀虫之剂

乌梅丸仲景用细辛桂枝,人参附子椒干姜继,黄连黄柏及当归,温脏安蛔寒厥剂。并主下利。又治表里不解及阴阳悖戾,寒热错杂之利。

化虫丸鹤虱及使君,槟榔芜荑苦楝根东引者良群,白矾炼沾胡粉糊丸服,肠胃诸虫永绝氛。百部膏一味,善治久嗽诸虫。

(十九)痈疡之剂

金银花酒加甘草,奇疡恶毒能消保,恶疮初起用金银花五两,甘草一两,酒水共煎,常服。护膜须用蜡矾丸,二方俱是疡科宝。疮毒太甚,虑其攻心,黄蜡二两,白矾一两,溶化为丸,酒服十丸,渐加至五十丸。一方加雄黄并解蛇虫毒。

托里十补散,即《局方》十宣散。参芪芎,归桂白芷及防风,甘桔厚朴酒调服,疮疡脉弱赖之充。凡疮未溃宜清宜解。已溃者宜补宜调。

托里温中汤,孙彦和姜附羌,茴木丁沉共四香。陈皮益智兼甘草,寒疮内陷呕泻忘。

托里定痛汤四物兼,乳香没药桂心添,加增蜜炒罂粟壳,溃疡虚痛去如拈。

(二十)经产之剂

胶艾汤《金匮》中四物先,阿胶艾叶甘草全良方单用胶艾其名亦可,胶艾四物加香附用童便、盐水、醋,将香附各浸三日炒,方名妇宝丹调经专。按:经之不调多由寒客胞门,以致冷积气滞血涩火郁,变生诸疾者居多。审确脉症,或温散,或清散,或兼补养行气以散之。病为易愈,若概入四物之凉润恐未宜也。愚常以杜仲、细辛、菟丝、茯苓、山药、麻、桂。归、戟、牛膝、杞、芍、独活、茴、柴等类,量症酌用数味辄愈,并愈小腹中初起之块。

黑神散《局方》中熟地黄,归芍甘草桂炮姜,蒲黄黑豆童便酒,消瘀下胎痛逆忘。

清魂散严氏用泽兰叶,人参甘草川芎协,荆芥理血兼祛风,产中昏晕神魂贴。

达生散,丹溪紫苏大腹皮,参术甘陈归芍题,再加葱叶黄杨脑,孕妇先服好临期。以川芎易白术,名紫苏饮子,治胎气上冲心胸,名子悬者。

妊娠转胞胞为胎压,逼在一边也参术饮,丹溪芎芍当归熟地黄,炙草陈皮兼半夏无痰者去半夏,气升胎举自如常。即八珍芎加陈半也。按：此症肺虚者用补中益气汤,从上升之,脾胃虚者宜补中宫。下元虚者用加减肾气丸从下托之,气血两虚者用此汤。

牡丹皮散《良方》延胡索,归尾桂心赤芍药,牛膝棱莪酒水煎,气行瘀散血瘕削。治血瘕。

柏子仁丸《良方》熟地黄。牛膝续断泽兰芳。卷柏加之通血脉。经枯血少首相商。心气不下降,则月事不行,用此补肝益肾以和之。

（二十一）杂用之剂

稀痘神丹米以功方三种豆,赤小豆、小黑豆、菜豆。粉草同上豆各一两细末竹筒装削皮留节入药,杉木塞口。融腊封固,腊月厕中浸一月满,取出洗净,风干配入梅花良。每药一两配入雪中梅花井。不着人手者三钱儿,大者服一钱儿,小者五分。以霜降后,丝瓜藤上小藤丝煎汤空腹服。忌荤腥十二日,解出黑粪为验,每年大寒前后服一次。一次可稀三次永不出矣。

更有娄江王相公方玄参二两菟丝子酒浸二宿煮干去皮四两,蜜丸如弹空心白汤调化尝,或加麦冬犀角生地各加四钱,皆能稀痘免仓皇。

骨灰固齿散猪羊骨,打碎腊月用青盐腌成煅研之胃火盛及常唸灸烩酒酪,兼腥者加入煅石膏,骨能补骨咸补肾,坚牙健唸老尤奇。旬晨擦牙。

辟邪丸土材方雄黄取,赤小豆同鬼箭羽,蜜丸空心温水下薄酒亦可服,时遇天行须服此。

望梅丸纫庵用盐梅肉,三两苏叶五钱香薄荷去梗与柿霜,茶末麦冬去心各一两糖四两共捣,旅行赉服胜琼浆。

三、采订旧方歌

分心气饮木通桂枝,赤芍茯苓半夏配,桑白大腹青陈皮,甘草羌活紫苏对。治心、肝、脾、肺四经表里之间。一切寒凝气滞作疼。小便短涩等症。

手拈散用延胡索,没药甘草五灵脂,每服二钱温酒下,心脾气痛总能医。治一切气凝血滞,痛不可忍。或加槟榔当归。

五膈宽中散厚朴寻,青陈皮与木香临,甘草香附砂仁用,白蔻丁香八味灵。疏痰顺气,温胃和中。

治喉痹病拔萃人,用桔使汤,甘草连翘薄荷凉,栀子黄芩同竹叶,咽间肿痛效偏长。

半夏温肺此汤查,细辛桂心旋覆花,甘草陈皮参桔梗,芍药茯苓赤者佳。治肺寒咳嗽未逆,水停脾胃,小和不能生金等症。

茯苓补心汤前胡参,紫苏半夏当归匀,甘草陈皮川芎芍,地黄熟用姜枣臻。治心气不足,少血虚耗,精神倦怠等症。

双和散桂枝甘草芍,黄归身归熟地黄,姜枣煎来补气血,虚劳少力任若尝。调而不在而半不滞,胜于四物汤远矣。

益胃升阳汤，东垣当归身，参术芩芪曲炒陈，甘草升麻柴胡使，虚寒服者去黄芩。治胃弱食少或经仍不周或水泄腹痛等症。

疏邪实表汤节庵用以代桂枝汤。七般，芎芍羌防风王术桂枝甘草，自汗伤风姜枣佐，治太阳经有汗伤风。若还无汗避伤寒。伤寒忌饮此汤。

伤寒无汗脉浮紧，芎芷羌升麻麻黄桂枝品，甘草防风八味同，升麻发表汤，节庵用以代麻黄汤。伤风自汗□□□。

柴葛解肌节庵用以代葛根汤芎甘羌，桔梗同来处一方，白芷黄芩喜膏枣姜，阳明经将不须商汗多皆属风，仍用见此。

柴胡双解氏汤名节庵用以代小柴胡汤，甘芍参柴芩半陈，胁痛耳聋寒热呕，少阳之症此方真。

六一顺气汤，节庵芍药标，柴胡枳实大黄硝，黄芩厚朴同甘草，用代三汤功更高。以代大、小承气，调胃承气等汤。

回阳救急汤，节庵用以代四逆汤有六君，桂附干姜五味群，加麝三厘或胆汁，三阴寒厥效绝伦。

回阳返本汤，节庵来冬甘，五味陈皮熟附黄连，少许腊茶葱叶地浆水，呕加姜半夏格阳安。亦代白通等汤。

阳毒发斑狂吐血，升麻射干犀角屑，黄芩甘草并人参，六味同煎功效绝。解热尽正可而故阳明之热邪。

安胎饮，丹溪白术与条芩，熟地川归芎芍参，甘草砂仁苏叶橘，加万煎服便和平。顺气以血清熟扶胃。

四、新订药方歌

参芪汤里有当归，牡蛎术苓熟地宜，酸枣乌梅薏苡甘草，补虚敛汗有陈皮。聂久吾治身凉而汗不止者，用归芪汤共枣仁三味煎服，有热者用归、芪、黄芩三味。

参麦清补汤，聂久吾草归芍，五味大枣莲子入，薏苡橘红牡丹皮，阴虚发热端宜服。

肺痈神汤土材先桔梗，金银花薏苡葶苈整，草节芪贝芨陈皮，初起加防去芪准。消散之剂。初起未成脓时可用，之后则不宜。

调荣活络归牛膝，赤芍大黄芎桂枝，羌活杏仁红花地，跌扑瘀血饮一卮。美酒煎服。

参术散，聂久吾砂仁苓及薏陈，甘草莲肉山楂诃子，神曲肉豆蔻木香广陈皮，虚寒泄泻方无肉。并下四方皆治小儿要剂。

温中补脾汤，久吾治慢惊，术夏参芪白茯苓，白蔻干姜枣仁官桂，陈甘白芍枣姜追。虚寒甚者加熟附五分，密密温服。

清热镇惊汤，久吾胆龙胆柴翘，钩藤栀地骨芩黄车前，枳实草薄荷滑石调。灯心一团淡，治急惊要元散牛黄丸、抱龙丸，急惊俱可用，慢惊切忌。醒用半夏末一钱、皂角末五分，名嚏开散，吹入。

　　藿香和中汤，久吾炒香附，苍朴楂肉小川芎，羌活西砂麦芽甘草，白芷陈皮紫苏通。上共十三味治小儿感寒停食吐泻。

　　芎三钱归五钱汤名佛手散，端治横生及倒产，横生倒产用因产母腹痛忙迫不肯安眠仰卧，儿方欲转身，便用方逼迫以致儿力困之不能相动，便横于腹中，或误以腹中试痛认为欲产，用力太早遂有到七之患。凡此皆不能忍痛听其自然之过也。此方药味虽平，能安生胎，下死胎，逐败血，生新血。一切横生倒产用之当生者即生，不生者即能安之，以待时所谓中庸之理神奇寓焉，慎勿忽也。如横生倒产反子死腹中者，加黑马料豆一合炒焦熟，乘热淬入水中，加童便一半煎服，少刻再服加味归一两，芎七钱。加入龟板手大一片醋炙研末。妇人头发，加鸡子入一团。瓦上焙焦存性。临产仙方实希罕。治并同前而此方于临时更为神奇。

　　生化汤归六钱芎四钱，干姜炒五分桃仁去皮尖五分不可多，甘草炒五分不可多。童便一杯好煎吞治产后儿枕痛，恶露不行，腹痛等症。若服之恶血已去腹痛已止，可减去桃仁，安胎神方芪杜仲苓各一钱芩一钱二分，白术生用五分，阿胶珠一钱甘草三分，炙续断八分，今人多虚故兼调肾肝此为真。若胸中胀满，加紫苏、陈皮各八分，下红者阿胶多加，又加陈艾叶、地榆各八分。引用糯米百粒兼用酒水各二杯。如腹痛，用急火煎服。

　　渴热如蒸此病极类白虎症勿得谬认阴血亏，当归补血汤首黄芪用一两，当归三钱，更有愈风散，《华佗方》荆芥穗，善治产后中风口噤肘掣，四肢直强及血晕迷。用叶穗为末，童便及黑豆酒煎，挑牙灌之神效，或煎汤灌入鼻中亦妙。

　　保产无忧汤紫厚朴七分姜计炒，归一钱五分，酒洗芎一钱三分川贝母去心一钱为净末，将药煎好时投入服枳壳六分，麸炒川羌活五分，蕲艾七分醋炒生黄芪荆芥穗各八分，炙甘草五分菟丝拣净，一钱酒泡焙研生姜三片白芍一钱二分酒炒，冬月生用一钱，预用者空心服如临产及胎动。并势从小产者临时煎服。如人极虚加盐五分。凡偶伤胎气，腰酸腹痛一服即安，见红欲小产者一服即安，再服全愈，十月满足临盆艰危者，二服即产。如横生逆产及子死腹中，命在须臾者，一服即下。凡胎前诸症，功难尽述。怀孕者于七个月内服一剂，八月内分日服二剂，九月分日服三剂，临月再服其效甚大。以上四条出《达生编》，外有产后十八论神验奇方，惜集小不能备载。

　　天保采薇汤，卓溪。前柴芍，夏陈芎茯升枳葛，苍桔霍朴羌独甘，小儿惊疟此方酌。小儿质嫩气娇，一受外邪风惊癎症，遂致痰火并泛，壅塞肺窍，手足抽掣，声音难出，先以此方开提肺窍，表散外邪，利气疏痰，安和脾胃则病去大半矣。因系重痛，故用此大方。

　　神授卫生汤陈毓仁，白芷川山甲，羌乳香红花沉石决明，皂角刺翘归尾金银花甘草，大黄湘粉毒痈平。治痈疽背疬未成即消，已成用溃。

　　行气香附苏散云林秘传，陈皮天台乌药枳壳羌先，苍芎麻草同煎服，内伤饮食气滞外感风寒湿气胥安然此方有散无收，麻黄酌用。

五、十二经用药方略

　　一治心气实热，上烁肺金，肺受心邪而生诸疾心脉必洪大。

抑心气汤：此肺部中夺其胜气之方。

茯苓　黄芩　玄参各一钱　甘草六分　麦冬去心　升麻　贝母去心　桔梗各二钱　丹皮去骨,一钱　犀角　沉香　木香各六分

上为细末，每服三钱。水一盏煎八分，不拘时，和渣温服。

一治脾气虚弱，不能生肺，以致肺气不足，多感风邪等症。

益脾散：此肺部中虚则补其母之方。

厚朴制,六钱　草豆蔻微炒,三钱　人参五钱　甘草一钱　干姜一钱六分　白芍药三钱　白术二钱　白茯苓二钱

上为细末，每服三钱，水一盏煎八分，空心和渣温调服。

一治脾气盛实，痞隔中焦，以致大肠与肺气失其传导。热气上蒸于肺，若喘、若咳、若胸满等症，脾脉洪大者。

通脾散：

桔梗　大黄　枳壳　柴胡　羌活　大腹皮一钱　木香八分　杏仁去皮、尖,七个　麻黄六分

上为细末，每服三钱，姜三片煎，温服。

阿胶散：一名补肺散，治肺气虚弱咳逆少气腰疼等。

真阿胶一两半,麸炒　人参　马兜铃一钱,焙　半夏三钱

上为细末，每服三钱，水一盏姜五片，煎八分，食后温服。

泻白散：一名泻肺散，治肺气有余咳逆胀。滞及火热伤肺之类。

桑根白皮不出土者,细锉炒香　地骨皮去骨,炒各等分　小甘草炙减半

上为细末，每服一二钱，入粳米百粒同煎，食后温服。海藏以此方泻以肺热、骨蒸、自汗等症，但症此药过峻不可多服。

清肺杏仁汤：治肺热言喑、喘息短气、好唾并下脓血等症。

生地黄一钱　石膏煅,一钱　麻黄一钱　杏仁一钱,去皮、尖　升麻七分　羚羊角六分　芒硝一钱　淡竹茹弹子大

上咬咀，水二盏煎八分，入赤蜜半杯，再煮二沸，温服。

橘皮汤：治肺热气逆咳息喘急等症。

陈皮一钱　苏梗一钱五分　柴胡一钱二分　杏仁去皮尖,一钱　麻黄八分　石膏煅一钱五分　赤茯苓一钱二分　射干一钱

上锉一剂，水二盏，先煮麻黄，去沫下诸药，煎八分，温服。

麻子仁丸：治肺气不足、咳唾脓血，时时气短不得卧。

火麻仁五合,去壳　桑白皮炒透,一两　桂心　人参各一两　饴糖一大杯　阿胶　紫菀各七钱　干地黄一两

上咬咀，水十二盏煎至五盏，分五次服。

小建中汤：治肺与大肠虚寒、乏气、瘦弱及小腹拘急。

大枣四枚　生姜　桂心各三钱　甘草一钱　芍药三钱　饴糖半两

上㕮咀，煎五分，去渣，煎至八分，温服中满及酒家并宜忌服。

生姜加芒硝汤： 治大肠实热，腹胀不通，口内生疮等症。

生姜二钱　陈皮　竹茹　条芩　栀子炒　白术　桂心各一钱　茯苓削，去皮　芒硝各钱二分　生地二钱　大枣二枚

上一剂，水二盅，煎八分，温服。人弱而病轻者可去芒硝。

吴茱萸丸： 治大肠虚冷，食少及常常飧泄利下清白。

吴茱萸炮　诃子炮　草豆蔻略炒　川芎　防风等分　丁香八分　舶上硫黄入萝卜、豆腐中煮半日，八分或不用。

上末，炼蜜丸如梧桐子大。每服二十丸，食前米饮下。

益心气散： 治心气不足，脾乏生意，胃不进食等症。

人参　白术　菖蒲　藿香　远志　川芎　白芷各一钱　陈皮八分

上为末，每用二钱，水一盅，煎七分，和渣服，虚甚加枣仁。

白术散： 正补脾经虚衰等症。

人参　白术　茯苓各五钱　甘草炙，二钱　木香一钱五分　藿香　干葛各二钱

上为末，每用二钱，水半盏煎五分，温服。

益黄散： 一名补脾散乃脾胃虚寒至要剂也。小儿更为宜。

陈皮　青皮各五钱　诃子去核　甘草炙，各二钱　丁香一钱

上为末，每用二钱，水一盏煎六分，食前温服。

泻黄散： 一名泻脾散，治脾胃实火及热盛生风诸症。

藿香五钱　炒栀子七钱　石膏煅，四钱　甘草五钱　防风六钱

上锉，同蜜酒炒香为末。每用二钱，水一盏煎五分，温服。

安胃散： 治脾虚胃弱饮食减少等症。

黄芪制，一钱　人参一钱　甘草生炙，五分　白芍药八分　广陈皮一钱　白茯苓一钱　川黄连炮，二分

上为粗末，用水一盏煎五沸，去渣，热服。或加炮姜更妙。如胃中属寒者加砂仁四粒捶碎、生干姜一钱同煎。

槟榔散： 治脾寒饮食不消，劳倦、气胀、噫气、愤懑不乐。

槟榔　人参　茯苓　神曲炒　麦芽炒　吴茱萸　厚朴各五钱　云头白术二两，上炒　半夏制，四钱

上为细末，食后酒调方寸匙，日再服。

麻豆散： 治脾胃虚弱，津液枯燥，不下饮食，饵之用以当食。

大豆黄二升，炒热　火麻子七合，炒香　怀山药六两

上为细末，随意汤饮并下，忌生冷酸涩滞气之物。

人参散： 治胃气虚弱，身肉枯瘦，骨节疼痛。

人参三钱　甘草二钱　细辛三钱　麦门冬去心　桂心七钱　当归七钱　干姜炒三钱　远志去骨,三钱　吴茱萸三钱　蜀椒红一钱

上为细末，食后温酒调下方寸匙。

诃子散：治胃气虚冷，风邪乘之饮食呕吐泄泻黄瘦。

诃子肉煨取,五钱　舶上硫黄制透,三钱　肉豆蔻煨　吴茱萸　防风　厚朴制　川芎　苍术　藿香　独活各四钱

上入半夏曲四钱，炼蜜丸如梧桐子大，每二钱开水下。

胃风汤：治风冷乘虚客于肠胃，水谷不化，泄泻、注下、腹肋虚满肠鸣等症及肠胃湿毒下如豆汁。及瘀血。

白术土炒　白芍药酒炒　川芎　白茯苓去皮　肉桂去粗皮　当归各二钱　防风一钱五分　人参一钱

上锉一剂，水二盅，入米一撮，煎至一盅温服。

大黄芍药汤：治脾胃实热，口渴、腹痛、泄痢等症。

大黄四钱　白芍二钱　黄芩二钱　杏仁一钱　赤茯苓二钱　甘草七分　陈皮一钱二分　泽泻一钱二分

上锉一剂，另泡大黄汁，入前煎好药中，温服以利为度。

加味白术散：治脾胃虚寒。

白术　茯苓　人参各六分　甘草炙,钱半　川芎　厚朴　吴茱萸　神曲炒　缩砂仁　藿香各三钱

上为细末，酒服方寸匙，食后服。一方加大腹、陈皮各二钱。

安肾散：治肾邪上凌于心，凡心症既见，先诊肾脉，若肾脉独滑独涩，是为水凌火位，肾邪干心宜服。

草薢　白茯苓　石斛　续断各五钱　牛膝　杜仲炒尽丝　厚肉桂三钱　独活　川芎各一钱　木香三分

上为细末，以小便少许，入蜜同炼为丸如梧桐子大。每服三十丸空心淡盐汤下。

茱萸补肝散：治肝气亏损，心乏生气遂生虚冷。心肝脉俱弱。

白术　干熟地　川芎　黄芪　当归　防风等分　山萸肉倍用　甘草减半

上为细末，每服二钱，水一盏，枣二枚煎八分，食前温服。

安神丸：正补心脏。

麦门冬去心　茯神去木　怀山药　枣仁炒各六钱　甘草二钱　朱砂研细水飞为衣　丹参二钱　龙眼肉五钱,捣膏

上为末，炼蜜丸如弹子大。每服一丸，砂糖水研嚼下。

导赤散：泻小肠丁火之方，主心神闷燥，小便赤涩。

生地　木通等分　甘草减半加入　黄连少许名泻心汤,兼泻丙火

上为末，每服二钱，水一盅，入淡竹茹煎五分，食后温服。

朱砂安神丸：治心经实热，恍惚不宁。

朱砂 二钱,水飞研为衣　　黄连 一钱,酒洗　　甘草 三钱　　生地 五钱,酒洗　　当归 五钱,酒洗

上为末，汤浸蒸饼为丸，如米大，每服十五丸，漱津咽下，小儿蕴热在心者多宜用之。

小麦饮子：治心经实热或欲吐不吐烦心喘急头痛。

石膏 煅　　桑叶 各一钱　　香豉　　小麦 各二钱　　地骨皮 一钱　　茯苓 一钱五分　　栀子 炒黑,一钱二分

上水一盏，煎五分，去渣温服。

甘草泻心汤：治痢下水谷肠鸣，心下痞满或干呕。

甘草 五分　　半夏　　黄芩　　干姜　　人参 一钱五分　　黄连 三分　　厚朴 一钱　　大枣 一枚

上水二升，煮取一升，加葱白三茎再煮一沸，温服，未愈再进一服。

竹沥汤：治心家实热，惊梦喜笑，或恐畏不安等症。

生地汁 五合　　淡竹沥 五合　　石膏 煅,五钱　　芍药　　白术　　人参 各三钱　　山栀仁　　紫菀　　知母 各二钱　　独活 二钱　　茯神 去木,三钱

上㕮咀，除前二味，用水六升，煮十味，取三升去渣，下生地、竹沥二汁，煮取二升。分三服，效即止后服。

大补心汤：治心气虚损而弱，致惊惑妄语，力衰色枯。

黄芩　　附片　　甘草 各五分　　茯苓　　熟地　　桂心　　阿胶　　半夏　　远志 各钱半　　石膏 一钱　　生姜 钱半　　大枣 二枚

上锉一剂，水二盅，煎一盅，下饴糖二匙，再煮一沸温服。

柴胡泽泻汤：治小肠热胀，小腹闷痛。小便短赤及上有口疮为验。

柴胡　　泽泻　　条芩　　陈皮　　旋覆花　　枳实　　升麻 各一钱　　生地黄 二钱　　连翘 一钱

上水三盅，煎五分温服，如热甚者，可加芒硝一钱下之。

茴香散：治小肠冷气，非时刺痛者。

蓬术 醋炒,一钱　　茴香 炒,研　　川芎 各二钱　　牛膝　　桂心 各钱　　赤茯苓 二钱

上为细末贮瓷瓶内，每服二钱，以葱白头点滚烫调服。

一治小肠虚热，因酒后频吃冷水，蔗汁、梨子之类。冷气裹热结于小肠，脐下结为硬块，气滞小便短少不通，连外肾俱肿。诊其小肠脉短。此乃阴中有伏阳也，宜后方。

吴茱萸汤：

吴茱萸 二钱　　川芎 三钱　　木通 三钱　　半夏 二钱　　细辛 二钱　　赤茯苓 三钱

上为细末，每服三钱，水一盏，葱白三茎，煎八分，空心和渣服之，觉痛发痒，续进一盏，其肿渐散，满一服即效。

赤茯苓汤：治小肠实热，面赤多汗，小便不利。

槟榔　　生地　　条芩　　赤茯苓　　麦门冬 去心　　赤芍药 各二钱　　甘草 一钱

上锉一剂，生姜三片，淡竹叶一小团，水盅半煎八分服。

一治肺气壅盛，痞隔中焦，不能下生肾水，以致肾乏生气，渐成发热咳嗽，足软等症。此症肾脉涩，肺脉必大也。

麻杏紫菀汤：

麻黄酒用　杏仁去皮、尖　桔梗　紫菀　牡丹皮去骨　前胡　柴胡　苏子　枳壳　黄芩

上为末，每服二钱，水一盏，姜三片，煎七分，温服。病止停后服。

除湿散子： 治脾藏湿邪，停聚久而伤肾。

厚朴　陈皮　甘草　川芎　肉豆蔻　白茯苓　吴茱萸　羌活　防风　苍术等分

上为末，每服二钱，水一盏，煎八分，温服。

离朱丹： 治右肾阳虚，右尺脉虚微，尺肤坚紧。

杜仲姜汁炒，去丝　巴戟酒浸，去心　草薢各二两　诃子炮，五□取肉　细辛三钱　破故纸炮，三两　胡桃肉六十枚，去皮　缩砂五钱　生姜　白芍药各二钱

上咬咀，水二盅煎至八分，去渣，下竹沥再煮三沸，食煎热服，热盛欲利者去芍药加芒硝。以上二方皆重剂也，症对方可用。

补肝散： 治左胁偏痛，宿食不消及目眶风泪。

山茱萸　桂心　茯苓　人参各一钱　天雄六分　川芎　白术　独活　五加皮　大黄各二钱　陈皮一钱二分　防风　干姜　丹参　厚朴　细辛　桔梗各三钱　甘菊　甘草各一钱五分　贯众　陈曲　麦芽各四钱

上为细末，酒服方寸匕，日再服。

蔓荆子散： 治肝经气分实热上攻，眼目赤红而疼痛。

蔓荆　菊花　荆芥穗　羌活　防风　蒺藜　牛蒡子　连翘各三钱

上为末，每服一钱，熟汤下。若热乘血分再酌加赤芍、归尾、生地、桃仁、红花等二三钱。

吴茱萸散： 治肝原虚冷，困惫口淡，耳鸣眼暗，面色青黄，神情不快。

黄芪蜜炙　防风　石斛　当归　白芷　藿香各二钱　沉香八分　蒺藜　附子制　五味　川芎　吴茱萸　官桂　羌活各钱半　桑寄生一钱

上为细末，每服二钱，水一大盅，枣一枚，煎五沸温热服。

半夏汤： 治肝府实热精神不守。

半夏　宿姜各三钱　黄芩钱半　生地四钱　远志肉制　茯苓各二钱　秫米三合　酸枣炒二钱　竹茹一钱

上咬咀，以百里长流水四升煮米令蟹目沸一二十遍，澄取三升，入前药，再煮取二升，分二次温服。

上为细末，酒糊为丸如梧桐子大，细研朱砂为衣，每服三十丸，淡盐汤送下。此症有因沉寒客尺少阴者，若其□肤内外俱坚实，系火先衰而寒客之其外，其外肤坚而自内肉濡者，系客寒束火之症，须于温补下元□中酌加走表之药为妙。

封髓丹： 治右肾阳实，及右尺脉洪实者。

黄柏二两　缩砂仁　甘草各一两

上为细末，水发为丸如梧桐子大，每服三十丸，盐汤下。

一治肾气虚寒，阴痿、腰脊痛，身体困重溺出混浊，阳气暴绝，不由外邪自虚自弱等症。脉必虚衰尺肤疏而肉濡。

肉苁蓉丸：

肉苁蓉　巴戟　麦门冬去心　白茯苓　甘草炙　牛膝　白术各一两　杜仲二两　五味子　干姜　车前子各七钱　生地三两

上为细末，炼蜜为丸。每服四五十丸，食前空心温酒下。

贝母散子： 治肝脏见症，肺脉若大，用此以泄其所胜。

柴胡　前胡　杏仁去皮、尖　贝母去心　紫菀　桔梗　黄芩　牡丹皮　苏子　赤茯等分

上为粗末，每用三钱，水一盏，姜一片，煎六分温热服。

泻青丸： 治胁肋胀满，呕逆吞酸，眼热气闷，肝气有余。

当归　草龙胆　川芎　栀子仁　羌活　防风　大黄各等分

上为末，炼蜜为丸如水豆大。每服十四五丸，竹叶汤化下。

竹沥汤： 治肝热阳伏于内，喘闷狂乱，目睛不明等症。

竹沥半杯　麻黄　大青　栀子　升麻　茯苓　玄参　知母各一钱　生葛　石膏各分

温胆汤： 治大病后虚烦不寐。

半夏　陈皮　茯苓　甘草　枳实　竹茹　煨姜

上锉一剂，水煎温服。

清胆汤： 治胆热口苦，时或呕逆，神昏多睡，左关脉实大者。

黄连三分　黄芩一钱　茯苓　麦冬钱半　升麻五分　丹皮　半夏

上加生姜、竹茹，煎七分，食远服。

益胆汤： 治胆经虚冷，头疼心悸，精神不守，如人将捕。

五味　茯苓　人参　川芎　远志去心、制　枣仁炒、研　麦冬　干地黄等分　桑寄生一钱二分

上锉一剂，姜三片，枣二枚，煎七分，去渣，温服，以愈为度。

酸枣仁丸： 治胆经有热，神守不安，不得卧，食少烦多。

茯神　枣仁炒　远志制　柏子仁　防风各一两　枳壳四钱　生地黄八钱　青竹茹三钱　黄芩三钱

蜜糊丸服。

按：老氏以国喻人身，其理确然不易。《经》曰，心者，君主之官，神明出焉，故膻中者，心主之宫城，犹洛邑居天下之中土，成为朝宿之地。

膻中一名包络，其神运于相火，煦沤三焦，赞佐神明，主无为而治，不堪容邪者也，主管十二经之使道往来，能使气脉流通，随心呼应，犹国家之有往来驿道，不容一息暂停也。

命门乃根本之地，一身依之以立，犹成周之有丰镐，最宜隆旺，慎重乃不失乎治节之权，手两肢如九边之地，足两肢如沿海之滨，而皆统属于脾胃，此内外所以相承，上下所以各得也。

脾胃为仓廪之官，乃君主财赋之藏，十一官之灌溉皆于此取给焉，犹地道之资生以养育此万物也，故统给一身而为后天之本。

肺者相傅之官，辅相君主运行一身，故肺气盛则治节得宜而百病不生，然非财赋之地，无觑何以输将，各得而使根本健旺哉。是知人身中土生金，金生水其理较然明矣。

若夫肝者木也，世人皆欲伐之，而经乃称将军之官，谋虑出焉者何也，缘相火去心甚远，包络主于无为，犹周公之居东，汋汭之在侧陋也，人身得肝气而后水升火降，君主明命门益旺，时时贞下起元，安和而不匮者，恃有此气之条直上行，乃能融治二火，把握三焦，使之各安其分，是四岳之咸荐，毕名之扶持也，此真善谋善断之将军矣。知此则知刚道主生，肝为春令，人身之生气实赖之也，但其条直上行之处稍有过当，则脾胃受伤，此世所以常欲伐之也，是故知致治者，须仁义并行，则知治疾者，当攻补兼施矣。

医理元枢

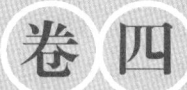

卷四

医方捷径（二）

六、中 风

《经》曰：脉浮而数，中风使然。脱症则肤疏脉微，口开手撒或大汗出而脉疾，见症皆属不足之形。闭症或脉弦急亦[1]或无脉，牙关紧急，口噤目瞪皆属有余之象。

中风之症多般类，偏枯半身不遂也，不痛者为中藏不可治风痱中风身不痛也，志乱不能言者，为中藏不可治并风痹[2]痹其营卫血脉，有麻木不仁等症。风懿一身不知痛楚，心智惶恐不定四者本同宗，中人心肝脾肺肾表利驱逐后须分五脏治之。半身不遂肉顽麻，不知人事昏沉睡，手足抽掣痰涎壅风煽[3]火随，痰涎并壅，营卫因虚所由致凡人营卫之虚，非必彻底尽虚，但因一时饥饱劳役，偶寒偶热之故，肌肤荣俞间流行气机一有不密便谓之虚，而外邪得以中之，至于中后治之者，但责其虚，不与驱邪或驱之不当，则血气受戕，斯真虚矣，血气真虚则主弱贼强，此时虽欲驱之，难与撤去藩篱，将无所恃以为驱邪之主也，始之不慎，噬脐何及。

中腑腑未虚而营卫先虚，故中腑，腑病尚浅中脏兼温兼下中血脉外无六经之症，内无一便之阻，但见口眼歪斜，半身作痛，痛在半表半里只宜和之，气虚血虚当分治，更有中在经络者在血肉之分，筋脉之间须论分界。表里阴阳不一类，忽然猝倒不省人，闭症属有余脱症属不足须详慎，闭用通关散及苏合香丸，脱须独参汤、人参汤附子理中治。

更有类中不由风，一一须当详审对，火中虚中痰湿中，寒暑气食恶中配，亡血过多血晕迷，十者皆与风相类皆能卒倒昏不知人。各依本门施妙法，却与风症之方欲相背，或有治本症兼治风，亦有全不粘风治。

《经》曰：风中五脏六腑之俞俞皆在背脊，各入其门户则为偏风偏中一家。循风府而上则为脑风清空膏，入于眼系则为目风，饮酒中风则为漏风腠理疏则风入，入房汗出中风则为内风，新浴中风则为首风首先受之，川芎茶调散。久风入中从肺入于太阳则为肠风飧泄，在腠理乃为泄风。刘河间谓凡人调息失宜，水不制火故痰壅而生风，非果外出也，愚验今人调息失宜，多是火衰不能摄水之故，与先生所见不同是岂风土之殊欤。丹溪云：东南之人多是湿土生痰，痰生热，热生风，邪之所凑，其气必虚，故风之伤人在肺脏为多，此又一说也，意者东南之风土软。

通关散：治卒倒口噤，牙关紧急。

猪牙皂角去皮、弦、子，一钱　生半夏二钱　细辛一钱五分

上为细末吹入鼻内，有嚏可治，无嚏不可治。凡中风忌见绝症。

搐鼻通天散：治卒暗中风倒地，牙关紧急人事昏迷。

川芎　细辛　藜芦反细辛　白芷　防风　薄荷各一钱　猪牙皂角三片，刮去皮

---

[1] 亦：当作"抑"，后同。
[2] 痹：原文为"痹"，当作"痹"，后同。
[3] 煽：原文为"扇"，据文意改。

上为细末，每用少许吹入鼻中。

三生饮：治卒中昏冒，痰涎上壅，六脉沉伏或浮盛者。

南星_{生用,一两}　川乌_{去皮,生用,五钱}　生附子_{五钱}　木香_{一钱}

上为粗末，每用五钱，水二盏，姜十片，煎六分服。凡中风手撒、遗尿、喘急、发直、身汗如油、痰如拽锯，反睛直视，身僵口开皆为绝症不治，急服此药间有生者。

小续命汤：通治八风五痹瘫痪等症。和剂云此方治邪在血脉最妙。

麻黄_{去节}　人参_{去芦}　黄芩_{去腐}　芍药_炒　甘草_炙　川芎　杏仁_{去皮、尖,炒}　防己　桂枝_{各一两}　防风_{一两五钱}　附子_{炮,去皮、脐,五钱}

上为粗末，每服五钱，生姜五片，煎一盏，日三服。属热加知母、黄芩，属寒倍附桂。丹溪云凡治风当审六经之形症及有汗无汗，遵仲景法以加减续命汤随症治之乃见效。

疏风汤：治表中风邪，半身不遂，语言微涩。中风兼寒表剂。

麻黄_{去节,三两}　杏仁_{去皮、尖,炒}　益智仁_{各一两}　升麻_{五钱}

上为粗末，每服五钱。水煎热服。初剂温覆取微似汗，忌风。有汗者去麻黄加桂枝二两防风一两，痰盛加南星六钱，热盛加知母。

秦艽升麻汤：治口眼歪斜，四肢拘急，恶风恶寒等症。

升麻　葛根　甘草_{炙,各三钱}　芍药　人参_{各五钱}　秦艽　白芷　防风_{各三钱}　桂枝_{五钱}

上每服六钱，葱白三茎煎，温服中风表剂。

乌药顺气散：治一切风气攻注，四肢骨节顽麻疼痛。手足瘫痪，语言謇涩。凡中风表后服此药，疏通气道，后分表里六经五脏随症治之。

麻黄_{去粗节}　陈皮_{去白}　乌药_{各三两}　僵蚕_{去嘴炒,合丝动}　川芎　枳壳_{去瓤,麸炒}　甘草　白芷　桔梗_{各一两}　干姜_{炮,半两}

上为粗末，每用六七钱，煎服。温覆使药力达于肌表。

大秦艽汤：治中风手足不举，舌强语謇，外无六经之形症，内无便溺之阻隔，宜疏风养血而筋自荣和剂。

秦艽　石膏_{各一钱}　甘草_{五分}　川芎　当归　芍药_{炒,各八分}　羌活　独活　防风　黄芩_炒　白术_炒　白芷_{各五分}　茯苓　生地　熟地_{各八分}　细辛_{四分}

上锉三剂，先煎服一剂药之寒温宜因人随症加减。

三化汤：治中风津液枯涩，小便短少，大便不利等症。

厚朴_{姜汁炒}　大黄　枳实_{麸炒}　羌活_{各三钱}

上水二碗急火煎至一碗，顿服下剂。

麻仁丸：治症同上下剂。

厚朴_{去皮,姜汁炒}　芍药_{酒炒}　枳实_{麸炒,各四两}　大黄_{蒸,焙,八两}　麻仁_{去壳,别研,三两}　杏仁_{去皮、尖,研,三两}

上为细末，蜜丸梧子大，每服三钱温水送下。

地黄饮子：治舌瘖不能言，足废不能行，肾脏虚弱，其气厥不至舌下者。

熟地黄　巴戟_{去心}　山茱萸_{去核}　肉苁蓉_{酒浸,焙}　石斛　附子_炮　五味子　白茯苓_{去皮}　石菖蒲　远志_{去心,制}　官桂　麦门冬_{去心,等分}

上用姜五片,枣一枚,薄荷七叶,浓煎空腹服,亦可做丸。

涤痰汤： 治中风痰迷心窍,舌强不能言。

天南星_{姜制,二钱}　半夏_{汤洗七次,二钱}　枳实_炒　橘红_{一钱二分}　石菖蒲　人参_{各八分}　竹茹_{六分}　甘草_{三分}　茯苓_{一钱}

上锉一剂,水二盅,生姜五片煎一盅,食后温热服。

四君子汤： 治气虚脉弱中风,病在右者以下皆调理之剂。

人参　白术　茯苓_{各二钱}　甘草_{炙一钱}

上锉一剂,加姜枣水煎服,痰盛者加竹沥姜汁。加陈皮,名平功散。加橘红半夏。名六君子汤,兼治痰涎。

四物汤： 滋阴补血,退蒸热生津液,治中风病在左者。

熟地黄　川芎　芍药　当归_{各等分}

上锉一剂,水煎服痰火两盛者加竹沥姜汁。合前四君子汤名八珍汤。气血双补。更加黄芪、肉桂名十全大补汤治虚弱多汗。

附子理中汤： 治中风、脾胃冷弱、心腹疼痛、呕吐泻痢、体冷微汗、四肢厥逆、转筋、霍乱一切虚寒之症。

人参　附子_炮　干姜_炒　甘草_炙　白术_{土炒,各等分}

上锉一剂水煎,冷温服。

十味锉散： 治中风血弱,筋骨疼痛,举动艰难,羸瘦。

附子_{炮,三两}　当归　黄芪_炙　白芍药_{各二两}　川芎　防风　白术_{各一两五钱}　肉桂_{去皮,一两}　茯苓　熟地黄_{各七五分}

上为粗末,每用四钱,水一碗,加姜枣煎六分,临卧时服。

火中凉膈散,柴胡葛根汤,六味地黄丸。虚中六君子汤,补中益气汤,还少丹。

湿中清燥汤,羌活渗湿汤,独活寄生汤。寒中附子麻黄汤,附子连理汤加麻黄。

暑中香薷饮,清暑益气汤,内属虚寒者大顺气散。气中八味顺气散,木香调气散。

食中轻者调气平胃散,重者消导二陈汤,即二陈汤加山楂、神曲、葛根、枳实。

八味顺气散： 治气逆昏迷,虚痰上壅。苏子降气汤亦可救急。

白术　白茯苓　青皮_{去白}　白芷　橘红　天台乌药　人参_{各五分}　甘草_{一分}

上锉一剂,水一碗,煎七分温服。

木香调气散： 治冷气上攻,昏迷刺痛,手足厥逆。

白豆蔻_研　丁香　檀香　木香　藿香_{各二两}　炙甘草　砂仁_{各一两}

上为细末,每服二钱,沸汤入盐少点服。

调气平胃散： 治气中微兼食中者。

木香　乌药　白豆蔻　砂仁_{各一钱}　藿香_{一钱二分}　苍术_{一钱五分}　厚朴_{姜汁炒}　陈皮_{各一}

钱 甘草

上水二盅，生姜三片，煎一盅服后进食。

还少丹：大补心肾脾胃，一切虚损，令人轻身悦颜色。

怀山药　牛膝酒浸　远志去心　山茱萸去核　白茯苓　五味子炒　巴戟天酒浸，去心　肉苁蓉酒浸，去鳞甲　石菖蒲　枳实　杜仲姜汁浸，炒断丝　舶茴香盐水炒，各一两　枸杞子酒浸　熟地黄各二两，地黄、苁蓉、枸杞酒浸、蒸数次，与五味同捣为泥。

上末之，炼蜜丸如梧子大，每服三钱，温酒或盐汤任下。

一治卒中风邪，痰结胸喉，肺气不降以致脾气不舒，四肢顽麻不举，舌强、口噤不能言者，先用陈艾入生麝一分，捣熟灸肺俞穴在大椎骨第三节间，一壮或三壮，手足中指节间二三壮，知疼者可救次服。

通痹散：用白矾一钱六分半熟半生研极细末，调入火酒一小杯灌下。不饮酒者兑水一半，如无火酒，黄酒及姜葱汤亦可。口噤者以箸开齿，用茶匙徐徐挑药渗入喉间，但得下咽即醒，醒后随宜生料五积散亦可加入桑白皮。加姜葱浓煎一剂，取汗即愈。近有麻症，风寒得病，则身麻四肢不能动举，有能言者有不能言者，误治之痹若不开即危，亦以通痹散及五积散治之，此症多兼寒湿，当相人加减或入附子以通阳气，加桃仁以行〔血〕更妙。凡卒倒之症《金匮》有三物备之急丸，还魂汤皆可随宜选用。

苏合香丸见各方书

大顺散见暑症

苏子降气汤见降气门

七、伤　　寒

（一）伤寒六经传变歌

伤寒一日二日间，发热头痛及恶寒，腰疼太阳之症脉浮缓风紧寒，太阳之脉别，凡伤寒不拘日数，但见发热恶寒，头痛腰疼等症者，即属太阳表邪。脉言太阳经之经脉。从腰脊上头环所以有腰脊强有头痛症，下五经例此，无汗脉紧为寒伤营血麻黄汤发散汗之，有汗伤风脉浮缓为风伤卫，用桂枝汤微汗以去风和卫攒若此时治不如法，表症未除而妄下之，外邪乘虚入于胸间与痰饮并结，下早须防结胸变结胸症另有方，水逆无汗五苓煎若外症表不如法者邪不退，其人渴而多饮则水逆。小便滞用五苓两解表里之法。汗多者忌服，大青龙汤风寒紧，喘而胸满燥兼烦此先伤风后伤寒，风寒两盛故主无汗、胸满且兼燥渴，若还误用真武救若误用大青龙汤，或虚人发汗过多，其人汗出不止，筋惕肉瞤，神智慌乱者亡阳也，乃太阳病传少阴，急以真武汤救正之，此属太阳为膀胱为太阳之府间。

伤寒二日三日内太阳病传阳明，目痛身热加一倍，鼻干不睡阳明之病脉寸口脉来长阳明经脉连目系，入鼻中，此脉往来洪者是阳明脉主洪长，无汗恶寒从伤寒传来用葛根汤汗之以散寒，有汗从伤风传来桂枝葛根汤剂略覆以和营卫，此阳明经病也，假如汗多内火盛并热渴，白虎汤无汗者忌煎邪热退，若治不如法，邪热传入阳明之腑，则有大便硬实热结于胃，其手足汗出不恶寒反恶热，日晡潮热等症为热结。轻重分结有轻重之分，大小承气汤下之。结轻者用小承气，重者用大承气大柴胡汤对若表虚寒热未除，里症腹满又急则以大柴胡通表里而下之。又有干粪结于胃中仍复旁流清粪者，多口渴潮热不能食，宜调胃承气，表症悉除方议下凡胃家便实热结者，必恶寒头痛悉除，然后可下，倘恶寒头痛犹在，须先与解表，然后下之，如表邪未尽而下之，必成结胸，此属阳明经之分胃阳明之府经内。

　　三日四日言日数者次序也，实只论见症不拘日数病转深阳明经病若不传胃府则传入少阳。亦有太阳病传入少阳者，耳聋胸少阳之脉贯胸中入于耳胁痛如针，寒热呕逆口干苦少阳之症，此脉言经脉循胁络耳真，中弦之脉寸口脉也，少阳脉主弦少阳属半表半里，故其脉亦中取之真可见，小柴胡汤可煎吞和之。表症犹存里症急其邪半在少阳半入胃腑为热结，大柴胡汤宜斟酌，热入血室妇家病妇人伤寒发热，遇经水适来适断，便热入血室，其人昏迷乱语，寒热如疟，日晡犹盛，期门刺罢宜刺期门穴，穴法见脉诀小柴匀仍与小柴和之，忌汗忌吐并忌下，此属少阳经胆少阳之腑，胆无出入路，故忌汗吐下经寻。

　　病传四日及五日《伤寒论》曰：脉浮而手足自温者，系在太阴，腹痛咽干沉闷的，自利而渴脉微缓微上见沉，脉言太阴之经脉布脾胃故主腹痛下利络咽嗌故主咽干，带表脉浮自汗恶寒用桂枝汤，发黄脾主湿热茵陈五苓识，若脉浮而腹满实痛者太阳风兼太阴实也症属有余，桂枝汤加入大黄诀。若四肢厥逆呕吐下利是为脏寒四逆汤理中汤治脏寒，脉实有方热者胃府已结，用小承气觅下之。伤寒中太阴病无用承气汤之例，今因症转阳明当审病轻重，用承气汤下之可也，津虚干瘦血少之人气弱脾约丸即麻仁丸，润燥缓下，凡津少虚者皆用。阴症似阳须分别近见此症，无论春夏秋多有之，其脉多有洪数涌盛之形，按之力减。若曾服过凉药则又洪而有力矣，诊此症全在观形会意，探其神情，并相口鼻眼唇诸窍，细审细问而后得之，桂枝加芍药汤治腹疼太阳病误下则转属太阴，腹满而疼，此属太阴脾经例《经》曰：太阴病脉弱，设当行大黄、芍药者宜减之。太阴、厥阴无大下之例。

　　伤寒五日六日来，多眠口燥舌干腮，此脉经脉络肺系舌本，指下脉沉贯肾来沉而有力须当下，沉而无力急宜温，手足微厥兼热利，四逆散方治热症四逆不须猜，假如发热邪兼表初病方发热头疼，其脉便沉是太阳少阴同病也，细辛麻附古方开用麻黄附子细辛汤以温经发表，热极须用大承气急救肾水，虚寒四逆真武裁急回元阳。背恶寒阳虚宜附子汤，脉微下利白通回四逆汤加葱以通阳，阴盛格阳白通汤加人尿猪胆汁以破阴之拒格。便脓蓄热已久伤血滑脱热将衰桃花汤，止滑固阳，厥阴症症同亦用此汤培，咽痛胸满心烦兼呕逆猪肤汤润甘寒润燥以安龙雷之火，此属少阴肾经排。

　　伤寒六日七日到，消渴太阴症不渴，少阴症渴而不消烦满沉脉照，厥逆筋急厥阴主筋四体疼，脉厥阴经脉循阴器络肝道，当归四逆汤散风寒表散肝邪，白头翁汤热利效少阴症同者亦用，小承气治热结邪转阳明宜，乌梅丸子蛔厥纠，虚寒下利四逆汤，通格加入胆汁妙加葱白、人尿、猪胆汁。阴尽之极故名厥阴阴阳违阴经经脉与阳经经脉不相顺接，最妨急下难转窍厥阴病一大下则阴气下脱不能上转于阳，厥而下利热须回如厥四日热反五日，阳胜阴退必生，故热须回也，若阴多热少者危，此属厥阴肝经奥。

（二）伤寒六经见证并治

太阳头疼两太阳痛。阳明又主眉鼻间痛，少阳则主头之两耳边上下并痛、**身热、脊强、恶寒**。太阳之邪在表，皮毛之间。寒则伤营无汗脉浮紧，风则伤卫自汗脉浮缓。表寒邪以麻黄汤，表风邪以桂枝汤，如混用则贻害匪浅。麻黄桂枝二汤辛热，乃霜降以后春分以前，表风寒之药也。若春夏秋三时姑遵陶氏用冲和汤代之。后凡言麻桂汤者仿此。春夏秋用羌活冲和汤辛凉之药表之，表寒邪用苍术以发汗，表风邪去苍术加白术以和卫，切要细心勿得误用。若春夏秋伤于非时暴寒者仍于辛凉药中加入麻桂病方可去，凡用冲和汤黄芩寒胃，生地凉血，血虚人及热少者慎用。又有春温病类伤寒其症不恶寒而多渴，外感少内热多，若遇春初天甚寒可用大青龙汤量加麻黄，若时令温热乃以羌代之。凡风寒在太阳经时若误用葛根则引邪入阳明，误用柴胡则引邪入少阳，误下则邪陷于内，遂为结胸，慎之。

阳明目痛、身热、鼻干、不眠。

阳明症仍有头痛恶寒，邪在表肌肉之分。自伤寒传来者无汗不能食，自伤风传来者多汗尚徒食。凡病初传阳明而太阳症多者表寒仍以麻黄汤，散风仍以桂枝汤。若阳明症已现二三者，表寒以葛根汤散风，以葛根去麻黄汤。凡太阳阳明病，若外症未除而遂下之，便作结胸或痞证。其阳明胃府之病或自太阳过汗而入，或自阳明误汗而入，或自少阳误表误下而入，或有阳明经病误下而入种种不等。《经》曰：一逆尚引日，再逆促命期，尚其慎之。邪入胃府，将肺、脾、胃中之元阳郁为邪，大邪火既盛便将养胃之痰食，烧热结聚而为实热，便硬，五六日不大便，外症不恶寒反恶热，烦热、口渴，手足濈然汗出，按之腹满而痛甚者，日晡所潮热，此当因人量症用药，轻者调胃承气汤，极重者当用大承气汤急下之以救胃汁，不可缓也。若病自少阳传来，表症寒热未罢，胃府热结，里症又急者则以大柴胡汤通表里而下之，凡当下而不下与不当下而误下者均属误人，慎之。男子阳明太阳病皆有邪热蓄血之症。阳明有三称，有太阳阳明，不更衣十日无所苦是也，病在胃之上口。有正阳阳明胃家实是也，病在胃府。有少阳阳明烦热大便难是也，病津液少在胃之下口。

少阳耳聋、胁痛、寒热往来，呕而口为之苦。

少阳之邪在半表半里，乃一半在肌肉之内腔，一半在肠胃之外廓，病邪时入于内时出于外，故寒热往来也，此经有汗吐下三禁，只以小柴胡一汤和解之。若其症发热恶寒、肢节烦疼、微呕而心下支结者，柴胡加桂枝汤主之。若妇人胆病及肝又有热入血室之症。

太阴腹满、自利，尺寸沉而津不到咽。

脉沉缓、腹满、手足自温者是为太阴症，多自利。太阴症中风有表症者宜桂枝汤，腹满时时痛者桂枝加芍药汤，大实痛者转属阳明也，桂枝加大黄汤。有其人原属脏寒，寒邪直中太阴为阴症，亦有病从阴经传入，或因误下、误凉至太阴而从寒化者亦为阴症，皆宜四逆理中等汤急温之。太阴本无似阳之症而今人多虚，土病水泛，真阳遂致外越则为阴病似阳之症矣。审视确实，急以附子理中及真武汤温之，若湿热发黄属热者茵陈蒿汤及五苓散等，属寒者茵陈理中等汤合治之。

少阴则舌干、口燥、身重多眠而咽痛。

少阴之症亦有厥逆自利者。少阴与太阳相表里，有寒邪直中少阴为阴症者；有太阳误下传入少阴为阴症者；有太阳误表，过汗牵动真阴以致亡阳而为阴症者；有其人少阴本寒，始虽热症，入至少阴遂从寒化而为阴症者，皆宜四逆真武急温之。有阴症似阳者，有阴盛格阳者，皆宜白通汤、白通加胆汁汤通阳破拒以急温之。至于传经热邪有火烁肾水将枯者，有土燥肾水欲绝者，有木邪涌水，肾水将竭者，凡此津液既少，火热又盛，胃中必有结聚，大便必硬，须与大承气汤急下之以救肾水。少阴乃水火之脏，病寒盛则恐阳竭于下，病热盛则恐阴竭于下，毫厘之间，关人小命，审之贵真而救之不可不速也，慎之。

厥阴则烦满囊缩、下利、消渴而厥逆。

厥阴有气上撞心，心中疼热，饥不欲食，食则吐蛔等症。太阴病手足温自利，热而不渴。少阴病手足厥、下利、竭而不消，至厥阴则手足逆冷，下利不止而消渴，厥阴热症厥深者热亦深，厥微者热亦微，凡热利下重者不可下，但治其热，白头翁汤主之。若下利谵语胃实者转属阳明也，小承气汤主之，不可大泻下。吐蛔而厥者乌梅丸主之，亦主久利。阴症汗出而厥，脉微欲绝者四逆汤主之，拒格者通脉四逆汤加人尿猪胆汁。其人素有久寒者，当归四逆加吴茱萸生姜汤主之。恶寒脉微下利自止者，亡血也，四逆加人参汤主之。若小腹满痛冷结在关元者急灸之，急温之，少阴同此。咽喉不利，吐脓血，泄利不止者阳邪陷也，为难治，麻黄升麻汤主之。

太阳病不解，热结膀胱乃邪入太阳之府伤其血，血自下者愈。若少腹急结，其人喜忘者必漱水不欲咽血结也，小便自利非水结可知，宜桃仁承气汤代抵挡丸攻下之。

太阳症表证未除，医误下之，邪气陷入，结于胸间，膈内拒痛，短气烦躁，懊恼，手不可近者大结胸也无表症者大陷胸汤主之，手可按者小结胸也，小陷胸汤主之，但此症多主表邪，若脉浮者不可下，下之则里又结矣，故陶氏以小柴胡合小陷胸汤治之。其水结胸用五苓散，寒实结胸用枳实理中丸。若但胸中痰饮痞硬满闷者，半夏泻心汤主之，陶氏通用导赤饮。

阳明呕多者属表不可下，其人喜忘者必有瘀血抵挡汤下之，若血出鼻者，宜茅花汤加生地，出口者宜犀角地黄汤，凡阳明太阳病，小便不利而渴者，水逆也五苓散，虚人津液少，大便秘结或至肠而不得出，可用蜜煎猪胆汁导法见伤寒论中阳明吐下后极虚，汗出，饮水则哕，但欲呕者，胃中虚冷故也。吴茱萸汤，轻者丁香柿蒂汤，重者附子理中。阳明脉迟胃寒欲呕者吴茱萸汤，人参、姜枣共四味。

脉浮大数动滑为阳，沉涩弱弦微为阴，阴症见阳脉者生，阳症见阴脉者死阳症阴脉治之得法亦多可生，若阴症阳脉人多误认，死者多矣。

阳明脉旺不负少阳者顺也，负者胃脉弱，肝脉强是为土受木贼失也主危。

少阴脉弱，负趺阳者胃脉强是土能制水，水不泛滥顺也。少阴中风脉，阳寸微阴尺浮者风邪外出为欲愈。厥阴脉微迟，当不能食，反能食者是为除中言胃气发泄将脱如除去之者，然阳明太阴症司，此必死。

（三）治伤寒大法

一日二日可发表而散，三日四日可和解而痊，五日六日不愈，症显热结方可议下，太阳无汗麻黄为最，太阳有汗桂枝可先，小柴胡为少阳之要领，大柴行阳明之秘坚，至三阴则难拘定法，或可温而或可下，宜随症以曲全生意，或可方而或可圆，是惟长沙医圣，设三百九十七法，立一百一十三方，以超神入化之技，著起死回生之功，真能千载活人曲，尽调理病机之妙，故《伤寒论》者百病之纲纪，医□之准绳也。考自宋以后源益远流益纷，诸家继出，迭衍枝柯，学者惟取耳目较近，易知易晓，但摸枝叶之绪余，顿忘先圣之原本，陶氏节庵深□病之，乃约为杀车槌法三十七方，以徇未学之便易，而长沙之旨，除大方家外，乡间医士概不寓目，故先正评陶氏《伤寒六书》有曰陶氏之于仲景，犹管仲之于伊周，可谓功之首，罪之魁也，期言信矣。按：陶氏之书虽用方简括，不免直致而谈理，指病精析醒人，正自难得，近年有人任意取陶六书原本亦不可得，可胜叹哉。

1. 表症

伤风寒表症是如何，发热恶寒身痛多，头项俱疼脉浮取有缓有紧择方施剂脉缓自汗桂枝汤，脉紧无汗麻黄汤汗之和春夏秋以冲和汤加减用。若脉洪长，眉颇胀，目痛、鼻干、寒热是阳明表症，无汗者葛根汤汗之，有汗者葛根去麻黄汤汗之。

2. 半表半里症

半表半里属少阳，往来寒热正相当，耳聋胁痛小柴管，慎忌三法禁汗吐下三法免仓皇病至少阳，无论伤寒伤风及春夏秋等症，皆同一治。

伤寒里症腹心膨，不恶寒此三字要紧，必外不恶寒，邪方尽入于内来恶热蒸内热，其脉数沉兼自汗热蒸于外，大便秘结必俟大便结定，方尽聚于中可一下而愈，若邪初入内而遂下之，则后来之邪乘下而入，复结于胃，恐难下而又下也下之生大小承气等汤酌而用之。

3. 阳症 甚者俗名阳毒

阳症身热头疼痛，口燥咽干常自动，或有谵语及循衣，脉息数洪宜审用按之腹痛五六日不大便者内已结，可下之，按之腹不痛，大便利者可清之。

4. 阴症 甚者俗名阴毒

阴症身凉二便清亦不尽拘，面惨蹜侧少头疼，昏默恹恹不烦渴亦或烦渴但不多饮，脉息沉微自可明当温之。

5. 阳症似阴

阳症身凉冷四肢手足微冷，热之极火伏于内也。小便短赤大便稀少也，心烦口燥脉沉数，大承气汤兼六一顺气汤奇。多仰卧，直身，口鼻间闻抽长气，或说话言时显有余，气概为异。

6. 阴病似阳

阴症如阳面色红戴阳寒盛于内，逼阳于外。侧面曲脚气频抽真气不足之象。浑身微热沉迟脉亦有洪数无力者，若曾服过凉药脉便有力，回阳返本汤亦可兼用白通汤亦可。

7. 阳厥 厥逆也，言病人手足逆冷

阳厥时时指爪温，心烦便秘口干论，脉来沉细中还疾，六一承气可煎吞。

8. 阴厥

厥阴身凉冷不支，二便通滑夜烦时阴病至夜必重，脉来沉伏知端的，真武汤兼四逆宜以上六症当参看。

9. 血症黄

发黄恰似烟熏色其黄黑暗带血色，小便自利非水与热可知大便黑，唇焦漱水渴燥而不欲饮血家黄小腹硬满，其人张致，桃仁承气汤堪择重者用代抵挡汤丸研煎服。按：太阳血症，其人身凉苦热，小腹硬胀，小便自利。阳明血症其人目拘张致漱水不欲咽。少阳则有热入血室之症，其人昏愦妄言，入夜尤甚。

10. 湿症黄

发黄浑似橘皮明其黄光润有水湿气，小便不利水不行大便行水气润，湿热相蒸名曰疸，茵陈蒿汤共五苓散平属寒者茵陈四逆汤。

11. 二痓

原来痓病属膀胱太阳兼阳明经病，口噤如痫身反张，症此是伤风感寒湿风寒湿三气合邪，但有轻重之分，故分两症有柔刚节庵用如圣饮。

刚痓

无汗为刚须易识，寒气重惟有葛根汤第一表后若里症重亦有用，大承汤下者，有汗为柔端的详，桂枝葛根汤去麻黄救急。

又方

二痓皆宜小续命汤，刚痓去桂枝用麻黄，柔痓去麻当用桂，枝附子随症细商量内有寒而气弱者用附子，内有热而气壮者去附子。

（四）类伤寒六症

食积一，升消□□散，陶氏用加减调冲饮寒痰二，陶氏用加味导痰汤并脚气三，宜五积散，陶氏用加减续命汤，内痈四，李士材用肺痈神汤，陈实功用神授卫生汤血燥五，血郁心脾而虚燥，妄见妄言，陶氏用当归活血汤患劳烦六，人参营汤，陶氏用调营养卫汤。要识六般相类症，不与伤寒一例看各依本门治法。

（五）太阳经一十八症

伤寒一，无汗脉浮紧伤风二，有汗脉浮缓，先伤风又见伤寒三，无汗脉浮缓而病形沉重，先伤寒又见伤风兮四，有汗脉浮紧四症全。此及刚柔二痓、内外两〔感〕皆为伤寒正病，以下皆杂病也。冬温五，乃冬时过温之病风温六，乃春时大温感风之病及温疟七，温热时感受风寒成疟，瘟疫八，因温热风寒酿成疫气春温九，冬伤于寒春动时微遇风寒遂发冒感十，春夏秋感冒风寒传。

伤暑十一，夏时于阴凉处受伤，症多阴伤热十二，夏时于烈日中受伤，症多阳分二症，有寒湿脚气十三，有暑热脚气，十四，脚气真。诀云"暑中三阳患必热，寒中三阴患必冷"言外症也。又有先受湿气为病本，后因感寒为刚痓，十五感风为柔痓，十六二痓分。有两感少阴为真寒，太阳又感寒邪，十七风湿十八，风与湿齐受，骨节烦疼分轻重，以上皆属膀胱经亦有不专在太阳者。对症处方宜表散，可汗可轻要酌斟，大概寒多药宜重表发，亦宜余者须当略解肌但使肌肤开豁其病便随药气而散，切不可重发。此外尚有阴阳毒，如到七朝命必倾此乃感受天地杀厉之异气，入于阳络为阳毒，入于阴络为阴毒，五日可治，七日不可治，乃症之不多有者，方见时疫。

（六）伤寒症治总略歌

发热憎寒体痛时，脉浮无汗要知医，十神汤治时疫感寒无汗五积散治外感内伤腹内寒凉者参苏饮治虚人肺受风寒咳嗽气壅，有汗伤风加入桂枝。

汗后依前病不除汗法不当，五苓散，治无汗停水白虎汤，治汗多热渴好踌躇。汗后腹满并谵语，大柴胡汤，和表通里承气汤，下热结用当舒。

凡误下者下后仍前病不除，泻心等汤治痞症，分疏见后栀子豉汤，治虚烦免人忧。又如汗后虚烦热渴甚，白虎汤，或加竹叶石膏汤，以撒肺胃之热渴投。

胸膈停痰痞闷时，可将瓜蒂吐之宜，心悸水停微有喘，小青龙汤，治表邪不尽，水停肺胃，呕逆喘咳。十枣汤，治痰气停留，胸胁两胁胀满，汗出，干呕，短气，不恶寒最堪提。

阳毒发斑是如何？节庵用三黄石膏汤，治斑烂用消斑青黛饮，古用升麻六物汤治赤斑口疮，升麻、栀子各钱半，大青、杏仁、黄芩各一钱，葱白煎服。又玄参升麻汤治咽痛发斑，并升麻、甘草三味。大青阿胶各钱半四物汤，一名阿胶大青汤，添甘草一钱，豆豉三钱共四味黑膏加生地二两六钱、豆豉一两六钱、猪膏半斤，合露一宿，煎令三分减一，绞去渣，入雄黄末一钱、麝三分，分三次服，忌芜荑科，治暨伤寒失汗，热积变成狐惑桃仁汤加槐子艾叶三味各三钱，枣十个煎，分二次服雄黄锐散加桃仁、苦参、青葙子、黄连各等分，艾汁为丸如指，棉裹纳下部中，狐惑声哑功效多节庵用黄连犀角汤入乌梅、苦参，共四味。

汗下不眠用酸枣仁汤，寒实结胸理中丸治白散亦可，桔梗贝母各四分为末，巴豆一分去皮心，熬黑研如脂，共捣为散，白汤调服强人五六分，弱人减半，虚烦须用栀子豉汤，噫气不绝旋覆辈方见伤寒论中。

呃逆胃寒也，吴茱萸汤及理中汤，退疸茵陈蒿汤最有功，泻心汤等导赤饮，节庵全消痞热聚心胸为痞，大黄甘遂大陷胸汤解结胸结胸多带表邪，故节庵于轻者用小柴胡加枳桔汤，云如不应，以本方加小陷胸汤一服如神。

食复劳复要知医，枳实栀子二味作汤或加入小柴胡汤内中追，阴易阳易如何治，烧裈散，或鼠粪此汤宜韭根一握，鼠粪两头尖者十四枚煎服，又色复症，陶氏用逍遥饮加裆末，若额黑身黄者难治。

脚气五积散并小续命汤，减去上部之药，酌寒热加减，热结膀胱症入狂陶氏用桂苓饮，桂苓术甘，苏栀知柏并滑石生姜煎服，衄血须用茅花汤，一握无花时用根煎服治陶氏用生地芩连汤，吐血加味犀角地黄汤治失汗发黄瘀血在上汤。

吐蛔乌梅丸与理中汤加乌梅、椒、连，风温冬温萎蕤汤通萎蕤、石膏、葛根各一钱，麻黄、白薇、羌活、杏仁、甘草、川芎各六分，青木香五分煎服，腹中急痛太阴症脉浮缓，风邪尤在表桂枝汤加入大黄中此方与大柴胡同法。

往来寒热成温疟，小柴胡汤加减酌，咳逆皆因胃有寒，丁香柿蒂汤姜附托。

百脉一宗百合病大病后昏沉神闷不爽，百合生地黄汤可安宁陶氏有柴胡百合汤，胸满不痛名曰痞病发于阴而下之因作痞，派别方殊各泻心起下文。

热多冷少痰水聚痰痞也，半夏泻心汤痞可消，关脉自浮手足热热聚也，大黄黄连泻心汤锉圭刀。

火郁兼水干呕频痞硬食臭，胁下有水气，腹中雷鸣，生姜泻心汤之可回春，下利腹鸣内虚作痞甘草泻心汤，只因误下怯虚也伤神若心下痞而恶寒汗出者，邪火郁而阳气虚也，当攻痞扶阳以附子泻心汤攻之。

二阳太阳阳明合病脉浮长，表症须用葛根汤当分有汗无汗以用麻桂，若还下利葛根汤使，若不下利但呕者加入半夏最神良，喘而胸满邪在表不可下，但用麻黄汤撤去太阳之邪实要方。

阳明少阳来合病木气凌土,必主下利用黄芩汤,脉若克贼若阳明脉衰者名为负危症也,若阳明脉滑主有宿食大承气汤当。

腹满内气不伸身重营卫俱病热汗多,三阳合病多遗溺,更加谵语汗热神昏脉不沉,白虎汤先撤胃热古用黄芩汤乃芩、连、甘、芍也,若少阳见症多合入小柴胡或以湘粉易半夏。

并病阳明归太阳两经齐病,后归一家,仍用麻黄汤汗之强,若阳明症多便又实,分明调胃承气汤可煎尝。

太少二阳同并病,头痛胸痞胁疼多两经齐见,脉忌弦兮恐克胃土症忌下凡伤寒但见少阳一二症,便忌汗下,小柴胡汤表里和。

病有春温非外来,不恶风寒渴满怀,但与辛凉疏肺胃清凉兼微表,须防过汗少阴灾因阴寒自少阴而发与春气同升,既虑少阴寒,又虑少阴热。

汗后热多日在发表邪未尽,桂枝二麻黄一汤君须察,若然脐悸作奔豚,桂枝甘草大枣须通达甘澜水煎又用桂枝加桂汤覆加肉桂以伐肾邪。

汗后血虚叉手冒心心下悸,桂枝甘草二味救亡阴,汗漏不止,小便少津上越四肢急,血少阳虚桂枝汤加入附子临固表□汤。

大青龙汤主烦燥乃风寒紧,大承气汤主烦燥乃潮热大便坚,乃阴盛主冷阳实主热皆烦燥,不烦但燥阴胜之极极难痊。

胸中有热胃下寒腹痛呕吐不可忍,黄连汤用不须猜,热多寒少无阳症谓风多火炽,表阳不固也,桂枝二越婢一汤好忖裁。

舌苔形象分三色,赤黄黑色均主热赤主热,黄主热,甚黑主热极,惟有淡白滑近寒苔粉白带刺而涩燥者亦主热裹寒,滑涩芒刺须分别若舌虽黄黑,拭之滑而不燥,燥而无芒,芒而不枯干,□主内寒过胜,水极似火也,说见脐脏先机薛氏伤寒三十六舌亦可观。

(七)伤寒五脏受病歌

心病舌赤笑面赤,燥烦掌热口干谵,脐上动气脉洪数,反得沉微命不全。

肝家面青目痛闭,筋急容怒脐左气,脉当弦急又兼长,浮涩短兮名不治。

脾家不食面皮黄,体重肢疼喜卧床,动气当脐脉缓大,弦长而紧是凶殃。

肺家面白带忧愁,吐衄寒温喘嗽求,脐有气兮沉细涩,大而牢者死根由。

肾家面黑爪甲青,耳闭足寒泄腹疼,脐下气兮脉沉滑,缓而大者死之形。

(八)谨录伤寒辨症要诀

自汗热越宜清下太阳自汗桂枝汤,阳明热越多汗白虎汤,虚者加人参。若大热蒸蒸,汗多胃实也,调胃承气汤,更兼渴热下利不休内外耗其津液凶,若头汗热蒸不得越但头汗出余无汗,热郁于内,黄疸湿热水结火热结血结之宗其症皆因郁热而成。

病气行于阴分嗜卧嗜卧身重者少阴症也,若虽似少阴嗜卧而无表里症,□呼醒复寐不须惊此病退阴气来交于阳也,若系风温嗜卧,其脉必浮其症则何热又汗出,多眠身重鼻息鼾鸣为异,宜萎蕤汤微汗之。

筑筑惕惕心动悸，怔怔忡忡不自安，饮多小便少为停水宜利之，厥冷汗后是虚寒过汗伤血也，轻者桂枝甘草汤，重者小建中汤、炙甘草汤。

太阴手足温无厥，少阴厥冷不多温，厥阴寒厥分微甚，热厥相因辨浅深。

寻衣摸床有二因虚寒、实热，太阳过汗热伤阴或病浅人瘦而药重或以火逼汗。

小便利者，津液之根犹存可不利者死，总是阳明热极热弥深热聚胃中必有所结，皆缘三法汗吐下三法，用之不当致成坏症，脉实者犹堪下弱者不堪下难禁，凡遇此症虚实阴阳难辨处或为虚或为实，属阴分属阳分，为寒为热，医者最难辨认极难处方。有阴极似阳，寒而可温者，若属津虚火炽者生脉余，肺胃燥甚者先用之六味地黄汤皆能生津液以退阳热可回春。

呃逆今名馆[1]古名，不似哕哕胃里声，馆声格格连声作，脐下冲来气不平辨馆之症虚热橘皮竹茹治兼热者以橘皮、竹茹加柿蒂汤主之，二便不利利之宁大便不通内结者通之，小便不利者利之。气不归原肾虚不摄冲任之气宜都气汤加牛膝主之，虚寒丁香吴萸附子理中汤，痞硬下利生姜泻生姜泻心汤主之。痞硬噫气代赭功代赭旋覆花汤。

按之不痛名曰痞泻心等汤主之，满而痛者为结胸，大结从心至小腹俱硬满，不按亦痛，小结心下按方攻按之方痛。热微头汗为水结，漱水不咽口干而内不渴血结名，抵挡汤桃仁承气汤二方治血结大小陷胸汤二方治结胸，误攻浮大结胸症脉浮大者表邪盛，切忌下命必顷。

斑疹皆由失汗下失汗则热郁营卫之分发为疹，失下则热蒸肌肉之间发为斑，感而即发时气然感受时气疫邪者，初病一二日即发，表邪拂郁营卫分，泛出皮肤乃作痧疹斑痧发于卫分属气，故色白如肤，粟疹发于营分属血故色红，肤浅当分营卫，以辛凉表散之。斑则阳明火毒侵营卫而出者，痧白疹红如肤粟，斑红如豆片片连，红轻赤重黑多死，淡红红心□□稀疏暗似有若无，时隐时现是阴寒，或邪在三阳时已成斑疹及入三阴已从寒化或服凉药过多，浮于外因表虚而致之者未透升麻消毒饮治，热盛三黄石膏汤煎，已透消斑青黛饮，痧疹分消散表清里表里安。

热在膀胱小便血大肠腑病，八正散导赤饮和之佳皆利水消热之剂，热去而血自清，热瘀热伤阴经血分转迫阳明下利里急下脓血，黄连阿胶汤清热润血燥白头翁汤清热止利与桃花汤，利湿固脱回阳。

阳明症衄血热在里胃府，太阳症衄血热瘀经经脉，太阳头痛又兼目瞑目不欲开兆兆其有血，阳明漱水不咽徵徵其有血，衄后身凉知作解，不解升麻犀角清升麻葛根汤合犀角地黄汤。

伤寒发颐耳下肿，失于汗下此毒生，高肿厥红痛为顺宜连翘败毒散，或羌活柴胡汤散之，反此神昏命必倾或其人素弱，或过服凉剂属阴，难以成脓，毒伏未发脉亦隐，冷汗淋漓四肢若水，烦渴不便指甲紫，颇似三阴了了轻。言发颐之属阴者，未发之先其症如此。

古名狐惑近名疳，狐食肛阴惑唇咽皆汗下失宜，积热饮毒生虫所致，面首赤黑白不一，目干热滞喜贪眠，潮热声哑腐秽气，脉弱神昏治不痊。

---

[1] 馆：同"噎"，食物堵住喉咙。《说文》："噎，饭窒也。"

妇人伤寒同一治,热入血室独须知,昼日明了夜谵妄,小柴生地牡丹皮热入血室止此可下,言伤寒治法,无汗表实者加麻黄有汗表虚者桂枝,若已汗后不解虽无汗仍再加桂枝,寒热如疟风寒兼受须麻桂两解之,中寒瘛而下利姜附不须疑,渴热白虎汤花粉葛根,瘀血桃仁承气俱,产后胎前虽多症,不外阴阳表里推。

房劳复与阴阳易,二病情异病则同,病后犯色复自病名房劳复,病传不病易之名有病之男传不病之女,有病之女传不病之男,男女俱主烧裈散男以女之裈裆,女以男之裈裆烧灰白汤或酒调,日三服之自愈,其症少腹急痛引阴中,身重少气头眩晕,拘挛热气上冲胸病者殊不自言,医者须当细认。

四时合病在三阳,柴葛解肌柴葛羌,白芷桔芩膏芍草,若下利利减石膏若呕加半姜合病之轻者以此方为主,分经加减用之。

阴毒寒极为毒,方用还阳散硫黄细末每服二钱,新汲水调下,良久寒热汗出,不汗再服,温覆,退阴散炮川乌干姜微炒群等分为末,每服一钱,煎盐炒君汤服,若厥不连三服,阳毒热极为毒黑奴丸用小麦疸麦熟时成黑疸者,黄芩麻黄芒硝大黄釜底煤灶突烟尘。梁上尘八味等分净末,每丸重四钱,新汲水研服,若服后渴欲冷水恣意与之,须臾,寒振汗出腹响微利而解,此皆古方。

初起时疫温热病,救苦丹汗吐下俱全,热实症人壮者百发而百中,大黄四两酒润皂角二两水为丸每服三钱,无根水下,老弱幼者量减之。

(九)小柴胡汤加减歌

胸烦热在上不呕饮未聚去人参半夏,加瓜蒌实以治胸烦若有渴者以半夏易换入瓜蒌根,腹痛阴邪因阳热而争也去芩因阳气之微加芍药敛阴和热,心悸有水气,小便秘水之微,加茯苓利水易换去黄芩恐水寒,胁下痞硬邪搏痰饮枣枣能助胀易蛎换入牡蛎以软坚也,若其症不渴但微作寒热加桂枝易换出人参,若咳者去人参大枣加干姜五味,小柴临证要当斟。此《伤寒论》中活法也,孰当熟之,桂枝汤亦有加减法。

麻黄汤： 治太阳病无汗发热,恶寒无汗,腰脊疼等症。

麻黄去节　桂枝各二钱　炙甘草七分　杏仁九个去皮尖

上加姜葱,煎一剂温服覆取微似汗,禁风,并生冷黏滑,肉面五辛,酒酪臭恶滞腻等物。凡服药者均宜禁食此等。此乃霜降以后,春分以前治寒伤营之方也,其春夏秋三时若非暴寒沉寒重症,不得妄用麻黄辛热之药。凡病轻药重或发汗太过则伤其津液而病传。凡病重药轻或发汗不透则病不尽去而欲传。若病在此经而妄用他经之药以表之,则药不对症,邪不肯去而病传。若病尚在表,表药不当,邪未尽除,轻自妄凉妄下,则开门揖盗,引贼入内,而病传。故凡治伤寒,须当分经用药,审症之轻重,量人之虚实以制剂,切不可不当用而用,当用而又不用也,慎之。

桂枝汤： 治太阳症同前,而自汗脉浮缓者。此乃治风伤卫之方。

桂枝　芍药酒洗　生姜各三钱　炙草一钱　大枣二枚

上加葱白煎一剂服,服已须臾,啜热稀粥一小盏以助药力,温覆时许以和营卫,令微似有汗者,禁忌禁同上。切忌大发汗,恐变生他病。凡暑月与内有火热之人,及满家呕家,酒家血家，俱禁用桂枝甘热之品，加减法见伤寒论。

五苓散：治中犹伤也风伤寒有表里症，烦渴不解而水逆者汗多者忌服。

猪苓　茯苓　白术各一钱六分　泽泻二钱　桂枝一钱二分

上为细末，以白水和服方寸匙两解表里。

大青龙汤：治太阳中风脉浮紧又伤于寒，发热恶寒，身痛不出汗而烦燥者若止太阳中寒不得遂有烦燥，今初病烦燥，知烦属风，燥属寒也。

麻黄去节二钱　桂枝一钱五分　甘草炙八分　杏仁七个去皮、尖　生姜二钱　大枣二枚　石膏煅，一钱六分

上煎一剂温服，取微似汗，汗多者以温粉扑之。

真武汤：治阴症，脉沉身痛，少阴腹痛，小便不利有水气。或不利者，救止误用大青龙，及凡过汗亡阳，筋惕肉瞤，魄汗不止者。

附子二钱五分　炮姜二钱　白术一钱五分　茯苓　芍药各二钱

上煎一剂温服。

葛根汤：治阳明经症无汗，太阳阳明合病及下利者。

葛根一钱五分　麻黄　桂枝　芍药各一钱　甘草六分

上加姜枣煎服。若阳明经症汗多者，伤于风也，去麻黄，倍桂枝名桂枝加葛根汤，凡春夏秋三时风寒，以辛凉加减酌用。

白虎汤：治汗后脉洪大而渴，虚烦中暍无汗者忌服。

知母二钱　石膏煅，三钱　甘草一钱　粳米一大撮，先煮

上煎一剂温服虚弱者加人参，名人参白虎汤。

小承气汤：治不大便腹胀胸满，专泻上焦之痞结。

大黄四钱　厚朴二钱　枳实一钱，麸炒

上煎一剂温热服，不下更服二煎，利后以薄粥调之凡伤寒当下，须用汤以荡之，切不可用丸药攻下，利其中路，遗其四旁，病必不除，血益甚也，戒之。

大承气汤：治阳明腑症，五六日不大便，日晡潮热，腹痛烦渴，谵语，少阴症口燥咽干，内有结聚，脉症俱实。

大黄五钱　芒硝三钱　厚朴二钱，炒　枳实一钱，炒

上先煎朴实，次大黄，去渣，纳硝，煎一沸热服乃通泻三焦之峻剂。

小柴胡汤：治伤寒少阳症，往来寒热，胸满心烦，喜呕及风瘟疟热等症合五苓散名柴苓汤，分理阴阳，清利小便。

柴胡三钱　黄芩炒　人参去芦　半夏各一钱，渴甚者改用湘粉　甘草六分

上加姜三片，枣一枚温热服加减法见歌中。

大柴胡汤：治身热恶寒未尽罢，腹满便秘等症。

柴胡二钱　黄芩　芍药　半夏各一钱　大黄二钱　枳实一钱五分

上加姜、枣煎热服逆表里而解之。

桂枝大黄汤： 治太阴腹满实痛,关脉浮者。

桂枝_{二钱}　芍药_{二钱}　甘草_{一钱}　大黄_{四钱}

上煎一剂热服若腹满时痛而不实者,但用桂枝倍加芍药汤。

四逆散： 治少阴四逆,或咳或悸,或小便涩,腹中痛及泄利下重属热者。

枳实　柴胡　芍药_{各二钱}　甘草_{一钱}

上煎一剂温服。

麻黄附子细辛汤： 治少阴病始得之,反发热脉沉者。

麻黄　附子_{各二钱}　细辛_{一钱五分}

上煎一剂热服。温覆取微似汗温少阴散外邪,若内外寒轻,津液少者以麻黄附子甘草汤微汗之。

附子汤： 少阴病口中和,背恶寒当先灸关元及阴症骨节痛者。

附子_{二钱}　人参　白术　茯苓　白芍_{各一钱五分}

上煎一剂温服。

桃花汤： 治少阴下利脓血,日久而便滑脱者。

赤石脂_{一两二钱,一半煎用,一半为末用}　糯米_{二合}　干姜_{二钱}

上量水入姜,煮米令熟,去渣,入石脂末方寸匕温服。日二服,利止即已。

猪肤汤： 治少阴下利咽痛,满而烦甘寒入肾以润燥。

猪肤_{用雄猪外皮四两,切碎,熬令香熟。}

上煎好去渣,加白蜜十匙,白粉二合再熬一二沸和令得所,分二次服。

当归四逆汤： 治厥阴症,手足厥寒,脉细欲绝者。

当归　桂枝　芍药_{各一钱五分}　细辛_{一钱}　甘草_{七分}　通草_{八分}

上加枣煎一剂,热服,温覆卧,若久有沉寒者,加生姜一钱五分,吴茱萸一钱。

白头翁汤： 治厥阴症厥而下利烦渴少阴症同亦用。

白头翁　黄柏_炒　秦皮_{各二钱}　黄连_{炮,一钱}

上煎一剂热服。

乌梅丸： 治蛔厥,主久利,又治表里寒热错杂之邪。

乌梅_{七十五个}　细辛　附子　人参　柏皮　桂枝_{各一两五钱}　干姜_{二两五钱}　黄连_{二两}　蜀椒　当归_{各一两}

上十味,各捣末,以苦酒渍乌梅一宿,去核蒸之,五升米,饭下,饭热捣梅成泥,和匀诸药为丸,如梧子大,米饮下二十丸,渐加至三十丸,忌生冷滑腻等物油荤之类凡服药者皆忌。

调胃承气汤： 治太阳阳明不恶寒反恶热,温温欲吐,蒸蒸发热,心烦腹胀等症,治在中焦。

大黄_{六钱,酒洗}　芒硝_{三钱}　甘草_{一钱}

上煎一剂,去渣,纳硝,煎一沸热服去枳、朴不伤上焦元气。

柴胡桂枝汤：治汗后发热，微恶寒，肢节烦疼，微呕，心下烦热，支结烦闷，动气胁胀，又治风温。

柴胡 二钱　桂枝 一钱　甘草 七分　人参　半夏　芍药　黄芩 各一钱　生姜 五片

上加枣一枚，煎一剂温服。

麻黄升麻汤：治伤寒六七日，大下后脉沉迟，尺脉不至，咽喉不利，吐脓血阳邪下陷阴分手足厥逆，泻利不止，此为难治。

麻黄 三钱　升麻　当归 各二钱　知母 去毛　黄芩 炒　萎蕤 各一钱六分　石膏　白术 炒黄　芍药　天门冬 去心　桂枝　茯苓 去皮　甘草　干姜 各一钱

上水四盏煎二盏，分温三服凡阳邪下陷总因初病时表散不清，便急凉急下所致，至于下陷，狂清狂下，邪不出则病不愈，直至死而后已也，不特伤寒为然，凡杂病虚症，亦多有之。此症全在眼力认识神气，善度病情不可误看。

代抵当汤丸：治血结胸及小腹蓄血胀满，小便自利。

大黄 二两　生地　归尾　桃仁 去皮、尖　穿山甲 炒珠　玄明粉 各二钱五分　桂枝 一钱

上为细末，蜜丸如弹子大。每用三丸研煮连渣服之，未动再服如其人喜忘如狂症已，急者仍用抵挡汤。

抵当汤方：治血结胸谵语，血结小腹发狂乃下血竣剂也。

水蛭　虻虫 各十枚，皆炒焦去足翅　桃仁 去皮、尖，十枚　锦纹大黄 八钱

上以水二盅，煎一盅热服。

小陷胸汤：治表症误下，邪气结于胸间。

黄连 一钱，炮　半夏 三钱　栝楼实 二钱

上煎一剂，热服。按：结胸原系表邪陷入，故节庵以小柴胡合此汤治之。

大陷胸汤：治大结胸手不可按。但此方极峻，未可轻用，脉浮者亦止用，时下有以败青散加入硝黄治之者亦极有效，方见伤风。

大黄 四钱　芒硝 二钱　甘遂末 一钱六分

上先煎大黄去渣，入硝煎一沸，调入甘遂末分二剂服。

六一顺气汤：治热结谵语，潮热，狂躁，胸腹硬痛等症。

柴胡　黄芩 各一钱　芍药 一钱五分　枳实　厚朴 各二钱　大黄 三钱　芒硝 二钱　甘草 一钱

上煎一剂，入铁锈水一匙热服。陶氏以此方用代调胃、大、小承气三方。

酸枣仁汤：治汗下后昼夜不眠。

酸枣仁 炒，一钱半　知母　麦门冬　茯苓　川芎 各一钱　干姜 炒　甘草 各六分

上煎一剂，温服温胆汤亦治虚烦不眠，痰气盛者。即二陈汤加枳实、竹茹。

竹叶石膏汤：治汗吐下后，余热虚烦，见食欲呕。

人参 一钱　麦冬 去心，三钱　大枣 三枚，去核　生姜 十片　石膏 煅，二钱　淡竹叶 一团　粳米 一合

上先煎粳米成熟，纳药再煎，去渣温服。

小青龙汤：治表不解，有水气，发热呕咳，或渴或利，或小便不利，腹满而喘。

麻黄　桂枝　芍药各一钱　甘草五分　干姜　细辛各八分　五味子十二粒　半夏一钱二分

上煎一剂，温服。

栀子豉汤：治吐下后，心中懊恼，身热不去，饥不能食。

肥栀子五枚　香豉五钱

上先煎栀子熟，入豉再煎七分。热服。

半夏泻心汤：治下后心下痞满，有痰饮而不痛者。

半夏　黄芩　人参各三钱　甘草炙五分　干姜一钱　黄连五分

上加姜五片、枣一枚，煎热服。若下利完谷，心下痞硬，倍甘草、人参名甘草泻心。心下痞硬，干噫食臭，胁下有水，腹下利者去干姜，加生姜，名生姜泻心。

大黄黄连泻心汤：治热邪结于胃间，不呕不利者。

大黄三钱　黄连炮，一钱　黄芩炒，一钱

上锉一剂，以麻沸汤投入药二三沸，去渣分温二服。若痞热而恶寒汗出者阳虚也，加入浓煎附子汁名附子泻心汤。泻心例诀：胸满不痛名曰痞，半黄姜草名泻心，半泻火痰黄泻热，生姜水气可安宁，惟有阳虚宜附子，甘草和胃好煎吞。

黄连汤：治伤寒胸中有热，丹田有寒，胃腹痛甚欲呕。

黄连　甘草　干姜　芍药各一钱　人参五分　半夏一钱　大枣一枚　肉桂五分

上煎一剂，温服用之以升降阴阳，畅和脾胃。

黄连阿胶汤：治厥阴下利脓血，少阴躁不得眠。

黄连一钱　阿胶一钱五分　黄芩　芍药　鸡子黄一枚

上先煎三物至七分，入胶煎一沸，入鸡子黄匀。

风寒脉症辨歌

伤寒伤风何以判，寒脉紧浮风脉缓，叶伤寒恶寒风恶风，邪不尽拘伤风自汗寒无汗此一定之症，阳属膀胱并胃胆三阳，阴属脾肾更连肝三阴经，浮大长阳明弦细少阳沉太阴微少阴缓沉而缓厥阴只大，此之脉症先将表里。

又歌曰：

六经为病尽属伤寒，六气之受虽同而人之为病则各异岂期然，推其形脏原非一形气脏腑人各不同，因从类化随人藏府之寒热化，实痰火气血而化病故多端。明诸水火相胜义水胜则火灭，火盛则水涸之类，化寒变热有寒症从脏腑之阳而化为热，有热症从脏腑之阴而化为寒者理何难，漫言变化千般状，不外阴阳表里间审脉验症，明理处方总要熟则生巧。

治寒实结胸，无热症者宜白散方方名白散用三奇，桔梗相兼贝母宜，去皮巴豆一分炒，白饮调和立起危。轻者枳实理中丸亦可，此病聚于一处，故可用丸散。

太阳症，热多寒少，脉微弱者，津液少也，宜桂枝汤用一二分越婢汤用一分汤热多寒少，脉微弱，多治风兮寒治略，芍桂麻膏甘枣姜，桂枝越婢善裁度。

治太阳服桂枝汤后，形如疟，日再发者，微寒未去也，宜桂枝汤用二分麻黄汤用一分汤。

太阳病六七日,一日二三度发,面色反有热色者,未欲解也,以不能得小汗出,身必痒,宜桂枝麻黄各半汤。

汗出而喘,无大热者因表之不当寒邪陷也,宜麻黄杏仁甘草石膏四味汤散寒退热以舒肺气。

太阳症表后一日二三度发,脉弱而恶寒或心悸而烦者,中气虚也,宜小建中汤即桂枝汤倍芍药加胶饴,如汗出者加黄芪名黄芪建中汤。以上五症病似同而方各异,当细细辨之。

生脉饮、六味地黄汤、橘皮竹茹汤、茵陈蒿汤、八正散见"湿门"、白通加胆汁汤、五积散、理中汤、枳实理中丸、四逆汤见"阴寒门"、脾约丸即麻仁丸、小续命汤见"中风"、十枣汤、瓜蒂散见"病门"、参苏饮、十神汤见"伤风"、葳[1]蕤汤见"感冒"、桃仁承气汤、犀角地黄汤见"血门"、炙甘草汤见虚损、旋覆代赭石汤气门、升麻消毒饮、连翘败毒散、都气汤、当归活血汤见"燥门"。凡陶氏诸方详见《六书》,又见保元,卷中所载诸方乃治伤寒之梗概,尤须详求伤寒论中,一百一十三方熟之于心,此例推广而用之,庶曲尽调理伤寒之妙也,缘此病关系安危最速,切而不可以轻略投剂。

都气汤即六味地黄汤加五味子。

八、伤　　风

鼻塞喷嚏涕流清,时气伤风咳逆声,假如咳多涕略少,便带时寒一二分,参苏饮治虚人咳,川芎茶调散已头疼,脑热急病者风热入脑,目瞑,头痛涕不止鼻渊不喷嚏久病者鼻独红,或塞,或通常浊涕不已。

苍耳散用最通灵,消风散神术散兼寒治,人参败毒去热蒸,口因肺系风寒客此风寒自口鼻而入客于肺,火助风威气厥横,最忌苦寒郁邪气,轻扬舒散自安宁此症虽轻,若服药不忌风寒及酒滑油腻等物,极难清楚,慎之。

参苏饮:治伤风发热头痛,咳嗽浊涕稠黏。

人参　苏叶　干葛　半夏　前胡　桔梗　枳壳　陈皮　茯苓各一钱　甘草八分　木香磨三分

上加姜三片,枣一枚,煎八分,温服。

川芎茶调散:治伤风鼻塞声重,目痛头昏等症。

薄荷叶四两　川芎二两　羌活　甘草　白芷各一两　荆芥二两　防风七钱　细辛五钱

上为细末,每匙二钱茶调服。亦可吹入鼻中以治头痛。

苍耳散:治风热入脑鼻渊涕不止。

苍耳子炒,去刺,切破,一两　辛夷三钱　白芷一钱　薄荷一钱

---

[1] 葳:原文为"萎",据药名改,后同。

上加葱白三茎煎温热服，为散亦可，用姜葱汤调服。

消风散：治四时感冒风寒发热，恶寒头痛，声重无汗。

苍术　荆芥　白芷　陈皮各一钱　麻黄八分　甘草五分

上加姜三片，葱白一茎，煎八分服。

神术散：治伤风感寒头痛鼻塞声重。

苍术　藁本　白芷　细辛　羌活　川芎各一钱　甘草八分

上加姜葱，煎服。

人参败毒散：治头痛发热，恶寒声重，鼻塞一身多痛。

人参　羌活　桔梗　柴胡　前胡　独活　枳壳　川芎　茯苓　甘草各一钱

上加姜三片，煎八分，热服。按：前中风《金匮》只有中络、中经、中血脉、中腑，并无中脏之文，又病文风。《内经》明言：湿热是风与痰，皆因乎湿热，而方书中乃有以补中八味为治者，误人何已甚哉，附记。

九、感　冒

春用香苏散疫十神汤，解毒升麻并葛根汤，火遏阳经风寒郁，升阳散火古方精，春生夏长宜滋血，当归活血须要明明其加减之用，长夏治湿秋防燥，羌活胜湿汤兼麦门冬汤加当归乃表药，节庵通用羌活冲和汤剂，加减活法效通灵，久散外邪殊未效必有痰湿兜裹风寒，疏理脾胃自然清。

香苏散：治感冒头痛寒热，鼻塞胸满。

紫苏叶　香附炮　陈皮各二钱五分　甘草八分

上加姜葱，煎热服。头疼加川芎细辛，眉须痛加白芷。

十神汤：治时令不正，寒热头疼，咳嗽喘急相传染者。

川芎　紫苏　白芷　陈皮　香附　赤芍　干葛各一钱　升麻八分　麻黄　甘草各七分

上加姜葱，煎温服出汗。有汗者忌服。统散三阳之邪。

羌活冲和汤：治三时风寒、头疼、发热、身痛等症春分后代麻、桂二汤用。凡杂病血热火郁而气滞者，亦可用之通散六经之邪，即九味羌活汤是，凡春夏秋有暴寒沉寒及寒在阴经者俱不宜用。

羌活　防风　苍术　白芷　川芎各一钱　生地　黄芩各八分　细辛　甘草各七分

上加姜枣葱白，煎七分，热服取微汗，忌风若自汗伤风者去苍术，加白术，病专一经者加减用。

升麻葛根汤：治感冒时疫，憎寒壮热，头痛恶食不眠。

升麻一钱　葛根　白芍各二钱五分　甘草一钱

上锉一剂，生姜煎服解散阳明之和，随症加药治之。

升阳散火汤：治肌表四肢发热，头晕目昏，扪之烙手。

柴胡三钱　防风一钱五分　升麻　羌活　独活　人参各一钱　白芍三钱　甘草一钱　炙粉草各一钱

上一剂，加姜枣煎服。如体燥血虚加入家生地二钱。

麦门冬汤：治火逆上气，咽喉不利等症。

麦门冬去心，五钱　半夏二钱　人参　小甘草一钱　大枣二枚　粳米二合，先煮成汤，后入药煎之

上煎六分，去渣温服。有寒加苏叶二钱，有风加防风一钱五分，有暑加香薷一钱五分。喻嘉言曰：此胃中津液短少，虚火上炎之症，若用寒凉与火相争，大损肺胃元气，火反炽矣，故以此方润而和之。汪讱庵曰：半夏行水，故言燥，味辛又能润，颐用之何如耳，非一干燥者比也。或时令亢燥已甚，或其人体虚枯涸，以此汤为主，随症表散乃无燥结之伤，但表剂中米只用一撮，不必煮汤为宜。

葳蕤汤：治风温冬温春月伤寒。

葳蕤　石膏　葛根各一钱　甘草四分　麻黄六分　白薇　羌活　杏仁去皮、尖　川芎各八分　青木香五分

上加姜葱煎服。

清解散：治大小人儿一切感冒汗后病在表里之间，诸邪错杂，小便滞秘，身热口渴等症。

葛根二钱　紫苏　柴胡　前胡各一钱　麦冬一钱二分　赤芍　枳壳　猪苓　泽泻　薄荷各八分　知母七分　甘草六分

上加生姜、灯心煎服。汗多加桂枝，热甚加黄芩，如热甚汗多不止，渴而少饮，背微恶寒者必有伏邪，此方不可用也。

神效寸金丹：治男、妇、老、幼中风、中寒、中暑，口眼歪斜，牙关紧急，不省人事，内伤外感，霍乱吐泻、转筋、咳嗽停痰、胸膈胀满，不思饮食，不服水土，心腹疼痛恶心泄泻，感冒头疼，山岚瘴气，红白痢疾，妇人产后昏迷，恶露不尽，小儿吐泻急惊等症。

天台乌药　半夏姜制　防风　白芷　前胡　陈皮　厚朴姜汁炒　羌活　砂仁炒　苍术　苏叶　薄荷叶　枳壳麸炒　甘草各一两五钱　白蔻仁一两炒　草果仁炒，一两　黄连五钱，姜制

上为细末，神曲二十二两，炒焦研末，生姜自然汁打糊，丸为锭，重三钱，水飞朱砂为衣，飞金一二点。每磨服一锭，老人小儿酌量减服，神效异常，妇及慢惊忌之。

十、外杂伤寒六证

(一) 大头伤寒

大头病是天行，发热恶寒头痛疼。一服芩连消毒饮，痰火喉痹悉安宁。芩连消毒饮柴翘，枳桔羌方荆芷饶，川芎射干甘牛蒡，竹沥生姜汁共调。

(二) 黄耳伤寒

黄耳病类伤寒，耳中策策痛不安，恶寒发热风入肾，脊强背直如痉般，荆防败毒

诚有效,补天石书名载病情探。荆防败毒荆防羌,独活柴前甘草方,用芎桔梗茯苓效,细辛芷蔓共成汤,外用苦参磨水或薄荷汁滴入耳中。

(三)赤膈伤寒

胸赤肿又疼痛,发热恶寒病甚重,头痛体痛类伤寒,荆防败毒加减用,随症加入芩连炒,瓜蒌玄参赤芍中,升麻升用紫荆皮,大便燥实表后热不退,凉膈散亦可将军大黄也送,蕴热即不可,若虚人下外治须用三棱针,刺肿出血能蠲痛以上三症采之蒋仲芳集中。

(四)麻症伤寒

数年前近大山大河处此症极多,误治即死,今其症颇有之。

麻脚症先从脚麻即刻遍于周身,便尔不能言,不能动因湿传,内外邪寒共逼攒,痰涎壅肺内身麻木,外四肢不举口无言。急用明矾调酒灌一时无酒,无酒亦可五积散发表可安痊。倘如内弱阴寒胜,扶阳附子急须添。以其症多从太少二阴入,故宜加用之。

(五)胎前伤寒

宜清,特忌辛热,又□误以他症为伤寒,须细审之。

太阳症是胎前,发热恶寒头痛先,脉来浮紧身无汗,葱苏饮服自安痊。葱苏饮用一钱芎,葱白紫苏与防风,甘一姜三须捣烂,水煎热服汗来松,自汗添枣加醋服,温覆略覆法不同。蒋氏曰:若加入归芍,尤恐引邪入内,如终无汗,再用古人之法。

妊娠病阳明兼,鼻干目痛夜不眠,烦渴身疼并热汗,柴葛饮子得安然。柴胡葛根并知母,大青山栀各一钱,甘草升麻及葱白,生姜大枣一同煎,若不急治胎即堕,外护之法急须传。护胎法用井底泥、伏龙肝、青黛等分水调涂脐下二寸许,如干再涂以俟热浪。

妊娠病少阳症,耳聋胁痛口苦应,恶心呕吐脉数弦,双解饮服入当定。柴胡黄芩及川芎,紫苏知母甘陈听,枳壳桔梗芍药同,枣姜煎用病自顺,呕加青砂及前胡,口渴不眠竹葛进。

妊娠病入三阴,大便热结不能行,口渴恶寒并烦满,沉弦有力脉来因,若还不下胎即堕,大黄苏梗饮方真。大黄酒制腹皮洗,苏梗川芎陈皮启,桔梗柴胡枳壳兼,甘草姜葱病自已,便通之后胎无恙,安胎和胃徐调理。不得已通之。

(六)产后伤寒

在月内恶露未尽时从此而治,宜温热,忌寒凉。丹溪云:虽有杂症以未治之。

身发热头又疼,恶寒无汗表症成,脉来浮紧法当汗,产后又非一样论,豆淋发表汤奇效,若得微汗即身轻。豆淋发表柴苏芎,羌活茯苓大枣同,当归蒲黄须炒黑,姜灰甘草益母草从,生姜香附及陈朴,黑豆炒黑酒煎浓,头疼如甚加葱白,冬月无汗麻黄攻,伤风自汗紫苏去,桂枝芍药暂通融。若血虚恶露已净者不用蒲黄。

十一、阳毒阴毒症

面赤斑斑如锦纹阳毒重,唾脓血、咽喉痛邪从口鼻而下,总缘灾病中阳络,如过五日五日可治,七日不可治药难用,假如面目青咽喉痛,身如被杖难转动,中入阴络名阴毒,不与伤寒药同用,通用升麻鳖甲汤,加减解毒不可惜。《金鉴》云:此与世俗所称痧症相似,当刺其委中,手中十指及脉络暴出之处出血,轻则用刮痧法,随服紫金锭,或吐、或下、或汗出而愈。近有扑胸痧,拍肚痧等症,时人俱用解毒捷径法以救之,以经络未审不便用药也。

升麻鳖甲汤:

升麻_{二钱} 当归_{一钱} 蜀椒_{炒去目,一钱} 甘草_{二钱} 鳖甲_{手掌大一片,炙} 雄黄_{五分,研}

上煎,取一盏顿服之。阴毒用前方去雄黄蜀椒。全钱云:阴毒反去雄黄、蜀椒必传写之误。又云:中此疫气之人不止咽痛,身痛如被杖也,甚有心腹绞痛,大渴大胀,涌身络膈青紫暴出,手足指甲青如靛色,口噤牙紧心中忙乱,死在旦夕者,用刮痧法。服紫金锭后若见厥逆冷汗,脉微欲绝,急用乌附子、吴萸、丁香、生干姜、甘草以温之,虚者加人参亦多得生,王氏履曰:此症乃感天地恶毒疫气,从口鼻而入,与后人所救热极之阳毒,寒极之阴毒,自是两般,岂可混论。

当归活血汤_{见燥门}

羌活胜湿汤_{见湿门}

鹤顶丹: 治感冒及伤寒结胸痞证,清热化痰。

明矾_{一钱} 银朱_{六分}

上研为末,米糊为丸,茶清调服或入姜汤少许,听其心土隐隐有微声结者自散。

十二、阴　　寒

阴寒挟寒诸症医圣论中,其详当熟究之,但时有今古之异,地有方隅之别,用药处方大概虽同而察□,审症不无舍去,今姑以所见所闻者例之。

病有初起便属阴寒者太阴主腹痛或自和,手足温和。少阴咽干、烦燥、多眠、手足或厥冷,厥阴则手足逆冷、吐利不能食,古云藏寒。方书言中寒时俗言直中阴经,真寒症大概太、少二经之症为多,致见此症初起作云,头晕微觉恶寒,不思饮食,脉微带细数之形,一般行走动作遂视若寻常,医者不审,一与表之使,倍加□取,明显浮形,再一清之,脉便浮洪,虚阳热炽,已属危候,不达血又下之即不可以矣,如此者甚多,亦未挽见有厥逆、腹来吐和之候也,其症多其人素有内寒又伤于寒冷,两寒相薄迫也病斯作矣其症多其积渐而致,医者须当见几于早,于其头晕恶寒时,脉带细数或微缓便当惊疑,恐是阴寒。不然错用一剂即属难挽,如上所说二阴诸症,著书者不得不全说,临症则不必尽见,怠其见症确实症已危矣,须于稍露一斑之时,认真唯审及早图之,方唯有济,有一旦举发,骤属真阴之症者乃病之极重者也。

有初入太阳方觉头疼感冒不作标病。不在太阳作头疼,发热脊强之症。**便入阴而为真阴症者**太阳为表少阴为里,标本相连之故,此则骤感于寒而发者,以其人少阴素寒故也四逆汤、真武汤主之。

有病中于身但头微重,身微寒或微热,亦能食但不多食,久则卧床,其人清晰明了,云我无甚病,但食少而身软者见药则呕,间服药则怒或不肯服药,此阳气为阴寒所挟,刚柔混合之症也属水气浮泛分,真武汤主之。

有病来背如负重石，寒热交作，一身重痛，手足拘急，不易转侧者，甚至有僵直之形，此内寒素深，外感复重，少阴根本之地先曾受伤故也。脉或浮数、紧数、微数、有及七八至者，又或沉微或弦急或竟存表无里，肌肉如石者，此症若先温其里，必自下利，而三阳之腠理愈闭，若先发其表则魄汗不止，故奔豚上触，亡阳立至，常用麻黄附子细辛汤大剂通表里而温解之，但须重加附子，然后可以驾驭麻、辛、甘耳。

有伤寒传经热症，过服清凉及下之太过原病久已不存，只余误药所致之病。无表症或下利或烦燥，脉沉微者亦有洪大数而稍软者，亦有洪数而有力者，皆寒胜而火发也，昔人以浮洪无力者，为内有伏阴，亦但言其常耳，皆阴症也。其人目了了，心多清晰，口、舌、唇、鼻诸窍不甚枯干，多侧倚曲卧，气弱而□还时少其有未经寒下，由太阳热症者传入少阴，由阳明热症传入太阴而为阴症者，以所入少阴太阴之经素寒，热邪入之，悉从寒化，故属阴也，通用干姜附子汤主之。四逆、真武、白通俱主之凡病属阴者，大概厌烦不欲多见人，不欲多说话，多侧眠，肯向壁卧。

有语言嘹亮，精彩亦旺，其脉浮洪不弱，□□□□□求汗，颗粒分明如珠，似不与肌肉气氛相融洽者。其人四肢无力，食少厌烦而为阴症者，又有症与此同，而其脉缓大明了似无边脚而有不收之意。不热不渴，不厥不利，其人语言清白，计事如常，而亦为阴症者。

有其人似渴不甚渴，似烧不甚烧，似昏愦不甚昏愦，似烦躁不甚烦躁，但目多垂，言甚少，眠多侧者，此亦阴症也。

又有大烦大渴，大躁大热，无暂安时，其脉沉而有力者，细探细审，竟以温之而得愈。以上诸症俱不厥不利，脉不沉微而究属之于阴，是岂风土之异与。凡看伤寒者以脉参症，以症审情，以情辨脉，凡有一毫可疑之隙，即不可忽视，当细辨之如何，亦先观其人之形气若何，病之来路若何，所服何药，服后药之应否，病情之盛衰，又若何病之，以及齿舌润燥，产色之明暗，卧眠之正侧，音声之细大，气息之有余不足一一留心，再问及二便，问及所欲所恶，常妨戴阳又虑似阴再参之，以口、鼻、唇、目诸窍之发现，如此细研细究，一毫不敢鲁莽，斯阴症阴厥，似阳诸症，无遁情矣。

其假热之症，虽烦躁起卧不安，亦多有静时，于此静时听其鼻息，必常露不足之态若阳症似阴，鼻息中必间抽长气，显存有余之象。虽渴而不喜多饮亦情喜热饮卧则多侧眠，踡足，目或多垂，开眼多，了了清晰，其人不甚昏迷此皆阴症之情形。至若小便之清白，脉象之无力阴盛则小便黄而火外泄，阴盛而服凉剂则脉有九。古人虽如是言之，尚未见确实也。总之，似阳之症，外象虽属有余，于中必显不足之隙，非热症之一概有余可比，其阳症似阴者，虽亦色黯静卧，不烧不渴，脉微欲绝，有类于阴，其人必昏愦仰卧，气息均舒，虽有不足之形，而无不足之隙，此为异也。又凡看此等疑似之症，须令以手从胸缓缓按至小腹，先轻后重，按时看其眉目之间，听其声息，若数按、重按，果有喜按之情者，阴也，尚内有结聚则按至病处必有蹙额之情、护腹之状，此为似阴无疑，且火聚于内，小便多白，气血内敛，肌息多微，此二者未可执以定寒热也。

凡阴症之脉古云：沉而微。节庵云：不论浮沉大小，按之但指下无力，便有伏阴，今验之，亦不尽然。或洪大无伦，或浮数无力，或沉分弦紧，或关后不足，亦有洪紧正等者若历落分明颗粒如珠，毫无黏滞是血气之神将脱也。不可执也。脉因乎血气病机及宿疾之干碍，千变万化不同，何可拘以纸上之陈言哉。

其有自汗漏风伤风者自汗,亡阳者亦自汗。阳欲飞越者,宜急救其阳,漏风者四肢微急桂枝附子汤亡阳者烦燥无所依倚茯苓四逆汤、真武汤,至于恶寒之症,亦须有辨表症恶寒,里实而阳结于内,亦有恶寒,阳微者亦恶寒。背为阳,当以背之恶寒尤甚,与口内中和,其人侧卧清晰,如上所言之神情,辨其阳虚为确。

凡救亡阳,大汗不止而恶寒者,服阳药后须知扑法。用白术、藁本、川芎、白芷各一两,牡蛎粉及米粉各二两,牡囊包裹,周身扑之,今人多入芪、术于药方中。凡阳越之故,疟、痢、咳、疫、虚损等症间有之,若多服清凉克削之药,亦能致之,须知邪盛热炽,脉息洪盛之内,便多伏有其机须要见之于先,图之于早,乃不致误,未可恣意清凉以退热也。

有初病少阳症或先经努力,转动肝气气一遇寒,则凝聚不散,或胁下旧有滞血、痞结或遇随经痰水凡遇寒气外感,先须审知人之旧疾,用药方知顾计,如曾有痰凝气结,虚损血症及奔豚、痞块等类尤为要紧。因而彻胁疼痛,寒热作呕殊剧俗名彻胁伤寒,又云撞胁,此经忌汗吐下,只宜以小柴胡加对症之药和解之,详见伤寒论中。医者不达,遂致汗下清凉攻击不已原病早已去尽后,乃药所伤之病耳。转增头眩昏愦,身微热,背恶寒,其脉大浮沉正等初尤浮沉正等,稍久则变沉微矣。此转入太阴,服凉药过多变热为寒之症也。

阴症多有奔豚,自少腹触逐而上或左或右,亦或男左女右。甚者呕哕痛不可忍,此肾肝之气动也。"太阳篇"中用茯苓桂枝甘草大枣汤、桂枝加桂汤。凡杂病伤其中宫,寒其下元亦多有之。

伤寒及久病后,多有耳聋者,乃清阳之分未楚浮火杂气仍在头也,今方以川芎茶调散清之,须知其本在下,或表里不清少阳犹有余邪,或少阳木气虚而未舒。若肾气虚衰,阳微不能上彻者,当培其元,或肝气弱,木气不足以传送者,亦同上治培其元。又有中州空虚,大气未转者当以建其中气,有元气下陷,失其运布之常者,当与升其肺气,得须下元不虚乃善其机而调之可也。

病有头疼热渴,医与表之清之不解,复与以硝、黄不下,其人昏迷不醒,细验之乃阴症也,以大剂附子理中,浓煎频频与之,忽大叫开眼,言欲食粥,复迷,饮药二剂完忽大下,乃前所服之硝、黄,如日照、水开得温而行也。连进前药,且应兼与调脾肺也。

病有初得太阳症,表邪未尽便与下之,复清凉之,遂致昏迷,困顿日久,厌冷,苦热不常,后以扶阳之药与之,病如故,乃以润燥通结退热之药疏通胃府,病与解其阴阳错杂之邪,困顿遂甦[1]后,三四日而少阳症现虽现亦微小柴胡和之,有二三日而太阳症现,遂与解之,乃自得汗而愈。可见陷下之邪虽轻,日久犹还于表,方能得散,当知表症未除之病,切宜戒下、戒清也。凡表邪陷入阳明,郁遏内热与痰食结聚,须内结已定,外热复裹,其邪如此。可一下而解,如外热未裹其邪,虽下之,但去其结耳,其邪尤须外散也。

伤寒有面削,色寒如刀刮,不热不渴,多睡不食,口齿不大燥,气细弱不足以息,脉沉而微,手足厥逆者,医与温之不愈。细诊视之,其人卧不欲侧阳热之一症,足不踏

---

[1] 甦:当作"苏"。

阳热之二症，手多捧腹症在腹也，久久或抽一长气，听之殊无不足之情阳热之三症。以手按之至腹，眉间略皱，又按复然，此内实之徵也，缘阳热为内实所结聚故火气内伏不显于外。其人多昏愦不醒，乃似阴而非阴也虚而燥者麻仁丸，其人实者，大承汤主之。

病有形、症、脉象一概属阴，其人清晰中间有昏愦时，但苦不得小便此一症似属阳又疑阴盛而结，细诊其脉，尺中沉分乃见脉微，见急数之意，按至少腹，眉楚而呻吟此属热结也。凡按法须先轻后重，眼观面部，若动手重按虽阴盛者亦痛楚矣。亦有阴邪触寒，手不可近之症。遂通利之膀胱之热去矣，利已又不得便，土虚陷而水不流也。当实其脾；利已又不得便因前水结膀胱时，肺气下陷之故，当提举肺胃之气以调养之此亦阳症之类乎阴者，其肺胃之虚寒乃其先为药所苦也。

有伤寒形症属阴，胸满头眩颈无力，头欲仰而不欲垂，见食辄呕或疑胃寒不欲坐，喜侧眠，多蹻足，其人清晰，脉不出，手足厥逆一似纯阴之症，微见阳明表症，与解之不愈，又显湿黄之象，与解之病仍在。细问起病之由，知为食滞，填阻太阴之气也头倾不欲坐，侧眠蹻足者，食满胃中孰病情也，颈软脉不出者，中焦阻隔，气不能上达也，以枳实理中丸主之。

小建中汤：治伤寒三四日，内虚而悸，脉弱而烦，微热恶寒，手足蹻而脉微弱加黄芪、肉桂。名黄芪建中汤，治汗下后身痛、脉弱、自汗者。

桂枝一钱　芍药二钱　甘草六分　饴糖三匙　生姜五片　大枣一枚

上锉一剂，煎八分，纳饴糖，再一二沸温服。满家酒家呕家忌服之。

干姜附子汤：下之后复发汗，无表症，脉弱昼夜不眠。

干姜二钱　附子二钱

上锉一剂，煎七分，冷温服。

四逆汤：治太阴自利不渴，脉沉身痛，少阴内寒诸症。

附子三钱　干姜二钱　甘草一钱

上锉一剂，煎七分，冷温服。加甘草一倍，名通脉四逆汤，治厥逆下利脉不至者。

附子汤：治阴症脉沉身痛，少阴症，背恶寒，口中和。

附子生用二钱　人参　白术　茯苓　芍药各一钱

上锉一剂，煎七分，冷温服。

甘草附子汤：治风温小便不利，大便反快。

甘草炙　附子各一钱　白术　桂枝各一钱五分

上锉一剂，煎八分，温服。

理中汤：治太阴自利不渴，痰多而呕，腹痛霍乱。

人参　白术　干姜各一钱　甘草八分

上锉一剂，煎七分，温服。加附子，名附子理中汤。

芍药甘草附子汤：治汗下后，恶寒属阳气之虚者。

芍药酒浸,微炒　甘草炙　附子各二钱

上锉一剂,煎八分,温服。

白通汤：治少阴下利,四肢厥冷。

葱白(三茎,连须) 附子(三钱) 干姜(二钱)

上将药先煎七分,入葱白一沸,温服。格阳者加入人尿、猪胆汁以通之。

吴茱萸汤：治呕而胸满,吐利,手足厥冷,烦躁欲死者。

吴茱萸 生姜(各三钱) 人参(一钱)

上一剂,煎七分,温服。

枳实理中丸：治寒实结胸,及食凝痰滞之属乎寒者。

枳实(十六枚) 干姜 白术(各一两) 甘草 人参(减半)

上为细末,蜜丸弹子大。每用一二丸热汤化下。连进一、二服。

回阳救急汤：治阴症厥逆,腹痛、吐泻无脉者。

人参 白术(去芦) 白茯苓(去皮) 陈皮 半夏(制) 干姜(微炒,各一钱) 大附子(炮,去脐,二钱) 甘草(炙,八分) 肉桂(去皮,一钱二分) 辽五味(十二粒)

上加生姜三片,煎服。如格拒加猪胆汁一匙。

五积散：治外感寒邪,头疼身痛,内伤生冷,肚胀腹疼。

白芷 陈皮 厚朴(姜汁炒) 桔梗(去皮) 枳壳(麸炒) 川芎 白芍(酒炒) 茯苓(去皮) 苍术(术泔浸酒) 当归(酒洗) 半夏(制) 干姜 桂枝 麻黄(去节,各一钱) 甘草(八分)

上加生姜、大枣煎八分,冲葱白热服,或取微似汗。

真武汤 方见伤寒：

按：阴症伤寒一病,以愚所见冬时犹少,春夏秋三时颇多,死生在呼吸之间,其症千态万状最难认识,书上陈言不过略与指明方向,未可拘执治之者,全由乎曰心悟,因此识彼、随地、因人转移察识,再加之以临症处方之际,眼明心敏,不失机宜,乃可登其人于寿域之天也,凡我同仁,幸无忽视。癸酉年仲春识。

医理元枢

卷五

医方捷径（三）

十三、春　温

采俞氏昌先生贵高。

《内经》云：冬伤于寒受冷大过，邪藏肌壳之内，春必病温此一大例也，由太阴阳明而达太阳。又云：冬不藏精，春必病温此一大例也，由少阴而达阳明太阳。合而众之，既冬伤于寒，又冬不藏精邪便入阴藏，至春同时病发。此又一大例也。按：此一症有感触于外而发者，有因困劳役而发，饮啜而发者，又恰与春月感冒同时，且同其症，尚不知病之所在，用药不当，邪无从解，留连辗转，多至危困也。

仲景云：太阳病发热症在太阳而渴病由内出，故初病即渴，不恶寒者病非自外，为温病。内伏之邪乘春升之气腾达于外也，温症兼外感，惟初春之时或春令太冷，间夹感冒，亦惟太阳一经有之余则否也，若少阳则春令用事，病气因之乃兼带者耳，非邪正在少阳也。

仲景云：形似伤寒，其脉不弦紧而弱非伤寒，弱者必渴内热。必发热热势达于阳明、太阳二经，少阳或亦兼见。脉浮者当解之略与解之，汗出愈。

仲景云：病如桂枝症似中风，头不痛、项不强无外入之邪，非中风也，寸脉微浮邪自内出，不当过表，宜桂枝汤。

病自汗出者，此为营气和，营气和者，外不谐，复发其汗，营卫和则愈春温之治，在此一句宜桂枝汤略解肌，当仿其意增而用之。

若病人胸中痞，气上冲咽喉不得息者痰也，当吐之吐中有发散之意宜瓜蒂散。若吐之后其内热不去，弥烦，渴者服文蛤散。若不差者，与五苓散。

凡春温解肌，桂枝汤初春时渴少者用、参苏饮初春后略兼风寒者用、桂枝加葛根汤阳明症多者用、葛根葱白汤阳明恶寒发热头疼者用、葛根柴胡汤三阳症错杂见者用、葛根黄连黄芩汤大渴烦热微恶寒者用、大青龙汤热渴有表复有里者用，春温晚发症，陶氏用六神通解散以上二方，气实病盛之人酌用。凡春温从内而发，宜于辛凉，羌防犹可代，桂枝苍术性燥内热者不宜，不可以代麻黄，而阴经久伏之风寒，又非麻桂不能去用者，须当相其内热之势，加凉药以驾驱之，斯为善耳。

解肌后汗出多，心下悸，欲得按者，桂枝甘草汤。脐下悸，欲作奔豚者，茯苓桂枝甘草大枣汤。烦而渴，脉洪大者，白虎加人参汤。虚弱而烦渴者，竹叶石膏汤。脉浮、发渴、小便短赤者五苓散。解肌后不恶寒但恶热，脉实者，调胃承气汤。

仲景云：病人烦热，又如疟状，日晡所发热者，属阳明也，宜大承气汤。病人五六日，不大便，烦不解，腹满痛者，有燥屎也，宜大承气汤。病人小便不利，大便乍难乍易，时有微热，喘冒不能卧者有燥屎也，宜大承气汤。春温病无外邪，宜轻于表热，然久伏之邪从冬而来，又不得不重表，但表之须有法度耳。病从内发，郁热已久，故宜多清，以救津液，至于清表不当，致有下症，与伤寒同法。

仲景云：病人脉数，数为热，当消谷引食，而反吐者，以发汗过多，令阳气微，膈气虚无以主持,脉乃数也,数为客热,不能消谷,以胃中虚冷故吐也宜吴茱萸汤、理中汤温胃和中。

仲景云:病人耳聋无闻者,以重发汗虚故也宜桂枝甘草汤。可见春温不宜重发汗。此三条以坏症之属虚者言。

下后喘汗利不止,脉促,表未解者,葛根黄连黄芩汤。下后身热不去,心中结痛,栀子豉汤吐之。下后心烦,腹痛,起卧不安者,栀子厚朴汤吐之。下后寸脉沉而迟,手足厥逆阳气下陷,下部脉不至其势非无脉者,但脉不能至耳,此必陷入之,阳邪闭之也,若咽喉不利阴火上冲,唾脓血阳邪郁热伤血,泄利不止阴将下亡,此为难治正气已虚,阴阳将离麻黄升麻汤用以升解错杂之症。

养血生津:酸枣仁汤、阿胶散、芍药甘草汤、麦门冬汤、炙甘草汤、五味子汤。

补中:小建中汤、理中汤、治中汤。以上皆冬感于寒,春必温病治法。

喻氏嘉言曰:人身法乎天地,至冬月,阳气潜藏于至阴之中,君子固密则不伤于寒,若失于调护,肾气疏泄,则寒风得以入之,而肾主闭藏,难以复出,亦遂伏匿不动,与时偕藏,肾气已暗受其累矣,及至春月,地气上升肝木用事,肝主疏泄,木主风,于是吸引肾邪,勃勃内动,然邪入既深,不能逐出,但觉愤愤无奈,其发热也全在骨髓之间,自觉热极扪之,反不烙手,任行表散皆是太阳阳明辛凉表药,与少阴无干。汗出而邪不出,徒伤津液以取危困也。

仲景云:病似太阳症,略相似耳,此病非是外来。发汗已,身犹灼热者,因一汗之使提出内邪也。名曰风温,风温为病,脉阴阳俱浮,阳之浮,风寒达于表也,阴之浮,风寒自肾出也。自汗出。内风与春风相感,故自汗即寒之自内出者,亦必有火气先为引导,亦须先自汗而后少汗。身重,多眠睡,鼻息必鼾,语言难出。犹显少阴之症,兼有子病虑母之情。若被下者,膀胱之阴亦伤。小便不利,甚则直视失溲。肾精不上荣肾气,亦外夺也危矣。

按:热邪久伏肾中,与第一例自不相同。其热皆从骨肉郁蒸而出皮间,身未热而耳轮上下已先热矣,病之始发多兼微寒少阴主寒水之位,故不似第一例之全不恶寒,及大热灼肌多不恶渴热邪初动,阴精尚足以持之,故不似第一例之大渴,其后则不恶寒而恶渴,与第一例浑无别矣,是症也,始先用药深入肾中领出外邪。则重者轻,轻者愈矣,此义不可隐而不彰也。

仲景云:少阴病欲吐不吐,心烦但欲寐。五六日自利而胃中水虚,故引水自救,口燥舌干症具,小便色反白者,下部虚寒也,勿视为热以致误。昌按:冬不藏精之症此一段最肖。

仲景云:病人脉阴阳俱紧,反汗出者亡作无字阳以为之外护也,此属少阴,法当咽痛而复吐利。昌按:少阴为水藏吐利者阴盛,而水无制也不藏精之症,此段更肖。

仲景云:少阴病,八九日,一身手足俱热者,以热在膀胱,必便血也。当一身手足方热之时,宜豫识而早图之,宜用桂枝大黄入四苓散。

凡治温病,温经散邪用麻黄附子细辛甘草二汤。温经一法,附子汤,温经镇水,真武汤。温胃一法,吴茱萸汤、桃花汤。急温者四逆阳,通阳者白通汤。以上诸方必合宜者方可用。急下大承气,下症属胃者调胃承气汤。和咽一法黄连阿胶汤。愚按:以上诸方表剂皆系热药,固是直於少阴寒藏,以风寒盘踞日久,肾必虚寒故也,但沉邪既欲外出,势必内火煽炽少阴阳明之地,后虽虚寒,此时势必炎蒸。又邪已久踞血分,一出岂能尽净,则先师麻黄升麻汤,当归四逆汤后入葳蕤汤,陶氏六神通解散俱可,因症选用未可执,定麻附二方以为先施也。

以上详冬不藏精,春必病温治法。

昌按:冬伤于寒者,阳分受邪,太阳膀胱经主之。冬不藏精者,阴分受邪,少阴肾经主之,至春月两邪同发,与两感伤寒相似,但温症自内达外,既从太阳之户牖而出,势不能遍传他经调治失宜,中州阳明必致受伤,若更挟外邪春温症中有外邪无外邪,第一要分辨得清,则亦从太阳少阴而遁传矣。昌治金姓,一则先以麻黄附子细辛汤汗之,次以附子泻心汤下之独出手眼。二剂而愈。今人一见热烦枯燥之症,辄不敢用附子以助其热,孰知不藏精之人,肾中阳气不鼓,精液不得上升,故枯燥外见才用附子助阳,则阴气上交于阳而润泽立至矣仲景动用一枚,今人一钱亦不敢用,何哉。昌非偏重温也,以少阴经久受邪气,其汗下与他经不同故也。

按:既冬伤于寒又不藏精,至春同时病发,多似半表半里之症,所以然者,乃太阳与少阴互为标本之故,与伤寒少阳之半表半里全不相涉也。但此时两经齐病,何以治之。若从太阳汗之,则动少阴之血伤寒论所谓强责少阴汗也,从少阴温之,则助太阳之邪火邪愈炽。仲景云:治有先后,发表攻里,本自不同。此十二字,乃两感传心之要诀,即治温症,万全之规也,圣言煌煌,尚其透悟而审用之。

仲景云:少阴中风,脉阳微阴浮者,为欲愈。

昌按:阳微阴浮为欲愈,则病发之时,阳盛阴紧可知也亦正有阳浮阴伏者。阳急则治先府,阴急则治先藏,倘阳已微腑无病而阴不浮者,更当治其阴,倘阴已浮脏病出而阳不微者,更当治其阳也善悟。

少阴之宜汗者,取用桂枝,妙处全在用芍药以益阴而和阳。以少阴为阴藏而少血,强逼其汗则竭厥耳目口鼻出血可虞。轻亦小便短涩而枯槁可待,故昌每用桂枝汤必加生地以匡芍药之不逮,皆酌量比例之法也用药者切须知此。

春月病温用桂枝汤,势必佐之以辛凉,缘不藏精之症属在少阴,少阴寒水之位,邪入其界,非温不散,不得不用桂枝也今人畏而不用,所以病不遂已。岂惟桂枝甚而麻黄、附子在所必用,所贵加益阴之药以辅之,如芍药、生地、丹皮、胆汁之类是也。若概以羌防柴葛为表,治太阳而遗少阴,屡表不除,而病者无幸矣阴经属寒,惟麻桂细辛辛势之诸品,方能入之以领邪出外也。

昌按:外感之邪,先表后里治伤寒法。直中之邪,但先其里治阴寒法。温症之邪,里重于表病自内之外表散药中,或宜兼清或亦兼温。惟两感之邪,表里不可豫定。先其偏重之处为宜伤寒、温症、瘟疫皆有表里有邪之症。《经》曰:治有先后,发表攻里,本自不同,斯要旨也。

如其人肾水将竭，真阳发露，已现躁扰之症此时再治太阳之邪，顷刻亡阳而殆矣，是必先温其在经之阳，兼济其阴以培阳之基本，然后乃治太阳之邪，犹为庶几也。

如其人平素消瘦，内之邪火灼其肾水，外现鼻煤、舌黑、枯槁之象加以再治太阳之邪，顷刻亡阴而死矣，是必急下以救将绝之水，水液既回，然后乃治太阳之邪，犹为庶几也。

又如邪发于太阳者，大热恶寒，头疼如劈，胸高气喘，腰脊头项诸症，种种危急此时温之则发斑，狂，下之则结胸谵语，计惟有先从太阳表散，以汗夺之法解之，解已然后随症下之，温之，以去其在内之邪可也两感伤寒之里，单取攻下，原不兼温，两感温症之里，亡阳之候颇多，不得不兼温下之法。

两感温症为太阳少阴双受之邪，设舍温经散邪，而单用汗药，其亡阳可立而待素不藏精之人，真阴既耗，则真阳之根浅而易露，若不以温经之法默护其根，而但用辛温发散，是速以名其阳之亡也。

凡人阳气充足，而精液润泽灌溉若徒有润泽而阳气不充，则为痰为水为唾，适以滋害也，是肾水之源达而流长也。若不藏精之温症，肾水已竭于先，邪发之日，阴邪必从下走，以致便利，奔迫，则下之尤足亡阴，甚为可虑。仲景先师既详其症，又出其治，特未明挈以示人耳，如桂枝一汤，本为太阳中风设也，而汗下和温之法，早已具于一方之中。至于温法尤为独详，如加附子，加人参，加白术，甘草，干姜，加桂心、茯苓，蜀漆、红花等类与太阳表症何涉，惟病有不得不先温经，不得不兼散邪者，故以诸多温经之法列于桂枝项下，岂非先为亡阴之虑欤。

桂枝领邪一法，桂枝加生地黄汤。清表温中，桂枝加人参汤。清阳泻火，桂枝加大黄汤。脉浮先表，桂枝汤。先温里后表，温里以四逆汤，救表以桂枝汤。温经止汗，桂枝附子汤。汗后恶寒，芍药甘草附子汤收阴固阳。下后恶寒，桂枝去芍药加附子汤补阳虚。汗后恶热，调胃承气汤胃火干燥。汗后里虚，桂枝人参新加汤身疼痛脉沉迟。汗多心悸，欲得按，桂枝甘草汤。脐下悸，欲作奔豚，茯苓桂枝甘草大枣汤。汗后腹胀，厚朴生姜甘草半夏人参汤。汗下后表虚，恶寒里虚，脉微细，日轻夜重者以救阴为主，桂枝加红花汤。日重夜轻，身无大热者以救阳为主，干姜附子汤。

以上详既冬感于寒，又冬不藏精，至春同时病发之病并治法。窃意此春温之症，东南或多有之，兹西隅之地所见不甚多，而症亦各异，惟阴寒一症最广，而见症殊多不一意者，其冬不藏精之类欤，比而观之可也。

本温症而重感于寒，其病即兼冬气而为温疟虐兼冬气所以难愈。本温症而重感于热，其病即兼夏气而为温毒。本温症而重感于时行不正之气，其病即兼不正之气而为瘟疫。又长夏之湿气，春分后先已发动，最与温症同时相合而为湿温之症，入夏乃为湿热之症。而皆可总名之曰风温也可照前风温本文一段看。

温疟病，脉尺寸俱盛，先热后寒，宜小柴胡汤。以下诸夫皆其略也。

先寒后热，宜小柴胡加桂枝汤。

但寒不热,宜小柴胡加桂枝干姜汤。

但热不寒,宜白虎加桂枝汤。

若汗多烦渴,小便赤色,及素有瘴气,不服水土,呕吐甚者,宜五苓散。

温毒为病最重,症必发斑,宜人参白虎汤、竹叶石膏汤。

温疫病,阳脉濡弱,正气虚也。阴脉弦紧,邪气实也。一团外邪内炽,莫能解散,病固缠身为累,而目前不藏精之人,触其气者,染之尤易而且重,所以发表药中宜用人参扶正气以领邪外出,宜人参败毒散 大劳苦后亦与不藏精同。以上诸方俱见《伤寒论》及《金匮》中,兹不反重录。

十四、暑　热

伤暑熏心,实伤气入心胞络 熏心者即伤胞络也 与胃应,胃气稍虚,冒暑、行暑入口牙,心主即胞络病 口渴、心烦昏闷沉、或为吐泻症不定、四肢厥冷、脉微虚、身体但无头痛症,驱暑和中二事元,香薷五苓堪立,应扶胃六和汤最宜,外热内寒须大顺散。

凡中暑精神倦怠,微恶寒发热,头重昏沉为太阳症 香薷饮,气面赤,大汗烦渴,喘急欲呕为阳明症 轻者五苓散去桂枝加香薷,大热渴甚者白虎汤,虚者消暑丸,惟少阳症罕见。古云:暑中三阳患必热;今常见暑中二阳之症。

香薷饮:治中暑,体倦,肤热,头重,或恶心,烦渴吐泻。

香薷 五钱　厚朴 姜汁炒,二钱　扁豆 炒研,三钱

上煎八分,冷服热服恐作泻。加黄连,名四味香薷饮 治中暑热甚或下鲜血;加茯苓、甘草,名五味香薷饮 驱暑和中;加木瓜,名六味香薷饮 治中暑湿盛;三物香薷饮加羌活防风 治暑风僵仆,搐搦汗多者再加黄芪、芍药;本方如葛根,名香薷葛根汤 治暑月伤风咳嗽及泄泻;本方加茯神以宁心治瘴疟但热不寒之疟,当责之暑气凌心;本方加木瓜、甘草,合香苏饮共九味,名二香散 治外感内伤,身热腹胀。

六一散:治暑湿相搏,口渴烦躁,表里俱热,泻痢热疟,霍乱吐泻,小便秘涩等症,又解酒毒,主石淋。皆暑热之症。

滑石 水飞,六两　甘草 一两

上为末,冷水或灯心汤调服 过服损液寒中,反伤肺胃。本方加辰砂少许清心名益元散;加薄荷少许清肺名鸡苏散;加青黛少许清肝名碧玉散。

人参白虎汤:治太阳中暍,发热恶寒,身重疼痛,脉弦细芤迟,前板齿燥,小有劳身即热,小便已洒然毛耸,若汗之暑已伤气汗之,气又伤则恶寒甚,下之则淋甚。

知母 去毛,二钱　石膏 煅半,生半,三钱　人参 一钱　甘草 一钱

上加粳米一撮煎,冷温服。有夏月过伤冷水,水渍行皮中者以一物瓜蒂汤吐之。

生脉散:治热伤元气,短气倦怠,口渴多汗,肺虚而咳。

人参　麦冬 等分　五味子 九粒

上煎,冷温服。

缩脾饮:解暑除烦渴,止吐泻霍乱,及酒食所伤。

砂仁研,一钱　草果炮,十二粒　乌梅去核,一个　扁豆炒,研,二钱　干葛一钱五分

上煎七分,冷温服。

消暑十全汤:治夏月过凉,为寒所袭,头疼,发热恶寒,肢体拘急,脉带弦紧,乃夹暑感冒也。

香薷二钱　扁豆炒,捣　厚朴姜制　木瓜　陈皮一作半夏　茯苓　白术　姜汁炒　藿香各一钱　苏叶一钱二分　甘草炙,八分

上煎一剂,温服。

十味香薷饮:治中暑,脾气虚弱,汗多恶寒,神昏吐利。

香薷二钱,解暑之　人参　黄芪酒炒,无汗去之　白术　茯苓　扁豆　木瓜　陈皮醋炒　厚朴姜制,各一钱　甘草炙,八分

上煎一剂,欲温中温服,欲利水冷服。凡过袭阴凉,阻遏阳气,心烦肤热,脉弦而细无汗者宜加生姜,暑月腠理汤开,不宜大表。

六和汤:治过伤饮食,吐泻霍乱,痞满喘咳,便赤浮肿。

砂仁略炒,研　半夏泡　杏仁去皮、尖　人参　甘草炙,各一钱　赤茯苓　藿香　扁豆姜汁略炒　厚朴制,各二钱　香薷二钱五分　木瓜一钱

上加姜三片,枣一枚,冷温服。

选奇汤:治咳嗽目疼,鼻流清涕,额角眉棱骨痛。

羌活　甘草　防风　黄芩酒炒,等分

上加姜枣煎,温服。统治风火相煽,脉人迎弦紧,气口反大。

冷香饮子:治恣情水果,无汗恶寒,厥利腹痛,呕吐。

附子　草果　橘红　甘草炙,各一钱　生姜五片

上煎一剂冷服。凡浴起当风,冷水浸澡,坐入湿地者可宜温散。

浆水散:治暑中太阴少阴,脉微欲绝或虚浮欲散,身冷汗出,呕吐泄泻者,非此药不救。

附子　炮姜　半夏醋炙　肉桂去皮,各三钱　良姜　炙草各二钱五分

上以浆水酸水也,淡醋亦可煎冷服。虚热喘乏加人参,汗多加黄芪五味。

大顺散:治饮冷啖生,腹痛呕泻,水谷不分,脉沉紧者。

甘草　干姜各三钱　官桂　杏仁各二钱

上先以甘草用白沙炒,次入姜,次杏仁,炒后筛去沙,为细末,分三次,冷温白水调服。

清暑益气汤:治脾胃素虚。上焦不足,暑湿郁蒸,头重心烦,肢体困倦,饱闷喘促,如在烟雾中,常自汗力乏,早晚则寒,日高则热,小便赤色等症。若伏暑霍乱,身热冷、泄泻,脉微者,须五苓散、来复丹,方有可救。

黄芪_{酒炒,一钱} 人参 白术_{姜汁炒} 苍术_{去皮制,麻油炒} 麦冬_{去心} 升麻_{醋洗} 神曲_炒 陈皮_{各一钱} 甘草_炙 当归 黄柏_{盐酒炒} 葛根_{各六分} 五味子_{九粒} 泽泻 青皮_{各五分}

上煎一剂，冷温服。

消暑丸：治伏暑引饮，脾胃不和，腹鸣痰盛。

半夏_{醋煮,四两} 生甘草_{一两} 茯苓_{二两}

上以姜汁糊为丸，每用二钱，白汤下。

中暑手足搐搦呻吟，角弓反张，如中恶状，或表散后谵狂妄走者，此暑风也，宜解散化痰，不宜汗下。

夏月有头项赤肿，或咽喉肿痛，或腿足㽲肿人多疑为毒疮，但头痛内燥，发热不止，此暑疡也当以败毒散加香薷黄连石膏等治之。

盛暑之月，火令烁金，不禁酒酪，以致劳热躁扰，火动心脾，令人咳嗽气喘，骤然吐血衄血，头目不清。胸膈烦渴不宁_{不知者以为劳瘵}，此暑火侵伤血分载血上行。非真阴亏损者比，宜芩连归地麦味陈苓，加贝母以清之，桔梗以开之，薄荷以散之自愈。

暑月有偏身发泡，如豆如李，晶莹脆薄，中含臭水。此湿热泛于皮肤名暑疮也_{黄连香薷饮重者内实便闭,口疮臭秽凉肺大柴选用}，外以鲜莲花瓣贴疮上，周一时平复。

膏粱厚味之人，暑月阳事痿顿，切不可骤用温热_{恐非寒令}，缘此时湿热交蒸，金石渗润，草木流膏，精神穷乏之人时令应之，湿与热交乘阴分，故有此症，当以清利解暑之药合生脉散以生津液。

中暑一症，大法清心，利小便，解暑毒，补真气为主。即脉来虚弱，重者伏匿喘促，逆冷，猝然昏晕，不可骤温，须相其形体。问其致病之由，恐是热伤阴气_{热反在内,阴反在外}。

刘复正云：夏脉虚微无力或脉来隐伏，弦细芤迟皆暑脉也。经云：脉虚身热得之伤暑，缘寒病传经故脉日变，温热病不传经，故脉不变。温病有一二部无脉者，暑热有三四部无脉者，以火热所逼其气藏伏耳。但当随经用药。以辛苦甘寒解散，火散而脉起，脉起而病愈，要在虚心细察，不可偏执已见也_{按暑湿热三气与夫瘟疫等症,虽是要按气运而治,尤有山原川泽风日雾露气不同,不特刚柔燥湿有南北之分已也,机饮食种种风土}。

热病即伏气也。冬伤于寒，发于春者为温病，发于夏者为热病_{感有浅深,人有盛衰,触有迟早,总之至夏必发也}。其病郁之已久，故热亦甚盛，其发也不论兼见何经，必由阳明。并无表症，宜白虎汤主之。渴而伤水者，五苓散_{去桂枝加香薷}，热伤肺胃者，竹叶石膏汤。若治之不善或饮食生冷遏郁，或辛酒炒炙助火，至于热伤血分，则为血痢矣。其有表症者必外受风邪，不得遽投白虎，当先与撤去外邪。然后本汤可用也_{热病虽本冬寒所受之,易原轻,又此时阳气透发,其邪易出,勿用麻桂慎之}。

仲景曰：病人发热恶寒，其表不解多解表，若渴欲饮水无表症者，白虎加人参汤主之。

三阳合病。因中膈暍而引动伏邪腹满、身重、难以转侧、口不仁而面垢、谵语遗尿、若发汗耗其津液则更加谵语,下之则额上生汗,手足逆冷伤其胃中之阳。若自汗出者已无表邪,白虎汤主之。

阳明病烦躁不得眠,心中懊恼,舌上胎者,栀子豉汤撤其久邪主之。渴欲饮水,口干舌燥者,白虎加人参汤主之,若脉洪发热,渴欲饮水,小便不利者热伤血分猪苓汤主之方俱见伤寒论中,伤寒之便秘多在气分,故用五苓四苓方,热病之便秘多在血分,故用猪苓汤。

香豉葱白汤：治热症,兼感暴寒轻举,脉见浮紧,重按仍见洪大。此因感寒而内伏已发也,宜先治其外感。

连须葱白 十根　香豉 一合　生姜 一大片

水煎连进二剂,取微似汗,不汗加苏叶或再加入石膏、滑石、黄芩、甘草等。须知温病之发,因暴寒者居多,热病之发,因暑暍者为甚,凡此皆属两感之症。按春夏秋有非时暴风暴寒,虽用辛凉,然非有麻桂亦不易去,徒增传变也,凡久郁之风寒,阴经之风寒亦然,此西北风土之所已验者也,未审东南之风土何如。

十五、瘟　疫
采刘氏所揖。

瘟疫乃感天地不正之厉气,初起止一二人,及其邪气昏浊混杂,虚空体虚之人非专身体虚弱,谓此一时适值元气有隙也,触之而即染矣,邪从口鼻而入,舍于伏脊之内外不客于经络,内不客于脏腑,附近胃经交关之所,经所谓横连膜原是也虽有所感犹尚伏而未动。及有所触而始发或外而劳役风寒,内而生冷酒食,稍有感触则发。其有感而即发者,乃邪气盛,其人元气弱故也,其发也始而凛凛恶寒,既而蒸蒸发热多属阳症,其有四肢厥逆者,乃卫气为邪气所郁也。迨郁极而通,则厥回而中外皆热矣瘟疫不由经络从内而发于外,大概皆属邪热。有发之尽者司无余毒以为后虑,有发之不尽者正恐前邪将衰,后邪复起,初时切戒妄表妄下病不由外入表之,徒虚经络无以御邪,当俟其归,泊于何经之时,即以其经之药清表之。又看泊于何经,再以其经之药清利表散之,如此则一击之而败,再击之而可衰也。若邪不外发结为里症,当以胸膈,大腹少腹及二便,分三部审症用药下夺以热渴、谵愤、呕泻、便闭等症分,当清当利当下而治,亦二三击之而必已矣。初起时只宜达原饮疏之提膜原之邪使出于外,后方随症用药。

达原饮：治先寒后热,头痛身疼,脉不浮不沉洪而数,益以邪在膜原半表半里之间初才发动故也此时或传于表或传于里未可定,邪不在经,不可认为表症而发汗,邪不在府,不可同于里症而妄下。邪所不在之处,皆不可妄药。

槟榔 二钱　厚朴 一钱　草果 五分　知母 去毛　芍药　黄芩 各一钱　甘草 五分

上煎一剂,午后温服使邪气速离膜原也。加减法：如服后胁痛耳聋,寒热呕而口苦,乃邪溢于少阳也但见一二症即以本方加柴胡一钱,如见腰背项痛,邪溢于太阳也本方加羌活一钱,见眼眶目痛,眉棱骨痛,邪溢于阳明也本方加干葛一钱,如不见三阳经病,止照本方再服以观病之所定。

服后如邪自外传，或自发斑消或自出汗解斑，有桃花斑_{如瓣}。紫云斑_{如片}。汗有自汗、盗汗、狂汗之异，此病之邪气使然_{邪既外出}，是为顺症，但求得斑得汗，疾便可愈耳。

其有汗出不彻，而热不退者，宜白虎汤_{辛凉解散}，虚甚而渴不已者加人参以救津液，有斑出不透而热不退者，宜快斑汤。

快斑汤：治疫症发斑，斑出不彻，热渴未已。

升麻_{一钱}　白芷　柴胡_{各钱半}　穿山甲_{炙黄，二钱}

上加姜煎八分，温热服若汗既不彻，斑又不透，宜白虎汤合快斑汤。斑汗后既愈一二日或三四五日，依前发热，脉洪而数，此膜原隐伏未尽之邪发也，轻者勿药，重者依前法轻治之。

若服达原饮后，不头疼身痛，无汗无斑，惟胸膈痞满，呕渴频烦，此邪传里之上部也，宜瓜蒂散吐之。或栀子豉，栀子厚朴等汤以开之。若邪郁胸间，有如赤膈伤寒者宜凉膈散，加柴胡枳桔导而散之。

瓜蒂散：治邪迫胸间，痞满烦闷，欲吐不吐者。

甜瓜蒂_{二钱}　赤小豆_{末之，三钱}　生栀仁_{一钱五分，此味系加用}

上以水煎二味，减二分，入赤小豆，再煎减二分，分温二服，先服一半探吐之，不吐尽服吐之。如烦满尚存者，再作剂探吐之。如无甜瓜蒂一物，莱菔子末可代此汤。

凉膈散：治邪聚胸膈，燥实烦热，口渴目赤，唇裂头眩，大小便秘，胃热谵妄等症。

连翘　大黄_{酒浸,各四钱}　芒硝　甘草_{各二钱}　栀子_{炒黑}　黄芩_{酒炒}　薄荷_{各一钱。柴胡、枳、桔随症酌加各一钱}

上为末，每服三钱，加竹叶、生蜜煎，如不利再服。

若不呕逆，心腹胀满，或燥结便秘，或热结膀胱，或协热下利，或大肠胶闭此邪传里之中部下部也，宜大承气汤下之_{方见伤寒}。若但上焦痞满，无便结等症者，去芒硝即小承气汤，若不痞满，只便结者，去厚朴、枳实加甘草一钱即调胃_{承气汤}，服此以导去其邪。

若胸膈痞闷，心腹胀满，下部或秘，或热滞腻胶黏者，此里之三焦皆病也，用大承气导之，邪自顺流而下，诸症自已。有吐下后，既愈二三日，或四五日，依前复发者，此疫邪之常也，亦依前法轻治之，其有三发者亦少有。

有服达原饮后表症悉具，里症亦悉具者。此邪气表里分传也，断不可强求其汗_{非如伤寒之先发，其表后攻其里也}，宜用大承气汤。先通其里内邪，既减则气通于外，余邪乘势尽发于肌表矣_{如不尽，发汗不出，表症仍在者，可微散之}。

凡表里症悉退而仍复发热者，膜原之余邪复发也，须先治其里_{病从内发，故须先治其里}宜三消饮。

三消饮：治疫邪已退复作，能驱邪清热导滞去秽。

槟榔　草果　厚朴　白芍　甘草　知母　黄芩　大黄 本方止此　干葛　羌活　柴胡 各味量症增减用之

上加姜枣煎服，调之可愈，既愈两三日复发者，仍用此法或可减去大黄。

服达原饮后脉洪大数，自汗而渴者，此邪离膜原，未能出表也，宜白虎汤辛凉解散，若愈后数日，仍前发热，仍宜达原饮。以此数击其邪以观其所栖泊。

若发热后渐加里病，以承气汤下之而病除，后仍发热，反头痛身疼，此由里出表也，脉浮洪者，宜白虎汤汗之 凡疫邪之热，须乘病机而清解之，若泛用寒凉，伤损无病之经络，非惟无益，反损正气。若三四日后虽无表症而精神不慧，脉浮者亦宜白虎汤，倘服之不得汗，病不解者，津液竭也可加人参一钱。

如病者大汗后表里症悉去，忽头晕目昏，一身骨节尽痛身如被杖。不可转侧而脉微弱者，此非表症，乃真气来复也。当静调之。凡一切外感热症及内因有余之症，攻之而后病去者，虽甚虚弱只宜饮食调养，虽欲用药亦只宜甘寒宣畅之品略与调养，以此时正气初复，正欲源源长旺，最忌紊扰，病之余气未尽，正欲渐由出路而去，正气日长则病气日退，血气日生，自可复旧。若于初愈之后，虑其衰弱，遽以甘温补益，滞正气长旺之机，塞病气退出之路，或即复其病或伏后日致病之根，是皆急补之为害也，惟虚寒等症及偶而[1]骤衰之病宜大温补之。

疫邪日久失下，自利纯臭水，昼夜日数十行。口燥唇干舌芤，此热结旁流也按其腹必有痛闷处，急以大承气去其宿垢顿止。又若经络之气为热所郁，必致发黄茵陈蒿易热邪干于血分，必致蓄血桃仁承气去桂枝、甘草，加丹皮、归、芍。凡失下以致寻衣摸床，撮空肉惕，目不了了，邪热愈炽，元气将脱者，势不可下，又不得不下，不得已用陶氏黄龙汤 即大承气加甘草、人参、当归。若背寒甚者，亦可加入附子下之。因不下即死，当于死里求生也。下后以生脉散，加归、芍、生地、知母、甘草、陈皮等调之。

清燥养荣汤：治表下后烦闷口渴，干涩等症。

知母　湘粉各七分　当归　白芍　生地　陈皮各一钱　甘草六分　灯心

上加竹叶煎服。

柴胡养荣汤：治病差后有余热，饱闷，午后甚者。

柴胡　黄芩　陈皮　当归　芍药　厚朴　生地各一钱　甘草　枳实各八分

上加生姜煎服。

瓜贝养荣汤：治肺有痰饮，气逆呕胀，胸膈不清。

湘花粉　贝母去心　瓜蒌仁去壳　苏子研　橘红　白芍　当归　知母等分

上加生姜煎服。凡大病后，只宜略以退热生津为可，骤用闭气燥脾之药，然亦不可略清泽之食，进便已。

槟榔顺气汤：治疫痢相兼之症，当先治其痢。毋令大腹有之，疫邪无路可出故耳，所以当先治其痢也。

---

[1] 而：当作"尔"。

大黄三钱　厚朴　枳实　槟榔　芍皮各一钱五分

上加生姜，煎服。

凡感冒兼疫者，先治感冒，后治疫。疟疫相兼者治其疫而疟自已。疫有九传，皆无一定之向不似伤寒有脏腑经络之可循，惟随其所之之处数击之，而邪自衰耳。九传但表不里。但里不表。表而再表。里而又里。表里分传。先表后里。先里后表。表多里少。里多表少。凡表暑分三阳之见症，又须知三阴亦有表邪，凡里须分上中下三部，心肺脾肾胃胆及用命膀之见症。治疫者当识此疫情，随症用药，斯为有济，若有病处无药，则邪气愈张，恐正气皆化为邪。无病处有药，则正气愈弱也。难以御邪。

普济济毒饮：治大头瘟，湿热伤于高巅。

黄芩酒炒　人参　玄参　生甘草　桔梗　连翘　牛蒡子炒　升麻　白芷　马勃各一钱　川连姜汁，焙　僵蚕各七分　蓝根如无，以青黛代之　柴胡各一钱

上为末，半用水煎，食后徐服，半用蜜丸，卧而嚼化。

荆防败毒散：治捻颈温，喉痹失音，颈大腹胀。

羌活　独活　前胡　柴胡　人参　枳壳　桔梗　茯苓　川芎　牛蒡子炒,研　薄荷　荆芥各一钱　防风一钱五分　甘草用人中黄代之更妙

上水煎，缓服。加金汁半杯尤妙。

生犀饮：治瓜瓤瘟，胸高胁起，呕血如汁。

犀角二钱　苍术米泔浸麻出妙　川连一钱　生黄土三钱　腊茶叶一大撮　金汁半盏

上水煎，去渣，入金汁和匀，日三夜二服。虚者加盐水勿入人参，入则结之大黄，渴加瓜蒌根，表热去苍术、黄土，加桂枝、地骨皮，便脓血去苍术，倍黄土加黄柏，便滑以人中黄代金汁。

清热解毒汤：治杨梅瘟，遍身发出紫泡块。

川连酒洗　黄芩酒洗　白芍酒洗　人参各三钱　石膏鸡子大一块　羌活　知母各二钱　生甘草一钱五分　升麻　葛根各一钱　生姜切,二钱

上水一斗，煮取五升，每服一升，日三服夜二服，送后丸。

人中黄丸：通以尔方送一二次，如气虚以四君子，血虚以四物，痰多以二陈，热甚以童便送。

大黄尿浸,三两　人中黄如无以厕垢代　苍术麻油炒　桔梗　滑石各二两　人参　川连酒洗　防风各五钱　香附子姜汁拌,烦勿炒,一两五钱

上为细末，神曲糊为丸，如梧子大，每服一二钱，服药后以三棱针刺块出血。

人中黄散：治疙瘩瘟，发块如瘤，遍身流走，旦发夕死。急以三棱针刺手足委中出血，随服是方。

辰砂　雄黄透明者,各一钱五分　人中黄一两

上为细末，薄荷桔梗汤送二钱，日三服，夜二服。

双解散：治绞肠瘟，肠鸣干呕腹痛，水泄不通。先以盐汤探吐。

诀云：双解防风通圣合六一散，四时温热正伤寒。河间立此方以治四时伤寒。两许为济葱姜豉，汗下兼行表里宜。强者加倍弱减半，不解连进自然安。此等方法乃深山穷途

补急之用,非正也,之先圣已成之规,开后人妄下之门,与决堤防门,东古者等耳。歌曰:防风通圣经络通,栀翘芩蒲草归芎,硝黄芍术膏滑石,麻黄荆桔共防风。以方见之也,圣散中,今言合佳名双解,岂以分而之异欤。

苍术白虎汤: 治软脚瘟,便清泄白,足肿难移,即湿温之传染者也。方见伤寒加入苍术即是。

周禹载曰:疫有伤气伤血伤胃之殊,见症不同,治亦稍异,若入藏者,则昏不知人而难救也。虞恒德治一妇患疫,经水适来遂不炽,赤剧,胸间结实气筑莫能卧,六脉微数无伦,若虾茄状,虞意经行而中气虚,与下早成结胸相似,用黄龙四物小陷胸共为一剂。加姜枣煎,主人问此性何名,答曰三合汤也,果一剂减,再剂而安。

三妙散: 治风瘴溪毒中人,昏迷狂躁,或聋哑不能言。

人参　枳壳各一钱　柴胡　黄芩　半夏各钱半　甘草一钱　赤茯苓一钱　大黄四钱

上加生姜五片煎温服。此症乃败血毒涎乘脾也。

景嵩崖曰疫为剧病,汗下多亏,医者须当留心在意,若日下后面目少神,唇口舌白,喜热畏冷,脉微弱者,急须温补,补之若迟,倘忽尔自汗,变为虚脱,虽极温峻,补恐不及也,慎之。

凡一乡人皆感冒咳嗽者,用败毒散姜汤调服一乡人多发热,内热用逐瘟丹。

逐瘟丹: 治疫气流行,烦热呕渴,昏愦等症。

黄连戊癸年倍　黄柏丙辛年倍　甘草梢甲己年倍　山栀丁壬年倍　黄芩乙庚年倍　香附　苏叶俱以等分为则　大黄三倍

上七味生用,于冬至日为末,以大黄煎滚汤,去粗片。捣药末为丸如弹子大。水飞丹砂、明雄为衣,每一丸取泉水浸化服。急则用煎剂,但须冷服。一方加藿香、槟榔。

雄黄丸: 治疫不相传染,极为神效。

明雄黄细研,一两　赤小豆炒熟　鬼箭羽各二两

上各为细末,共炼蜜丸如梧子大,每空心温水下五丸。靖康二年春大疫发肿,有老人书一方,黑豆二合炒香熟,甘草二寸炙,黄水二盏煎盏半,时时呷之无不神效。

凡遇天行时气,须迟出早入,房中常烧苍术,鼻孔唇吻。

阿胶二钱

上将前药煎七分,入胶一二沸烊消,冷温服。汪氏曰:升苓泻湿胜,故用苍术;猪苓泻热胜,故用滑石。按:□苓利水兼解外邪,得苓泄热兼润而受。

羌活胜湿汤: 治湿气在表,微热昏倦,头疼,或腰脊重痛,或一身尽痛。辛温解表使湿从汗散。

羌活　独活各钱半　川芎　苍术　防风各一钱　甘草炙,六分　蔓荆子五分

上加姜枣煎八分,热服温覆,忌面食等物。如身体腰中沉沉然,中有寒湿也,加汉防己八分,附子二钱。本方除独活、蔓荆、川芎、甘草,加升麻苍术,名除湿汤,治风湿相搏,不以尽痛。本方除川芎加黄芪、当归、苍术、升麻,名升阳除湿汤,治水疝肿大,阴汗不绝。

五皮饮: 治水病肿满,上气喘急,或腰以下肿。亦治气满皮肤。

五加皮　**地骨皮**　**茯苓皮**　**生姜皮**　**大腹皮**等分，一方以陈皮易五加，和胃也；一方以桑白易五加，疏肺也。

上加生姜煎服。大法腰以上肿宜汗，腰以下肿宜利小便。

麦门冬汤：治水溢高源，肢体皆肿。用气热失其下降之令故也。

麦门冬去心，姜汁炒，肥者五十枚　**粳米**五十粒

上煎七分温服。凡入上焦不治水溢高源，中焦不治水停中脘，下焦不治则水蓄膀胱。

实脾饮：治阴水发肿，色悴声短，口不渴，二便通利。

白术土炒　**茯苓**　**厚朴**制　**大腹皮**　**草豆蔻**炒，各一钱　**甘草**炙　**木香**磨，各六分　**木瓜**一钱　**附子**　**黑姜**各钱半

上加姜枣煎服。湿胜则地泥，泻水主以实土也。

肾着汤：治伤湿，身重，腹痛，腰冷，不渴，小便自利，饮食如故，病属下焦。汪氏曰：此乃外感之湿邪着痹缠腰间，由身劳汗出衣黏冷湿，得之非虚也。涂雄黄，口中嚼大蒜最良。

信秒散：

川芎　**藿香**　**藜芦**各三钱　**牡丹皮**　**延胡索**各二钱　**朱砂**水飞，一钱　**雄黄**水飞　**白芷**　**牙皂**各四钱

上为极细末，每早晚或看病出房，先噙水口中吸些，须入两鼻取嚏，出清涕为佳，再减去牙皂以为小丸，亦可噙嚼。凡牲畜受瘟者以末吹入两鼻即愈。

十六、湿　症

问君何以知中湿？染于杳冥不自识。非专雨水是湿根，大气地气汗气泄，中人身体觉沉重，骨肉酸麻行不疾。皆得之所外因以法。加肿痹及身黄，治宜疏利除身湿。五苓除湿渗湿先，加减消详用五积。又有风湿身疼痛，独活寄生汤最的。湿温之症内外伤，亦主表散兼去湿。属热者苍术白虎汤，如有外邪按三阳之症，加辛凉表药散之。长夏炎蒸逼湿成，长夏之时，内气欲蒸而外泄，人或外贪寒凉，内郁生冷，则不能外泄而成湿。金石渗润木流津。时令外泄之征。天气潆㤦地气浸，人居其间，而在气交之中。又加茶汤辛酒用之过当郁而蒸。肺虚脾弱难分布，肺虚则不能疏通毛发而外泄，脾弱则不能渗溉百骸而内滞。此□湿气□□□□，先疏利，若一补脾肺，湿愈凝矣。凡啖食生冷即须恼气闷等事，皆致湿病之根。外疏汗之内渗利之兼行其背气，后则养肺调脾养之□水□□其肾，勿更再伤可安宁。最防初剂先言补，水得阳防去不能二语最有斟酌。

五苓散：方见伤寒门，散湿热利小便用桂枝者，热因热用。本方去桂枝，名四苓散，专利湿热。本方加辰砂，名辰砂五苓散，加苍术名苍桂二苓散，若寒湿加茵陈名茵陈五苓散，治湿热发黄，便利烦不加石膏、滑石、寒水石，名桂苓甘露饮，清六府之热，本方合平胃散名胃苓汤，一名对金饮子，治中暑伤湿停痰，夹食腹痛泄之及口渴便和等症。

猪苓汤：通治三焦湿热，及发黄疸，口渴溺赤。

猪苓　茯苓　泽泻　滑石各一钱五分　干姜炮　茯苓三钱　白术二钱　甘草炙，一钱

上煎七分，温服。有寒者加附子，或于本方中加桂枝、细辛、泽泻、杜仲、牛膝，治同。

独活寄生汤：治风湿客于腰肾，筋骨挛痛，行步艰难。

独活　桑寄生　杜仲　牛膝　细辛　秦艽　茯苓　桂心　防风　川芎　人参各钱半　甘草八分　当归　芍药　地黄各一钱

上加姜五片，煎七分，食前空心服。如无寄生，续断代之。

渗湿汤：治寒湿所伤，身体重着，如坐水中，小便赤，大便溏。

苍术米泔浸，炒　白术土炒　甘草炙　茯苓去皮　干姜炮，各一两　橘红三钱　丁香二钱

上为散，每服四钱，水一盏，加姜枣煎七分，温服。

除湿汤：治症同上，又兼身重，腰脚酸软。

半夏曲　厚朴　苍术　陈皮去白　藿香叶　白茯苓　白术生用，各一钱　甘草炙，七分

上锉为粗末，每服四钱，姜七片、枣一枚煎七分，食前温服。按：治湿热等症，虽以健脾燥利为先，倘久治不愈，尤须量其人之根本，若虚衰之人，恐火不生土以治土潆水溃而热泛者，以此不可忽也。

甘露饮：治胃中湿热，口鼻喉疮，牙龈宣露，吐衄齿血。

生地　熟地　天冬　麦冬　石斛　茵陈　黄芩　枳壳　枇杷叶去毛蜜，炙　小甘草等分

上为粗末，每服五钱，煎八分服。汪讱庵曰：火者气之不得其平者也，生人之五脏六腑各得其平，自然营卫冲和，经脉条畅，何火之有？有一失其常度，则汝射火，我而为火矣，丹溪曰"气有余便是火"是也，又曰"实火可泻，虚火可补"。按：泻实之法如泻心五汤、导赤、白虎、竹叶石膏、凉膈、连翘、清膏、升阳等汤散，见各门无一不备，学者随其症而求之可也。丹溪曰"虚火可补参芪"之属，人参养荣是也；《经》曰"火郁则发之"，升阳散火是也。"从而降之"，滋阴降火是也。阴虚火动之说有水虚而火炎，亢者宜补水之中兼清润之品，有阴亏而火亢炎者宜补火之中兼甘寒之剂乃不失之于偏也。

十七、霍　乱

凡霍乱，愈后一日内勿贴米面粥，须先炒米令透黄，铺地下去火毒，饥时作薄粥少少饮之。

霍乱吐泻为何因？上吐下泻脚转筋，风寒暑湿乘杂气，饮食不谓原是根。升降失常中宫脾胃也杂，邪气正气相交争，所以发而为吐泻，治疗随时要斟酌。藿香正气三春用，五积严寒三春严寒四字须活看可救人。夏月藿藿香正气合五苓为要领，六和汤秋月有神灵，理中治寒香薷暑，以上诸方亦只大概言之，尤当随症活法。救急地浆不可清。稽阴处一二尺深，取新黄土急搅澄浆半生半熟名阴阳水和服之。更有一种干霍乱腹疼如绞，不吐不泻，邪更无所发泄，一名绞阳痧，宜六和汤清解之，或四苓散加香薷、紫苏、腹皮、半夏成正气散，或二陈加厚朴炒山栀，盐汤探吐急追寻宜先以此方探吐后用前药，禁用热剂，勿粘粒米。

藿香正气散：治感冒四时不正之气，腹痛吐泻。

大腹皮黑豆水水捶，洗净　白芷　茯苓　白术土炒　厚朴姜制　桔梗　紫苏　甘草炙，各一

两　藿香　陈皮各三两　半夏二两

上每服一两,姜三片、枣一枚,煎温服。凡吐泻止后周十二时勿进粒米。

桂苓甘露饮：

白茯苓　白术　猪苓　滑石各一两　寒水石　炙甘草　泽泻　肉桂各五钱

上为细末,每用二钱,温水调服。或加人参、香薷。

加味七气汤： 治七情郁结,霍乱吐泻。

半夏洗　厚朴　白芍药　茯苓各二钱　桂心　紫苏　橘红　人参各一钱

上加生姜七片、红枣一枚,煎冷温服。

厚朴汤： 治干霍乱,腹痛不可忍者。

厚朴姜汁炒　枳壳去麸麦炒　高良姜　槟榔　朴硝各七钱半　大黄焙,二两

上为末,每服三钱。水杯半,煎一杯服。

冬葵子汤： 治二便不通,烦热闷乱。

冬葵子　滑石　香薷各一两　木瓜五钱

上为末,每服五钱,煎七分服日服三四次。

理中汤： 治霍乱吐泻,属脾胃虚寒者。加陈皮、青皮,名治中汤。

人参　干姜　白术各三钱　甘草炙,一钱

上浓煎一盏,温服。虚寒甚者加附子二钱。

十八、疟　疾

夏伤于暑秋发疟,邪气正气两交争也作。又因饮食不调匀,生冷停痰寒热搏,先寒后热寒疟类脾肾素虚,复感外,故寒多热少,先热后寒温疟作得之冬伤于寒,寒气藏于骨髓,其气深而且伏,至春不能自出,遇大暑灼脑,肌肉消,腠理发泄,或有所用力邪,气与汗皆出,此病藏于肾,其气先从内出,故先热,既出则寒,邪舍于肌肤故后寒,寒已复入以少阴之藏,久为邪客故也。伤寒门中温疟正与此同。亦有但热而不寒,此病名之为瘅疟乃暑热伤灼肺胃之故。治法解散与调和,因症处方为的确。外因风寒暑湿须分六经治,内因五脏不可忽。一日一发为易治邪气尚浅间,间日三日难捉摸邪气入阴分,凡起初治法。无汗之症散邪汤是,有汗正气汤宜服。风寒暑湿各因因,气血痰食为要着。柴苓汤加羌活苏叶顺阴阳,清脾饮是寻常药。

寒多热少是名寒疟而无汗,麻黄羌活汤草防寻共四味。热多有汗为风疟,减去麻黄添入桂阳。名桂枝羌活汤。以上二症若遇呕者加入半夏。真温虐之症如何治？先宜白虎汤。头疼者加羌活,若汗多者合桂枝汤君。瘅疟但热柴胡白虎汤,牝疟惟寒柴胡汤合桂枝汤再加乾,见此疟症初用之方也,以后随症用药调治,初时若不如此散邪,即后缠绵难疗矣。

疟初气实汗吐下,表里俱清用解方,食疟痞闷忆食臭,便硬槟榔草果加入大柴胡汤,清解不愈外邪已去,乃正气因怯邪之故,而营卫不和,故余邪不去而搅扰耳方可截击散余邪,久

疟形虎补自当辅正以驱邪也。

诸疟发过三五次，表里皆清截法先。若表里未清截早其闭塞邪气即久发不已，若表里已清而不截至于日久正气虚衰则难治。凡截虚人之药小柴胡汤截疟饮，加入炒常山、槟榔、乌梅、桃仁、姜枣，是名截疟饮，煎并滓露一宿，未发前一二时小温服。截实不二饮七宝饮煎。不二饮乃常山、槟榔、厚朴、青皮、草果也，七宝饮乃常山、草果、槟榔、青皮、陈皮、厚朴、甘草也。二方病久者不宜用人难禁受也，今易祛疟饮截疟饮方添。虚者用截疟饮，乃治虚人久疟不已之方也，用四君子入黄芪、砂仁、草果、橘皮、五味子，是今加入柴胡、生姜。实者用祛疟饮，三发后因其衰而减之立效，乃知母、贝母、陈皮、楂肉、枳实、槟榔、柴胡、紫苏、甘草、药王也，煎露一宿，临发日五更分服。

久疟气虚脾胃弱，四兽饮乃六君子加草果、炮姜、乌梅也，补中益气等汤斟，劳疟鳖甲加入十全大补，热多者除芪桂加入柴芩。

发在夜分三阴病，桂枝汤麻黄汤小柴胡汤四物汤四方合用，去杏仁易入桃仁。鬼疟尸注多噩梦，恐怖之事用苏合香丸效功高。

痎疟经年久不愈，疟母成块结癖癥。薛立斋用六君子加鳖甲、木香、蓬术、肉桂。形实之人控涎丹或化滞丸，用青皮、桃仁、红花、麦芽各一两，鳖甲四两醋炙透，海粉、香附三棱、莪术各七钱，野刺红花根八钱，肉桂四钱，醋煮神曲丸梧子大，每服二钱姜汤下，攻后调理与前同。六君、补中、养荣、温胆、十全之类调补之。又化滞丸诀云：秘方化滞寒热滞，一切气积痛攻方，巴豆醋制棱莪术，书陈连半术丁香。

麻黄羌活汤方见歌中，治疟疾头疼项强脉浮无汗者。桂枝羌活汤即前方去麻黄加桂枝治如上症而自汗者。参苏饮治疟疾感风寒而咳嗽者。五积散治疟疾寒多热少，内伤而兼外感者。香薷饮加柴胡黄芩治受暑成疟。露姜饮生姜一味连皮捣汁露一宿，空心服，治脾胃聚痰，感寒气促而为疟者。按姜汁开痰，童便降火，凡中风、中暑、中气、中毒及干霍乱一应卒暴之症，用之立可解变。雄黄散雄黄、赤小豆等分，瓜蒂二倍细末，每用三钱温服吐之，治久疟不能食，胸中兀兀欲吐而不吐者。蒿桂饮青蒿桂枝各为末，寒多主桂，热多主蒿，四六互用，以姜汁老酒调服，温覆一卧即愈。六君子汤加柴胡炮姜木香鳖甲末，治虚寒疟母之剂。苍白二陈汤治湿疟、痰疟。羌活胜湿汤治外感湿疟。香砂平胃散加神曲、山楂、麦芽、柴胡治食疟。二术柴葛汤并陈皮甘草六味加黄芩治脾胃湿热之疟。柴白平胃散入葛根一味，乃丹溪治疟主方也，若一日一发及午前发者，邪在阳分加陈芩半夏，热甚头疼口渴者加芩膏麦门冬。若间日或三日发，午后或夜发者，邪在阴分加芎归知芍或生地、酒洗红花提起阳分，方可治之。若间一日连发，二日或日夜各发者，气血俱病酌加参术苓芪以补气，归芎地芍以补血。若阳疟无汗用柴苍羌防以发之，多汗者加人参芪术以敛之。若阴疟无汗用柴辛芎升以发之，多汗者用归芎地黄以敛之，若虚若痰若食等类，随症按经各加减治之。常山丸酒浸炒透即不发吐，为末二钱，乌梅肉八分，研烂合为丸，姜汤下一钱余，此截疟必效之方，世人畏常山之吐而不知其用神功。

疟脉自弦，弦数者热，弦迟者寒，弦而浮大者可吐，弦而沉实者可下，微则为虚，代散则危。

麻黄桂枝汤： 治疟见太阳症而夜发者用此兼散血中风寒。

麻黄一钱五分　甘草炙，五分　黄芩酒炒，一钱　桂枝一钱　桃仁去皮、尖，捣，七个

上为末，加姜煎服。或加当归一钱，用以和血缓肝散邪，有汗者忌服，热盛加生地。

桂枝黄芩汤：治服药后寒热转甚者，知三阳合病也。

人参_{六分} 黄芩_{炒,一钱} 半夏_{制,八分} 柴胡 石膏 知母_{去毛} 桂枝_{各一钱} 甘草_{六分}

上为粗末，水煎服。凡疟疾服药后，最忌生冷酸涩酒酪油腻鱼蛋发物，只宜薄粥淡蔬调养。

桂枝石膏汤：治疟疾先寒后热，热多寒少，阳明渴多。

桂枝_{一钱五分} 石膏_{煅,二钱} 知母_{瓦炮炒,去毛} 黄芩_{炒,各一钱}

上煎八分，先发一时温服。

柴胡桂姜汤：治疟，寒多微热，或但寒不热，并治劳疟。

柴胡_{二钱} 桂枝_{一钱五分} 瓜蒌根_{一钱} 黄芩_{炒,一钱} 牡蛎_{煅碎,八分} 干姜_{炮,一钱} 甘草_{炙,八分}

上加炮生姜、大枣煎，分二次，俱于未发前一时服。

柴胡加桂汤：治疟先寒后热，兼治支结。

柴胡_{二钱} 人参_{一钱} 半夏_{一钱五分} 黄芩_{一钱} 肉桂_{去皮,一钱}

上加姜枣煎服。按疟症热甚汗多者，亦有阳越之机审，确须于清凉药中加肉桂以安之为要。

清脾饮：治疟，脉弦数，热多寒少，口苦咽热，小便赤涩。

青皮 厚朴_制 白术 半夏 黄芩_{一钱} 草果仁_{炮,捶,九粒} 柴胡根 白茯苓_{去皮,一钱} 甘草_{炙,七分}

上加生姜五片，煎七分，不拘时温服。

草果饮：快脾治疟。

草果仁_{炮,十二粒} 苍术_制 厚朴_制 陈皮 半夏曲_{各钱半} 甘草_炙 乌梅_{各八分}

上加姜枣煎服。寒多加姜桂，热多加柴胡，瘴疟加槟榔。

常山饮：治疟发散不愈，表之不当。寒多热少，渐成劳疾。

知母_{忌铁器,焙,一钱} 川常山_{炒透,一钱} 草果_{炮米捶,九粒} 良姜_{一钱} 甘草_{炙,一钱} 乌梅肉_{八分} 何首乌_{竹刀切片,瓦上焙炒,二钱}

上加姜枣煎七分，温服。

老疟饮：治久疟结癖在胸胁，诸药不效者。

苍术_{梓油浸} 草果_{去仁,炮} 桔梗_{去芦} 青皮 良姜 白芷 茯苓 半夏_制 甘草_炙 枳壳_{麸炒} 桂心_{各三钱} 干姜_炮 紫苏叶 川芎_{各二钱} 陈皮_{三钱}

上为粗末，每用四钱水一盏，盐少许，煎七分，空心服。

鳖甲饮子：治久疟不愈，肋下痞满，腹中结块，名疟母。

草果仁_{二钱} 鳖甲_{醋炙透} 黄芪_{蜜炙透} 白术_{陈土炒} 白芍_{酒炒} 厚朴_{姜汁炒} 槟榔 苏木 川芎_{各三钱} 炙甘草_{钱半}

上为粗末，每用五钱，姜三片、枣一枚、乌梅少许，煎温服。

双解饮子：治瘴疟神效。

肉豆蔻_{二大枚} 草豆蔻_{二枚} 厚朴_{制,五钱} 甘草_{四钱} 生姜_{四钱,以上俱用一半生一半熟}

上煎一剂，分三次空心服。一方加苍术、槟榔各二钱。

麻黄散邪汤：治疟无汗，要有汗，散邪为主。

川芎　白芷　麻黄　白芍　防风　紫苏　羌活等分　甘草七八止

上加生姜三片、葱白三茎，煎八分，露一宿，温服。

桂枝正气汤：治疟有汗要无汗，正气为主。

柴胡根　白芍炒　白芷　半夏制　麦冬去心　草果仁炮,捶,七粒　青皮　桂枝　槟榔各一钱　甘草六分

加姜枣煎七分，令水减去三分。先一时温服。

万安散：初疟气壮者以此劫之。表症多及虚弱人与孕妇不可用。

苍术泔浸,去皮,炒　厚朴姜汁炒　陈皮　槟榔　常山酒浸,炒透　甘草炙,各半钱

上加生姜，煎七分，露一宿，分二次，未发先时温服。忌热性物。

鬼哭丹：治疟二三日一发者。

常山醋浸,春五夏三日秋七冬十日,略炒,一两　半夏制　贝母去心,各二两

上为末，以鸡子清调面糊为丸，如梧桐子大，每服二三十丸，先一夜临卧时冷酒吞下，次早温水再进一服。

调疟冲和汤：李士材方。协其寒热，调和阴阳，使疟自已。

升麻一钱二分　柴胡二钱,提阳气上升,使远于阴,而寒可止　黄芩　知母各一钱五分,引阴气下降,使远于阳,而热可退　生姜三钱,劫邪归主　甘草六分,合其阴阳

上煎一剂，晚服一次，次早未发前尽服之。

调疟和中饮士材新方：治疟，热渴头痛，恶寒，脉浮而大者。

石膏煅　黄芩各三钱,抑阳明之热,使退救太阴　白豆蔻三钱　生姜四钱,救太阴之寒使退,救阳明　半夏　甘草五分　槟榔各一钱五分,去痰湿消邪气　苏叶二钱,发越太阳之邪　干葛钱半,引入阳明之路

上加枣一枚，煎露，先晚临卧服一半，再露未发前全服。

治疟疾神效初方：治阴阳疟疾一日、二日、三日，无论老幼、久近，按次第服之，应手而愈。但须遵依分两如法炮制，勿妄加减。

广陈皮一钱　陈半夏姜汁煮透,一钱　白茯苓一钱　威灵仙一钱　苍术米泔浸,炒,八分　紫厚朴姜制,八分　柴胡八分　黄芩八分　青皮六分　槟榔六分　炙甘草三分

上加姜三片，井河水各半煎，饥时服，渣再煎服，如无汗，加紫苏一钱，有汗加桂枝一钱。太阳头痛加羌活一钱，阳明头痛加白芷一钱。此方平胃消痰，理气除湿，有疏导之神功，受病轻者，二三剂即愈，若三剂后病势虽减而未全愈，则服第二方。

第二方：

何首乌生用,三钱　广陈皮八分　柴胡八分　白茯苓八分　黄芩八分　白术炒,一钱　当归一钱　威灵仙一钱　知母二钱　鳖甲醋炙□本,一钱　炙甘草二分

上加姜三片，井河水各半煎滚，加无灰酒半盅，再煎一沸，空心服，渣再煎服。此方补泻互用，虚实得宜。即极弱之人数剂后，立有起色。若病虽已愈，而人得虚弱，则服第三方。

第三方：

人参一钱　黄芪蜜炙,一钱二分　当归一钱二分　白术炒,□钱　陈皮八分　甘草炙,三分　柴胡八

分　何首乌_二钱_　升麻_四分_　知母_炒，五分_

或加　青蒿子_八分_　麦芽_一钱_

上加姜一片、枣一枚水煎，半饥时服。

疟有夜发者，乃邪入于阴分，非鬼疟也，宜四物汤用生地，加知母、红花、升麻、柴胡，提出阳分_日间发，午前发，便是在阳分_，方可截之。若时行不正之气，一间数家同病，一家二三人同病，真鬼疟也，宜平胃散加雄黄、桃奴。如无桃奴宜桃仁代之。一方用土枸杞根东引者，向太阳取之捣烂水，煎七分露宿，临发先一时。入老□□服，温覆自愈。如初发外邪胜者，加紫苏，胃气虚弱者加藿香根。

十九、痢　　疾

借问何故而成痢，盖因物积并气滞，外因风寒暑湿蒸，内因不谨饮食致，白痢伤气赤伤血_亦有以赤白分寒热者_，寒虚微痛热痛窘急是，红痢地榆芍药汤，白者东风散为最。参苓白术加木香，久痢不止亦堪啜，真人养藏治藏寒，一服当先功莫测，更有神效久吾方_聂氏尚恒字久吾_，次第用之痢堪辍，大瘕泻，里急后重，数至圊而不能便_小肠泻_，溲满便脓血少腹痛_大肠泻_食已窘迫，肠鸣切痛，肠澼滞下古痢名，实坠粪前虚坠后大概如是，实热寒虚初久分。

噤口痢_下痢不食或呕不能食_，水谷痢_糟粕脓血杂下_，风痢_下清血而有坠痛_，休息痢_时发作时停止_，热痢_粪黄臭，痛下血多紫色_，寒痢_粪溏滑亦有下血紫滞者_，湿痢_小便小利如注_，五色痢_五色脓血相杂而下_。

噤口参连石莲子，刷脐王瓜藤最良，水谷病痢调中益气汤治，湿痢木香黄连加入平胃散方。虚湿之痢风痢胃风汤使，桂枝粟米加入八珍汤于八珍汤中减去地黄。初起病痢外有表邪发寒热者宜兼表，随其寒暑湿。而久痢升提调补汤。尚有对时复发者_病虽已，至其年月时余气将旺，胃气先快，只因用涩早余毒藏_。仍以驱邪为主，当审脉问前症。

芍药汤_《经》_曰：溲而便脓血，知气行而血止也，行血则便脓自愈，调气则后重自除。

芍药_一钱五分_　当归_一钱_　黄连_炮_　黄芩_各八分_　大黄_酌量用_　槟榔_一钱_　桂枝　甘草　木香_各五分_

上煎一剂温服。痢不减，渐加大黄。

地榆散：治血痢。又苍术四钱、炒地榆一钱六分，名苍术地榆汤，治脾经受湿下血痢。

地榆　茯苓　芍药　当归_各钱半_　干葛　扁豆_各一钱_　干姜_炒黑_　生甘草_各六分_

上煎一剂，温服。若下痢纯白及紫血，肠滑不禁，不可服。

东风散：治男妇小儿下痢，白多红少，或纯白者。

黄芩　白芍　杏肉　枳壳_各一两_　当归_八钱_　青皮_七钱_　厚朴_四钱_　木香　甘草_各三钱_

上为粗末，每服五钱，煎八分，早晚温服各一剂。红多加地榆一钱、红花五钱，纯白加香附童便浸炒同煎。

白术和中汤：治下痢白多，不拘新久皆效。

当归_{酒洗，上} 白芍_{酒炒，上} 白术_{去皮，土炒，上} 白茯苓_{去皮，中} 黄芩_{炒，中} 黄连_{炒，有红者，可多} 甘草 木香_{少许}

上煎一剂，食前服。

当归调血汤：治下痢红多者。

当归_{钱半} 川芎_{一钱} 白芍_{二钱五分} 黄连_{包，八分} 黄芩_{一钱} 桃仁_{去皮、尖，研，一钱} 升麻_{五分}

上煎一剂，空心服。

胃风汤：治赤白痢，泄泻虚弱腹疼，及有风邪。

人参 白术 茯苓 桂枝 川芎 芍药 当归_{各一钱} 甘草_{八分}

上加粟米一撮煎温服。

仓廪汤：治初痢有表邪先散外用，亦治噤口痢，热毒冲心。乃治外邪攒簇闭滞之噤口，若胃虚邪凝之噤口，不用此方。

人参_{六分} 茯苓 甘草 前胡 川芎 羌活 独活 柴胡 桔梗 枳壳_{各八分} 陈仓米_{一撮}

上加生姜三片，煎八分服。

真人养脏汤：治痢疾日久滑泻不愈属虚寒者。

人参 白术 当归_{各一钱} 芍药_{一钱五分} 木香_{六分} 甘草_炙 肉桂_{各八分} 肉果_{面里煨，六分} 粟壳_{蜜炙，一钱六分} 诃子肉_{二钱}

上煎一剂食前温服。

聂尚恒，久吾先生治痢神效三方：见古本《活幼心法》中。

痢症初起方：

川黄连_{生用，一钱二分} 条黄芩_{生用，一钱二分} 地榆_{五分} 红花_{酒洗，三分} 白芍药_{生用，一钱二分} 净山楂肉_{一钱二分} 紫厚朴_{去皮，姜汁拌炒，八分} 坚槟榔_{八分} 厚青皮_{去穰，八分} 当归_{五分} 生甘草_{五分} 南木香_{磨，临时冲药内，二分} 桃仁_{去皮尖，纸包，搥碎成粉，三分} 陈枳壳_{去穰，八分}

上煎一剂，空心服，不用引渣再煎服。忌油荤。孕妇去桃仁、红花、槟榔，后方同。此方或红、或白、或红白相兼，里急后重，身热腹痛者俱可服，即或便纯血、便扬尘水，前人称为不治者，急服此药亦可回春。有噤口者，毒在胃口也，煎一剂，分五六次缓缓服之，自然有效。纯白无红者，去地榆、桃仁，加橘红四分、木香用三分。滞涩甚者，加酒炒大黄二钱，一二剂后仍除之。此方用在三五日内神效。十日内外亦效。若病在半月后，及体气虚而病不甚者，当如后方。按：黄连生用一钱二分，南北地分皆可，黔属地分当酌用。

痢症半月后方：

川黄连_{酒炒六分，生用四分} 条黄芩_{酒炒六分，生用四分} 净山楂肉_{一钱} 大红芍药_{酒炒六分，生用四分} 地榆_{四分} 当归_{五分} 木香_{二分，磨} 广橘红_{四分} 厚青皮_{四分} 坚槟榔_{四分} 甘草_{炙三分，生三分} 桃仁粉_{六分} 红花_{酒洗，三分}

上煎一剂，空心服，渣再煎服。如延至月余觉脾胃弱而虚滑者，更立一方。

痢症第三方：

川黄连酒炒,六分　条黄芩酒炒,六分　白芍药酒炒,六分　人参五分　白术土炒,五分　炙甘草五分　当归五分　地榆醋炒,四分　橘红三分　南木香三分,磨　厚朴姜汁炒,三分　红花酒洗,二分

上煎一剂如前服。以上三方随用辄效，其有不效者，必初时投参、术等补剂太早，补塞邪气在内，久则正气已虚，邪气益盛，遂致缠绵不已，此时欲补而塞之则助邪，欲清而疏之则愈弱，因以至于不可救药，虽有奇方无如之何，则初投温补害之也。邪未尽而补之，适以害人，凡病皆然，不特痢疾一症也。痢为险恶之症，死生攸关，误信庸工，鲜不立毙，今立兹方，次第服之，实有神效，但须道地药材，遵依分两，如法炮制，切不可妄以增减也！

久吾先生痢症论 先生尚有《医说方指》全书刊行于世

古今治痢皆云热则清之，寒则温之痢无寒症，初起热盛则下之，有表症则汗之，小便赤涩则分利之，此五者举世信用，不疑不知，惟清热一法无忌，余则皆犯禁忌，不可用也，详见后。

忌温补：痢之为病，由湿热蕴积，胶滞于肠胃而发，宜驱邪热导滞气，行瘀血，其病即去，若用参术等温补之药则热愈盛，气愈滞，而血亦凝久之，正气虚邪气盛犹主弱贼强不可疗矣，此投温补之祸最烈也痢症已愈而服补药早者至其病时必复发。

忌大下：邪热胶滞肠胃成痢与沟渠壅塞相似，惟磨刮疏通则愈，若一大下之，譬如欲清壅塞之渠而注狂澜之水，以通之渣滓壅塞必不可去沿之太急，邪反得以伏留势必岸崩堤塌矣，治痢而大下之胶滞，必不可去，徒伤胃气损元气，正气伤损，邪气不可复除，势必向矣。

忌发汗：痢有头痛目眩身发寒热者，此非外感乃毒热薰蒸自内达外，虽有表症实非表邪也，若发汗则正气既耗，邪气益肆，且风剂燥热，愈助热邪，表虚于外，邪炽于内，鲜不毙矣此一条发前人之所未发，临症者当细细审之。

忌分利：利小便者治水泻之良法，以之治痢，则大乖，痢因邪热胶滞，津液枯涩而为病自然小便短赤，然非湿滞也，若用五苓等剂分利其水，则津液愈枯而滞涩愈甚，遂至缠绵不已，则分利之为害也，若清热导滞则痢自愈而小便自清，又安用分利为哉。

补遗

槐花散：治肠风藏毒下血。

槐花炒　侧柏叶杵　荆芥连穗炒黑　枳壳麸炒,等分

上为末，每服三钱，米饮下。汪氏曰：血之在身有阴有阳，阳者顺气而行，循流脉中，调和五脏，洒陈六腑谓之营血，阴者居于络脉，专守脏腑，滋养神气，濡润筋骸。若感内外之邪而受伤，则或循经之阳，血至其伤处，为血气所propelled，漏泄于经外；或居络之阴血，因留着之邪迫之，溃裂而出于络外。二者皆渗入肠胃而下泄也。《经》曰：阳络伤则血外溢而吐衄；阴络伤，则血内溢而便溺。戴氏曰：下血随

感而见色鲜者,为肠风;积久而发色瘀者为藏毒。又曰:色鲜为热,自大肠气分来;色瘀为寒,自小肠血分来。或曰:肠风者,风邪淫于胃;藏毒者,湿邪淫于胃。此其大概而言,凡治血痢尤当细辨。

二十、泄　泻

湿泻濡泻即水泻,泄下多水又兼肠鸣腹不疼。寒湿洞泻即寒泻,鸭溏清彻痛乃寒痛也雷鸣。完谷不化名飧泄史记名回风,土衰木盛不升清。脾虚腹满之病必多食后泻,肾家之泻属寒虚者每清晨必泄数行。治法口诀大意:湿泻胃苓分清浊,寒泻附子圣中添,飧泻升阳益胃治,倍加芍药减黄连,脾泻参苓白术散,肾泻二神四神丸。

伤食作泻即胃泻,其症噫气腹痛秽而黏实则推下,虚则消导。渴饮泻其症复且渴且饮而泻水逆为害当利而导之,时泻时止却属痰疏而化之。火泻阵阵痛饮冷清而凉之,暑泻面垢汗渴烦解而利之。滑泻日久不能禁补而调之,大瘕今时作痢看。大瘕泻即痢症也。

泄泻形衰脉实大,五虚脉细、皮寒、气少、水浆不入口、便直下不禁哕逆手足寒,大孔直出无禁止,下泻上噤命多难。

胃苓汤:治暑湿停饮、泄泻小便不利。一名对金饮子。

苍术制,一钱五分　厚朴制　陈皮各一钱　甘草五分。以上属平胃散　白术炒,八分　茯苓一钱二分　泽泻　猪苓各一钱　肉桂四分。以上属五苓散

上加姜三片、枣一枚,煎八分服。

薷苓汤:治夏月暑泻,欲成痢疾。

香薷一钱五分　黄连姜汁炒,八分　厚朴姜汁炒　扁豆炒,各一钱　猪苓　泽泻各一钱二分　白术炒　茯苓各八分　甘草五分。此香薷饮、五苓散二方合用

上加姜三片,煎八分服。

六一散:治伤暑水泻。加红曲名清六散,利水解暑;加姜末名温六散,利水和胃。

滑石水飞,六两　甘草末一两

上以新汲水调服。中病即止。

升阳除湿汤:治受风飧泄,及虚弱不思饮食,小便黄赤,四肢困倦。

苍术一钱　柴胡　羌活　防风　神曲　泽泻　猪苓各六分　陈皮　麦芽　炙甘草各四分　升麻五分

上加姜三片,煎七分温服。

枳术丸:消食止泻。加木香五钱、砂仁一两,名香砂枳术丸,兼能温胃扶脾。

枳实去穰,麸炒,一两　白术土炒一两

上为末,荷叶里烧饭为丸,如梧子大,每服三钱,白汤下。

升阳益胃汤:治脾虚胃弱,食后飧泄频数。

柴胡　白术　茯苓各一钱　泽泻　羌活　独活　防风各六分　黄芪　半夏各一钱二分　人参一钱　甘草六分　黄连三分　陈皮八分　白芍二钱

上加姜枣煎温服。无热者去黄连，小便多去苓泻，食滞者，去独活、防风，加山楂、神曲、麦芽。附：益胃升阳宿归身，参术苓芪曲以陈，甘草升麻柴胡使，清胃扶脾两治之，即补中益气汤加黄芩、神曲也。

戊己丸： 治湿热泄泻不止，虚损脾胃。

黄连 酒炒,六钱　白芍药 酒炒,二两　吴茱萸 泡,焙,一两五钱

上以神曲末和为丸如梧子大，米饮送下二钱。

浆水散： 治暴泻如水，一身尽冷汗出，脉弱气少不能言，甚者呕吐，此为急病。

半夏 姜制,二两　良姜 二钱五分　干姜 炮　肉桂 去皮　附子 炮,各五钱　甘草 炙,三钱

为粗末，每服四钱，水二盏，煎一盏冷温服。

连理汤： 治胃热脾寒，腹痛泄泻，呕吐。

人参　白术 各一钱五分　干姜 炒黄,二钱　甘草 炙,五分　茯苓 一钱五分　黄连 一钱炒

上锉一剂，煎六分，食远服。

葛花解醒汤： 治酒伤吐泻。

青皮 三钱　木香 五分　橘红　人参　猪苓 去皮　茯苓 各一钱五分　神曲 炒　泽泻　干姜 炒　白术 各二钱　白豆蔻 去壳　白葛花　砂仁 各五钱

上为细末，每服三钱，白汤调服，得汗即愈热甚者加炒黄芩、山栀子。

香砂平胃散： 治泄泻腹痛，泻后痛减，得食辄痛，食也。

苍术　陈皮　厚朴 各钱半　白术　白茯苓　半夏　砂仁 各八分　香附 炒　神曲 炒　白芍 各一钱二分　甘草 六分

上锉一剂，加生姜，煎服此等病症须知善调脾胃，不得专恃药力。《经》曰五谷为养，五菜为益，五果为助是也。

调中益气汤： 治身体沉重，四肢懒倦，或大小便清利，或夏月飧泄，或便后见脓血，胸满短气，不思饮食等症。

升麻 七分　黄芪 一钱二分　甘草 五分　苍术 六分　木香 三分　人参 六分　柴胡 七分

上水煎，食前热服。如时显热燥，是下元蒸蒸发也，加生地八分、肉桂六分。或大便了而不了，常逼迫者，血虚涩也，加当归身。

加味二陈汤： 治泻或多或少，或泻或不泻，痰也。

陈皮　半夏　白茯苓　白术　苍术　厚朴 各一钱二分　砂仁　山药　车前　木通 各一钱　甘草 炙,八分

上加生姜三片，灯心十茎煎服。

当归厚朴汤： 治肝经受寒，面色青惨，厥而泄利。

当归　厚朴 各六钱　官桂　良姜 各九钱

上各咀片和合，每服五钱，水煎，食前服。

大藿香散： 治脾胃虚寒，呕吐霍乱，心腹撮痛，泄泻。

藿香叶 洗净,一两　陈皮 去白　厚朴 姜汁,炒　青皮 去白,炒　木香　人参 去芦　肉豆蔻 曲煨

熟 良姜炒　大麦芽炒　神曲炒　诃子煨,去核　白茯苓去皮　甘草炙,各五钱　白干姜炮,三钱

上为粗末,每服四钱,凡呕吐、霍乱、泻痢、脾胃等病随症加药引之,无不神效。湿则导之,火则洁之,寒之则温之,虚则补之,痰则豁之,食则消之,逆则和之,陷则升之是也,又有三虚,饮食虚脾,色欲虚肾,忿怒虚肝,皆受伤也,当知调之。

除湿智半汤：治泄泻,肠鸣不已。

苍术二钱　白术　茯苓　白芍各一钱　防风钱半　益智研　半夏各七分

上加姜煎服。又夏秋腹中常有水鸣嘈杂,乃脾胃不和,水火相搏也,宜栀芩二陈汤加猪苓。

四神丸：治脾肾虚寒,不思饮食,大便溏,及五更洞泻。

肉果麦煨一两　补骨脂二两炒　五味子五钱　吴茱萸五钱

上为末,以生姜六两、红枣六十枚共煮,热去枣皮及姜,取枣肉研膏,和入药末,捣为丸如梧子大,每服三四钱,空心米饮,淡盐汤任下五味子散亦治洞泄,用五味子一两,吴茱萸五钱,二味炒香,熟为细末,陈米饮下。又用本方前二味量减姜枣为丸,名二神丸,以五味子汤送下善治洞泄。

刘草窗痛泻要方：治土败木贼,泻而腹痛不止。

白术炒,三钱　白芍炒,一钱　陈皮炒,一钱二分　防风一钱

上锉一剂水煎服。

二十一、燥　症

燥乃六气之一,而方书多不立论,诚为缺典,唯喻嘉言、汪讱庵始表揭之,《经》曰：诸涩枯涸,干劲皴揭,皆属于燥。又曰：金木者,生成之始终,木位之下,金气承之,是知燥之为病,肺与大肠之所主也。汪氏曰：人身中一经,敛涩则伤其分布之政,不惟生气不之升,而秋气亦不得降。《经》曰：逆秋气则太阴不收,肺气焦满。按：老人津液尤多短少,脏腑之气既虚多收涩而不外扬,治者尤须审之。

人身血脉须相得人身一小天地也必上下相资,水火既济,内外回环,血气周流,各有攸赖,互相维持而不偏,斯无病也,五脏融和外以资内故融和体润泽内以达外故润泽。水谷之海属阳明胃为津液之所由生,灌溉百骸无休歇血随气充所以不至于燥。肾脏五液肾为津液之主,肾水一虚则龙火发动肝血海肝为血之海或忿怒过多,或疏泄太甚,则血海空虚,燥症作矣,总恃清虚居上膈肺为华盖,属清虚之藏,恃之以分布诸气于一身者也。散布诸气调腑脏气行则津液随之以行。若气有不行则随行之津液与血必留,而为痰为水为瘀,水谷精英丰血脉二句言不痛之常,而燥症之根源可知矣。中宫若滞言脾胃受伤也,所伤之途不一,酒食欲郁皆能致之,怒兼欲在内伤肝血分受伤,上下不输成阻隔脾肾之气不能上蒸肺气,不能下降。心燔或忧劳伤心水涸或欲劳伤肾热气蒸阴火上腾,心火不降,是水火未济也,皆能伤肺致燥迫金被火刑。愈燥火伤金愈停金伤则水湿不布愈湿滞水溃则土淹甚者,须先去其水然后润燥,肌肤内外皆不彻饮食不足以养其内则脏腑枯涩,经络阻滞内之蒸气不荣于外,所以皮皴、爪干、肌肤枯燥而饮食日减也。虽以肺为主,尤当审其病源而治之。诸涩枯涸兼干劲,肺源与大肠淹操病呃以此一藏一府皆属燥金之故。《内经》分明

指示人，秋伤于燥冬发咳《经》语须活看。凡多怒、多欲及服燥热金石等药致病，皆秋伤于燥之类也。治法清金虽曰渍之，不可令金失于寒，金寒则散布之令不行矣兼保胃，清金润燥之药多损脾胃，当善为调剂之，忌用寒凉生气折忌用者不可过用也。人既病燥如禾稼逢旱，五脏之生气已不扬矣，若再过用，寒凉生气未有不折者也，治燥症者审之。

竹叶石膏汤： 治津液干枯，饮食减少，肺燥喜渴却不多饮。

淡竹叶十片　麦门冬去心,二钱　人参一钱　甘草五分　石膏煅,二钱　半夏一钱　粳米一合

上煎六分，入生姜汁一匙温服。先清肺扶胃，予之以权，乃治燥之本也。

清燥汤： 治肺受湿热之邪，喘促，胸满，少食，色白，头眩体重，四肢倦怠，口渴便秘等症。惟其湿聚热壅，所以治节不行而枯燥也。

黄芪涎,一钱五分　苍术制,一钱　白术土炒　陈皮　泽泻　人参　茯苓各八分　升麻六分　当归酒洗　生地黄　麦冬各一钱　神曲炒　黄柏酒炒　猪苓去皮　柴胡各七分　黄连炒,三分　五味子大粒

上加生姜煎，分温二服。喻嘉言曰：燥与湿相反者也，方名清燥而以去湿为首，务非东垣具过人之识不及此矣。

百合地黄汤： 治肺燥血枯，精神恍惚，嘿嘿不思食。

百合五钱以水渍一宿,洗去白沫　生地黄等分,如有生汁更佳

上煎七分，分二次服。

炙甘草汤： 治肺痿，咳唾多，心动悸，心中温温液液者。

甘草炙,一钱　生姜　桂枝各六钱　人参　阿胶蛤粉炒,五钱　生地黄三两　麦冬去心　火麻仁一两,研　大枣八枚,去核

上以水酒各半，煎七分。内[1]阿胶烊化，量分数次服。

麦门冬汤： 治脾肺虚衰，火逆上气，咽喉不利。

麦门冬去心,四钱　半夏二钱　人参一钱　甘草八分　大枣三枚,去核　粳米一合

上煎七分温服。喻氏曰：于参麦米枣大补津液，随中增入半夏之辛温，用以利咽下气而火自降，善治火者不与火争功，真擅古今未有之奇矣。

滋燥养荣汤： 治血虚外燥，筋急爪枯，或大便风秘。

当归酒洗,二钱　生地黄　熟地黄阴干　白芍药酒炒　黄芩酒炒　秦艽各一钱　防风六分　甘草五分

上加姜煎八分温服。汪氏曰：芄防散肝风，为风药中润剂，防风乃二药之使，并治吐血崩漏皆可用，为不但不可多耳。

通幽汤： 治幽门不通，上冲吸门，噎塞不开，气不得下，大便难，名曰下脘不痛，治在幽门。

当归身　升麻　桃仁去皮、尖,研　甘草炙,□钱　生地黄　熟地黄六分　槟榔末五分

---

[1] 内：古同"纳"，后同。

上煎七分,空心服。甚者酌加大黄火麻仁,名益血润肠汤。

清燥救肺汤 喻嘉言先生制:治诸气膹郁,诸痿喘呕。

桑叶 经霜者得金气而柔润不凋,取之为君,去枝梗三钱　石膏 煅,禀清肃之气,极清肺热二钱五分　甘草 和胃生金,一钱　人参 生胃之津,养肺之气,七分　麦门冬 去心,一钱二分　胡麻仁 炒,研,一钱　真阿胶 八分　杏仁 泡去皮、尖,炒黄,七分　枇杷叶 一片,刮去毛,蜜涂炙黄

上煎六分,频频二三次滚热服。痰多加贝母瓜蒌。血枯加生地黄。热甚加羚羊角、犀角。

六味地黄丸:治下元水虚燥热,小便涩数,肾气衰弱,久新憔悴,寝汗发热,虚烦骨蒸,下血、自汗、盗汗、咽燥口渴,眼花耳聋,心动气怯等症。

怀熟地 八两,杵膏　山萸肉 酒洗,杵膏　怀山药 各四两　牡丹皮 二两　白茯苓 去皮,三两　泽泻 去毛一两

上为细末,和杵入地黄及山萸膏,加炼蜜,捣匀为丸如梧子大,每服五六十丸淡盐汤下。按:此乃壮水之主以制阳光之方也,惟虚热炽甚,上气不衰者宜之,若脾气素虚,火热不甚者,地黄减半泽泻少许,至于老人脾土常虚,又多阴胜液少,地黄益阴泽泻损液,尤非所宜,未可徒慕其名也。

当归活血汤:治忧伤过度,促闷不思饮食,朝凉暮热,渐致沉重昏迷,时或乱语,此乃肝脾血燥之症也。

当归 二钱五分　赤芍 二钱　红花 八分　生地 一钱　桃仁泥 一钱　人参 八分　桂枝　柴胡 各一钱　甘草 五分　枳壳 五分　黑姜 一钱

上加姜一片,煎七分,入酒三匙,温服。二剂后,去桃仁、红花、干姜加白术、茯苓、陈皮以相宜,饮食调养。

医理元枢

卷六

医方捷径（四）

二十二、内　伤

内伤劳役伤脾气即元气，饮食伤胃伤其形。伤形者总因失节方或温或凉之过度，所谓起居不慎也，其所伤之气须分湿滞气弱虚火寒凉等情。

（一）内伤外感辨似

如同一脉大也内伤脉大见气口右为阴，其脉系行阴二十五度属内，外感脉大见人迎左为阳，其脉系行阳二十五度属外。又用木主外感，脾胃主内伤。同一头疼也内伤有时痛有时不痛与外感之常痛者不同，同一恶寒也内伤之恶寒得温则解外感虽近则烈火仍恶伤。内伤之热热在肌肉是从内泛出于外，外感之热热在皮肤病从外来扣其肌肉之内热犹轻。同一自汗也内伤者气乏而声怯弱，外感者虽汗而气壮语高声。面垢色浮为外感，惨怯内伤色可评。手心热兮内伤手背热外感同一，鼻息也内伤者气短而喘之，不似外感者鼻气粗促而鸣。同一不食也，内伤者，口淡无味而不能食不似外感者之恶闻食臭也内外辨，内伤者病初即渴外感者病后方渴内伤之饮少外感之饮多明。外感随四时分六经治，内伤调中益胃宁。内伤虽主调补，然病各有因和各有所，人有壮懦，势有轻重，机有先后，由初逮中，由中及后，因利制权，步步皆有成法，可以预拟治到其间，或其人调养不等，亦不过小有变通耳，非如近时之左归、右归如许子之同，其贾齐，其物举一而废百也。

人生血气有定分凡人一身之血气万有不同，然皆恰好做彼一生之事业，有亏损处，方可言补，但得饮食一进，血气自生，若多补反无益也，寿夭出天不可增是有定数，非药石所能添。常存敬畏收精气凡事心存敬畏，则血气有所统摄而不外溢，勿逞豪强泄天真心平气和乃可祛病，无病则可延年矣。有病服药药治病，无病服药欲何为壮实人则不应补，虚弱人久服补药则受害矣。非全不可补，谓不可过服久服耳。多服添精壮火药，犹如取水实漏卮服补药者血气催趱则凡视听言动皆人温之伤也，欲纵而血气之真亏损，故如漏卮。催趱血气如灯炉譬如灯引，数拨之使不自由，则油将立烬，放好光明是灭机服补药以催血气，虽暂尔强旺，而血气之分已损，正如滚灯引以壮光明，油将立炉，火将自焚而随灭也。又如小船加重载血气薄而服补药，多者如之，身轻物种不堪支血气为药所迫，久则肾化为邪，譬如骄子败家、惰卒愤事而殒其躯也。多补多温多生病补多则气血涩，温多则气血败。当补当温者不在其内，不如节欲慎起居凡财色、饮食、逞气、贪纵皆欲也。此真自然之补益。

（二）脾胃口诀大意

世间万物皆生土凡百万物得土则生，失土则亡。阳气藏于土中，自内熏蒸而达上，受心火之煦妪，若相二火之气，脾胃受之，所为少阳发生之土也，先天须赖后天补肾为先天本，脾为后天本。先天固是立命之根，然脾胃输溉饮食，正所赖以资养先天者也。胃强脾弱难转运上消导培脾。脾阴恶湿，胃肠又喜津液多，脾强胃弱仓空苦若胃燥而饮食不进，则苦仓廪空虚，脾气虽能转运，转运何物。调脾和胃两治之调亦和也，务令阴阳相得，斯转输不匮，解郁舒其木性不使克贼胃怀畅其心神，使生胃土勿使阻令清升浊降，不致饱闷中满也。凡脾虚者太燥太润则气不运，胃虚者液少，液多则气不归，由是肺令不行、肾肝失□，上下二焦皆不治矣。过润土如泥物不生多服血药凉药者似之，过燥土如旱物枯处多服燥药热药者似之。凡用药治病，全在因势利导，有抽有换，有扶有曳，有正求深折，凡治脏务期五脏内外各适其平，非但专于一补一攻可以径直了事也。从来土气贵冲和冲和少阳之气，如耕耨之土，生成五谷者也，救敝补偏须善辅须上观天道，下察地宜，中识人情，旁通物性，熟于《内经》《伤寒》之旨，参究《金匮》及名医之传，斯能因时制宜设法治病，变化从心之中，确有规矩可守，乃不偏执一说，急遽希功，径直自信，而可称为善辅也。饮食原为活命根饮食乃血气之源，肌肉原是此身主胃生血气，脾主肌肉，二者乃立身之本也。倘同黍谷不回春少阳之上乃主发生，人若中宫寒凉是太阴之土不发生也，脾胃如此何以蒸腐水谷？若调补脾胃而不应，须知问及先天母或温暖脾胃，或补命门之火，或养心宁神。缘肾火为脾土之母，犹天一之元神藏于黄泉而上达者也，心火为胃土之母，犹少阳艮土，须得日光之煦姁，乃可以发生也。三焦之火乃廓内运转之阳气所以流行，气血熏蒸脾胃而润滑肌肉皮毛者也。上焦原于膻中，中焦原于脾胃，下焦原于命门，三焦之阳气，一气相连，鼓荡游行于脏腑之外，熏蒸于皮毛肌肉之内，助脏腑以变化精微者也，此火恰宜与人身之血气炬称斯为美也，不及则弱，太过则亢，用药者虽不敢伤其所干，亦不能使之骤旺，全在人之善于调养，久久乃能致其和平，此中和位育之功见于一身者也。

（三）脾胃症治大意

中满胀痰多头晕兼指头麻脾主四肢，均属脾亏甚者及眼花。日晡脾胃所主之时发热土半日不多热口干体倦脾主肌肉，开窍于口，小便赤涩土病则水滞腿酸加。勿用苦寒伤胃气寒凉之药最害中和之气，补中汤散等方佳详见《东垣十书》。脾胃气虚号阳虚脾属阴胃属阳，脾胃中又各以气为阳、血为阴，大便不实日出不快，阳虚之故脉弱持脉虚微。吞酸嗳腐多满胀此脾虚也，味虚则食恶食臭，小建中汤治胃虚六君子汤居加炮姜、木香治脾虚。脾胃血虚属阴亏，脉浮血不附也洪数血液伤而脾胃燥也以火追，头疼发热兼胸满气不升降，吐痰作渴燥烦依，但用六君去白术，加薯蓣怀山药也芍药兼肺燥加麦冬，兼肾燥加生地，兼肝燥加当归。后以小建中推加味调之。

补中益气升清气脾胃一虚则清气多下陷，又热伤元气而下陷者脉必大而虚洪。头痛清气不升而虚火升表热虚火外浮自汗出卫气内陷，心烦口渴虚火炎而津液少也畏寒风表气弱也。困倦脾气衰懒言中气去无气动，动则气高粗喘促雄真气不足故不胜动转。皆内伤之象。保元汤甘温能除虚家大热，君参芪，使甘草，此保元汤也。又和血臣当归益气臣白术益脾经。佐以橘皮降浊而散滞气，加升麻从脾之上柴胡从胃之左加用引升阳升清而浊自降，此补中益气汤也。若病兼阴火肾燥加大生地黄炒黄柏，若阳热心烦加丹皮麦门冬宁。

内伤升阳益胃汤，缘脾胃中湿多热少遏抑清阳之气使不上升。其症倦怠懒食身重痛湿滞也，口苦或淡或甜舌干便不常大便不频，调便频数。洒洒恶寒属肺病土病而金亦虚，惨惨不乐乃阳伤胃中之阳气伤也。六君汤加白芍炒黄连泽泻，羌独黄芪柴与防治胃中湿热。

开胃进食汤治不能食，少食难化胃脾虚。丁香木香藿香莲子厚朴，六君汤加砂仁麦芽炒神曲依此治胃中多凉。

资生丸治脾胃俱虚病，不寒不热平补方，食少难消倒饱胀，面黄肌瘦最难当善调脾胃，止恶阻，保胎滑多堕者，乃缪仲淳之方也。人参、云术各三两，茯苓、山药、莲肉、陈皮、麦芽、神曲各二两，苡仁、芡实、砂仁、白扁豆、山楂各两半，炙甘草、藿香、桔梗各一两，白豆蔻八钱，川黄连四钱，上为细末，炼蜜丸弹子大，每服二丸，研嚼米饮下，今疑缺参者以枣肉去皮八钱，龙眼肉八钱制透，嫩黄芪八钱，麦冬去心六钱，五味四钱，各择上品好料，先以黄芪为细末，后以枣肉、麦冬五样同杵如泥，白糖六钱杵蒸一次，白蜜六钱杵蒸一次，饴糖八钱杵蒸一次，俱各阴干，入前药内捣和用。

凡理中汤、治中汤、平胃散、养胃汤、温胆汤、二陈汤、五苓散、逍遥散、大、小承气汤、麻仁丸、香砂枳术汤、柴胡桂枝汤、柴胡葛根汤、丁香柿蒂汤、天王补心丹、炙甘草汤、甘草泻心汤、二神、四神丸、还少丹，皆四面维持，调理脾胃之方也。神而明之存乎其人，若率意径直，不虚心推豁病情，批郄导窾以解之，而专一于补，始虽健旺，而病根未除，窾郄未敷，终将贻患而不可挽，受害于冥冥之中矣。又不若庸医之妄攻者，久已斩绝病相，但为药之所害，犹可以补剂救之也惟有庸医之妄攻，此补医所以得名也，试令补医起手专治一病，必有所害，但其祸缓而且隐，犹可推之于命也。

凡虚人老人，脏腑空虚疏豁者，先宜收涩温养，填补以救其偏，往后以须斟酌加减，如升麻以升清，苏藿以解浊，葛芥以达脉肉，芎桂以融和血脉，杞橘以生津理气，苍夏以开郁豁痰，曲麦以消食宽胃，辛防以驱寒散风之类，皆能调养春生之气缘虚老之人多清阳不升、浊阴不降，气滞痰凝，津液黏少，血脉不营于表，虚怯隐蔽风寒。须于温养补益药中审量人情气体，参加二三，令一身血气脉络上下维持，内外输灌皆得所养，而非径行填塞，乃得一气鼓荡周流，循环不穷，斯为无弊，试观古名家前如张仲景，后如李东垣立方之意，何当偏于执一哉？自未有和剂之设，乃有局方而偏执之方，乃出如四物、四君、八珍、十全大补等汤，虽不无所济，然皆偏于执一，非古名家心法也，至若近世之方尤偏之甚矣！

（四）脾胃摄养大意

薄滋味，省思虑，节嗜欲，戒喜怒，惜元气，节言语，轻得失，破忧阻，除妄想，远好恶，收视听，养精神。

惜气存精更养神，少思寡欲勿劳心。食惟半饱无兼味，酒止三分莫过头。每持敬顺轻得丧，常舍乐意莫生嗔。炎凉变诈都休问，任尔逍遥度百春。

以上二项皆自修之方，然区区一己未免带有浅薄之意，与大生广生之理违背，天之生我，何为击壤集？

诗云：

每日清晨一炷香，谢天谢地谢三光，只求处处田禾熟，此句可随处劝导设法。惟愿人人寿命长。国有贤臣安社稷，家无逆子恼爷娘此句可随处劝导设法。四方宁静干戈息，我纵贫时也不妨。

二十三、饮　　食

宿食缘何不克消，只因贪食过多或胃脾原娇弱。最怕过飨生冷食生冷更害人，致成积滞不通调。吞酸呕恶并嗳噫，胸满气隔增热潮阻遏阳气腾达于外。或肿脾气不行或利旁流清粪不一类，或有头疼清阳不升厥逆跷脾气不行于四末，而胸腹独热。大便不实或烦数胃土滞而不摄之故，审其虚实用药。高轻者大安丸红丸子，重者大承气备急丹交。虚寒丁香烂饭丸并神应，实热神芎丸、枳实导滞丸调，积滞多宜丸散效，不必汤饮把心操汤饮径行力散，且脾恶湿故也。

一切伤食脾胃病，平胃苍朴草陈皮。快膈丸加枳实白术有痰加茯苓半夏，伤谷食加二芽谷芽麦芽缩砂仁神曲医。肉滞加山楂曲积加莱菔子或加枳壳，湿热滞加芩黄连猪苓泽泻宜。

葛花解醒发酒汗，懒食热倦呕头疼伤于酒。参葛四苓白蔻缩砂仁，神曲干姜陈皮木香青皮。此治酒饮之停，五苓散治水饮之停。

秘方化滞丸治寒热积滞，一切气积痛攻方，巴豆醋制棱莪术，青陈皮黄连半夏木香丁香。《金鉴》云：此方屡试屡验，按症随引，量其老少虚实增损进退，以意用之，自得其效。

胃强脾弱脾胃病，能食不化脾凉用消食丸。平胃炒盐胡椒共，麦芽楂曲白蒺藜。此治饮食之属虚凉者，消导之后参用内伤症治调养。

内伤水来侮土病，是为寒湿宜用白术附子汤。涎涕腹胀时多溺，足软无力痛为殃。腰背脾眼脊背痛，睾丸冷阴阴痛不常。苍附子五苓陈半朴所谓白术附子汤也，胃寒湿而气不虚者用，胃寒湿而气虚者宜理中附子茯苓苍术。

饮食口诀大意

屡散外邪邪不退，必有痰食里风寒风寒为痰食所兜。积滞数消不尽去，风寒胶滞下行难饮食为风所持。骤然之积其积积重者须重行攻下若迁延日久，正气必虚则消下皆难也，缓积积轻者但以丸药消导之乃能去积而可安。燥药消积积不去，必有干积结干痰燥与燥同气，故消之不应。假如不应润药导，必有冷积滞其间亦因同气不效。有形之物可消导，无形之滞可详看审问何滞，设法治之。如在上脘须探吐因其高而越之，下脘须用麻仁丸缓以导之。硝黄大下乃治重积之法，以之治轻积则其性迅急而又当中直走且与湿滞需积同气，反推食饮滞旁偏鼓荡之机势所必致。宿物虽然消去搏阻之浊气还自滞留，和脾舒胃理气先当与内伤参看。更分停痰有寒痰、热痰、湿痰、风痰停酒水，分消酒水有形无实，治之外则表散治则利湿乃得安痊。病之新久胃之强弱须分别，轻重缓急几多般总言治之者须当批郤导窾，与病适宜，不可径行偏执也。升清降浊分寒热，香砂养胃汤、香砂六君子汤、香砂枳朴丸、香砂二陈汤、香砂平胃散香砂枳术丸、曲麦枳术丸、枳术平胃散古方传诸方皆详《金鉴》及各方书。有先停食后停水者，必须先逐其水，然后可消食，因食缘水护故也。

大安丸：消食化痰理气，平和之剂。

山楂肉　白术各二两　半夏　神曲炒　白茯苓各一两　陈皮　莱菔子炒　连翘各五钱

上细末，米糊丸绿豆大，空心白汤下二三钱，治热积。

红丸子：温脾胃，消宿食，并治冷滞之疟。

京三棱水浸,炮　蓬莪术　陈皮　青皮各一两五钱　生干姜炮　胡椒去目,各三钱

上为细末，醋煮糊丸梧子大，矾红为衣，每服二十丸食后姜汤下。治气痰食之冷积。冷疟虽久亦略有表邪下陷，但得冷滞一去，阳气外达，其邪自散。

三物备急丸：疗心腹诸痛，卒暴百病，及去滞积。

大黄酒润　干姜等分,生用　巴豆去皮、膜、捶去油,用十分之一

上精拣药品，为细末炼蜜和，更杵一千下丸如小绿豆，服三丸，姜汤送下，虚人、小儿、孕妇勿服。若中恶卒倒，心腹绞痛，口噤暴厥，一切有余闭滞不汗之症，以姜汤或酒服之未瘥，更与三丸，以腹中鸣转吐下便愈，乃急剂也。详见《金匮》。

丁香烂饭丸：治食伤，又治卒心痛，寒积痛。

丁香　甘草炙,各二钱　缩砂仁　益智仁各三钱　香附子制,半两　甘松三钱　京三棱炮　木香　白术炒,各钱半

上为末，若在北方浸蒸饼，南方烧烂饭以同气相求为丸，绿豆大，每三十丸白汤下，细嚼亦可。如知所伤何物，即以其物引药更效。

神应丸：治停一切冷物积滞，腹痛肠鸣，水谷不化。

巴豆去心、皮,五钱　杏仁去皮、尖　百草霜细而活者,各五钱　丁香　木香各二钱,为末　净黄蜡一两　干姜炒黑,三钱　肉果煨,六钱

上先将黄蜡用醋煮化，滤去滓，豆杏同炒黑烟，尽研如泥，以蜡再上火麻油半两溶开，入巴杏泥同搅，急下姜香等末，速速研匀，搓作挺子油纸包里，临时旋丸如麻子，每用一二十丸，米饮下。

神应丸：治上焦积热，风痰壅滞，头目赤肿，咽膈不利，大小便秘涩，及酒食诸滞。

大黄酒浸,二两　黄芩酒炒　牵牛头末　茯苓　半夏制　枳实麸炒　川芎各一两　薄荷叶一两二钱

上为末，滴水丸如梧子大，每服五十丸，白汤送下。

枳实导滞丸：治伤湿热之物不得施化，痞闷不安。

茯苓　黄芩　白术各八钱　黄连炮　泽泻各三钱　大黄　枳实　神曲各六钱

上为末，或蒸饼或烧饭为小丸，量症服之白汤送下。

行气香苏散：治内伤生冷食物，腹满时痛，外感湿气风寒，头疼身热，遍身骨节酸疼，气滞等症。

紫苏　陈皮　香附　台乌　川芎　羌活　枳壳各一钱　甘草六分　麻黄一钱。温热时改用苍术。汗多者改用桂枝

上加生姜煎服。如外感风寒头目痛加葱白。内伤饮食加楂曲，去麻黄。

香砂养胃汤：治脾胃虚弱，不思饮食，胸腹痞胀疼痛。

人参七分　白术去芦,一钱　白茯苓去皮　香附制炒　砂仁研　苍术制　厚朴姜汁炒　陈皮八分　白豆蔻去壳,七分　木香三分　甘草炙,五分

上锉一剂，加姜枣煎服。按：此方所用多脾经之药者，健脾即所以养胃也。

洗胃散：余芳书制。治多食肥甘，及误食油腻，伤胃恶食臭，或致痼疾复发等症。

白术土炒,二钱　葛根二钱　山楂肉二钱　干姜酌用　藿香钱半　台乌一钱　枳壳一钱二分　厚朴一钱二分　草豆蔻炒,一钱　甘草炙,一钱　山奈一钱　陈茶二钱　草果米炮,五分

上为细末，每服三钱生姜汤调服。凡虚症劳症，多因于内伤外感，治者慎之。

二十四、痰　饮

黏稠为痰，水湿为饮。

阴盛属寒为饮阳盛属热为痰亦只大概言，稠浊是心分热痰沫清肾分寒痰。肺分燥痰则少而粘连且咯之不易出，脾分湿痰多而易出肝分风痰则主掉旋眩晕，此五痰之大概也。膈满呕吐为伏匿之饮，支饮喘咳肿卧难偏旁之欲。饮流四肢身痛而水溢溢饮，嗽引胁痛谓之悬饮。痰饮病，其人原素肥盛今忽暴瘦，沥沥有声如水走肠胃之间。痰饮留于肺胸之分而在上者，其症喘满短气而渴，在心胃之分而居中者主心气动悸彻背背心有一团多寒冷。此五饮也。

流饮即痰饮控涎丹苓桂术甘汤治，伏饮实者以神佑丸虚者用半夏三钱茯苓二钱丁香一钱，生姜三钱，煎热服。支饮葶苈大枣汤悬饮用十枣汤，溢饮用越术越婢汤加苍术，乃麻黄、石膏、甘草、生姜、大枣、苍术也，及小青龙汤治之。

诸痰主用橘半茯苓草二陈汤也，惟有燥者不相当燥痰忌用二陈，宜用二冬、二母、芩、桔、麦、味、百合之类。一切痰病皆依本方随症加减。若遇风痰依本方加南星白附子，轻者柴前青防。热痰加芩连寒痰加桂姜。若因气生痰加厚朴苏叶名四七汤因郁生痰加香附芎苍，虚痰入人参白术〔惊〕加益智湿痰入苍术猪苓。若燥痰则宜濡痰汤，用枯黄芩旋覆花海石天冬橘红，风化芒硝枳壳桔梗贝母瓜蒌霜。

二陈汤主方，惟燥痰忌用六君子汤治脾胃虚痰，即四君子汤加橘红、半夏，理中化痰丸治寒痰，即理中汤加半夏、砂仁。控涎丹甘遂去心，紫大戟去骨各面里煨熟，白芥略炒等分，糊为丸如芡子，淡姜汤下三四十丸，再加水飞朱砂、全蝎去头足洗烘焙，治惊痰极效，白金丸郁金一两，白矾四钱，米糊细丸服一钱，治因惊扰，痰血塞于心窍，或至癫狂等疾。治一属上焦，但其药性燥干，瘦人多服恐伤心肺旋覆花汤炙草、枳壳、半夏、石膏、赤苓、麦冬、柴胡、防风、黄芩，治热痰头目眩晕。凡痰在筋络及壅滞者，加竹沥、姜汁；痰在皮里膜外者，非白芥子不能达；葛根善开腠理，散胃中之痰湿。

导痰汤：治痰涎壅盛，痞塞不舒。痰饮挟内伤外感者可用行气香苏散。

半夏二两　南星去皮,泡制　枳实去穰,麸炒　赤茯苓去皮　橘红各一两　炙甘草五钱

上为粗末，每服四钱姜七片，煎八分食后温服。寒加干姜、益智仁各五钱，热加黄芩、连翘各三钱。治水湿寒痰以热散之，而下愈者酌用从治之法，惟控涎丹加大黄极效。愚年二十外

时,每苦内寒之痰或一二月一发,或一月一二发,发则内外恶寒,气胀不能食,手指甲多青,骨节腹间觉痛,觉面惨戚,且倦软之甚,须连进桂姜附子辛热之品二三剂,然后徐徐潮退,久则又发,如此者数年,因思若果真正内寒,必当卧床不起,既经治好或不致屡发屡甚,此必有物裹其寒也,因与余芳书商酌,以控涎、神作等方增酌,更加大黄为丸,俟其将发则急服之,连下三五次而愈。

保和丸： 治酒食痰面诸积滞,加炒白术二两名大安丸。

山楂肉二两　半夏姜制　橘红　神曲炒　麦芽炒　白茯苓各一两　莱菔子炒,六钱　连翘五钱　黄连炒,二钱

上为末,水丸,量多少服,姜汤、米饮任下。

利金汤 李士材先生制：治气壅之痰。加麻黄根梢、杏仁治哮吼之疾。

桔梗去芦,炒　贝母去心,姜汁炒　陈皮去白,各三钱　枳壳麸炒,二钱五分　茯苓二钱　甘草五分

上加姜五片,煎七分,不拘时分温二次服。

润肺饮 士材先生制：治肺热痰嗽等症。

贝母糯米拌炒　天花粉各二钱　桔梗一钱　甘草六分　麦门冬　橘红　茯苓去皮,各钱半　生地黄二钱半　知母酒炒,七分

上加姜三片煎七分,食后服。

半夏白术天麻汤： 治内伤积滞,眼黑头眩,肢厥身重,恶寒烦满,此为足太阴痰厥头痛之症。

半夏姜制　麦芽炒,各钱半　神曲炒　白术炒　苍术米泔制,炒　人参　黄芪蜜炙　陈皮　茯苓　泽泻　天麻各一钱　干姜略炒　黄柏酒炒,各六分

上分二剂,每剂加姜一片,煎八分,温热服。

涤痰汤： 治中风,痰迷心窍,舌强不能言。

半夏姜制　胆星五钱　橘红　枳实　茯苓四钱　人参　菖蒲二钱　竹茹钱半　甘草

上分二剂,加姜煎服。汪𬘡庵曰：风痰塞其经络,舌强不能言者则症为重,壅热上攻舌肿不能转者,其症为轻。心之窍为舌,心别脉系舌根,脾脉连舌本,肾脉挟舌本,三脉之气虚则痰涎乘虚,闭其上荣之脉道,故舌不能转运言语也,若三脉亡血不能荣养而瘖者,又当加补营血。喻嘉言曰：此症最急,此药最缓,有两不相当之势,当审其属热闭用此汤调下牛黄丸,若其属虚用此汤调下二丹丸,毋足以开痰通窍。二丹丸：丹参、熟地、天冬、两牛、麦冬、茯神二两,甘草、丹砂水飞、人参、菖蒲、远志五钱,蜜丸,能安神养血、清热息风,用之得睡。牛黄丸：胆星、全蝎、蝉蜕各二钱五分,牛黄、白附子、僵蚕、防风、天麻钱半,麝香五分,治风痫迷闷,涎潮推掣,口眼歪斜,或作六畜之声。舌本木强,有风中心脾者,有痰壅经脉者,有风寒湿热壅滞者,有肾虚水泛龙雷并炎者,当分因急治。又有心脾肾气血虚,以老人暴不能言者,宜十全大补汤加菖蒲、远志,随症增减治之为妙。水气之精者为血,灵者润养脏腑,滞积者乃为痰,故除痰太过,必损胃气、伤元气也。

二十五、咳　嗽

肺为华盖居上膈,只喜清虚嫌滞塞,七情喜怒忧思悲恐惊四气风寒暑湿有一触,发而

为喘为嗽咳。肺虚风寒痰嗽清，其声清亮痰易出；肺实风热痰胶稠，其声干燥多咽嗌。苏陈九宝治风寒，人参败毒散除风热，四季参苏饮可兼，严寒金沸草奇绝，咯血麦冬加入甘桔汤，加上芍药真妙诀，更有肺胀喘抬肩，越婢汤加半夏功莫缺。

有声无痰曰咳有痰无声曰嗽，声痰俱有咳嗽名，虽曰脏腑皆咳嗽，燥湿总主胃肺分。胃气若浊则胃所游溢之精气与脾湿所归之肺津皆不散布，是为嗽痰之本脾失健运则湿聚热郁而痰以生，有痰则肺失清虚咳因生，风寒外感火郁内干浊不下降，气遂上逆将津液燥为痰饮，或为虚寒或为积热久久不止则劳病因之以成。

参苏饮治感冒邪伤肺，恶寒发热咳嗽嚏痰涎，气虚者方用参实者须减去，其方是二陈枳壳桔梗干葛苏叶前胡共九味。头痛甚，方参前加芎方名芎苏饮，若喘嗽多依本方，去参加黄芩杏仁名杏苏饮，热加入麻黄散外寒干姜温内寒因寒而加。若虚劳胎产者有是症，茯苓补心汤虚劳者可用四物汤胎产者可用量病情或抽去不用或添入前方之中以治之。茯苓补心前胡参，紫苏半夏当归匀，川芎陈皮甘草芍，地黄熟用枣姜增。

泻白散治肺火郁于气分，其症喘嗽面肿身热而咳无痰当分内外而治其方。桑白皮地骨皮生甘草三味治火郁肺气，若感寒邪无汗，是为外寒郁是肺火加麻黄杏仁以发之，如火郁于血分加黄芩内热甚更加炒黄连以清之。如咳急呕逆者可加青皮橘皮半夏以降之，火郁甚而失音者以诃子桔梗用添以开之若。停饮喘嗽不得卧，加入苦葶苈以泻之其效通仙。皆治实症之法。

喻氏清燥救肺汤，肺气虚燥郁咳方，参草麦膏生气液，杏枇降逆效功长。胡麻桑药阿胶润燥，血枯因用生地黄本方止此，热甚者方加入牛黄羚犀角入方，若痰咳多原□贝母与瓜蒌霜方见燥门。按：肺为华盖通天气，畏寒畏热，如心胃之火，土刑火劳炎蒸等症熏灼肺金，不得行其清肃之政，医者拘于时下方书，只讲引火归元，故作翻案，进一步讲究不肯早用清金，遂致金气枯槁，元气随溺，良可浩叹，然而金性畏寒，倘或多清必致上冷水冰，金无受养之处，酿成大患。故善治者，因机制宜，清肺与实土兼施，暖水与和肝共济，上下兼调，中边不缺，斯得五气顺布，子母相生。老氏曰：天得一以清，地得一以宁，补偏救敝，斯为善也。

寒实脾胃寒凉又停冷积其痰必清心胸高起先用透罗丹六七丸以开其结，后用枳实理中丸消补兼施，慎不可过服用，其症咳时涎壅□日用之汤水。亦有不咳者气出难肺胃皆虚，而冷积停于上脘脉见迟弱。方用巴豆杏仁大黄牵牛皂角半夏为末饼丸名透罗丹，量症、量人、量积与服，乃急症用急药也，如系热实所积其痰必稠当用泻肺丸方诀云：蒌仁半贝金葶杏，三黄惟大有除添。金谓郁金。以上二方俱见《丹溪心法》。凡急症须用急药以除病本，后乃缓调方不贻患，但须十去六七便止，不可过剂耳。今时遇此等症，既虑人虚，又畏药猛，一味缓不及事，贻患大矣，甚有曲为调养苟安，目前以自请高妙者，是王莽之周官、梁武之慈仁也，迨其后攻之不可，补之不能，真不可救，则调补之说误之也。然而用猛药者，务须确有所见药与病，敌重则如舜之放流诛殛，轻则如皋陶之刑，乃惟中斯，为善治彼安。用攻药者，是庞涓之攻转，符秦之伐晋，其神更为速矣，正不得执此言、借此方以藉口。此方宜入痰食积聚门中参用。

咳嗽用药大意

春日二陈荆薄荷，夏加芩曲炒栀和，长夏湿热须清利加入泻黄、黄连，冬冒风寒咳嗽多，疏寒散风逐痰气，二陈汤加麻黄桔梗杏仁桂枝科。

加味麻黄汤治感冒风寒咳嗽，加半夏、苏叶、橘红。小青龙汤治感寒郁热咳嗽，胸满心下有水气，方见《伤寒》。麻黄附子细辛汤治肾脏感寒发咳，腰背引痛，或加甘草。四七汤治七情气郁，上逆为咳，用苓、半、苏、朴四味，又有七气汤，无苏、朴，有人参、桂枝。麦冬甘桔汤加芍药共四味，治痰火上壅，咽喉肿痛。如咯血者，加炒黄连、半夏。

华盖散：治肺受风寒，痰喘气促。

麻黄_{去根}　紫苏子_{炒研}　杏仁_{去皮、尖、炒}　桑白皮_{蜜炒透}　赤茯苓_{去皮}　橘红_{各一钱}　甘草_{五分}

上加姜枣煎服。又三拗汤，麻黄、杏仁、甘草等分，每服四钱，姜煎服，取汗。又压掌散，麻黄二钱半，甘草二钱，生白果五个，打碎去心，水煎临卧服，治男妇哮吼。

金沸草散：治肺感寒邪，鼻塞声重咳嗽。

旋覆花_{去梗}　麻黄_{去节}　前胡_{去芦，各八分}　荆芥穗_{一钱}　甘草_{炒，八分}　半夏　赤芍药_{各钱半}

上锉一剂，加生姜煎服。

紫苏饮子：治脾肺气壅，痰涎咳嗽。

紫苏叶　桑白皮_{蜜炙}　青皮_{去白}　五味子_{二钱}　麻黄　甘草　陈皮_{三钱}　人参　半夏_{二钱}

上为粗末，每用五钱，加生姜煎服。

加味理中汤：治肺胃俱寒，咳嗽不已。

半夏_制　茯苓　干姜_炒　橘皮　白术_{土炒，各一钱}　甘草_炙　细辛　北五味　人参_{各五分}

上加姜枣煎服去细辛、五味，加肉桂，名温肺汤。治屡经凉散，肺胃虚寒，以致气上冲咽，咳嗽连连不已，遇夜尤甚者。

射干麻黄汤：治外寒郁遏，肺火失于解散，咳嗽声重，或喉中如水鸡声，或渐致肺虚干咳咽痛。

射干　细辛　紫菀　款冬花_{各二钱半}　麻黄　生姜_{各三七}　五味子　半夏_{各一钱}　大枣_{四枚}

上先煮麻黄去上沫，纳诸药煮取三升，分温三服先服一升。得汗，咳止，停后服。

宁肺汤：治营卫俱虚，发热自汗喘嗽。

人参　当归　白术　熟地黄　川芎　白芍药_{酒炒}　五味子_{酒炒}　麦门冬_{去心}　桑白皮_{蜜炙}　白茯苓_{去皮}　甘草_{炙透，各一钱}　阿胶_{蛤粉炒，一钱半}

上加生姜、枣子，煎七分，食后服。

安肾丸：治肾虚咳逆烦冤。治肾虚无火者，若肾虚阴火上冲，六味丸或加知、柏。

肉桂_{去皮，忌见火}　乌头_{炮，去皮，各五钱}　桃仁_{去皮、尖，麸炒}　白蒺藜_{炒，去刺}　巴戟天_{去心}　怀山药　白茯苓_{去皮}　肉苁蓉_{酒浸，去甲}　石斛_{去根，炙}　草薢　白术_炒　补骨脂_{炒，各一两}

上为末，蜜丸梧子大，每服三钱，空心盐汤下。此等丸药病已后三四日以遂止，若久服之，伏其火气，反觉其凉，因而更服，或则催煎血气或又另生他疾，盖大凉物不生，大热物亦不生也。

诃子散：治咳嗽日久声音不出。

诃子 去核,半煨半生,三钱　　甘草 半炒半生,二钱　　木通 三钱　　桔梗 半炒半生,五钱

上煎八分,略煎去水二分,入生地汁二合搅匀,临卧徐徐呷咽。

通声煎：治咳嗽气促,满闷失音。

杏仁 去皮、尖及双仁者,二两　　人参　　细辛　　桂心　　款冬花　　菖蒲　　竹茹　　木通 各一两　　五味子 六钱　　酥 真者　　白蜜　　枣皮 去皮,各二两,杵　　生姜自然汁 二杯

上水五升,微火煎进退七次,去渣,内音纳酥、蜜、枣肉再煎,令稠如饴,每服一匙噙化。

芩连四物汤 共麦门冬七味：治咳嗽声嘶血虚实火盛者。

越婢加半夏汤 麻、半、甘、石、姜、枣共六味：治肺胀喘嗽不得眠,脉浮大外邪搏火伤肺而气逆也。

二十六、肿　　胀

有形曰肿,无形曰胀。又光莹曰肿,滞暗曰胀。又在外为肿,在内为胀。又浮满之总名。

肿满根源脾 地气 肺 天气 肾 水气 土生万物,在人则主饮食；水养万物,在人则溉百骸全者；天气主四时之节宣,在人则□一身之气,使升降节制各得其所。今病水泛滥,金土皆失其常而为阻滞,怀襄之患也,堤而障之,□井勿成矣,是必决土行水,而后天气下降,真水乃生也,全要起初用药得宜,初终缓急多般类言治法。初病急病攻或攻表或攻里为主疏沦决排必不可少,病邪当去勿多疑不可虑其虚而用补。若还培土补肾气补脾土者,如筑堤阻水,使不行也；补肾气者,如水已泛滥,更注之以水也,势将泛滥不可支须知曲防有禁。古人九河既道,然后降邱宅土,大陆可作,乃五行之至理也。外因风水 感于风 并皮水 淫于湿,正水 水在上 石水 水在下 内因知。外须表散宣通剂若先用补剂,或失而不表,营卫闭塞,则肌厚肉凝,后虽表之,亦不透矣,难救,内疏通利此为宜。温经散湿为要领,逐水疏淤不可迟 水渍气阻正化为邪,已失其升降之常,疏之通之所以去淤行气,使复故常也。治法方法详《金匮》。补肾扶脾皆后法 邪去七八,然后因其虚而兼调之,若禹买之有错赋也。俗诀云：肾水脾土两要固,脾土一亏水无围。医士开手即拘此诀,所以此病难愈,作此诀者是止知谈理未多临症,故不能度势也,若还先用补则水逆行。又有风肿 即风水 气肿并血肿,阳水阴水各分提。风肿走注皮麻木 初起时如虫行皮中,宜五皮饮加葛根、紫苏,气肿随气消长 之以手热之,随手即起。血肿原因血化水 气滞则血从水化。血既化水,补血何益,皮间赤缕血痕儿 初病有赤,痕久则无之,但以指掐之,随见青白色者为水肿,见赤红色者为血肿。阳水身热阴水冷,因寒随热导之奇 详见后。

人之卫气原并脉气循行分肉之间一毫无滞,外则水从皮毛而出,内则水从前便而消,一有内伤外感则正气邪气互相攻搏。外邪客止于脉络为脉胀 胀有脉络不外不内之间,邪留分肉肤胀生肉胀也。脉胀筋起络小筋也色变,久成单腹胀末上下四肢脱瘦清减腹胀大而硬,邪归于中也,难治。肤胀空空起初不硬此时不可一味消导,若专消导则缠绵日久成气鼓胀膨膨而急

硬。四句者认法。

女子之症如外邪干卫分客于肠外，僻而内养，日以益大，状如怀子，名为肠覃其症月事以时行。若外邪干营分客于胞内子宫之内，名石瘕主经闭其血皆凝结于胞中状如孕子之盈满，在男子则为疝病。

皮厚色苍多是气宜利而散之，气滞水亦停，皮薄色泽水湿成分认之法。气属阳其症速邪在外得以安卧从上肿而下，水属阴其症渐成自下而上难眠邪在内以咳喘徵。病在上即正水石水少腹肿不喘病在下，风水面肿胫足匀上下同肿。石水阴邪寒水结当温而逐之，风水阳邪热湿凝当凉而遂之。

肿胀危候

腹胀身热阳盛之症及失血亡其阴，四末清脱阴盛之症泄数行中宫宫脱。肿起于四肢后大腹邪结于内，利下之旋满肿腹筋青正不胜邪。唇黑脐突阴囊腐，缺盆结喉之下名曰缺盆脊背足心平五脏皆伤。脉大时绝或虚涩气血皆败，肿胀逢之却可惊。

风水内有水气，外感风邪，风则从上，面目先肿。皮水内有水气，脾受湿邪，湿则从下，跗足先肿。二者邪从外入，脉浮当从汗散风水恶风，皮水不恶风。正水水气在上，胸满喘促，卧不安宁。石水水气在下，少腹满不喘。二者邪俱在内，脉沉当从利解。正水喘，石水不喘。凡未肿时，水气从内起者心下多悸，从外起者皮肤觉厚不汗。

黄汗汗出黄汁色，湿热交病也，当于湿热门中求之。凡肿胀者，气已不行，不可拘脉，脉伏匿其常也，若久病其脉清疏明晰，反不可救。

肤胀脉胀通身胀，单腹胀鼓胀四肢平二者皆四肢不胀。肤胀术香流气饮，脉胀再加入姜黄抚芎依愚谓肤胀，宜五皮饮加葛根、苍术、桂枝；脉胀宜分心气饮去紫苏、羌活加独活、川芎。单腹鼓胀须分气血而治，气实者与肠覃同治用厚朴槟，术枳青陈遂大戟共八味名厚朴汤，血实者与石瘕同治目下瘀汤，大黄桃仁䗪虫遂四味名下瘀血汤，若还气血属虚者则不可当不能承当厚朴、下瘀二汤也。

上肿多风兼寒言宜乎汗，下肿多湿利水泉。汗宜越婢汤加苍术即麻石甘苍四味加姜枣，利用沉香琥珀丸。外散内利疏凿饮，喘不得眠小胃丹一方苏子葶苈二味等分为末，枣肉捣为丸，定喘更速。阳水属多热者用浚川散属湿多用者神祐丸，阴水属中焦者用实脾饮属下焦者用肾气丸。沉香以下七方俱见《医宗必读》。戴人云：用导水丸必以禹攻散继之，用舟车丸即神祐丸必浚川散继之，子利禹功散乃黑丑一两，茴香炒一两为末，姜汁调下，导水丸并中满分消汤丸俱见《医宗必读》。

里实自然寻浚川神祐，里虚实脾饮肾气襄再以表散宣扬之剂佐之。虚寒之症若投诸温补俱无验虚中有实，欲诸攻下其人已虚又难当。须行九日补一日攻之法，缓求淡食形盐勿□水□命多昌。《丹溪心法》云：虚人发肿，宜补中气行湿利小便，切不可下，当用苍白二陈汤加参朴为主，随症加减治之，此言初起及病之轻者。方氏广曰：肿胀之症多因脾上受伤，转运失职，清浊相混，隧道壅塞，遂成腹满。甚者外虽坚满，中空无物，有似于鼓，其病胶固，又名曰蛊，若医者不察，急于求效，病者苦于胀满，喜行利药，暂虽得宽，其肿愈甚，治之者理宜补脾，又须养肺金以制木，使脾无贼邪之患,滋肾水以制火,使肺专清化之权,期为善也。古方中惟禹馀粮丸殊为切当,此以本虚症急者而言,然宜疏补互用补换有法,方有可救。

麻黄甘草汤从腰以上肿者先以此汤发汗,内热者属越婢加术汤。**茵陈五苓散**从腰以下肿者以此汤利小便。**五皮饮**治脾肺俱虚,气满皮肤,水停不利。**胃苓汤**治湿滞,中宫小便不利。**十枣汤丸**治水气浮肿,上气喘急,并胁肋疼痛。**补中益气汤**加炮姜,治清气在下,浊气在上,面目浮肿,饱闷肠鸣不食。**理中汤**加肉桂茯苓,视前治脏寒有水,腹濡肠鸣。**加味二陈汤**加栀芩治水火搏击肠鸣,腹病有水。余方详《金匮》桂枝、麻黄、附子、细辛、甘草汤共五味。越婢以麻黄、石膏、甘草、姜、枣五味。麻黄附子汤加甘草共三味。杏子汤加麻黄甘草共三味,以此等汤剂为主,再随症酌加用。

木香流气饮,治诸气痞滞不通,胸膈、肩背、腹胁走注刺痛,喘急痰嗽,面目虚浮,风湿结聚等症。龚云林曰:是药调顺营卫,流通血脉,快利三焦,安邪五脏,凡治蛊胀当先用此。诀云:木香流气藿香蓬,参术甘果瓜槟通,夏香青丁陈苏腹,茯蒲桂芷香麦冬,共二十三味。

加味枳术汤:治气为痰饮所隔,心下坚胀,名曰气分。

枳壳炒　辣桂　紫苏　陈皮　槟榔　桔梗　白术炒　五灵脂炒　木香各八分　半夏　茯苓各六分　甘草四分

上加生姜,煎服。

人参芎归汤:治腹胀喘躁,虚汗肢厥,小便赤,大便黑,名曰血分。或病势急,或体不虚者,亦用桃仁承气汤。

人参　辣桂　灵脂炒,各五分　台乌药　莪术　砂仁　炙草各一钱　川芎　当归　半夏各一钱五分

上加生姜,煎服。

香砂调中汤:治伤食腹胀,呕吐嗳噫,浮肿。亦治痰食疟疾。

藿香　砂仁研　苍术制,各一钱二分　厚朴　陈皮　半夏　茯苓　青皮　枳实各一钱　甘草三分

上加生姜煎服,加神曲、山楂、白术名香砂和中汤,治症同。

紫苏子汤:治忧思过度伤脾,腹胀喘闷,肠鸣便秘。

苏子研　腹皮洗　半夏　厚朴　陈皮　木通　白术　枳实各一钱　草果仁炒,研,六分　人参五分　木香　甘草各四分

上加生姜,煎服。

导水茯苓汤:治遍身水肿,喘满便秘,诸药不效者。

赤茯苓　麦门冬　泽泻　白术各一两　桑白皮炒　紫苏　槟榔　木瓜各五钱　大腹皮　陈皮　砂仁各七钱　木香忌见火,四钱

上为粗末,每用五钱,加灯心煎服,以水去七八为止。

实脾饮:治阴水发肿,用以实脾。

厚朴制　白术　大腹子　白茯苓　附子　干姜炒,各一钱　木瓜　草果炒,各八分　木香忌见火,四分

上加姜五片,煎七分服。

金匮肾气丸：治脾肺肾俱虚,肿胀喘急,小便不利。

白茯苓_{二两} 附子 川牛膝 桂枝 泽泻_{去皮} 车前子 山茱萸_{去核} 怀山药 牡丹皮_{各五钱} 熟地黄_{酒浸,杵膏,一两五钱}

上蜜丸梧子大,每服三四钱,空心白汤下。或加细辛八钱。

平肝饮子：治喜怒不节,邪乘脾胃,腹胀头晕呃逆。

防风_{去芦} 桂心_{忌见火} 枳壳 赤芍药 桔梗_{炒,各一两} 甘草_炙 人参 槟榔 当归_{去芦,酒浸} 川芎 陈皮_{各五钱} 木香_{忌见火,二钱}

上为末,每用四钱,姜五片煎服,不拘时。此症脉弦急,左关尤易见。

人参芍药汤：治血胀,烦躁喜忘,小便利,大便黑者。

当归 半夏 川芎_{四钱} 蓬术 砂仁 白芍_{八钱} 人参 桂枝 木香 五灵脂_{炒,各钱半}

上每用五钱,加姜、枣、紫苏煎服。妇人多有此症。

分水散：治面水浮肿。

土狗_{一个} 轻粉_{二分}

上为细末,每用少许搐鼻中,其黄水从鼻中出。

雄矢醴法：

羯鸡矢_{即雄鸡矢也,五合,炒微焦}

上以好酒二大碗,煎至碗半,滤取汁,五更热饮腹即鸣,辰巳时行二三次黑水,再饮一次,渐蹴膝上而愈。此方性气皆热。水气之精者为血,其灵者润泽脏腑,惟有所阻而滞浊者乃为病,故逐水者止宜去其为病之水七八而止,俟正气一旺,余邪自消,若逐之太过,则枯涸脏腑,大损真元,不可不知。凡痰水积聚之病,日久则真气与邪相安反依附之以立者,遂邪太甚正气从消,是两败俱伤之道也,慎之。

二十七、积　　聚

五积_{肝肥气在左胁,心伏梁起脐上,脾痞气在胃脘,肺息贲在上胁,肾奔豚起少腹}六聚_{聚于孙络,聚于缓筋,聚于膜原,聚于膂筋,聚于肠后,聚于输脉本《难经》},七癥_{蛟、蛇、鳖、肉、发、虱、米也,有定形而不移}八瘕_{青、黄、燥、血、脂、狐、蛇、鳖也,随所注而隐现载《千金》}。肠覃_{寒沫结成在肠之外}石瘕_{风寒凝血在子宫辨月事在子宫者月事断绝}痃_{如弓如尺在脐两旁}癖_{藏于隐僻之处之名别浅深痃在募原肌固之间,癖结膂脊肠胁之后}。脏积发时有常处,腑聚忽散无本根,五积通用攻积治_{古方各有本丸,今通以攻积丸治之},六聚随宜细酌斟。药宜锉散用,和温凉互用。以随宜之剂量送攻积丸亦可。凡大消导大攻下之后,必有虚火虚气起于其间,譬如兵燹之后必有凶灾也,切忌再清再积。如虚火在上可用竹、麦、味、芍、甘草、陈皮、砂仁以和之,虚火在下可用茯杞丹戟地芍以安之。虚气在上可用陈半竹茹、砂仁、柿蒂、藿香根、牛膝以降之,虚气在下可用杜仲、茴、戟、吴萸、茯苓、丹皮以温之。如不至甚者,静后二三日能进饮食余邪渐故,必自愈。

积聚劳坚不软动，胃弱溏泻不堪攻，奔豚发作状欲死，气上冲咽惊怖丛二者水泛木贼治邪则害土，崇土则闭邪皆属危症。积聚胃强者攻法可用攻去七八可补，若攻虚人之积聚必须兼用补剂务令正邪相安乃使正可以御邪，邪不至于害正。凡气食积癖宜化滞丸，方诀见饮食，温白丸桃仁煎用桃仁、大黄各一两，虻虫砂五钱，朴硝一两共为细末，以醇醋一斤入砂器中，慢火煎至多半盏下药末，搅良久为小丸，前一日不吃晚饭，五更初温酒送下一钱，取下恶物如豆汁，鸡肝末下，次日再服，见鲜血止服控涎丹见痰门。

气积轻者枳壳、厚朴，甚者枳实、牵牛。癖积轻者三棱、莪术，重者巴霜、大黄。血积轻者干漆、桃仁、归尾、红花、赤芍，甚者大黄、虻虫、水蛭、穿山甲。痰积轻者半夏、瓜蒌，甚者滚痰丸，老痰用瓦楞子，痰在皮里膜外白芥子，痰在经络胃中竹沥、姜汁。疟积鳖甲、草果。虫积雄黄、槟榔、雷丸、芜荑、榧子、使君子。酒积轻者葛根、白蔻、神曲、猪苓，重者甘遂、牵牛。茶积轻者姜黄、芝麻，甚者吴萸、椒、姜。水积轻者五苓、牵牛，甚者商陆、甘遂、芫花。食积轻者麦芽、神曲、砂仁，甚者枳实、鸡内金。菜积丁香、肉桂、干姜。肉积轻者山楂、阿魏，重者硇砂、消石。狗肉积杏仁、山楂。蛋积白豆蔻、橘红、淡豆豉、姜汁。鱼鳖积紫苏、橘皮、木香、姜汁、酽醋、白马尿，治鳖积。面积萝卜子、姜、醋。调气化积丸系新制附载后女科门中。

阴阳攻积丸士材先生制：治五积六聚、七癥八瘕、痃癖虫血、痰食等症，不问阴阳皆效。

吴茱萸泡　干姜炒　官桂去皮　川乌炮,各六钱　黄连炒　半夏制　橘红　茯苓　槟榔　厚朴炒　枳实炒　菖蒲忌铁　延胡索炒　人参去芦　沉香另研　琥珀另研　桔梗　桃仁各八钱　巴霜另研,八钱

上为细末，皂角六两煎汁，泛为丸，如绿豆大，每服七八分，渐加一钱二分，生姜汤送下。虚弱者，调补十余日再攻。按：积聚多因之邪而成，虽曰"邪之所凑，其气必虚"，虚则有之，究竟有邪凑之也，既有邪凑，久则脏腑经络中不得适胥者多矣。一于攻补者，恐皆有所未尽，当随机用药乃善。

谨按《灵》《素》《金匮》之旨，积聚之症首曰三因之邪纠合而成始初当从寒起，方能裹合内因之邪，既有所兜即为窝主，以后招朋引类，得使即合。有寒有湿，有火有气，有痰有血，以此渐合渐成，层层包裹三因之邪但有感触，都为彼所招聚。日积月累而积以益大，倘无所触言别无他病之时，正气亦相与安之有积之人凡有他病，与之除邪则害正，与之养正则资邪，往往难治。苟有意治其积，当俟其窍发彼既窍发药，路方可相通，先与除其外护凡日用水湿痰沫，虽活动养身之物，亦为彼之外护，轻易攻之不到，然后攻之。攻治之药，须有热有凉，有猛有缓，有表有散，有利有下，方能随所发现，件件驱除倘有一件不能驱除，即攻之不应。尤有要者，在知其所感之因大概先因寒者居多，是为覆巢之计，计虽得矣，然井有象形之法以制之，邪必不伏，虽有对症之方，浅者可以受逐，久者不能招药也彼之劳既固其气已灵。此在病者之不讳疾，恨病服药，医者之由心悟动中机宜不靠一二方，而又宽之以岁月，养之以恬愉，缓情舒性，格守禁防，虽二三十年之积只要其人神气健旺，皆可以攻治也积聚中诸邪惟寒湿二气仍须从毛窍而出，故表散之药必不可少，非若伤寒入腑结于胃中者，可以一鼓而下也。

二十八、痹滞

凡人一身胸背腹胁以及血脉筋皮之间，一遇邪客，气脉阻滞，久则为痹，发为疼痛等症，治之者，但对症用药不与解散邪气，故治或不愈或愈而屡发不知，皆风寒湿气之为宿也，但有微甚轻车之分耳，治法全在酌定分数，量入而气与之解散，期为得之，食方散见饮食气而国。

三痹之因"因"字最轻圆活妙风寒湿三气杂合而为病，五痹即上三痹客于肝，为筋痹客于肾为骨痹客于心为脉痹客于脾为肌痹客于肺为皮痹。若风气胜者走注走痛为行痹寒胜为痹痛苦难当，湿气胜为着痹主体重难支。皮痹主麻肌痹主木脉痹主色变，筋痹主句挛骨痹主骨重难移此三痹五客，若治之，不当正气虚衰。复感于风寒湿之邪则入脏腑真成心肝脾肺肾，难治之痹也，周痹，周身痛楚同于脉痹但脉痹上下走注不常，周痹则痛有定处。不至相移。

痹在筋骨痛难已难治，流连皮脉易为功。痹久入脏复感于邪遇中虚之人必死，若遇脏实不受邪之人复还生。

痹虚加减小续命汤本方见风门。行痹倍防风，痛痹倍附子，着痹倍防己，皮痹桂枝，脉痹加姜黄、红花。肌痹加葛根、白芷，筋痹加羚羊角或续断，骨痹加虎骨或狗脊，有汗减麻黄，便溏减防己，寒胜减黄芩加干姜，热胜减附子加石膏，痹实增味五痹汤麻黄、桂枝、红花、白芷、葛根、附子、虎骨、羚羊角、黄芪、甘草、防风、防己、羌活十三味。行痹主羌、防，痛痹主麻、附，着痹主己、活，皮痹主芪、枝，肌痹主葛、芷，筋痹主羚角，骨痹主虎骨，脉痹主红、枝。似皆通套之方更宜审切。三痹汤即十全大补汤无白术，更加牛膝秦艽续断杜仲细辛独活防风是名三痹汤。独活寄生汤及上三痹汤加桑寄生除去黄芪续断，二方皆治入脏寒虚久痹之方。

凡大气实麻木之症，用小续命汤治之。若气虚用黄芪益气汤乃治虚人皮痹，其症皮肤麻木不知痒疼攻，其人乃补中益气汤加红花、黄柏是也，五味秋时加用，黄芩加于夏天桂枝加于冬天用。此皆垂痹之治，若微有所滞者，其痹不一月，方各异。

手大指属肺经。食指属大肠。中指属胞络。无名指属三焦。小指内侧属心，外侧属小肠。肩大、小肠、三焦经脉俱至肩。肩井穴属胆。手掌心属心与包络。肩解肩后两角也。肩胛肩解下成肉处。两处皆大小肠筋脉绕之。背背为阳，阳虚则恶寒。脊督脉主脊，大肠脉挟脊；心脉与脊里经脉相连贯；脾筋着脊；肾筋脉贯脊，故亦有房欲过度脊髓空虚而痛者；膀胱筋脉挟脊，分左右两项项，故贼风乘虚入则倔强不能屈伸。

膂脊两旁曰膂，肾与膀胱脉循膂。膺胸上两旁也，胃脉到膺，胆筋系膺。胸结喉之下名曰缺盆，缺盆之下主胸，心痛在岐骨陷处，胸痛在岐骨上，为肺之分野。心、肺、脾、肾、肝、胆、胞络诸筋脉皆散布胸中。胠胁胸下为胠，胠下为胁，肝胆脉布胁，胞络脉挟胁。肋胁接为肋，脾脉络肋，肝脉布肋。季肋在胁之下。肺、肠脉之所乘。腹腹为阴，脾、胃脉之所主，心、肺、肾、脾、胞、胃之脉皆经之。

虚弱人手臂痛不能举血不荣筋也，蠲痹四物汤四物汤加黄芪、桂枝、白姜黄、羌活、甘草、姜、枣煎服。睡则手出被外内寒滞热，五积散姜汤开服。手肿痛，或指掌连臂膊痛此手气也,蠲痹汤当归、赤芍、黄芪、姜黄、羌活、甘草、薄荷、桂枝加姜煎服。肋手足抽掣动摇有属风、属火、属痰者,若脉沉弱者,乃脾虚生风,宜大补,归脾汤最妙方见血门。臂连肩背酸痛是痰湿流于背肢,宜二陈汤加羌、苏、川芎,虚弱人手足麻木,补中益气汤加茯苓半夏桑条,外用桑枝汤洗。独指尖冷,名曰清厥,理中汤并炮姜加桂枝。

暴不知人,但未卒仆,喉中痰潮如曳锯声,此痰厥也。当分虚实,治虚者以二陈理中加益智、姜汁、竹沥。实者先以瓜蒂散探吐之,次用导痰汤见痰门,加竹沥、姜汁。暴怒气逆昏厥气厥也,八味顺气散见类中风。脚气麻顽肿痛,或发身痛、肢节肿痛,便阻者症厥也,羌活导滞汤羌活、独活、防己、大黄、当归、枳实。便不阻者,五积散、或用当归拈痛汤羌、草、茵、苓、升、苍、葛、参、术、猪、泽、苦参十四味,姜煎服。血虚发厥,火亢也,芎归养荣汤四物加知、柏、麦、杞、甘草煎服。肩背沉重痛,湿热也,当归拈痛汤。凡人半日素有痰,肩背痛,导痰汤若胁肋痛者加柴胡、白芥子炒。先背脊痛后及肩,肾气逆也和气饮生干姜、干葛、白芷、白芍、陈皮、半夏、茯苓、小茴、牛膝、川芎、独活、当归煎。虚弱心膈痛,牵引乳肋,走注肩背元气上逆也,大出汗人患此者极多,十全大补汤桂减半,加牛膝五分。背心一点痛心经有痰水者多患此症,乌药顺气散陈皮、麻黄、僵蚕、川芎、枳壳、桔梗、白芷、炙草也,再加羌活、茯苓、半夏。

胸痛善太息胸虽七经相连,而痛多主肝,肝虚者胸痛引胁背,宜补肾六味丸加牛膝、首乌。肝实胸痛不能转侧,善太息,宜疏肝,柴胡宽胸散柴胡、郁金、香附、降香、川芎、陈皮、元胡、当归、甘草、砂仁。胸满短气苏子降气汤,更分表里虚实而治,胁肋痛,有气、血、食、痰四种当分挟有外邪与否。乌药散台乌、莪术、桂心、归尾、青皮、木香,治气瘀血滞。曲麦二陈汤治食与痰二种。季胁痛连小腹者属死,血痛不甚,止于一处者痰也,二陈加柴、青、芥、乌四味。按:胁肋分左胁右气,亦只大概言之,未可执也。总之瘀血者,按之痛,不按亦痛,沉沉胀满无时休息;气痛者,时止时膨,多嗳即宽,旋复又痛。陈皮、细辛、生姜三味能补肝,实症大忌。柴胡、青皮、川芎乃胁肋必用之药,若暴怒伤血加当归、香附、山栀、甘草,若死血阻滞,必日轻夜重,午后发热,加桃仁、红花、没药、赤芍、苏木等,有块再加牡蛎、膈痛痛不当心,横敝于胸闷者是,五膈宽中散五膈宽中厚朴寻,青陈皮与木香临,炙草香附砂仁用,白蔻丁香九味临。

右肋痛多痰饮气滞,左肋痛多气滞血凝,肋痛走注有声是支饮,左肋痛不移处是死血,怒气肋痛宜疏散,胸膈隐隐微痛是肾虚不纳气,气虚不生血,肋下一点痛不止名干肋痛,酒色所伤,难治。此及上二症,皆用补肝散:枣皮、当归、五木、山药、黄芪、川芎各钱半,木瓜、熟地、白术各五分,独活、枣仁各一钱煎。人心下有膈,周围着脊,所以遮膈,浊气不使上熏心肺也按:十二经脉惟膀胱脉不贯膈,余皆能令膈痛,所以辨症最难。

瓜蒌薤白白酒汤:治喘息咳逆,胸背痛,短气名胸痹。

瓜蒌实捣,一枚　薤白半斤　白酒七斤

上三味同煮,取二升,分温再服善推此意以用方药亦可。若心痛彻背,痛彻心者,再加半夏汤主之。若胸痹痛而时缓时急者,以薏苡附子汤二味为散主之。

茯苓杏仁甘草汤:治胸痹,气塞短气,不足以息。

茯苓五钱　杏仁去皮、尖,十个　甘草一钱六分上煎服一升，日三服，如陈皮、桔梗、枳壳、砂仁之类，可酌量加之。

橘皮枳实生姜汤：治同前症用之以散阴邪，降浊气。

橘皮_{六钱}　枳壳_{二钱}　生姜_{三钱}

上煎取二升，分温再服。

枳实薤白桂枝汤：治胸痹，心下痞气，气结在胸，胸满，胁下逆抢心痰饮水气俱乘阴寒之邪而动也。

枳实_{二枚}　厚朴_{一两}　薤白_{二两}　桂枝_{二钱五分}　瓜蒌仁_{五钱}

上先煮厚朴、枳实，取二升，去渣，内诸药，煎取升半，分温二服。《金匮》人参甘草汤，治同前症，而虚甚者即理中汤古方也，仲景《伤寒论》及此《金匮》方，总更其名，不欲仍之者，岂以理由二字混阴阳寒热于一途欤？工即此可知：痛有补法，寒因寒用之意也。若背痛彻心，心痛彻背者，乃寒凝心痛也，乌头赤石脂丸并干姜、蜀椒四味，蜜丸梧子大，每用五丸，温水送下。

桂枝生姜枳实汤：治心中痞，诸气上逆，心悬痛。

桂枝　生姜_{各一两}　枳实_{一枚}

上以水三升，煮取二升，分温三服。按：痞滞之治不一，或通阳气破结气，或之散滞气，或消水饮，皆足以开之也。

黄芪桂枝五物汤：治血痹，脉或阴阳俱微，关上小紧，或寸口关上微，尺中小紧，外症身体不仁，如风痹状。

黄芪　芍药　桂枝_{各五钱}　生姜_{一两}　大枣_{三枚}

上煎取二升，温服七合，日三服。如水胜气者，苓桂术甘汤加杏仁；气胜水者，橘枳姜半汤。五苓散、五皮饮皆痹门正方也，五积散治内外诸痹。

人参益气汤：治弱人，夏月手足唇吻麻木，倦怠嗜卧，即补中益气合桂枝汤是也，加姜、枣煎汤。

咽喉诸症谓肿痛单双乳蛾，喉痹缠喉风等症七宝散，用火硝牙皂全蝎雄黄硼砂胆、白二矾。细研如尘取一字，吹喉中患处其效如神。

胸痛之症须分属气属血属热饮属寒痰，颠倒木香郁金散血气安属气倍木香，属血倍郁金。饮热大小陷胸治见伤寒，顽痰须用控涎丹见痰门。

二十九、心腹痛

心痛岐骨陷处痛，横满上连胸名肺心痛下连胃脘名胃心痛。当脐名脾沉痛腹连腰名肾亢痛，少腹名大小肠痛连胁名肝心痛。虫痛时止吐清水，鬼疰卒心痛即中恶心痛又寒邪外干客耳寒痛。悸而心痛当分虚实实者停饮痛与虚者思虑过度伤心血，食痛即停合食痛亦多，□左有脾，下有一条□起冷痛属内寒。水停痛痰饮属冷痛属热痛是胃火，气即气滞痛又有血瘀缘，随症分门检方治，真心痛而色黑四肢厥治治之难。景氏曰：心为君主不受邪，或平日心火里甚，大寒触犯心君，亦有海血冲心，素无心病，卒然大痛如烟熏之类者，真心痛，禁齿无声，手足青汗出，舌青气冷，主旦发夕死，夕发旦死，不治，真头痛之症亦同，不治。如不忍坐视，用雄猪心煎汤去渣，入麻黄、桂枝、干姜、附子、灯心，直至心经散寒不可，死中求生。如得见扯衣爬床而无青色，四肢不厥痛亦不至无声,即非真心痛,或寒或痰,或虫或食,上于胞络心主胆[1]胞紧急作痛耳,宜各从其百审病察脉用药为当。

攻湿积热求化滞丸,攻寒积水备急丹二方皆见饮食,火痛二陈汤加栀连草豆蔻,虫用乌梅丸如伤寒痰饮用控涎丹,方见痰门。

七情郁结木香流气饮四七汤、七气汤、六郁汤、越鞠丸皆可选用,思虑悸痛归脾汤。内伤之寒理中汤外受之寒正积散,瘀痛备急丹血利抵当汤丸。

胸下髑骬,即心之位。胞络为心主,居心之四旁,以枝护心故前孔之间行膻中穴。凡经脉由胸下膈,自膈贯胸,如肺肾心脾胃肝胞络。七经筋脉皆从此过。三焦脉亦布膻中,故肾病主心烦心痛。膻中者,心君之官城也。

竹茹汤:治短气,头昏内热,心中闷乱。

麦冬去心　小麦研,各一钱五分　炙草　人参各一钱　茯苓　半夏　竹茹二钱

上加灯心七茎,煎服。

温胆汤:治触事易惊,心跳不宁。

半夏　枳实　竹茹　陈皮　茯苓各一钱　炙草五分

上煎七分,温服。

安神丸:治心经有热,惊惶不安,症属有余者。

朱砂水飞,六分　黄连炮　生地　炙草各一钱　当归钱半

上末炼蜜丸如麻子大,朱砂为衣,灯心汤下二十丸。

天王补心丹:治心虚惊悸,咽干烦热,少寐,恍惚不宁。

人参　五味各一钱　麦冬去心　当归　天冬　柏子仁炒焦　酸枣仁炒　茯神少木,五钱　玄参　丹参　桔梗　远志制,三钱　生地六钱

上蜜丸,临卧白汤下。

妙香散:治心气不足,自汗惊悸。

麝香五厘　木香二分　怀山药　茯苓　茯神　黄芪姜制　远志甘草水炒　桔梗各一钱　甘草　人参各五分　朱砂水飞,三分

上细末,温酒调下。一方加当归一钱。

凡腹痛须分寒热虚实,再详痰、血、虫、食、饮、气等,□最为要紧。如停饮者恶心烦闷时吐黄水,甚则摇之作水声,胃苓汤小胃丹甚者控涎丹。食积者饱闷噫气如败卵,便后则减,得食辄甚,香砂枳术丸木及传和丸。火痛者传阵作痛忽增忽减,口渴便秘,清中汤二陈汤加芩、连、草豆蔻、肥栀子、王地芩连汤瘦大用。外受寒,内客冷者平胃散加紫苏、藿香、砂仁、草蔻,气壅攻刺而痛应予降气汤、木香顺气散,若死血滞者,脉必涩其痛沉沉然无暂缓,手拈散甚者,桃仁承气汤代抵当汤丸。烦热动悸而痛,痛在心膈间者,此为虚伤,妙香散或归脾汤加麦冬、炒栀子,或加菖蒲、桂心。其虫痛者血斑唇红能食,或口吐清水嘈杂,上半月虫头血不易治,治时先饮杂

---

[1] 胆:古同"壮"字释义。

勺吐或□蛋[1]及香附之物，止可服剪红丸雄黄、木香各钱半、槟榔、三棱、畏茇木、煨贯仲（去毛）、干漆（炒烟尽）、陈皮各五钱，大黄一两，麦糊丸梧子大，每服五丸，米饮下。蚘虫动则恶心呕吐，或吐蚘芜荑散，乌梅丸。鬼疰心痛，昏愦妄言苏合香丸见女科方中。热厥心痛金铃子散。寒厥心痛术附汤姜桂汤。常觉热痛调胃下气汤。绞肠痧，腹痛甚急用橦木煎汤大吐之，或用白矾末，半生半熟共三钱，饭里为数丸，姜汤探吐。或服炒盐湿以鸡翎探吐佳，不可热服，急刺委中，中指出血随，用养香正气散加香附（研仁）。又丸马兰根叶，细嚼咽汁立安，愈后一日勿轻食米。

芍药甘草汤：一名戊己汤。和腹痛之圣药。

芍药 三钱，酸以收之　　甘草 一钱，以和之

上煎七分温服。

推气散：治上胁疼痛，胀满不食。

片姜黄　　枳壳 麸炒　　桂心 忌火，各五钱　　炙甘草 二钱

上为细末，每服三钱，姜汤调下，病已即止。下方同。

枳芎散：治左胁疼痛。

枳实 麸炒　　川芎 各五钱　　甘草 炙，二钱

上为细末，每服三钱，姜汤下。

金铃子散：治热厥心痛，或作或止。

金铃子　　延胡索 各一两

上为末，每服三钱，酒调下。痛止与麦冬、苓、术芍药、甘草，上也责易。

术附汤：治寒厥心痛，脉微气弱。虽脉微气弱，在杂病中，亦恐有属实者。

附片 三钱　　白术 五钱　　甘草 炙，一钱

上为末，每服三钱，姜五片、枣一枚煎一盏，食前服，痛止后服香砂六君子汤加桂枝、芍药。

手拈散：治血滞心腹作痛。

延胡索 醋炒　　五灵脂 醋炒，等分　　草果 用米火炮，捶　　没药 二味减上三分之二

上为细末，每服三钱，热酒调下。

代抵当汤：行逐瘀血。如血老而甚者，去归、地加蓬术。

穿山甲 炙黄　　大黄 酒洗　　生地黄　　归尾 各三钱　　桃仁泥 □钱　　降香 一钱五分　　肉桂 去皮

芒硝 各一钱

上煎热服。血在上食后服，血在下食前服。

芜荑散：治虫咬心痛，贯心则杀人，宜急服之。

芜荑　　雷丸 各五钱　　干漆 炒烟尽，一钱

上为末，用三钱温水调服，次服二钱，虫去宜养胃并去湿热。

万应丸：取虫积如神。

---

[1] □蛋：原文疑为"少蛋"，含义不明。

黑丑取头末　使君子去壳　槟榔各一两　雷丸醋煮　沉香　木香各一钱,皆忌火

上前五味为末,以大皂角、苦楝皮各一两,煎汤为丸如绿豆大,后三味为衣。每服二钱五分,以砂糖水调下。

木香顺气散：一治气滞腹痛。

木香磨,三分　香附炮　槟榔　陈皮　厚朴姜制　苍术米泔浸,炒　枳壳麸炒　砂仁研　青皮炒,各一钱　甘草炙,五分

上加姜三片煎,食前服。

附录

腰膝肝肾等症。

独活寄生汤：治肾虚感受风湿,腰腿拘急。筋骨挛痛,行步艰难。

独活　桑寄生　杜仲　牛膝　细辛　秦艽　茯苓　桂心　防风　川芎　人参各半钱　当归　芍药　地黄各一钱　甘草六分

上加生姜五片,煎八分,食前服。如无寄生,续断代之。

柴胡疏肝散：治肝气怫郁刺痛。

陈皮醋炒　柴胡各二钱　川芎　枳壳麸炒　芍药各半钱　甘草炙,六分　香附制,一钱

上煎八分,食前服。服后以逍遥散继之。

补肝汤：治肝气虚弱,左关脉软而困倦。

山茱萸　桂心各一钱　甘草炙,四钱　桃仁去皮、尖　细辛　柏子仁去油,焙　茯苓　防风各三钱

上以大枣八枚,水五升,煮三升,分温三服。

还少丹：大补心肾脾胃一切虚损。

怀山药　牛膝酒浸　远志去心,制　山茱萸去核　五味减半,焙　白茯苓　巴戟酒浸,去心　苁蓉酒浸,去已　石菖蒲炒　楮实　杜仲姜汁炒　茴香各一两　枸杞酒浸泻　熟地黄酒蒸,各二两

上蜜丸,梧子大,每服三钱,空心盐汤任下。忌三日萝卜及诸无。

青娥丸：治肾气虚衰腰痛。乃温补下元之剂。

补骨脂拣净,炒,四两　杜仲姜汁炒断丝,等分

上以胡桃肉三十个研膏,熟蜜少许为丸。每酒下三钱。

复元通气散：治一切气滞,及闪挫腰痛。

大茴香炒　穿山甲炙,各六钱　延胡索　白牵牛炒,取头末　橘红　甘草炙,各三钱　木香忌火,一钱

上为末,每服三钱,热酒调下。去牵牛,加桃仁三钱、归尾三钱,并治瘀血作痛。

调荣活络饮：治失力腰闪,或跌扑瘀血。

牛膝酒洗　当归酒洗　杏仁去皮、炒,各二钱　赤芍药　红花　羌活　生地各一钱　川芎一钱二分　桂枝六分

上煎八分,食前服。

腰痛肾虚一风二寒三湿四,痰饮五气滞六与血瘀七,湿热八闪挫九凡九种,惟面上忽红忽黑心肾交争最难医。

气滞闪挫通气散,木香陈皮穿山甲延胡索甘草小茴牵牛也,血瘀不移如锥刺,日轻夜重活络丹丸:川乌、草乌、南星、地龙、乳香、没药也,加五灵脂、麝香为丸妙。

三十、气　门

一气本一元气也因邪感触而分为九气寒一热二,喜三怒四劳五思六悲七恐八惊九。寒气上收收则外束而腠理闭,热气主温内蒸而腠理通。喜则气舒缓虚极则气散,劳则气耗思则气结故气难行。怒则气逆上逆甚则呕血,因怒而木气下乘则脾胃虚而飧泄成,恐则气下伤精志,惊则心气无所依倚心乱而怔忡之病,以作悲则气消而营卫不能散布,大凡病气药气之害,壮盛之人虽有干凝,一遇气行则消释而愈,若弱者元气不足以胜邪则滞著而为病,故病丛生。

寒者热之麻黄汤、理中汤是热者寒之白虎汤、生脉散结者散之六郁汤、越鞠丸,上者抑之苏子降气之类下者举之补中益气之类惊者乎之镇心丹,妙香散。喜则气缓当以恐胜而收之悲则气消当以喜胜而扬之二者皆以情治情,劳者宜温与夫短气少气补同情三者皆宜随其症而补之。

四七汤,乃苏半茯朴四味七气汤,乃桂半参茯四味,皆治气郁生痰,其痰在喉间为梅核如絮如膜吐咯结喉间吐之不出,咽之不下。调和诸气平和剂随症增加,若妇人恶阻有妊喜呕效如仙,惊实心气实用镇心丹乃朱砂龙齿末等分及猪心血少许,为丸,麦冬汤下三丸,又郁矾丸或加朱砂亦妙,惊虚妙香散古方传郁矾丸一名白金丸,见痰门,药味凉燥,无痰不可服。

木香顺气汤:治胸膈痞闷,腹胁胀满,气不宣通等症。

草蔻仁炒,研　益智仁研　苍术制　厚朴三分　青皮　陈皮　半夏　吴茱萸　干姜　茯苓　泽泻□分　升麻　柴胡　木香一分　当归五分

上为末,每用四钱,生姜煎服。按:此等方剂只可中壮气实之人,一剂二剂世视有余可也,若久服之及虚弱之人未有不成鼓胀者也,益气病最不可以力制,当有邪者散之,有阻者疏之,不归元者引之,不统摄者调之,因症调和兼疏散,升降阴阳,和其营卫,缓缓图功,兼以本人之调养,自无不愈。

补中益气汤:治劳役内伤,心烦头晕,倦怠寒热,脉微弱或洪虚,喘渴自汗或气不摄血,及疟痢脾虚久不能愈,一切清阳下附,中气不足之症皆宜服之。

黄芪蜜炙,钱半　人参　甘草炙,一钱　白术土炒,八分　陈皮留白,七分　当归一钱　升麻　柴胡六分

上加姜三片、枣二枚,煎温服。凡下元虚衰之人不可升提。吾乡孙公撰一治一人吐血大热以本方,加湘粉一钱大效。本方除归、术,加木香、苍术,名调中益气汤,治胸满倦食。本方加白芍、五味,亦名调中益气汤,治气虚多汗。加炒芩、神曲,名益胃升阳汤,治妇人经水不调,或食少水泄泻,皆东垣之方也。节庵加羌、防、芎、黄,名调营养卫汤,治劳力伤寒,头疼发热,恶寒汗出,身痛,脉浮无力。

苏子降气汤:治虚阳上攻,气不升降,上盛下虚,痰涎壅盛,喘嗽呕血,或大便不利。

真苏子炒,研　半夏　前胡　厚朴制　橘红　当归一钱　甘草炙　肉桂五分

上加姜煎服。一方无肉桂有沉香。沉香能升降诸气，温而不燥。

六郁汤：治气逆饱闷，痰热，嗳噫、吞酸、便秘等症。

陈皮　半夏　茯苓　黄连姜汁,炒　山栀仁炒　苍术制　抚芎　香附　砂仁　神曲　楂肉各味随症酌用

上煎温服。六郁者，气、血、痰、食、湿、热也。血郁加归尾、桃仁、苏木。

越鞠丸：治症同前。

香附制炒　苍术米泔浸,炒　抚芎　神曲炒　栀子等分

上以曲糊为丸，温水送下，临时随所郁之症增加之。

橘皮竹茹汤：治久病虚羸，呕逆不已，亦治胃虚呃逆。

橘皮　竹茹　半夏　麦冬去心　人参　赤茯苓一钱　甘草炙,五分　枇杷叶去毛,蜜炙,八分

上加姜枣煎服。胃寒者去竹茹麦冬，加丁香砂仁。《金匮》亦有此汤方，橘茹参草枣姜六味，治哕逆。

蟠葱散：治脾胃虚冷，气滞攻刺，心腹、胸胁、膀胱、小肠，疝气诸痛，及妇人血气刺痛。

延胡索　肉桂　干姜炮,各四钱　甘草炙　缩砂仁去壳　苍术制,各三钱　丁皮　槟榔各七钱　蓬术　三棱煨,各六钱　茯苓　青皮各八钱

上为粗末，每用三钱煎，加葱白一沸，空心服。凡攻下之后必有虚火虚气，说见积聚门。

三十一、血　门

血生于气，血主濡附气血行，经分筋络及脏腑五脏六腑及三焦共十二经脉、十二络冲有与脾方有三大络。续血周流循尽夜阴阳各二十五度。府血守营是职主。惟有藏血配真阴，人身赖之以养胃调营方无病苦治血症者,能细分之,乃臻其妙。血中又自分阴阳，浅深表里有分张，血阴不足芎归芍，血阳不足桂枝芎黑姜。虽分言之，其实阳生阴乃长，阴强阳乃强，一理贯通不可可废，但用药有轻重耳。再谙三焦及脏腑，用药方知有妙方若混然调补，恐有病处无药，无病处有药。血养气分气摄血，太虚元阳山州之下，肾杆之上乃太虚元阳之立也。要察识，失血过多脾虚候，参芪大补堪救急。用十全、养营等方。

汗出太多成痉症，防风当归散四物去白芍加防风绝伦，撮空寻衣摸床被血虚加火热者有此症，四物用生地加炒黄连或酌加姜炭，用陈皮、竹茹、甘草解炎蒸。阳热陷阴入血虚，晨轻夜分热谵蒸，多因发热风寒累风寒之热累人阴经，轻者用小柴胡汤甚者四物用生地加柴胡二黄黄芩黄连清有积血者用大柴胡汤。

劳力及伤阴脱血症，肌热渴烦或兼自汗类于伤寒白虎症俱，白虎症脉洪有力，若诊得脉洪无力非白虎症为伤血，误服白虎汤即不救，当用血脱益气归补芪黄芪制一两，当归四钱，名当归补血汤。

动血内因之病惊心怒属肝,思脾忧肺肾劳牵此五志过极之伤内因也。相缘脉症分虚实,外因风寒六气干,更有饮食啖生、嚼、炙、好酒、嗜奇兼跌扑,亦主伤血损真元。此不内不外因。肾脉循喉布胸间,栖寒里热血不安,独有吐出血块淡白色名白血清凉太过,血气败血脱,佳方虽有命由天。火随气逆干清道,主衄血若热伤阳络热在经从喉出,咳吐咯血咽中出,齿血胃经热可分宜用清胃散。诀云:清胃血分火牙痛,归地连升牡丹饶。气分宜加荆防细,积热凉膈入升膏。清气不升血不降,气逆寒凝作祸殃宜散寒里气。心主生分肝主藏,脾统肺布肾主张。可知专以四物治血之非。气升血升气降血亦降,夺汗无汗分二项夺汗又无血。汗即血也,可知和血者,不可无通表之诀。单凉者败胃损食酿泻单补伏热邪闭经络皆非法,顺热以甘寒之品保脾胃,且顺热气使之下行而不炎行瘀以行血之品化瘀血使新血得生。若用药太凉损胃,日添瘀血抽补当。当审病因何故虚,在何方,于退热行瘀之中,渐次抽换补益。务使筋脉皆通,血返故道,仍旧洒陈六府,润泽皮毛斯为善也,若此者须少用药饵,善加保养调护乃可。人身血有定分,一经邪热逆气,逼迫吐咯血,脉中既有所损则阴热暗生,血之去者于脉络关会之处,不无黏搭而速来填隧之血,亦随有粘连,凡此黏搭粘连之血,一遇阴热皆成瘀滞。又吐血之人必求速止,一服凉血止血之药则逆上者必停,填隧者必壅阴热,暗暗乘之其瘀更甚,医者但知补养而不知驱其外因之缘,平其内因之根此一误也,又不与退阴热行瘀血,以致瘀滞为梗,污清气败新血此一误也,然清之行之,只宜遇血缓调不可太过,总无碍于脾肺肾之真元,庶其可也。

热则流通寒则滞,气凝血滞痛连胸,虚痛实痛并气痛三痛之粘连,虚实处最难分析,若血见紫黑之色由来实火熏。

瘀血不去新血不生,去瘀血生新血理自明,阴虚内热之症饮啜之物饮啜之方切宜慎恐伤脾肺肾,阳虚静养血自生方药俱要多静少动。

衄血出于鼻。不甚者茅花汤,血余灰,生地十止之,甚者犀角地黄汤。咳血嗽血出于肺。热壅者宜凉肺汤,火去血自止,方见虚损。肺损者宜补肺丸,阿胶为主,苡仁、生地、甘草、桔梗、橘红、贝母,少加白及,蜜丸噙化。痰色加玛瑙成块者,血出胃口易治,若只一点一丝,是从肺脏中来,难治,宜保金丸:阿胶二两,生地一两,麦冬、生甘草、贝母、青黛、百合各三钱,白及三钱,水丸服。呕血吐血出于胃。或因负重,或因酒色,伤迫经络,重者如潮,不可强止,以彼败血纵止之,亦不归经,久必复出,宜润下汤先导败血下行方妙,用牛膝三钱,降香、苏木、山栀、丹皮,或量加大黄,入童便服。若呕吐成盆或块者,见新血方止之,内用宁胃汤,牛膝三钱,归、栀、侧柏、青荷叶、降香各一钱,童便磨如墨,一盏服。凡止血只宜引之下行并降气,不可多用大凉,恐凉急则血愈败也。

痰涎带血出于脾。宜青荷叶、山药、归、地、栀、芍、生甘草、童便。按:童便咸寒损胃,自恐带有病气,宜少用。

咯血唾血出于肾。不嗽咯出血团、血屑、血丝,气分有火也,久则动血宜生地、牛膝煎膏入青黛、杏仁、青荷叶末调服。若一咯一块,乃胃血也,若血在咽下,咯不易出,乃津之血干,宜滋血润喉。鲜血随唾而出亦属肾,治同咯血。以上皆初服之方也,至于善后总于清血行瘀之中,紧调病根之脏为要,最忌骤补、急补、大补、热补。

吐血宜清热石膏散,膏、麦、芩、地、枣、米、陈皮、茹、葛花分甘草。吐血宜降气苏子降气汤。吐血虚弱肢倦人参饮,参芪麦味、归芍草枣,劳心吐血莲心、糯米各五十粒,淡酒调服,后用天王救心丹末,服归脾汤一二剂,劳怒吐血苏子降气汤加人参、阿胶。

四物汤：治阴血虚燥火热。多服伤脾损胃、散元阳且兜风里寒,滞痰凝气寒血。

当归_{酒洗}　干熟地_{各三钱}　芍药_{二钱}　川芎_{钱半}

上加生姜五片煎服。本方去白芍加防风,名防风当归散,治过汗成痉。本方去地黄加干姜,名四神散,治妇人血虚有寒、心腹绞痛。蒿崖四物汤诀云：血热有余血生病,四药始能救其偏,血不是今以是补,孤阴不生内经传,借问脾虚饮食少,补血血从何处添？按：妇人血病多得之寒凝湿滞,气不流行,而方书多以四物为主治,不思四物乃救急之方,则药归润地泥芍收芎窜,多服之适以伤脾败胃而凝气也,女子之病安得愈哉？

当归补血汤：治劳役,肌热面赤,烦渴饮水,脉大而虚。

黄芪_{一两}　当归_{二钱}

上浓煎,空心服。此亦救急之方也。

归脾汤：治劳伤心脾,惊悸倦怠,盗汗发热,脾不摄血。

人参　白术　茯神_{去木}　龙眼肉　枣仁_{炒,各五钱}　黄芪_{炙,钱半}　当归　远志_{制,一钱}　木香　甘草_{炙,五分}　加方姜炭_{六分}

上加生姜、大枣煎,温服。

养心汤：治心虚血少,神气不宁,怔忡惊悸。

黄芪_{蜜炙}　茯苓　半夏曲　当归_{酒洗}　茯神_{各一两}　川芎_{六分}　甘草_炙　柏子仁_{去油}　远志_{去骨,炒}　五味_{各二钱}　酸枣仁_炒　人参　桂枝_{三钱}

按：柏子、远志性气过燥,柏子尤窜,木气盛,凡心脾大虚者俱以为使,不宜多用。

上为粗末,每服五钱,煎服。又十全大补汤去白芍加山萸、五味、防风、苁蓉、入姜枣煎,名大补黄芪汤,治气血两虚,自汗不止。

人参养营汤：治脾肺气虚,营血不足,惊嗽倦热等症。

人参　白术　黄芪　炙草　陈皮　桂枝　当归　茯苓　干熟地_{一钱}　五味子_{炒,杵}　远志_{制,五分}　白芍_{一钱五分}

上加姜枣煎,分三次温服。薛立斋曰：此脾则虚衰劳嗽,发热不食倦怠者,勿论其脉,但用此汤,诸症悉退。

麻黄人参芍药汤：治吐血,外感寒邪,内蕴虚热。

桂枝_{五分}　麻黄　黄芪　甘草　白芍_{各一钱}　人参　麦冬_{三分}　五味子_{五粒}　当归_{五分}

上加生姜煎服,温覆取微肌润。李时珍曰：凡虚人当服仲景方者,可以此为则,乃万世之模范也。

犀角地黄汤：治伤寒胃热,吐衄嗽便诸见血,及蓄血如狂,嗽水不欲咽,阳毒发斑等症。

家生地_{四钱}　白芍药_{三钱}　丹皮　犀角_{二钱}

上锉一剂,浓煎服。热甚加黄芩一钱,因怒致血者加栀子、柴胡。节庵加当归、红花、桔梗、陈皮、甘草、藕汁名加味犀角地黄汤,治症同。

清咽太平丸：治膈热颊赤,早间咯血,咽喉不清。

香薄荷_{一两}　桔梗_{四钱}　防风　柿霜　甘草_{三钱}　犀角_{二钱}

上为末，蜜丸如苔子大。临卧温水下钱半，噙化更妙。

漆叶青黏散：久服去三虫，利五脏，轻身耐老。

漆叶屑一升，处处有之　青黏屑十四两，一名地节，一名黄芝，生丰沛彭城及朝歌云

上二味细末，瓶贮勿泄气，清晨每用温水调服二钱极有效，遇风雨阴晦之日则勿服。此华佗妙方授其彭城弟子樊阿，阿服之寿百余岁犹健，见魏志本传。

三十二、虚　损

体是精兮用是神，神从精气妙合凝，并精出入阴灵魄，随神往来魂阳灵。心藏神兮脾意智，肺魄肝魂肾志精。言人生精、神、意、志、魂、魄皆五脏之所当摄也。

虚损内虚则外必损成劳因复感既虚复感外邪，阳气虚生外寒损从肺经皮毛始，阴气虚生内热从肾经骨髓损起，饮食劳倦自脾经肌肉而成为损此言三因也。肺损皮毛洒寒嗽一损之症，心损男则血少女则月经凝二损之症，脾损食少肌消瘦三损，肝损胁痛懒于行四损。血溺，瘘之也。肾损骨痿难久立，午热夜汗骨蒸蒸五损。内外皆伤难以挽。内因之病从下肾经损起损至皮聚毛落则死，由肾而损肝、心、脾，至肺则损极矣。外因之病从上肺经损起，由肺而损心、脾、肝，至肾骨痿不能起于床，则损极矣，故必终。随宜施剂勿躁急，调畅气血可流通。诀云：后天之治本气血，先天之治法阴阳，肾用心肺治各异，脾损之法同内伤，治脾须要不碍肺，治肺至脾是妙方。

病机进止须识机若其势方动，病有进机，或从前遏之或从后抽之。病有止机，若再止之则有所害，五藏相资如环偏重则有害。甘燥调脾，用之妨损肺肾；清凉滋润，犹恐不利中州。脾虚食少，补血不如补气；咳嗽绵延，清肺何如养金？培脾滋肾。土弱则水泛，所忌者六味地黄；木盛则脾衰，最喜者建中大剂。火上炎而下冷，当用桂附培元酌量机势或径用或入甘寒队中，知膏亦可暂用知母轻飘散火气之浮游，石膏辛散撒肌肉之蕴积。水甚涸而不济，当求归地和血举一二以例，其余神明之用，有可一心。参术尤在所需阳生阴长之意。青蒿地骨退热兼可散邪邪去则热不复作，但不可常用，桂枝甘草桂枝和血兼领血，以和营卫补剂中用之，血气乃无痹滞之患，和营兼能养胃。善后之方，寓于初服初用之药，切不可遽行温补非不温补，但恐病邪未去而温补之，虽而暂愈，后必复作。或谓虚损无邪，亦非也，风寒酒食固是邪火热痹滞，亦是邪风病气之偏处皆谓之邪。随宜之用，妙在神明，须还他营卫周流务在复其升降宣通之当，斯为善治。休夸补脾补肾，当参《金匮》之理《金匮》治病诸方皆脾补于攻之法，妙手空空病去而毫不着迹，所谓行王道者不施小惠；勿恃左归右归二方乃安根宜命之本，病久而下元虚惫者不可少此一二剂耳，徒恃之以治病，未见导豢此却悉中肯系也，若古人善治则安根立命之法，即在驱病除邪和之中，今必另外别出务为立方，以视古人可谓拙矣，务审《内经》之情《内经》不熟，难以言医，能明夫五行之用，缺一不可天道以四时成岁，人道以五脏立身；自识夫消长之端，止在机缄机缄一转，百病可除，经病只在善于撵转重经当安贞下起现。若此虚损之症，岂徒恃良工心苦？尤当在保安万灵虽良医亦不可恃病者，须当绝著欲慎起居，节饮食养心神，斯为善也。按：虚损血

症而可调其已甚之偏,全以保养为上,见病方可服药,病势退即止,只宜清心寡欲,使血气宁谧,返于故常,乃能安于自然无事之天。若多服多补,催趱血气,未见其愈也。

一切气虚保元汤,黄芪补外人参补内甘草走中央谓外内和。再加肉桂能生命门真气,自治小儿痘疮灰陷与清浆。

脾胃气虚四君子,参苓术草枣姜方,气滞加陈皮名异功散,痰多加橘半名六君汤。若病兼肌热水泻及渴加二香藿香、丁香葛根名七味白术散,虚人久疟六君子汤加草果乌梅生姜名四兽散。

大补阴丸制壮火《经》曰:壮火食气是宜凉之,但验心肝肺脾四藏容有壮火,至于肾家之火乃水涸而燥非真壮也,此药一二后,当于补水队中添以肉桂随宜施用,滋阴降火汤救伤金。龟板知柏地黄猪脊髓剂此大补阴丸方也,于此方中再加入二冬归芍草砂仁名滋阴降火汤。若虚热无汗宜升阳散火汤又补中汤内多用升柴亦是,又凡下虚之人最忌升提有汗名骨蒸亦补阴。重者暂用大补阴丸,常用六味地黄汤。

虚劳和胃小建中,治肢酸、颈热、悸、衄、腹痛,乃芍甘饴桂枣姜共六味,加黄芪名黄芪建中汤治卫虚。加入当归名当归建中汤治营虚各收功。温养气血双和饮,即合上三方减去饴糖加入地芎是乃归地芎芪桂芍草也。

补肝汤治肝虚损,筋缓不能自收持,目暗眈眈无所见,四物汤加又酸枣甘草木瓜宜。

加味救肺汤治肺损,嗽血金家被火刑,归芍麦味参芪草,百合款冬花紫菀马兜铃。

逍遥散理脾并清肝,血虚晡热烦嗽痰。白术茯苓当归白芍柴胡薄荷甘草,加味栀子丹皮防热添。

拯阳理劳汤士林新方:治劳伤气耗,倦怠发热,神昏懒言,动作喘乏,自汗心烦,或遍身作痛。《内经》劳倦气耗之方。

黄芪酒炒透,三钱　人参去芦,二钱　肉桂去皮,七分　当归酒炒,钱半　白术土炒,二钱　甘草酒炒,六分　陈皮一钱　北五味捶碎,四分

上加姜三片、枣二枚,温服。如烦热口干,加生地。气浮心乱,加丹参、枣仁。咳嗽,加麦冬。挟湿,加茯苓、苍术。脉沉迟,加熟附子。脉数实,去桂,加生地。胸闷,倍陈皮,加桔梗。痰多,加半夏、茯苓。泄泻,加升麻、柴胡。口湿,加干葛。热则去肉桂,寒则加干姜。

拯阴理劳汤:治阴虚火动,皮寒骨热,食少痰多,咳嗽短气,倦怠焦烦。《内经》阴虚内热之方。

生地黄忌铜铅器,姜汁酒炒透,二钱　当归身酒洗,一钱　麦门冬去心,一钱　白芍药酒炒,七分　北五味打碎,三分　人参六分　甘草炙,五分　莲肉不去衣,三钱　苡仁　橘皮　牡丹皮各一钱

上加枣一枚煎,分二次徐徐呷之。则脉重按有力者去人参,有血加阿胶、童便。热甚,加地骨皮。泄泻,减归地,加山药、茯苓。倦甚,用参三钱。嗽者属燥疫,加贝母、桑皮。嗽者属湿痰,加半夏、茯苓。不寐者加枣仁汁,多者亦加。

酸枣仁汤:治心肾不交,怔忡恍惚,积血虚耗,夜卧不安,脾胃虚弱泄泻。

酸枣仁炒砂,钱半　远志肉甘草水炒　黄芪蜜水炙透　莲肉　人参　当归酒炒　白茯苓　茯

神去末,各一钱　陈皮六分　甘草炙,五分

上加姜、枣煎,日再服。心热者加麦冬、生地、木通。

温肺汤：治肺劳虚寒,胸满冷痛。

人参　半夏　肉桂　白茯苓　橘红各□钱　干姜八分　甘草炙,四分　木香磨,二分

上加姜、枣,煎服。

凉肺汤：治肺劳实热,咳嗽喘急。

知母去毛,焙　川贝母去心　天门冬去心　麦冬去心,钱半　枯黄芩酒炒　橘红各一钱　小甘草五分　桑白皮炙透,八分

上加竹叶煎服。

温肾丸：治肾劳虚寒,腰痛足软,遗浊。

熟地黄酒浸,杵膏　杜仲炒去丝　菟丝子酒炒,饼研　石斛去根　黄芪酒炒透　续断各一两　肉桂去皮　牛膝酒炒,各五钱　磁石煅,红醋淬,三钱　沉香忌见火,各三钱　五加皮六钱　山药一两六钱

上以雄羊肾加葱椒酒煮烂,去葱椒连酒入地黄膏,合药末捣为丸如梧子大,每服二三钱,空心薄酒下。磁石须研极细。

凉肾汤：治肾劳实热,日夜蒸蒸,腹胀耳聋。

生地黄三钱　赤茯苓　玄参　远志去骨,制　牡丹皮各一钱　知母盐水炒,八分　黄柏酒炒,六分

上煎八分,温服。此等症以此方救急耳,其实邪火非自外来,乃本身之元气,特以水涸之故熬煎而炽甚也,病愈七八仍当以六味丸、茯菟丸、还少丹之类调抚之为善。又此方脾胃弱者不宜服。

生脉散：孙真人方。治火旺金虚,倦怠烦渴。

人参二钱　麦冬去心,三钱　五味子碎,四分

上煎六分,温服。

清骨散：治蒸热。只宜一剂救急,后宜酌用他方。

银柴胡钱半　秦艽　鳖甲开炙透　地骨皮　青蒿　知母酒炒,一钱　甘草六分　白术土炒,一钱

上煎七分,食后服。

人参饮子：治脾胃虚弱,气虚倦怠,衄血吐血。

人参　白术炒　黄芪炙　白芍药炒　当归　麦冬去心,钱半　甘草炙,一钱　五味研,二十粒

上煎七分,食后服。

立菟丹：治肾寒消渴寒内火外。止遗浊,调补心脾肺脏。

菟丝子酒浸软,乘湿研,焙干取末,四两,能驱子宫之寒,暖命门之火　建莲肉　白茯苓去皮,各二两　五味子另为别末,八钱

上为末,另研山药末三两,将浸药酒添加煮糊,撮丸梧子大,每服四五十丸,空心米饮下。

茯菟丸：治思虑太过,心肾虚伤,真阳不固,溺有余沥,小便白浊,梦遗频泄。

菟丝子酒浸,研,五两　石莲子去壳,二两　白茯苓去皮,三两

上为末,酒糊丸梧子大,每服三钱,空心盐汤下。

茯神汤：治欲心太炽，梦遗，心悸。

茯神 去皮，钱半　远志 去骨，制，　枣仁 炒，一钱二　石菖蒲 炒　人参　白茯苓 一钱　黄连 炮　甘草 各四分　生地黄　当归 一钱二分　莲肉 去心，七粒

上煎七分，食后服。

劳瘵阴虚气血向败之病必有虫与干血为殃，积热骨蒸咳嗽痰此共见症。若肌肤甲错皮肤干涩也，乃有干血之徵目黯黑目无精光，始病尚健久病不泻脾胃尚固则以下为先。下去肠胃虫涎，□随阴中干血，然后可治此古法也，当量症用之。

劳瘵至泻则必死，不泻能食尚可痊。干血大黄䗪虫治方见《金匮》。即不用此，须多与行血，积热青蒿大黄猪胆汁童便煎此方过寒，慎用。初取利后宜详审，次服柴胡清骨散煎。虚用黄芪鳖甲散 生地、赤芍、柴胡、秦艽、炙草、知母、黄芪、紫菀、地骨、半夏、茯苓、人参、桂枝、桔梗、鳖甲、天冬、桑白皮共十七味，若热衰用十全大补汤人参养营汤参随症用方调补之。

阳乘阴热火气太盛，侵入阴分，煎其血故。血妄行，犯气分不归经阳热在内故归不得。血病及于腑分阳络伤也则渗入浊道，主血下行，由来脏病阴络伤则溢出清道，主血上出。热伤失血宜清热先治其源，劳伤理损自然平和气调血。努力即为内伤初病之时当用破血逐血之品病，久则与劳伤治法同用调补。曾见里中一少年子以纵淫彻夜二事失血，初服官药几致不起，后遇一人戒令勿官药，传一草方，遇发则服一二剂血愈则止，后伊以此方治人愈者十常六七，其不愈者或有他故，及恣意过服者也，予叩之数四，乃言其察之，乃凉血行血之品，所加草补药亦系甘寒，盖壮火不去则少火不生，瘀血不去则新血不行此自然之理也，且人一经失血则隧道空虚，火热特甚必有瘀血滞于经络之间，此物不去病安得愈，是知大补真阴与引火归元之说，未可执一为常法也。试思若果有壮火热药能蔽遏之于至阴之中，果有瘀血补药能阻滞之于隧隙之内，久则新气新血皆化为邪矣，病安得愈。治是病者虽不敢经行凉散，亦须抽三换五渐次圆功，治病根已去然后平调平补，使营卫流通，乃为有益无损，彼大补真阴引火归元，乃一时救急之方也，为可朝夕常用哉。

凡用凉血行血之剂，既虑伤脾 伤脾则欲食减少，血气之源损矣，又好伤肺 肺虽喜清肃，若过凉则肺气下降，不能散布水谷以生血气，肾水之源绝矣，更恐有伤于肾 肾固恶燥喜润，然命门之火系在肾宫，若过于清润伤其先天之火，则釜底无薪，不能蒸腐水谷，而立命之本摇矣，三脏既伤，虽卢扁不治也 是故于凉血行血之中随机应药，于此三脏参酌护持，不令坏其根本，乃为善治。

苏子降气汤 治虚阳上攻，血随气上，痰涎壅盛，胸膈噎塞，方见气门。加减犀角地黄汤 治大热血积胸中，去丹芍加芩、连、大黄。四生丸 治吐血、咯血，荷叶、艾叶、侧柏叶、生地黄叶俱生用，捣和为丸如鸡子大，每煎一丸去渣服。百花膏 百合、款冬花等分蜜丸如龙眼大，临卧嚼化一丸，治劳嗽吐血。

清宁膏 士林新方：治劳嗽吐血，润肺不伤脾，补脾不碍肺。

麦冬 去心，五两　生地 酒炒，五两　橘红 一两五钱　桔梗 去芦，一两　龙眼肉 四两　甘草 一两

以上共煎膏。上加苡仁二两，淘尽炒热、川贝母一两，去心，糯米生炒，米熟去米、香薄荷净叶，五钱，忌火，为细末，拌匀前膏，时时噙化 人药性有长必有短，日汤饮有利必有害，攻补温凉要在随宜施，乃能救敝补偏，若执药而用，执方而饮，未免偏之为害也。又今人胃气薄弱，若用攻泄寒凉之药，须要酌量，病势病重则病自当之，若病轻药重则真元受伤，久则不救，如病有七分攻泻寒凉之药，急则用六分，缓则用四五分，宁有不及，毋容太过，以不及尚可徐图，过则难为力也。

医理元枢

卷七

伤寒论注（一）

一、太阳上篇

足太阳主一身之表，总六经，统营卫，有在经、在府之分，伤营、伤卫之异。二经谓人身经脉之所管摄遁行处，太阳经脉主腰脊、头项、额角，腑主膀胱。人身皮毛为卫，卫属阳，风为阳邪，故伤风则卫受之，脉浮缓，自汗主之，以桂枝汤驱风邪以和营卫。此篇专言风伤卫之症。

病有发热恶寒者，发于阳也风伤卫阳之症，无热恶寒之热在营分，比伤风之热略转迟些恶寒者，发于阴也寒伤阴血之症。发于阳者七日愈传遍六经又一日，发于阴者六日愈，以阳数七、阴数六故也以热之迟早辨风寒。

太阳太阳之脉上额角，入项，走肩膊，由背脊及腰足之为病兼风寒言脉浮，头项强痛而恶寒以上两条乃太阳经全篇之总目也。

太阳病承上脉浮，头项强痛，恶寒而言发热、汗出、恶风、脉浮缓者，名为中风中犹伤也，诊脉认症，以正其名，不容概以外感蒙混也，此分自汗脉缓者为中风，乃此上篇之总目也。

太阳中风，阳浮脉浮卫受病而阴弱营未受病。阴弱言脉缓。阳浮者热自发，阴弱者汗自出。啬啬惧怯之意恶寒恶风者兼恶寒，恶寒者亦恶风，淅淅疏漏之意恶风，翕翕浮合之意发热与伤寒之干热者不同，与蒸蒸者亦不同，鼻鸣干呕者阳邪上壅，胸肺气逆，桂枝汤主之。

桂枝汤方

止汗驱风，调和营卫，且寓有补益之意，乃《伤寒论》中第一方也。

桂枝　芍药酒洗　生姜切，各三两（汉时一两当今之三钱三分）　炙甘草二两　大枣擘，取肉，十二枚

上五味咀片，以水七升，微火煮取三升，去滓适寒温服一升古之一升即今之一檀盏，服已须臾，啜热稀粥一升余，以助药力，温覆令一时许，遍身絷絷微似有汗者益佳，不可令如水流漓过伤津液，胃府必结，或凑新邪，又湿染经络病必不除。若一服汗出病瘥，停后服，不必尽剂；若不汗，更服，依前法；又不汗，后服小促其间小加动劳。禁生冷、黏滑、肉面、五辛、酒酪、臭恶等物凡服药皆同此禁。

太阳病三字指三条、四条说，头痛发热汗出者再以汗出辨其为风，桂枝汤主之主之者，方已有定，可与者尚有商量。

太阳病，外症未解承上自汗中风，脉微弱者是其人脉本微弱，虽浮缓而不显也，当以症为主，当以汗解汗字指解肌言，宜桂枝汤。

太阳病，发热汗出者才发热便汗出可知，与阳明之热汗不同，此为营弱血分无邪，故弱卫强气分有风邪，故强，故使汗出说明原故。汗出二字十分叮咛，欲救邪风犹风邪也者，宜桂枝汤主之。

病人藏无他病无衰症，如内燥之实热、神昏之亡阳皆是，时发热有时不热，也可疑潮热，又可疑寒热往来，当细审，自汗而不愈者，此为卫气不和也气分有风邪，先其时乘未热时发汗则愈，宜桂枝汤主之此条辨病，全在首句。

病常自汗出者,此为营气和营无病,营气和者,外卫不谐卫有风邪,以卫气不共营气和谐故耳,以营行血脉之中,卫行血脉之外,虽有汗,当复发其汗逐去卫中风邪,营卫和则愈,宜桂枝汤。

太阳病,初服桂枝汤当愈,反烦不解者风邪太盛,不受药治,非在里之烦也,先刺风池穴,在耳后陷中风府穴,在项上入发际一寸,大筋宛宛中。泄其风力也,却仍也与桂枝汤则愈先师不欲人妄增药味,乱其准绳,故设刺法。今人不能刺,可增一二得力之药以代刺。

风家表解而不了了者,十二日愈言当静俟,不可妄药也。

太阳病,头痛至七日以上自愈者,以其行经尽故也。若欲作再经者,针足阳明针阳明之穴以泻其邪,使经不传则愈。

太阳病,外表症未解者病在外,不可下也下以治里,下之为逆预先可属谨戒。里无病而下之,外邪便乘虚而入,故为逆,欲解外者,宜桂枝汤主之。

太阳病,先发汗不解或药不当,或取汗不如法,故不解。虽不解,里无病,不应下也,而复下之误矣。以病人脉浮者不当下。虽下不愈。浮在外而反下之,故令不愈。今病人脉浮,故知病在外,当须解外则愈,宜桂枝汤主之。

病人脉浮大病在外,问病者言但便鞕耳津液少之故,设利之如通其便,则重伤津液,为大逆邪一内结,难再下也,鞕为实似乎宜下,今乃汗出而解,何以故?脉浮当以汗解宜桂枝汤可知。

欲自解者,必当先烦正与邪争,乃有汗而解,何以知之?脉浮故知汗出解也。以上三条皆叮嘱浮脉之宜表,中风脉浮,如是中寒之脉浮更可知。

桂枝本为解肌和营卫,以散风邪,若其人脉浮紧,发热汗不出者乃寒伤营也,皮毛已关,不可与与之则寒邪愈闭矣,常须识此,勿令误也切也叮咛。按:风寒之辨,四时皆然,表散之法,迥尔各别,须当辨。又三阳阳经表药一毫不可混用,于此等初非药时,一或有误,病必不除,变自多端矣,业医者慎之。

凡服桂枝汤吐者血分本有热,其后必吐脓血也当用辛凉表散可知。

若酒客内多湿热病伤风,不可与桂枝汤当以辛凉之药解肌,得桂枝汤则呕,以酒客不喜甘故也虽非酒客,湿热素胜之人亦同。

太阳病欲解时,从巳至未上巳午未乃太阳气旺之时。

中风发热六七日不解而烦表,有表太阳经病里膀胱症,渴里欲饮水,水入则吐者伏饮内作,名曰水逆小便必难,五苓散主之。

五苓散方

中风六七日自汗已,多津液大损,故加烦渴,用此方以通调水道,导湿滋干,两解表里之法也。

猪苓　茯苓　白术各十八铢(一铢即今之一分三厘八毫也)　泽泻一两六钱　桂半两

上五味为末,以白饮和,服方寸匕,日三服有表症用桂枝,乃乘邪初渡而夺之者也。

发汗后痰症禁汗。若发汗水药不得入口,为逆风药挟饮聚上焦,是为一逆。若更发汗,必吐下不止胃气大伤是再逆也。《经》曰:一逆尚引日,再逆促命期。

伤寒，汗出而渴者_{承上水逆，渴者胸有热也}，五苓散主之；不渴者，茯苓甘草汤主之_{自汗而渴系中风，言寒者，互辞也}。

茯苓甘草汤方

桂枝　茯苓　甘草_{炙，各二两}　生姜_{切，三两}

上四味，水四升，煮取二升，分温三服_{此治水逆表邪多之方，五苓散治水逆里邪多之方}。

太阳病，小便利者，以饮水多，心下必悸_{水与邪搏，当用茯苓甘草汤}，小便少者_{邪热已盛}，必苦里急也_{膀胱之里结，当用五苓散}。

太阳病三日_{非按日数，但借以言病过三阳之意}，已发汗，若吐、若下、若温针病应解矣，若不解者，此为坏病_{病机乱杂难定}，桂枝汤不中与也，观其脉证，知犯何逆_{审出病情}，随证治之。

太阳病发汗_{太阳中风只宜解肌}，或取汗太多，或误服麻黄青龙等汤，汗出不解_{因药致病}，其人仍发热汗多，心下悸，头眩身𥆧_{音纯，动貌}动，振振欲擗地者_{身不自主，无可依倚，欲仆之状，亡阳之候，乃危症也}，真武汤主之_{此因发汗太多，少阴之真欲亡也，凡病过服寒凉亦有此症，不但表散为然也}。

真武汤方

喻氏昌曰：太阳膀胱与少阴肾一藏一府，同居北方寒水之位，府邪为阳，藉用麻黄为青龙，藏邪为阴，藉用附子为真武，得此一汤，涤痰导水，消阴摄阳，其神功妙济，真有不可思议者也。

茯苓　芍药_{酒洗，各三两}　白术_{二两}　附子_{炮，去皮，切，一枚}　生姜_{切，三两}

上水八升，煮取三升，温服七合，日三服。若咳者_{水寒相搏也}，加五味子、细辛、干姜。若小便利者，去茯苓。若下利者，去芍药加干姜。若呕者_{气逆也}，加半夏、生姜_{半夏散逆，生姜散气，此少阴肾驱寒温阳之主方也，于太阳用之以救逆}。

太阳病，发汗太过，遂漏不止，其人恶风_{腠理疏豁，虽不见北风亦恶，乃亡阳之}，小便难_{津液伤也}，四肢微急，难以屈伸者_{血分既伤，阳气又微}，桂枝加附子汤主之_{此因过汗，肺胃之阳大伤也，治之稍迟，提动少阴之阳则危矣，以表寒之药表风者慎之}。

桂枝加附子汤方

桂枝　芍药_{酒洗}　生姜_{切，各三两}　甘草_{炙，一两}　大枣_{擘，十二枚}　附子_{炮，去皮，切，一枚}

上六味，以水六升，微火煮取三升，去滓，适寒温，服一升，若服汗止，停后服。

发汗后，身疼痛，脉沉迟者_{其人阳气虚弱，邪出不彻}，桂枝汤加芍药生姜各一两人参三两新加汤主之。

新加汤方

此伤风误用表寒药，阳气暴虚之症也，喻氏曰：仲景意中桂枝汤不欲与参并用，故名以新加。

桂枝　人参_{各三两}　芍药_{酒洗}　生姜_{切，各四两}　甘草_{炙，二两}　大枣_{擘，十二}

水七升，微火煮三升，古人每剂必分三服去滓，适寒温服一升。

发汗后，腹胀满者阴气内动，津液团结，厚朴生姜甘草半夏人参汤主之。刘氏弘璧曰：恶寒者，以附子复阳气，虚者，以人参辅正，各有当也，知此而新加之义益明。

厚朴生姜甘草半夏人参汤方

厚朴去皮，炙　生姜切，各半斤　甘草炙，二两　半夏洗，半斤　人参一两

上五味，以水一斗，煮取三升，去滓，温服一升，日三服。

发汗后误汗，其人脐下悸者心气虚，肾气已动，欲作奔豚豚乃北方之畜，而有踯躅之能，故以之名肾气，茯苓桂枝甘草大枣汤主之。

茯苓桂枝甘草大枣汤方

茯苓半斤（今之戥约二两五钱零）　桂枝四两　甘草炙，二两　大枣擘，十五枚

上四味，甘澜水一斗，先煮茯苓，减二升，内音纳，入也诸药，煮取三升，去渣，温服一升，日三服。作甘澜水法：取水二斗，留大盆内，以勺扬之，水上有珠子五六千颗相逐，取用之。周氏扬俊曰：寻常之水恐助肾水之邪，用法扬之，取在上之轻活速走者用之，宁有党恶酿祸之患欤？

发汗过多以表寒之药表伤风，其人叉手自冒心汗多伤血，心气内虚，心下悸，欲得按者，桂枝甘草汤主之补虚以生血。

桂枝甘草汤方

方氏有执曰：桂枝敛液宅心，甘草和中益气，乃滋阴补阳之用也，世人好大补拙哉！

桂枝去皮，四两　甘草炙，二两

水三升，煮取一升，温服。

未持脉时，病人叉手自冒心，师因教试令咳试之也，而不咳者，此必两耳聋无闻也阳气虚衰之耳聋，与少阳之耳聋迥异，所以然者，以重发汗或药之差，或取汗之差，或汗而又汗，虚故如此亦系前条之病。

太阳病，发汗后，大汗出津液外耗，胃中干烦，燥不得眠是胃中干之烦燥不得眠，勿误认阴于内之烦燥不得眠也，欲得饮水者，少少与之水亦可化暑和津，但多饮则恐水逆，令胃气和则愈。若脉浮表邪未尽，小便不利，微热消渴者水停而热蓄也，五苓散主之水去热消，则津回而汗自通矣。

发汗已，脉浮数，症烦渴者，五苓散主之用之以导湿□□□□□。

病在阳病症大发热，应以汗解之表散。若反以冷水潠之服凉药者亦同，若灌之如今人之以水淋汗，其热被劫不得去，弥更益烦热增病重，肉上粟起外热为水所迫。揣问之意欲饮水反不渴者喉间少阴之脉□□也，与文蛤散真趋少阴润阴□阳。若不差者非少阴燥，仍在胃也，与五苓散可知先与五苓不愈者，必系先有少阴，又当与文蛤矣。

文蛤散方

按：文蛤，《金鉴》云：即五倍子是。今按：五倍子于症不对，必是海文蛤，出于水中，方能散热止渴也。

文蛤煨,五两

一味为散,以沸汤五合和,一钱匕服。

病人身热,皮粟不解热凝于表,欲引衣自覆阳气为热所持,正当汗之,若以水潠之、洗之,益令热不得出,当汗先当以桂枝汗之而不汗,则烦主于烦热,又当以五苓两解之。假令汗出已外热已减,腹中痛久郁之阴气未和,在外之营卫亦未协,不可与五苓矣,当于桂枝方中与芍药三两如上桂枝汤方之加法。

太阳病,当恶寒发热,今但自汗出,不恶寒发热疑热入于胃,乃关上脉细数者胃气受伤之象,非热入也以医吐之过也。凡一二日病在太阳时吐之者,腹中饥,口不能食,三四日病在阳明时吐之者,不喜糜粥,欲食冷食,朝食暮吐,以医吐之所致重重归咎于医,此为小逆调之甚难,故为小逆。方氏曰:阳明胃伤故,由申至戌故当其时则必吐。

太阳病,吐之承上条,但太阳病当恶寒,今反不恶寒,不欲近衣,此为吐之内烦也言系虚热,不可误看,此条不吐,较上条略轻。以上太阳中风及误汗误吐等症,三十六条。

太阳病,桂枝证,医反下之,利遂不止兼太阴症。按:《金鉴》此条此方在太阴篇中。又查:凡腹痛腹满,兼自利之症,多属太阴,如厚朴生姜半夏甘草人参汤、桂枝加芍药汤、桂枝加大黄汤等症,俱入太阴篇中。脉促者阳邪迫急,表未解也仍当解表。若喘而汗出者外邪内陷,上奔则喘,下奔则泄,葛根黄连黄芩汤主之脉已数促,故急驱其热,以止喘汗,用葛根,取其因势达外,胃气随升,本腑本经之为使也。

葛根黄连黄芩汤方

刘氏曰:邪入阳明之腑,故以葛根提出之,下利脉促喘汗,皆因热入也。

葛根半斤　甘草炙　黄芩各二两　黄连三两

上四味,以水八升,先煮葛根,减二升,内诸药,煮取二升,分温再服。

太阳病,下之太阳病本无下法,误下则阳邪下陷,其气上冲者邪复欲外出也,可与桂枝汤,方用前法啜粥取微似汗。喻氏曰:即用前误下之法,谓用桂枝大黄汤两解表里也。若不上冲者,不可与之邪必内袭,当随症治之。

太阳病,下之后,脉促胸满者以其人肉腠素密,邪欲乘虚内陷而未能,仍留阳位,将结胸而未结也,桂枝去芍药汤主之恐芍药引邪入腹中。若前症又加微恶寒者因下而阳微,故见脉促胸满也,二症相似,而病情相反如水火,最宜审慎,去芍药方中急加附子汤主之喻氏曰:汗出阳虚则恶寒也,若汗不出之恶寒,即非阳虚矣。按:阳虚而卫气尚固,及火不腾达,亦有不汗出者。

桂枝去芍药汤方

桂枝　生姜切,各三两　甘草炙,一两　大枣擘,十二枚

上四味,水七升,微火煮取三升,去滓,适寒温,服一升。

桂枝去芍药加附子汤方

前去芍药恐引阳邪下陷,此去芍药以性寒非宜也。

桂枝　生姜各二两　炙草二两　大枣十二枚　附子炮,去皮,切,一枚

水七升，微火煮取三升，服一升，若一服恶寒止，停后服。

沈氏明宗曰：下后之恶寒，与未下之恶寒迥别；汗后之恶寒，与未汗之恶寒亦殊，皆当细辨。

太阳病，下之误，微喘者邪迫胸肺，表未解故也，桂枝加厚朴杏仁汤主之周氏曰：误下则引邪入里，既入则不复外出，故加朴、杏，以利其下行，散其热结，喘自止耳。

桂枝加厚朴杏仁汤方

桂枝　芍药　生姜各三两　炙草二两　大枣十二枚　厚朴二两　杏仁去皮，五十

上七味，水七升，微火煮取三升，去渣，适寒温服一升，若一服汗出病差，停后服。后服法皆仿此，不尽录也。凡喘家作桂枝汤加厚朴杏子仁言即非误下而喘亦可用此汤。

太阳病二三日未久，不能卧，但欲起阳邪甚炽，逼于心胸，心下必结邪与内饮结聚。若脉微弱者，此本有寒分也寒分谓痰饮。胸间原有寒饮，感召外邪，外邪既入，则气血火热，随之内向，故虽系表症，脉反见微弱也，只宜散邪涤饮为是，反下之大误，若利止药性既过，气即上升，必作结胸邪虽未深陷，而前之欲结者愈益上结矣。若利遂未止者气不上升，邪已下陷，未可急治也。只得俟其结定四日复下之，此必作协热利也下而又下，邪热内热合聚而利，热下散则利不止，亦危道也，误下之害可胜言哉。

太阳病，下之而不愈，因复发汗，以此表汗里下俱虚，其人因致冒如以物蒙首，神识不清也。冒家汗出自愈。所以然者，汗出则营卫通调表和故也，若不愈，内必有故，然不可妄下，必须俟之得见里有未和之实证，然后下之如此用下，一服病除矣。喻氏曰：表里俱虚之症，其两解之法宜轻而且活，以意治之亦可，未尝指定服药也，若以药论，表无过桂枝，里无过大柴、五苓矣。

大下之后，复发汗，小便不利者，亡津液故也，勿治之若无他故，但以饮食调养。凡久病大病后不行大便者，亦准此例，得小便利津液已充方利，必自愈。

太阳病下之，其脉促促为有表又主结胸。今不结胸者促为邪散，此为欲解也当轻解之。若脉浮者外邪正盛，必结胸也。若脉紧者邪乘肺胃，或袭少阴必咽痛。脉弦邪入少阳，必两胁拘急。脉细数者血气两虚，邪热不散，热乘经络，必牵掣于上，头痛不止。脉沉紧者中气虚而里寒。玩二沉字可知，前促、紧与弦、细数皆主浮分而言，必欲呕。脉沉滑者邪搏痰饮。作协热利。脉浮滑者阳盛伤阴，必下血一下之误，遂因其人正气之强弱、脏腑之虚实，致有种种变症，可不慎欤？乃世俗于一表之后，不问病之或去或留，入内与否，便与一下，遂令无病之人变生大病，诚不知其何说也！所谓天下本无事，庸人自扰之者，正此之烦也。

以上太阳中风误下等症八条。

二、太阳中篇

人身血分为营，营属阴，寒为阴邪，故伤寒则营受之。营有卫之内，营病则卫亦病矣。风性主散，寒性主收，人伤于寒，其脉浮紧，无汗主之，以麻黄汤以驱发营分之寒邪。此篇专言寒伤营之症。

太阳中寒之病承上篇第一条、二条而言，或已发热寒入营分已久，或未发热寒初入营分，必

恶寒寒郁于表、体痛寒伤血分、呕逆寒迫肺胃之气，脉阴阳尺寸浮分也俱紧者，名曰伤寒如此辨症辨脉，丝毫不爽，乃正其名曰伤寒、伤风不得而混者也。伤寒之脉以浮大数动滑为阳，迟涩弱弦微为阴，大概阴症见阳脉者生，阳症见阴脉者死，然善治之亦有得生者。

太阳病，头痛发热，身疼腰痛，骨节疼痛，恶风恶寒者必兼恶风也无汗特提无汗，以辨其为寒而喘者，麻黄汤主之此汤善开腠理，伤风切忌见之。

麻黄汤方

李氏时珍曰：桂枝汤乃太阳解肌轻剂，为理脾救肺之药，此汤乃太阳发汗重剂，发散肺经火郁之药也。按：麻黄为发汗重剂，固不可轻用，然春夏秋有非时之暴寒，伤人营气，若非麻黄、羌、防辈，岂能驱之？是固存乎善用麻黄者也。至若桂枝除本方所如禁忌，外散风邪，通营卫、和血脉，固时时可用者也。今人自春分后一概束之高阁。不用麻黄者，譬如除巨寇不付猛将，寇岂能平？不用桂枝者，譬如谐伉俪不用媒妁，婚岂能就？是皆因噎而废食也。岂知当重表而以他药代之，则滋蔓难图，不当下而辄下，则变症蜂起矣。

麻黄去节　桂枝各二两　炙甘草一两　杏仁去皮、尖，七十个

上四味，水九升，先煮麻黄，减二升，去上沫，内诸药，煮取二升，温服八合，覆取微似汗过发伤津必致胃燥结聚，不须啜粥，余如桂枝法将息刘氏曰：麻黄者突阵克敌之大将也，桂枝者运筹帷幄之参军，杏仁下气而定喘，所以剪党羽也，甘草和中而除热，所以安内治也，岂非必胜之功、万全之策哉！

脉但浮而紧少者邪欲散，病在表，可发汗，仍用麻黄汤从而逐之。

脉浮而数者数为欲传，虽数亦浮，病仍在表，可发汗，宜麻黄汤先散其表。

病风寒人有身大热明是三阳症，反欲得衣者有救冷之意。此方热在皮肤假热，寒在骨髓也真寒。此阴极似阳症也。身大寒明是三阴症，反不欲近衣者有畏热之意。凡论中用"反"字处皆是病机相悖，其症必与寻常不同，能悟透此机关，便可得认病之法也。此方寒在皮肤假寒，热在骨髓也真热。此阴极似阳也，《金鉴》云：当与少阴、厥阴篇中表热里寒、里热表寒、脉滑而厥、恶寒不欲近衣等条参看。按：此以其人之苦欲，与症不相应处，测其寒热真假，示人以得间而疑确，审病情之方也。窃谓天时人事以及病情，俱有初中盛极四字之情，莫得而逃也，如浮脉不治则转数，数不治则转促，促不治则脉极反沉迟，甚或无脉，此热症脉之初中盛极也，而冷症之脉可推。又如便清不渴，喜热怕冷，此寒症也，不温之，其症益甚；或表之和之，则不知畏寒矣；或清之下之，则反恶热矣，其极也，大渴、脉躁，有如极热之症，此寒症之初中盛极也，而热症之似阴可推。是故天地之化，一阳来复，逼阴于上，而坚冰始凝；一阴既生，迫阳于外，而大暑酷热，乃其理也。又如寒极而冰，水反似石，热极而融，金化为水，谁之人事，何独不然？而病情可知矣。又天地之化，三时长养，一时闭藏，是知人身中闭塞之令不可太过也。又三时温凉，一时酷热，凉则物坚久，温则物舒和，皆含生极，惟热则催腐万物主消烁，而之生机，是知人身中燔灼之气不可使有也。玩此一条经文，而病机之通复承制，过极则反，其理昭然矣。医者其知法天道以活人哉。

伤寒一日犹云起初一段病也，太阳受之，脉若静者不急数为不传，若其症颇欲吐，若烦躁，脉数者，为欲传也病既欲传，当先清其表。

伤寒二三日症之已久，阳明少阳症不见者，为不传也。

伤寒以麻黄汤发汗解，半日许复烦，脉浮数者腠理开而邪风袭也，可更发汗不宜再用麻黄以伤津液，宜桂枝汤以调和营卫，兼散风邪。

伤寒，不大便六七日里急。虽头痛有热者是热上冲而外越也，可与承气汤四方中酌用一方，以救其里。若问其小便清白者，知邪不在里，仍在表也是在表之头痛发热，当须发汗以解之。若汗后仍头痛者久蓄之邪热上攻，必衄，宜桂枝汤可酌加生地、条芩以清□□之热。

太阳病，脉浮紧无汗，发热，身疼痛，八九日不解，表症仍在，此当发其汗，服他药发已，微除，其人发烦，目瞑目属肝，肝主血，此邪热郁于血分，剧者必衄，衄乃解若表邪未尽，则虽衄不解，所以然者，阳热之气重故也乃失汗之所致。前当发其汗之时，宜以麻黄汤主之急撤其寒以救□血，当不致此。

太阳病，脉浮紧，发热，身无汗热势上冲，头或有汗，自衄者愈此时只宜清散，不可再表，故曰愈，以□血之人本无汗，不可强责其汗也。

伤寒，脉浮紧急当汗，乃不发者，因致衄者，麻黄汤主之急夺其汗，则无血矣。此条言全未经发汗者。

伤寒二三日已经表后，心中悸阳气内尽而烦阴气内虚者，小建中汤主之。但呕家不可用建中汤，以甜故也甜增满胀，愈益其呕。

小建中汤方

喻氏曰：内虚者当先建立其中气，则邪不易入，即入而中气旺，亦足以御之也。

桂枝　生姜切，各三两　芍药酒洗，六两　甘草炙，二两　大枣擘，十二枚　胶饴一升

上六味，以水七升，煮取三升，去滓，内胶饴，更上火消烊火化也，温服一升，日三服。刘氏曰：圣人立法，邪胜者散邪为主，正虚者养正为先，但散邪还须顾正，补正必兼却邪，如此方药味轻活，转机圆妙，能令胃气有权，气血条畅，斯为善矣，不似后人之专一补塞，滞拙不灵，足酿后日之患也。

脉浮紧者，法当身疼痛，宜以汗解之，假令尺中迟者精血不足，难胜麻黄之大发，不可发汗，当先与小建中扶其胃气，然后汗之，何以知之然犹言有缘故？以营气不足，血少故也。

咽喉干燥者少阴之精血不足，不可发汗。

淋家膀胱畜热已久不可发汗，发汗必便血。

疮家虽身疼痛血热表虚不可发汗，发汗则痉。

衄家不可发汗夺血者原无汗，若强发之汗出必额上陷心大损，脉紧急血大损，目直视不能眴，不得眠心肝大损，阴血将脱。

亡血家阴虚不可发汗，发汗汗属血，阴也，阴不自出，随阳而后出，若强责之则寒栗而振并亡其阳，阴阳俱虚竭危矣。

汗家汗出自心，心主血而藏神重发其汗血虚而神舍空，必恍惚心乱，小便已阴痛液竭而宗

筋失养，心移热于小肠也，与禹余粮丸调心血，滋水道。

禹余粮丸方

原方缺。王氏曰休特补一方：禹余粮、赤石脂、生梓白皮各三两，赤小豆半升，上四味捣筛，炼蜜丸弹子大，以水二升，煮取一升，温服。

咽中闭塞，不可发汗，发汗则吐，血气欲绝，手足厥冷，欲得蜷卧，不得自温阴阳两伤之象。方中行曰：咽中闭，乃胃肾之邪上客于咽而逆阻也，一汗则伤脾动血，而血大出，血大出则阳亡矣。手足乃诸阳之本，阳欲外绝，阴亦不能内守，阴阳不相顺接而厥冷，故畏寒而蜷卧也，此时温之且恐未行，如何可以自温？

咳而小便利阳邪上逆当小便少，今反利，或若失小便者上下不相其□，下焦素寒不可发汗，发汗则四肢厥冷阳随汗亡，幸不至于自汗，真阳犹尚在也。

诸脉以上不可发汗之脉得数动阳和盛而微弱者正本虚故不可发汗，发汗则皆不免大便难，腹中干，胃燥而烦津液本少，又加汗耗，阳明枯竭也。

诸逆发汗以上不可汗者而汗之，病微者难差留连日久，剧者言乱肾精空虚目眩者死肝藏血绝也。一说上条言邪盛脉虚不可汗，汗之则肺胃大伤，此条言厥逆者不可发汗，汗之则少阴衰而志丧，厥阴衰而风乱也。

凡伤寒发汗后不可更行桂枝汤已汗尚禁，则未汗时，断当切禁记之。若误用桂枝，寒不可去，热先引入，汗出而喘寒逼胸，无大热者热陷入，可与麻黄杏仁甘草石膏汤主之发泄营中余寒，兼撤内外之热。

麻黄杏仁甘草石膏汤方

方氏曰：此太阳伤寒误汗转喘之主治也。按：误汗者如当用麻黄而以他药表之，寒不服去，乘势内进，故胸肺苦热，卫气已伤，故汗出，已有欲传之机，故以此驱寒血撤热也。

麻黄去节，四两　　杏仁去皮、尖，五十个　　甘草炙，二两　　石膏捶碎，半斤

上四味，水七升，先煮麻黄，减二升，去上沫，内诸药，煮取二升，温服一升。误用桂枝汤表寒，则桂枝闭寒，芍药内引，故以此方救之，或寒重，他药轻，寒不去，而郁热者亦宜之。若时寒本轻，及内累蓄热，不以辛凉表散，仍以麻黄表之，则津伤热炽，卫气大伤矣，慎之。

发汗后，饮水多者，必喘，以水灌之亦喘水寒伤肺也，勿误，与上条同治。

发汗后反身热恶寒者杂辨，若非阴邪之复袭。必过伤阳虚故也，芍药甘草附子汤主之。此乃营气素虚之人，阴阳俱困之症，待先与建中而后汗当不致此。

芍药甘草附子汤

芍药　　甘草炙，各二两　　附子炮，去皮、切，一枚

上水三升，煮取升半，分温再服。芍补阴，附回阳，和之以甘草，一阴一阳之谓道也。

以主太阳中寒发汗及误汗等症二十七条。

太阳病汗之不解，热结膀胱自传于腑，其人如狂肾水闭塞，不能中上蒸心，亢甚，神明扰乱也，血自下者愈膀胱多血热则伤矣，若不自下，便当攻之。但其外不解者表症仍在，尚未可攻恐

其结而复结,则不可救,当先解外,外解已表症已罢但少腹急结者,乃可攻下之,宜桃仁承气汤以达膀胱之血。

桃仁承气汤方

方用桂枝者,一以本经血分之药,一以外邪恐有未尽也。

桃仁五十个,去皮、尖　　桂枝三两　　甘草二两　　大黄四两,酒浸　　芒硝一两

上先煮四味,去渣,内芒硝,更上火微沸,先温五合,日三服,当微利。此太阳随经入腑之轻剂也。寒本伤营,而太阳又多血,血症所不免矣。汪石山曰:肺胃有血,治以犀角地黄汤,下焦蓄血,轻者桃仁承气汤,重者抵当汤。

太阳病,表症仍在,脉微而沉,反不结胸喻嘉言曰:此症不先解外,不冲(用)桂枝,以脉微而沉,又不结胸,其邪聚于下焦也,其人发狂者上如轻,此发狂重,是真个不省人事也,以热在下焦,少腹当鞕满按之里急,小便自利者以小便之利验其为血结,非水结也,下血乃愈,所以然者,以太阳随经,瘀热在里故也,抵当汤主之言惟此汤力量方与此症相当也。按:下之后虽有余邪,而胃气上复,亦当自退而解也。

抵当汤方

程郊倩曰:有表症□可知瘀而无表脉。热在下、热在里,较热结膀胱,其邪更胜,故非此汤不除。

水蛭猪脂熬黑,三十个,即蚂蟥也　　虻虫去翅、足,猪脂熬,三十个,即牛马吮身大绿蛟也　　桃仁去皮、尖,三十个　　大黄酒浸,三两

上四味为末,以水四升,煮取三升,去滓,温服一升,不下再服。汪氏曰:水蛭食血之虫,性最难死,虽炙为末,得水便活,其数无算,人若误吞末入腹,生子为患,以田泥和水饮而下之。附后人制代抵当汤丸:大黄四两(生用捣泥),桃仁、穿山叶、玄明粉各一两,桂枝三钱,上为末,炼老蜜为丸,每早暮服三钱,以血下大半为度。

太阳病身黄湿与血皆主色黄,但湿黄明,血黄滞,脉结结为积滞,少腹鞕,小便不利者水道既滞,明是水逆,为无血也若如上之症,而小便自利验之水道无阻,又加其人如狂者,血证谛也谛者,证之的确之意,抵当汤主之又以小便之利辨之。

伤寒有热,少腹满,应小便不利,今反利者,为有血也,当下之,不可余药即用抵当汤亦非所宜也,宜抵当丸喻氏曰:小便不利乃热瘀膀胱无形之气,病小便自利,则气化如常,而少腹之满者尤为有形之蓄血也。按:此条承上条身黄、脉结看,但外既有热,则血属久瘀,极难推下,故不用汤涤之,而丸恋之。

抵当丸方

水蛭猪脂熬煮,二十个　　虻虫去足、翅、熬,二十五个　　大黄三两　　桃仁去皮、尖,二十个

上四味杵烂,分为四丸,以水一升,煮一丸,取七合,服之,晬时当下血,若不下者更服。喻氏曰:药味减,连渣服之,使留恋其力而令药不致欺病,亦病不敢欺药,一转移间有两相照应之道,故曰不可余药也。刘氏曰:汤者荡也,丸者缓也,本症较前条为轻,则速荡在所不宜,用水煮丸,连渣服之,其诸欲缓不缓、不荡而荡之意欤。

伤寒病中有翕翕发热热气轻微形象中风,常微汗出着眼自呕者乃其人湿热痰多之故,略有感触而发,其实非寒非以也,当于辛凉疏散中,兼理气化痰以渗湿,方为合法。若下之则益烦,心中懊恼悔恨之意如饥亡阴伤胃,发汗则致痉伤血损阳,湿热留于筋脉,身强难以屈伸,若熏之则火与湿热相合。必发黄,不得小便,久则发咳唾下滞而上逆也。

伤寒病中有发热头痛微汗出其人素属阳虚,不任麻黄者也,发汗则不识人心血大伤,膀胱之气欲绝,熏之火邪内迫则喘,不得小便,心腹满膀胱气伤,下之则气短、小便难、头痛、项强中气大伤,血不上营,加温针则衄火炎逼血。按:上条系痰症,此条系虚烦,类伤寒而实非伤寒也,外有血虚、血结、食积并肺气痈毒内痈等症初起,皆类伤寒,须当留心维辨。

脉浮数者浮数有力,伤寒欲传,浮数无力,伤寒内虚,今但言浮数,寒尚在表也,法当汗出而愈,若误下之,而身重心悸者阴血内伤,阳气亦微,不可再误发汗若他无故,当静以调之自汗出乃解,所以然者,尺中脉微,此属里虚,须俟得里实脾胃调和,内气充足津液自和,便自汗出乃愈申明上段。

下后不可更行桂枝汤,若服之若汗出卫伤而寒不去而喘寒逼胸间,无大热者邪尚未入胃,可与麻黄杏仁甘草石膏汤清而发之。

伤寒下后心烦阳郁也,腹痛阴滞也,卧起不安者方氏云:卧属阴,起属阳,栀子厚朴汤主之汪切庵曰:栀子涌虚烦,枳朴泄腹满,亦表里两解之法也。

栀子厚朴汤方

栀子擘,十四枚　厚朴姜炙,四两　枳实炒,四枚

上三味,水三升半,煮取升半,去滓,分二服,温进一服,得吐者止后服。

伤寒,医以丸药大下之胃气受伤,身热不去,微烦者,栀子干姜汤主之调和阴阳。

栀子干姜汤方

栀子擘,十四枚　干姜切,二两

水煮,温进一服,得吐者,止后勿服。

伤寒五六日表尚未解,大下之后阳邪乘虚而入,身热不去,心下结痛者寒与气搏。此虚结、虚痛也,不可误认结胸未欲解也,栀子豉汤主之。

栀子豉汤方

香豉能散解寒邪及烦热、恶毒、溃闷等项,原属食,最与脾胃相宜,非草木之比也。

栀子十四枚　香豉绵裹捶,四合

水四升,煮栀子得二升半,内音纳豉,煮取升半,去滓,分二服,温进一服,得吐者止后服。

发汗,若下之,而烦热,胸中窒者热壅也,栀子豉汤主之。

发汗、吐下后,虚烦不得眠,若剧者,必反复颠倒,心中懊恼,栀子豉汤主之病虽较甚,症只一辙,方不移而后服必尽,古人所以制多三利也。若少气者中气伤也,增出一症矣,栀子甘

草豉汤主之加甘草调中气。

栀子甘草豉汤方

少气者,外邪内阴,热伤元气也,非中虚之说,故甘草不炙。

栀子十四枚　香豉四合　甘草二两

上三味,水四升,先煮栀子、甘草,得二升半,内香豉,煮取升半,温进一服,同前。若呕逆者,栀子生姜豉汤主之。

栀子生姜豉汤方

治汗下后痰饮搏聚,气逆而呕者。

栀子十四枚　香豉四合　生姜五两

用水四升,先煮栀、姜,得二升半,内豉,煮取升半,分二服,温进一服,得吐止后服。

凡用栀子汤,病人旧微溏里气本虚,不可与服之里虚则易涌,而内寒又恐易泄,故当戒之。喻氏曰:栀豉一法无论实烦、虚烦,皆可用之,以治其余热,乃亡汗吐下后,胸中阳气不足,最虚之处,便是容邪之处,正宜因其高而越之耳,至若津液内竭,正气暴虚,余邪不尽者,自有炙甘草汤一法在。

伤寒汗吐下后,脉结代,心动悸,炙甘草汤主之方氏曰:此症譬若大兵之后,寇欲退散,而主弱不能遣发,反自彷徨之象,故以益虚生血,扶脾胃,和营卫为之主方。

炙甘草汤方

一名复脉汤。按:结代之脉,久病见之则为难治,此症乃治法错乱,一时暴虚,故以此汤复之,尝治一火劳,略与救水扶胃,乃于竹叶方中,加入一味以引火,间服此汤,随变增减,遂大愈如故。

炙草四两　桂枝三两　人参二两　地黄一斤　麦冬去心,半斤　麻仁碾,半升　阿胶二两　生姜三两　大枣十二枚

上九味,清酒八升、水七升,先煮八味,取三升,去滓,内阿胶,烊消,温服一升,日三服。此为补正除邪之方也。按:凡虚损虚劳,救治之法,须法天地生化收藏之道,以三时交通一时故敛,斯得皮毛舒展,营卫和谐,而水升火降,一身之元气方得透于昼日行于阳二十五度,夜日行于阴二十五度也。若专于补塞,则有滞气凝血之虞欤,敛火停几之害,自前虽暂可,而营卫之行,昼夜之数,参差不能合于揆度,至于偏胜偏损,阴阳失节,则厄危矣,此乃养痈贻患之术,以财利贼之方也,考之亡益之旨,医用之法从未有此,何世之治虚损者,偏于四时皆闭藏,而以一身为孤注也?章金敕云:一胜之功,便欲著书以则后世,所谓舍弃古圣之成法者也,因聊陈补药得失之数,则以就正于高明。一肺为人身之天气,一身之主也,人参补肺元气,功居第一,然无形之气可以速救,而有形之血不能速生,多服人参,必有气强血弱之患,久之则肺气自壅,一身之治节乖违矣。一黄芪敛汗益肺,补养中气,然虚人多用之,则营卫参差,□□□□,情利内结,多不达于皮毛而害生矣。白术健脾而性燥,闭气血,虚者多忌。茯苓益气而利水损阳;生地、芍药滋阴有余,而中州之元补甚恶。当归川芎补血泥泞而耗气损胃。附子壮阳,常恐慎阴不足,难与之配,则有熬干肾水之虞;肉桂补火又恐邪热伏于血分之中。有是好药,有利则必有害,只可随宜取用,多服反致无功。是故补益之道,但借药以发转机关,饮食进,血气自生矣。人生之血气各有定分,非草木药石所能增添,过于补必败。液凝甚,腠理营卫不通,阴阳失节,反大损矣,

养正须知除邪,补二须知问一和三,天下之道,万事皆然,宁于治病而独外之何也?然而此实难言。如汉以前,不言补自肾气丸,而后补剂渐兴矣,延至张子和,独主攻病,亦随手而愈,知伤寒诸法,晋唐五代而上,不知作何施用,至宋方有春夏秋麻黄桂枝之禁,以至后人作歌有"桂枝下咽必亡"之说,良可怪也!如寇氏论人参有则热还伤肺之说,后人遂致肺不热当用者,亦不敢用,幸有汪石什等之辨,人乃知所用矣。补脾补肾之说,姑之于赵献可,传之以《石室秘录》,倡明辨慧,遂树于张景岳矣,故方言补剂可用,麻桂不可用,便有专用补剂不用麻石而误人病者矣。今言补剂不可专用麻桂,虽三时亦乍下甘,又虑有当补而不补,不当用而几者也,正如为我之说固偏,兼爱之说亦偏,虽子莫之执中,亦终不免于偏。此道之难明而时中之理,所以不易言也。

伤寒有寒湿并受者,发汗已但表其寒,尚遗其湿,身目为黄,所以然者,寒湿在里_{里字轻活},不解故也_{玩"不解"之言上"里"字非"表里"之"里"可知以为不可下也上"里"字更分明}。当于寒湿中求之_{言不抱定伤寒方法},曰寒而得湿,所谓寒湿也。按:寒湿即内饮之汤水、外沾之汗液因寒而滞,里热拥聚而成,在肌肉者,壅塞胸肺为多,在胃腑者,因膀胱不化而成。

伤寒瘀遏之热在里与水湿相蒸,身必发黄,麻黄连轺[1]赤小豆汤主之_{周氏曰:此方外汗内渗,亦两解表里之法也}。

麻黄连轺赤小豆汤方

麻黄_{去节,二两}　连轺_{二两,即连翘根}　赤小豆_{一升}　杏仁_{去皮、尖,四十个}　生姜_切　甘草_{炙,各二两}　生梓白皮_{一升}　大枣_{擘,十二枚}

以潦水一斗,先煮麻黄,再沸,去上沫,内诸药,取三升,分三服,半日服尽。

伤寒七八日,身黄如橘子色_{热腾于外},小便不利,腹微满者_{湿之本症},茵陈蒿汤主之。

茵陈蒿汤方

茵陈蒿_{六两,散湿气}　栀子_{十四枚,涤热刑水}　大黄_{二两,内外交症之症,其治如此}

上用水一斗,先煮茵陈,减六升,纳二味,煮取三升,分温服。

伤寒身黄发热者_{然协于外与瘀热者不同},栀子檗皮汤主之。

栀子檗[2]皮汤方

栀子_{十五枚}　檗皮_{一两}　甘草_{一两}

水三升,煮升半,分温再服。栀子清肌表解五黄,檗皮泻膀胱,疗肤间热,内外分消之方也,所谓于湿中求之者,有此三方。按:主圣立方,专主热湿,今人乃有阴黄之症,寒垢中宫,将热与湿逼蒸为黄,岂古今气运实有不可者与之?

下之后,复发汗消其阳必振寒_{表虚},脉微细_{中虚}。虚□亡用阳□□留津液少,他忌用剂补哉,罗塞所以然者,以内外俱虚故也。

下之后_{亡阴津},复发汗_{亡阳气},昼日烦燥不得眠_{阳病甚},夜而安静,不呕不渴_{阴偏胜},

---

[1] 连轺:当作"连翘",后同。
[2] 檗:指"黄柏"。

无表证，却脉沉微阳大虚身无大热者内寒，干姜附子汤主之急救胃肾之阳。

干姜附子汤方

干姜一两　　附子去皮,炮,破八片,一枚

水三升,煮取一升,去滓,顿服急治。

发汗后无他症,而恶寒者,虚故也而修芍药甘草附子汤已明。若不恶寒,但热者必里实也当和胃气,与调胃承气汤先圣恐人疑为外□□尽而汗之,故出方。

调胃承气汤方

攻此必胃中原有宿食、痰饮,因伤津液,遂致火热迫而结聚,故用此以调和之。

大黄　　芒硝□□　　甘草钱半,炙

上先以二味,煮取一升,内芒硝,更煮两沸,少少温服之少少服之,全是回顾胃气之意。以上太阳中寒、蓄血、寒湿及误下等症二十三条。

伤寒,医下之,续得下利清谷不止,身疼痛者不当下而下,以致内寒甚急当救里温之。救里之后身仍疼痛乃乘入里之邪,以寒故不得内结,得温仍还于表,清便自调者内无病,急当救表。救里宜四逆汤,救表宜桂枝汤四逆汤方见阳明、太阴中篇。

凡伤寒病发热头痛,脉反沉症似太阳,而脉见少阴,便当以脉为重,若不差减。其身更加疼痛,虽未下之,内寒滋甚,当救其里,宜四逆汤太阳少阴表里相连,故内虚之人多转少阴之症。汪以琥曰：此寒邪深入于里,温之稍迟则入藏而恶寒,身倦、吐利、烦燥不得卧、手足逆冷,脉不至危症作矣。吴人驹曰：脉沉,须别虚实,及得病新久,若得之多见及沉而实者,须从别论。近见此症脉多浮洪,若曾服清凉之药,则更加有力,不尽拘于脉之沉,盖古人言其常,今人多误药,类显其变,当以其人之神情、气概、起卧清晰之状,以意会之,乃得病情,若审症未真,不可妄药,且姑俟之。以上二条,皆太阳标病传入于本,乃危候也,凡汗下及治太阳风寒者,当须虑此。

三、太 阳 下 篇

此篇言风寒两伤,营卫俱病之症,病之重者也,主之以大青龙汤,若其人本原不胜服之,而致变者,立真武汤救逆一法。轻者用桂枝各半汤。

寸口脉统三部言浮而紧,浮则为风,紧则为寒,风则伤卫气分得寒,闭遏则烦,寒则伤营血分有风,牵掣则躁,营卫俱病,骨节烦疼,当发其汗也《经》曰：阳之汗以天地之雨名之,故先圣立方取雨汗淋淋之意,号之以大青龙焉。总冒也。

太阳中风先中于风,脉浮紧复中于寒,发热恶寒,身疼痛,不汗出而烦燥者重此句。与有汗之烦燥不同,大青龙汤主之必风寒两盛,方可用之。若脉微弱缓汗出恶风者有风无寒不可服忌见此汤。若服之而厥逆,筋惕肉瞤音纯,肉跳动,此为逆也少阴之阳欲亡,以真武汤救之方见少阴中。

大青龙汤方

喻氏曰：此方辛以散风，甘以散寒，寒以胜热，一药而三善备然，去芍药之酸收，增石膏之辛散，外发之力猛而难制，故有风无寒，及风多寒少，初病时不烦燥，而脉微弱者，均宜忌之。其风多寒少，脉微弱者，有桂枝二越婢一汤；风寒两伤，脉微弱者，有桂麻各半一汤。

麻黄 去节，六两　桂枝 二两　甘草 炙，二两　杏仁 去皮、尖，四十个　生姜 切，三两　大枣 擘，十二枚　石膏 碎，如鸡子大

水九升，先煮麻黄，减二升，内诸药，煮取一升，但取微似汗腠理一开，药力自透。若汗出多者急以温粉粉之。一服汗者，停后服。若误服之，汗多亡阳，遂虚，恶风，烦燥不得眠也转入少阴矣。许叔微曰：仲景以桂枝治风，麻黄治寒，青龙兼治风寒，不拘何时，施与脉症相对者，应手而愈，今人脉症不明，误以感冒为伤寒，又□□□□，并无伤寒症宜乎不敢用，而变病多也。吴绶曰：大青龙急投，譬如亢旱已极，一雨而凉，万物苏焉，若以燥热遽投寒剂不大误哉？

伤寒先中于寒，脉浮缓复中于风，身不疼邪在阳风也但重邪在阴寒也乍有轻时少阴身重，虽以转侧，但欲寐，此谓之"但"者，无少阴之"欲寐"也，目有时或轻，则非少阴，而为太阳明矣，无少阴症者再分辨一句细大青龙汤发之。方氏曰：前条之症烦燥属动，故曰"主之"，此条之症身重属静，故曰"发之"。魏荔彤曰：但欲寐，而常身重，则属少阴，误发其汗而变上厥下竭者，少阴热也；变筋惕肉瞤者，少阴寒也。汪氏昂曰：大法太阳烦燥宜汗，阳明烦燥宜下，阴症烦燥宜温。

伤寒表不解，心下有水气心欲饮而恶水，干呕发热而咳水停而肺气逆也，或渴、或利、或噎、或小便不利，少腹满，或喘者皆表不解而水气之为害，小青龙汤主之。程郊倩曰：水气之渴，与白虎症之渴，寒热有殊，燥湿各异，当细辨之。李时珍曰：太阳表未解，有水气而咳、呕、喘、热，小青龙主之，若已解而喘、咳、干呕、痛引两胁，十枣汤主之，一散表邪，一逐里邪，《内经》所谓开鬼门、洁净府、去陈莝之法也。

小青龙汤方

按：水气从痰液而生，此汤内外分消，有涤饮收阴、散结分邪之妙。

麻黄 去节，二两　桂枝　芍药　甘草 炙　细辛 各三两　干姜 二两　半夏　五味子 各半升

上用水一斗，先煮麻黄，减二升，去上沫，内诸药，煮取三升，温服一升，取微似汗。

加减法：

若微利者利谓水横行，而时有汗也，去麻黄，加芫花导之如鸡子大，熬令赤色今加芫花，宜去甘草。

若渴者，去半夏，加瓜蒌根三两。

若噎者，去麻黄，加附子一枚炮。

若小便不利、腹满，去麻黄，加茯苓四两。

若喘者，去麻黄，加杏仁半升，去皮尖。

伤寒，心下有水气风寒挟痰饮而上逆，则所饮者不散，咳而微喘，发热不渴寒饮益之故，小青龙汤主之，服小青龙汤已反渴者，此寒去欲解也。张氏璐曰：渴者津伤之故，不必服药，当

静俟津回可也。

太阳病,得之八九日已经汗之,风寒未尽去也,《金鉴》云:言风多寒少之症如疟状,发热恶寒,热多寒少王肯堂云:此颇似柴胡症,故不文申解之,其人不呕无半表半里症,清便欲自可无变症,但一日二三度发表邪已微,脉微缓者,为欲愈也。若脉微而恶寒宜先与建中,程知曰:此言阳虚不能作汗之脉也,此阴阳俱虚,不可更发汗、更下、更吐也甘草干姜汤、芍药甘草附子汤酌用。当一日二二度发热时。若面色反有热色者风为寒所恃,未欲解也,以其不能得小汗出,身必痒,宜桂枝麻黄各半汤亦治脉弱者,风寒两伤之方,此一条分三症看。

桂枝麻黄各半汤方

吴人驹曰:邪在毛际,轻虚浮浅之处,唯麻黄能达,故不专恃桂枝也。

桂枝一两十六铢　芍药酒洗　甘草炙　生姜　麻黄去节,各一两　大枣四枚　杏仁去皮、尖及两仁者,二十四个

上七味,以水五升,先煮麻黄二沸,去上沫,内诸药,煮一升八合,去滓,温服六合。

太阳病,发热恶寒,热多寒少风多寒少也,脉微弱者,此无阳也喻氏曰:无阳乃津液少之通称,故以不可更汗为或,不可复发其汗,宜桂枝二越婢一汤。《金鉴》云:此大青龙之变方也,去杏仁恶其从阳而辛散,加芍药以其走阴而酸,故其发越之力如婢子之职,狭小共制也,今人一见麻桂,不问病之当否、用之轻重、温覆与不温覆概不敢用,未究先圣立方之旨也。

桂枝二越婢一汤方

桂枝汤二分,越婢汤一分,乃和表清服之剂,寓微汗于不发之中者也。

桂枝十八铢　芍药十八铢　甘草炙,十八铢　石膏碎绵裹,二十四铢　麻黄去节,十八铢　大枣擘,四枚　生姜一两二铢

上七味,以水五升,煮麻黄一二沸,去上沫,内诸药,煮取二升,去滓,温服一升。按:此症胃津已耗,热多寒少,邪热将陷于脾,脾为卑藏,太阴之卑象婢,谓之越婢者,所以豫为发越太阴之寒邪、火热也,失此不治,陷入太阴则危矣。

服桂枝汤大汗出,脉洪大者汗多表虚,风邪再袭也,与桂枝汤如前法,若形如疟,日再发者方有执曰:此风多寒少之症,服桂枝汤风邪欲去,而以微寒持之,两者皆不得解,故形如疟也,汗出必解,宜桂枝二麻黄一汤。

桂枝二麻黄一汤方

即名半汤而铢分不同,命名遂异,症治亦殊,矩度森森,即一毫而有辨也。

桂枝一两十六铢　芍药一两六铢　麻黄去节,十六铢　甘草一两二铢　杏仁去皮、尖,十六铢　生姜一两　大枣五枚

上七味,以水五升,先煮麻黄一二沸,去上沫,内诸药,煮取二升,去滓,温服一升,日再服。风而轻于散寒也。也以此方和之,重解若寒,所以不用各半汤,不温覆发汗者,因大汗已出多风少之症,则大小青龙、麻黄等汤皆可治之,随症拣用。

服桂枝汤大汗出后津液大伤,大烦渴不解比上条多此一症,脉洪大者虚热内炽也,不急清之,胃受邪矣,白虎汤加人参主之两解表里之热也。

白虎汤方

白虎乃西方金神之名,青龙主汗,白虎主凉,意秋金得令,而炎蒸自解也。

石膏一斤,君药,通解表里之热　　知母六两,轻飏苦润,泻火滋燥为臣　　甘草炙,二两　　粳米六合,二味调和于中,乃不致损脾胃为佐

上以水一斗,煮米熟汤成,入上三味药汁,再煮一二沸,温服一升,日三服。加人参者,解渴润燥,使速生津也。按:此"里"字非脏腑之里,乃以经络为里也。又诀云:太阳无汗忌白虎,阳明多汗忌五苓。

服桂枝汤治风遗寒,或误下之,仍头痛,翕翕发热,无汗寒之表里犹在,心下满微痛邪已内入,小便不利者有此一症,即不可再汗,桂枝去桂加茯苓白术汤主之已衰之邪外返,实难遂,因其势引之,从小便去也。

桂枝去桂加茯苓汤方

以令推之,苓当用赤可知。

芍药酒洗　　生姜切　　茯苓　　白术各三两　　甘草炙,二两　　大枣十二枚

上水五升,微火煮三升,温服一升,若小便利则愈。

发汗太甚,或若下之,病仍不解,加烦燥者真阳有欲亡之机,此为急也,茯苓四逆汤主之人参得姜附,补气兼以益水,姜附得茯苓,补阳兼以荡阴,比之四逆,此为缓也。

茯苓四逆汤

茯苓六两　　人参一两　　干姜两半　　附子去皮,炮,破,一枚　　甘草二两

上五味,水五升,煮取三升,去滓,温服七合,日三服。

伤寒,若吐、若下后,邪气半随吐去,半随下入,心下逆满,气上冲胸,起则头眩寒邪挟饮为逆,脉沉紧,寒在内不可发汗。若再发汗则动经谓伤动经脉,亡其液,而筋失所养也,身为振振摇者,茯苓桂枝白术甘草汤主之。

茯苓桂枝白术甘草汤方

喻氏曰:此力俾饮中之邪尽散,津液得以四布,湿养其筋脉也。

茯苓四两　　桂枝三两　　白术　　甘草炙,各一两

上水五升,微火煮取三升,分温三服。

伤寒,吐下后复发汗,虚烦,脉甚微,方氏曰:上条沉紧以未汗言,此条甚微以已汗言,八九日,心下痞鞕,胁下痛,气上冲,咽喉眩冒,经脉动惕者皆津液内亡,湿淫外渍之候,久而成痿曾有夏月受暑湿者,服补中、地黄二汤遂成痿。

伤寒八九日既不传经,又不入里,风湿相搏两者相持也,身体烦疼风之走注,不能自转侧湿之重著,不呕不渴无里症,脉浮风虚而涩湿者,与桂枝附子汤主之桂枝散肌肉之风邪,附

子温经以逐湿。

桂枝附子汤方

周氏曰：阳虚之人，风湿虽于外，解必赖附子以温经络，无处不到，斯邪无不驱矣。

桂枝_{四两}　附子_{炮,去皮,切,三枚}　炙草_{二两}　生姜_{三两}　大枣_{十二枚}

上水六升，煮取二升，去滓，分温，日三服。

承上条言：若其人大便鞕里实，小便自利者，胃液耗，中宫湿胜也，去桂枝加白术汤主之。邪已入里，故不用桂枝，加白术者，性燥助附子以除湿，味厚同甘枣以生津也。

白术附子汤

白术_{四两}　附子_{炮,去皮,切,三枚}　甘草_{炙,二两}　生姜_{三两}　大枣_{十二枚}

上水六升，煮取二升，去滓，分温，日三服。二者皆得之寒因也。

若风湿相搏以中风之风湿言，骨节烦疼，掣风淫痛湿淫不得屈伸，皆风湿之邪注，近之则痛剧外邪客于内，忤之则逆也，汗出短气气之伤，小便不利湿之胜，恶风不欲去衣伤其阳，或身微肿者湿外搏，甘草附子汤主之。甘草益气和中，附子温经散湿，术能胜水燥脾，桂以祛风固卫。

甘草附子汤方

甘草_{炙,三两}　附子_{炮,去皮,切,二枚}　白术_{二两}　桂枝_{四两}

上水六升，煮三升，温服一升，日三服。初服得微汗则解，若能食，汗出复烦者阳未甚伤，服五合若前恐一升多者，服六七合妙。前条风湿尚在外，利其速去，故多用附子，此条风湿已半入里，故在缓攻，若附子多，正恐附性猛急，徒使大汗出，而邪不尽耳。甘草者，欲其缓也，观服六七合之文，全是不欲尽剂之意。按：此等症外邪在身，最忌芪、术、地、芍全补，曾见三人患此，皆服补中、地黄等汤丸，一人卧床上余载，一人两足俱废，一人受补太多，年余迫掣而殁。

伤寒脉浮，自汗出风也，小便数，心烦，微恶寒，脚挛急内虚兼外寒，当先以小建中和之，反与桂枝汤，欲攻其表汗愈出，阳愈虚矣，此误也，故得之便厥一服桂枝，便致厥冷，咽中干，烦燥虚阳上浮，若照后小承气汤看，亦是内实之微，吐逆胃寒甚者，急作甘草干姜汤与之，以复其阳。若厥愈，足温者，更作芍药甘草汤与之以和其阴，其脚即伸。若胃气不和，谵语者前误治时，内有遗结，因内寒之故，其结不显，今得温补，其结显矣，少与调胃承气汤微和之，若不知桂枝攻表之误，见病不愈，更重发汗，复加烧针者必致亡阳，四逆汤主之方见少阴中篇。

甘草干姜汤方

甘草_{炙,四两}　干姜_{炮,二两}

上水三升，煮升半，分温再服。

芍药甘草汤方

芍药_{酒洗,四两}　甘草_{炙,四两}

上水三升，煮取升半，分温再服。喻氏曰：厥愈足温，不但不必治寒目也，前之辛热有伤其阴，而脚薄转锢，故随与芍药甘草汤，以和其阴，则脚即伸，而胃中之津液可渐复，设不复，而反谵语，此非不足矣，利之以调胃承气，而病自愈也。

问曰：症象阳旦 喻氏曰：桂枝加黄芩名阳旦汤，时令温热时所用也，若单增桂枝则名阴旦汤。按：《金鉴》以桂枝加干姜，名阴旦汤，谓时令冷或其人素寒所用也，按法治之而增剧，又加厥逆、咽中干、两胫拘急。师言：今服药至夜半阳生之时，手足当温，两脚当伸。后如师言，何以知此？答曰：寸口脉浮而大，浮则为风，大则为虚，风则生微热，虚则两胫挛，病症象桂枝，虽象桂枝，而内挟虚寒，前用阳旦汤所以误也，因加附子添其间，增桂令汗出乃桂枝附子汤也，附子温经亡阳故也，虽其人现有厥逆、咽中干、烦燥、阳明内结、谵语、烦乱等内实之症，目不暇顾，当先复其阳，以救胫足为要，更饮甘草干姜汤，夜半阳气还，两足当热，胫尚微拘急，更与芍药甘草汤，尔乃胫伸胫足之症愈矣。乃以调胃承气汤微溏，则止其谵语，故知其病可愈。此即前条之症，而设为问答，以用明之，乃先师之医案也。喻氏曰：观阳旦之用误在黄芩，乃于桂枝汤加附子耳，增桂使之汗出者，但解风也，要使寒邪、寒药并驱退舍，内之正气得以外达，不求汗而汗自出耳。按：大则为虚之文，内悟，病有脉洪大数，其人烦躁清晰踡侧者，此内有虚寒也，脉洪紧而其人清晰，或烦燥或不烦燥，微觉背恶寒者，此亦内有阴寒也，二者脉皆有，乃以药误已多，病极反常之故，所谓亢则害是也。陶氏华曰：不论浮沉大小，但指下无力，使有伏阴，此犹但言其当也，临症者，观形察色、切脉审症尚其细细留心哉！

以上太阳风寒两伤之症一十八条。

医理元枢

卷八

伤寒论注（二）

四、阳 明 上 篇

　　足阳明症有在经在腑之分，在经者属表可汗，其脉尺寸俱长。设太阳脉症未尽罢，则从太阳而兼治阳明，以汗而解，桂枝及麻黄汤主之。阳明症虽见，设少阳脉症兼见一二，则从少阳而不从阳明，以少阳禁汗、下，但宜和解，小柴胡汤主之。惟太阳而略兼阳明，则以方来之，阳明为重，葛根汤主之。若邪归脏腑，燥屎结聚，里热引饮，必须表症悉罢，始可议下。若外证未除而遂下之，则已结者、下去未除者，乘虚入内复结，是下早之过也。凡下法，自太阳归胃者，胃中干，多用调胃承气。自少阳归者，气上逆，多用小承气及大柴胡。自阳明经归，若燥痞实满坚五症俱全，则用大承气。若表症未除，里症已急者，则用桂枝大黄汤、小柴胡加芒硝汤、大柴胡汤、蜜煎、胆导等法随症施用。在经者，则以能食者为中风，不能食者为中寒。在腑者，又以能食者为胃强，不能食者为胃弱。风寒强弱，分辨明断，斯可临病斟酌，不致妄行攻下也。葛根虽阳明小药，而大损津液，用之宜慎。此篇以阳明经病言，乃太阳阳明诸症也。

　　伤寒兼中风说三日大约之辞，阳明脉大经病之脉大而长，阳明多气多血之故也。阳明之经脉上循咽出口，还系目系，其支者上头，上结于鼻，故其症身热、目痛、鼻干、不得眠也。

　　阳明病指目痛、鼻干、不眠、脉大言，若能食，名中风风为阳邪，尚能化谷，不能食者，名中寒寒为阴邪，不能化谷。言阳明又兼以能食、不能食，辨风寒。不专以有汗、无汗，辨风寒也。

　　阳明病脉迟只大不数，便谓之迟，迟则病在经，汗出多风邪，微恶寒者，表未解也，可发汗，宜桂枝汤引风邪从太阳出。

　　阳明病，脉浮，无汗寒邪而喘者，发汗则愈，宜麻黄汤。

　　阳明病，但头眩风邪风主眩，不恶寒非寒邪，故能食而咳风伤肺故咳，其人必咽痛咳引火气上逆于咽，若不咳者，咽不痛明非少阴之咽痛也。

　　阳明病主肌热外泄，法应多汗故不可专以有汗无汗分风寒，反无汗，其身如虫行皮中者，以久虚邪欲出不能故也，宜葛根汤小剂以和之。

　　阳明病应多汗，反无汗寒邪之热不得越，而小便利下热稍泄，二三日呕而咳热邪侵胃熏肺，手足厥者其热不散，必苦头痛热上冲也。若不咳不呕热不甚，手足不厥者热不聚，则头不疼此言阳明之有头痛，由热势上冲也。

　　阳明病，口燥胃热，但欲漱水邪入血分，热盛于经，不欲咽者，未入于腑，当以葛根汤汗之。此必衄不早夺其汗，则必衄也。

　　脉浮经邪之脉，发热，口干鼻燥经分热邪，能食者中风也，胃不伤，而血伤矣，则衄。热甚迫血之故。按：风虽阳邪，善行数变而性燥，故多伤血，古云：治风先治血，血行风自灭，其义可见也。

　　阳明病，脉浮而紧者之寒因，若入胃，必潮热发作有时申酉时，阳明气旺，热愈炽，如潮之有信。若脉但浮不紧者，自中风传来，其症必自汗出。按：此条发作有时是为潮热，属胃腑，然玩"必"之一字，乃是疑病之辞，尚未潮热也，若其热时作时止，则是阳明，而兼少阳之症也。

阳明中风初病，脉弦少阳脉浮太阳脉大阳明脉而短气胃气衰滞，腹都满太阴阳明症，久按之气不通少阴症，鼻干阳明表症，不得汗，嗜卧少阴症，一身及面目悉黄太阴湿症，小便难太阳腑症，有潮热阳明里症，时时哕胃气衰败。皆内不解也，耳前后肿热上壅，刺之少差，外亦不解，症过十日流连已久脉续弦者邪向少阳，与小柴胡汤推之使速往少阳去路也。但浮，无余症者邪向太阳，与麻黄汤推之使速还太阳来路也。若不尿阳不化，腹满阴不行，加哕胃气脱，不治上下关格内外，闭拒痞塞，而生气垂绝矣，尚有何法？何以治之？喻氏曰：此言邪气不传之害也，所谓万物所归，无所复传者，原为美事，孰知病邪归之而不传，反成如此之危候耶。

小柴胡汤方

柴胡半斤　黄芩　人参　甘草　生姜各三两　半夏半升　大枣十二枚

上水一斗二升，煮六升，去滓，再煎，取三升，温服一升，日三服。刘氏宏璧曰：一女子梳洗间，忽见二扫相□，因奔逸挤之，遂大叫，乃大哭，哭已即狂，续寒热，目眩不眠，以巫符杂治益困，予诊之，肺上鱼际脉亦双弦，知所见者，己之魂魄也，以此汤除去甘草之恋，加羚羊角、龙骨、牡蛎，以清肺肝，镇惊怯，一剂而安。

食谷欲呕者，若不见恶寒等症，则非太阳病，属阳明也必是胃寒，吴茱萸汤主之，得汤服吴茱萸汤，病反剧甚也者，属上焦也，仍属太阳阳明经热。

吴茱萸汤方

吴茱萸洗，一升　人参三两　生姜六两　大枣十二枚

上水七升，煮二升，去滓，温服七合。吴茱萸气辛上行，味厚又善降，其臭臊，旁及于脾胃，下逆气最速，凡浊阴不降，厥气上逆而胀满者，当急需之，故左金丸兼川连，用之最效。

阳明经表病应发汗葛根汤，医之反下邪入里，此为大逆当切慎之。

阳明病，心下硬满者邪聚阳明之膈，正兼太阳，不可攻之当表不当下，若攻下之邪乘虚入里，利遂不止者死邪未去，正先脱，利止者胃气犹强愈可望其愈。

伤寒呕多呕属太阳，多则热在上焦，虽有阳明症不可攻下之只宜表散。沈明宗曰：恶寒发热之呕，属太阳；寒热往来之呕，属少阳；但恶热不恶寒之呕，属阳明；呕多，则上逆，热气偏侵上脘，或滞少阳，故虽有阳明症不可攻也。

夫风寒之病三阳表症多者必发热虽有热不可下也，下之则硬内入或胁间痞硬，或心下满硬，或内结便硬。

阳明中风，好病口苦咽干少阳热症，腹满阳明腑症，微喘，发热恶寒，脉浮而紧风寒俱有，太阳表症未除，若下之，则腹满阳邪尽陷，小便难也。

无阳阴强、大便硬者阳气素虚之人，阴邪强盛，上焦不下，津液不通故也，下之误下之，必清谷、腹满阴邪愈盛矣。

阳明病欲解时，从申至戌上，阳明旺时也，正气即盛，邪气退矣。

以上阳明经症之十九条。

五、阳明中篇

此篇以腑病言，乃正阳阳明诸症也。

阳明入腑之为病，胃家实是也揭明阳明里病之总。喻氏曰：须知阳明腑病，胃不实者尚多。按：阳明腑病，有来自太阳者，有来自少阳者，有自阳明经病传来者，人有虚实，邪有浅深，未可执一也。

问曰：缘何得阳明胃家实之病？答曰：本太阳病治法恰当，可一表而愈也，若外症未尽除而下之早，或发汗太过，则胃干或不及则留郁。或用药不当，病则邪不去，若不当利便，而利小便种种错误，凡此皆亡津液，胃中干燥火气太盛，结聚胃中，因转属阳明腑病，不更衣太阳阳明内实正阳阳明大便难少阳阳明者，此名阳明腑病也。

问曰：阳明内实病，外症云何？以外证内。答曰：身热汗自出内热结聚，不恶寒经病已罢反恶热也里症已实。

问：病有得之一日约言未久，当在太阳发热，乃不发热而恶寒者，何也？答曰：虽得之一日，恶寒将罢邪已入腑，即自汗出而恶热也热迫胃津，达之于外，此言阳明有自入里者。按：凡受风寒之人，本身元气为风寒所遏，不能外达，以泄其气，故郁而为热也，故人而气壮，虽风寒在身，元气足以御之，外邪轻易不能内陷，可一表而愈，惟粗工不审表里，表病未除，而遂下之，人之元气一伤，表邪乘虚而入，是表病未尽，不从表驱，里本无病，反自撤藩屏，引贼入寇也，何其谬哉！

问曰：恶寒何故自罢？答曰：阳明居中土也，万物所归，无所复传邪入阳明之腑，则不再传，只郁遏邪热于内，或亦从寒化，始虽恶寒，二日自止，此为阳明腑病也。

本太阳病，初得病时发其汗，汗先出不彻汗之不透，邪去不尽，因表药不对，经脉不对外邪，则病变症，或病重药轻，则邪不受治，或病轻药重，则病转增，因转属阳明也治不如法，徒耗津液，故转入胃。

伤寒发热无汗，呕不能食邪在太阳，忽而反汗出，濈濈然者热已入内，是转属阳明也其人津液本少，阳火素亢，又元气弱，不足以御邪，故虽不妄药，人之易也。

伤寒转系阳明者，其人濈濈然，微汗出也概言腑病之微，欲人审慎。

脉阳微缓系中，属而汗出少者，为自和也，汗出多者，为太过太过者病。

阳脉紧实寒也，因发其汗。汗出多者，亦为太过，承上自汗之太过，太过为阳人之津液，元阳所依，故谓元阳绝于里，亡津液，大便因硬也，转属阳明。

阳明症脉迟迟属寒，亦属藏，食难用饱，饱则微烦胃虽引食，脾难健运，头眩，必小便难湿郁食滞，必不下渗，此欲作谷疸食与湿热相蒸，虽下之下可去食与热，不可以去寒湿，腹满如故，所以然者，脉迟故也。

阳明病，若中寒承上，上属藏寒，此属胃寒，不能食，小便不利湿滞气不化，手足濈然汗出热散于四肢，以上一症，乃下"欲"字之根，此欲作固瘕火瘕泄也，固者久而不止，亦胃气中抽下陷，不能达散四旁之义，如此之症必大便初硬初时尚有邪火迫之，后溏，所以然者，以胃中冷，水谷不别故也以上二症，皆属脾胃相连。

阳明病，欲食胃强当小便数，大便硬，乃小便反不利，大便自调津回便调，里无病也，其人骨节痛寒湿未尝不胜，翕然如有热状热亦胜，亦是阳达于表之微，奄忽也然如狂邪正争之故，正胜而驱邪外出，故骨节痛而有热状也，欲愈之病反似甚病，病机可易言哉，濈然汗出而解者，此水湿不胜谷气即人之元气，与汗共并而出，当欲狂时诊之，若脉紧是邪还于表则愈若脉洪大或沉实，则阳明之邪正盛也。喻氏曰：此胃强能食，脉健之人，邪不能胜，所以得病易愈耳。

阳明病，不能食胃弱，脉虽数，乃客热也，攻其热，必哕。所以然者，胃中虚冷故也，以其人胃本虚冷，故攻其热必哕有声无物曰哕。

脉浮表而迟里，表热假里寒真，下利清谷者内寒甚，四逆汤主之，若胃中虚冷，不能食者不待攻之，但饮水则哕。比前条之虚寒更甚。周氏曰：以上五条重举风寒症中之能食不能食，以辨胃气之强弱，非辨风与寒也。

四逆汤方

甘草炙，二两　　干姜一两半　　附子生用，去皮，破八片，一枚

上三味以水三斤，煮取一升二合，分温再服，强人可大附子一枚，干姜三两。《金鉴》云：甘草得姜附，有水中煖土之功，姜附得甘草，通关节走四肢，有逐阴回阳之力。

阳明病，凡发热汗出，此为热越散越于外不能发黄也。若但头汗出热只上蒸，身无汗，剂颈而还为湿所持，热不得外越，小便不利湿不下渗，渴饮水浆者水湿上入，此为瘀遏热在里郁遏于躯壳之间，身必发黄，茵陈蒿汤主之一洗内外之湿，方见"太阳中篇"。

阳明病，面合聚赤色热邪怫郁在经，不可攻下之，攻之必发热黄色一下则卫气乘胃气下陷，面赤，入腠理虚豁，热虚外越，面湿则滞，小便不利也湿滞之证。

阳明病，无汗热不外越，小便不利热不下泄，心中懊憹者湿热郁也，身必发黄宜麻黄连翘赤小豆汤。

阳明病，下血谵语者血热则神昏，此为热入血室若热随血减，则以小柴胡汤和之，若但头汗出身无汗者热瘀上蒸，刺期门穴，在不容两旁各一寸五分，随其实而泄之，濈然汗出则愈此男子之热入血室也，男子之血无常期，故系在胃腑。

阳明病，其人喜忘张致不知之象者，血并于下，则神乱于上，必有蓄血，所以然者，本有久瘀血，故令喜忘，屎虽硬，大便反易，其色必黑血主滑利，血瘀则黑，宜抵当汤下之喜忘、便易、色黑，乃认血蓄之法。王氏肯堂曰：瘀血则溏而黑，腻如漆，燥结则硬而黑，晦如煤。按：此亦以意言之耳，且即燥结矣，倘未经攻下，何以见其如漆煤也。

病人承上蓄血无表里症无有确症，不似伤寒发热七八日身不恶寒，虽脉浮者当疑其有血，不可妄表，可下之发热日久，故可下，假令已下，脉但数不浮，病仍不解此必有故，内与合热则消谷善饥胃强不结，又延至六七日不大便非气分结者，有瘀血也，宜抵当汤下之。若前次下之后脉不解仍数，而因下利不止者，不宜抵当之峻攻，但当消息之，以清血分之热。何者？必血热而便脓血也言下之后，气分之热合于血分，倘邪热不退，便脓血漫无止期也，慎也。

太阳初病，寸缓关浮左主风，右主肌尺弱疑少阴虚，其人发热汗出，复恶寒太阳中风症。

玩"复"字又疑少阴阳虚症，不呕，但心下痞者痞亦疑阴滞，此以医下之也当表而反下。如其未下，病人若不恶寒而渴者自传于里，此转属阳明也，小便数者，大便必硬，不更衣十日无所苦也仍属虚燥。张兼善曰：虽不更衣十日，而无潮热谵语，可下之症也。渴欲饮水，少少与之以退客热。此症此脉疑热疑寒，故只静俟，不轻出方，以待病机之自定。按：此等症先师临之，岂无神妙，或恐不可为常，则不肯紊乱成法，以误后人。玩其立言，十分委曲慎重，其引掖后人处，心思俱殚，究未尝凭臆直断，著书立言，岂易易哉？若小便不利而又加渴者，宜五苓散利水泄热。

病人烦热汗出，则应解，乃不解又如疟状太阳之邪将尽未尽，若日晡所发热者是潮热，属阳明也，脉实者，宜下之；脉虚者，宜发汗，不下之与大承气汤以潮热为重也，发汗宜桂枝汤以烦热汗出也。

脉浮而大太阳阳明表脉，心下反硬，有热症脉不合。林澜曰：心下硬与腹硬满不同，非是必下之症。若审系属藏者内实攻脾，攻之不以脉拘，以热势胜达，亦足以蒸，脉外浮也，不令发汗里急矣，何可再汗。属腑者审系属阳明腑，则与膀胱无与，不令溲数不可利小便，溲数则大便愈硬，若表之而汗多伤津则热炽，若汗少虽则便难且不可下，倘脉转迟尚未可攻姑俟确证，此处上下必有缺文误字，而圣人其难，其慎之意溢于行间矣。岂若后人，著书鲁莽，立说一口断定，遏绝病机，贻误后人者哉。

问曰：病有太阳阳明，有正阳阳明，有少阳阳明，何谓也？答曰：太阳阳明者，脾约是也谓脾气太燥，约数日之饮食，而以数弹丸出之也。其人素乏津液，故太阳邪热直入阳明之腑，调味承气、麻仁丸主之。正阳阳明者，胃家实是也阳明之邪传入胃腑，大实满痛，大承气汤主之。少阳阳明者，发汗利小便已汗与利皆少阳所禁，胃中燥，烦实，大便难是也少阳邪热，乘胃之燥而入腑，麻仁丸、大柴胡主之。

太阳病三日，发汗不解，蒸蒸发热者热会内出而腾达，犹蒸炊然，属胃也，调胃承气汤主之利大便以和胃。

调胃承气汤方

大黄酒侵，四两　甘草炙，二两　芒硝半斤

上水三升，煮取一升，去滓内硝，更上火，微煮沸，少少温服之。谨慎之意。

太阳病，过经十余日，心下温温热气上涌，《金鉴》作嗢嗢，欲吐而胸中痛先时内已有结，大便反溏水湿旁流，腹微满，郁郁微烦邪在中焦。先此时自极吐下者须问明。病未聚而治之太急太早，邪反得留，可与调胃承气汤逐其未尽之邪。若不尔者未经吐下，不可与恐有别症，何以知？先时极吐下，病人今但欲呕，胸中痛，微溏，此虽呕非柴胡症，以常欲呕胃气受伤故知极吐下也。

阳明病不曾吐不曾下，而自心中烦者胃热有结，可与调胃承气汤须审脉症，果无表邪，然后可与。热甚者，亢则害矣，下以解结去热，所以承乃制之真阴之气也。

伤寒吐后胸无邪，腹胀满者内已实，可与调胃承气汤。

伤寒十三日服药已多，过经谵语者重在谵语，以有热也何以故？起先原当以汤药下之荡涤其邪，外感病若小便利者，大便当硬，今不硬而反利，脉调和者内无热，知医以丸药下之通其中路，遗其四旁，非其治也，若非丸药下之，而自下利者，脉当微厥躁疾也，今反和者虽和，脉必有力，此为内实也余邪复结也。申明上条，调胃承气汤主之。

太阳病虽汗，而其人内虚，故邪未尽解其脉必微，若脉虽微，而阴阳俱停表里如一，必先振慄，汗出而解所谓战汗是也，若但阳脉微者内实而外病，先汗出而解；但阴脉微者外和而内有邪，此病久而脉之变乎常者。喻氏曰：久病之脉最虚之处，便是容邪之处，下之则汗出而解。若欲下之，宜调胃承气汤主之。按：此汤单去胃腑之结，不犯四旁，故以调胃名之。

阳明表病下之，其外有热病未退，手足温阳未伤，不结胸所陷邪少，心中懊憹悔憾不安之意，饥不能食，但头汗出者胃弱热蒸也，栀子豉汤主之散余邪，解虚热。

趺阳胃脉也，在足跗上脉浮而涩涩主阴少阴伤，及下焦虚寒，浮则胃气强阳火盛，涩则小便数阴津少，浮涩相抟，大便则难热聚津伤，其脾为约脾气燥结，麻仁丸主之。

麻仁丸方
一名脾约丸。

麻子仁_{略蒸晒,去壳,二升}　芍药_{半斤}　枳实_{半斤}　大黄_{去皮}　厚朴_{去皮,制}　杏仁_{去皮、尖,各一斤}

上炼蜜丸，桐子大小，每饮服十丸，日三服，渐加，以和为度。周氏曰：津液素涸之人，于邪未归腑，胸有滞结之时，先以此生津养血破滞，使肠胃畅达，庶热入不致大结，津液不致尽耗耳，可见圣人立法，无非宝惜元气，相机以行之也。按：此等重人生命处，及论中审病情辞，务在去邪安正，疏通周身，治行使其营卫得所，元气流通，真是时中活证，与天地相似，而道行乎其间矣！奚必偏执一法，专以攻补为功哉？

脉承上趺阳浮而芤，浮为阳阳盛则发热，芤为阴阴虚则汗出，浮芤相抟，胃气生热，其阳胃中津液也则绝申明津液之重也。按：津液人之所恃，以有生者也，肠胃之津，周身之血，五藏之精，骨之髓，筋骸之润泽，皆一气，且联受荫，而以胃津为之本。观于草木之荣革，知其滋养于水气者人矣，人身元气之流行，阴阳之和会，血脉之上下，各有营卫度数，内者外滋，外者内养，上下相从，各循其分，而无一刻之停，斯为治也，若一有阻滞，及畸轻畸重之失，病斯作矣。观于四海之治，内外相承，邮驿流通，上有逮下之仁，下有拱卫之实，斯为各得其分也，若草木而亢其水气，或专沃以粪壤，岂复得生之理哉？致治而五罚不明，徒尚端拱，岂有邪措之休哉？是知时寸之为贵，即依道亦莫不然也。

以上太阳、阳明腑症三十四条。

阳明病，潮热内实之征大便微硬者，可与大承气汤，不硬者不可与之。若不大便六七日，恐有燥屎，欲知之法，少与小承气汤，汤入腹中，转矢气者结虽未动，气则已动，此有燥屎，乃可攻之，若不转矢气，此但初头硬，后必溏，不可攻之，攻之必胀满动其阴气，不能食也。若欲饮水者似热，与水则哕水入胃，寒气便上逆，乃是浮大在上，非实热也，若虽不能食其后复发热者，必大便复硬而少也，以小承气汤和之自欲饮水以下之，此乃两路拟病之辞。若以小承气试之，不转失气者以阴药投阴病，不相争矣，慎不可攻也。又叮嘱前文，总是虑其阳中夹阴也。圣人之心，直欲千百世之下，人人生全，惟恐有一毫错误之处，兢兢戒谨，仁心早流露于楮墨之下间矣。

大承气汤方

此下药中第一峻方也。

大黄酒洗,四两　厚朴起皮,半斤　枳实炙,五枚　芒硝三合

上水一斗,先煮枳朴二物,取五升,内大黄,煮取二升,去渣,内芒硝,更上火微一两沸,分温再服,得下,余勿服。王海藏曰:此汤主峻攻,若痞、满、燥、实、坚五者有一不具,不可轻用也。

小承气汤方

大黄四两　厚朴二两　枳实三枚

上水四升,煮一升二合,去滓,分温二服,初服当更衣,不尔者,尽饮食之,若更衣,后勿服。

阳明病,脉迟迟主胃寒,其人素弱可知,虽汗出,不恶寒者言无表邪,弱已入胃,但弱人。热其身必重,若续见短气、腹满而喘尚带表症,有潮热者里已实,此外欲解弱人正气弱,不能与邪争,虽有表邪,症多不现,每于虚处藏匿,必俟潮热已见,邪方欲出,可攻里也一攻里而表邪自解矣,验之手足漐然而汗出,大便已硬也邪方结定,大承气汤主之此方可下。若汗虽多,但微发热恶寒者,外未解也邪犹在表,必不可攻。若手足漐然汗出,不恶寒但其热不潮,尚未可与承气汤叮咛以戒,总因脉迟之故。必若腹大满不通者里急已甚,只可与小承气汤微和胃气,勿令大泄下缓攻之攻,其人素有阴寒故,如此十分慎重。细味古圣之书,如治父子家人之症,死里求活,十分尽心,全是一片尧舜犹病心肠,令人二千余年如见,唯如此,乃称仁心仁术焉!

阳明病,谵语,发潮热,脉滑而疾者热实可攻,小承气汤主之。陶氏华曰:大承气汤须痞满燥实坚五症俱全,方可与之。因与小承气汤一升,腹中转矢气者内有燥屎,更服一升,若不转矢气,勿更与之谨慎。以滑疾之脉虽属燥热,已有伏阴之机。若初服一升之后,明日不大便,脉反微阳不足涩阴不足者,里虚也,为难治之宜,宜缓,即不可以其未下更与承气汤也。

得病方二三日,脉弱胃气素虚,无太阳与柴胡症未见表症,而烦燥,心下硬分明气弱之人,无以御邪,邪易内陷,疑其内结,迟至四五日,虽得食以先之不能食可知,姑以小承气汤,少少与微和之,令小安多少谨慎,总因脉弱不敢急治,至六日与小承气汤一升,若又竟不大便六七日似乎里实,问之,若小便渐少者液津回于胃中,虽能食,大便初硬后必溏,豫决未定成硬又圆活一句,多少处□先师之方,轻活圆妙,真与先生之心相符也,若后人之心,执着偏僻,自信不疑,则其用药之招滞可知。攻之必溏其不大便六七日时,欲攻之者,须问其小便利津液行,则屎定硬,乃可攻之,宜大承气汤。以上三条,一言脉迟之热病甚虑阳气之弱,一言脉滑疾之热病甚虑伏阴之害,此言脉弱之热病甚虑胃气之虚迟回,等待试而又止,真医圣药王之心也,若今人一不效而疑谤,交起旦暮更医,岂能免于率意妄投哉?

伤寒,若吐、若下后不解治之不当,则津液已亡,邪必入里,不大便五六日,上至十余日热困已久,今人岂能待日晡所发潮热里热已结,不恶寒无表症,宜急攻之,若不早下,至独语如见鬼状。再若剧者,发则不识人,循衣摸床,惕而不安阳热内结,阻遏真气,微喘直视肺肝真气已微,脉滑者生津液犹存,尚可受药,涩者死津液已绝,药不行也。若其脉不涩,但微者症不甚,但发热谵语者犹可望生,大承气汤主之。若一服利,止后服。按:娄全善治循衣摸床,每以补益得

愈,陶节庵又有撮空症之说,是知撮空者乃热邪乘心,补益者以虚燔水涸也,若内有燥屎,焉可不去哉?

阳明病,汗出谵语者,以有燥屎在胃中,此为风也以汗出知之。李士材治汗多谵语,有系三阳合病者,与白虎汤而愈。须下之,必过经谓表症已罢乃可下之。下之若早表邪不尽,风必走空窍,乱神明,语言必乱,以表虚表邪内入,故表虚里实余邪入内又结,故实。今人不问表邪尽不尽,胃家实不实,动云一表一下,带表带下,始而医病,继而医药,夫岂古圣之法哉?故也。下之则愈,宜大承气汤。此条言中风之症。

阳明,谵语,有潮热内实之征,必手足濈濈然汗出,反不能食者,胃中必有燥屎五六枚也言结之坚,若能食者食能生津,便但硬耳只宜小承气汤,惟不能食者,燥结已甚,宜大承气汤。此条言中寒之症。

病人不大便五六日内燥,绕脐痛,烦燥发作,有食者必小便利,此有燥屎,故使不大便也承上大承气汤,意在不言之表。

阳明病,发热明不恶寒,汗多者胃津已伤,急下之,宜大承气汤。

阳明病下之即已下过,当细斟酌心中懊恼悔惜痛根之意而烦,胃中有燥屎者,可攻。若但腹微满此初头硬后必溏虽有余热,已因胃寒而化,不可攻之,若胃中有燥屎可攻者,宜大承气汤。

大下后已用大承气汤,六七日不大便,烦不解下之略早,正去宿食,邪求得去,腹满痛者邪乘下入于内,与新食结,此有燥屎也。所以然者以其先之,本有宿食故也故腹痛而致早下也,再宜大承气汤急救津液,勿得逡巡。

病人汗下矣,小便不利热遗膀胱,大便乍难乍易似非热结,时有微热外症与大便应,喘冒不能卧者三症皆内实之征,燥屎也,宜大承气汤。

发汗后,腹满痛发汗后,遂且满且痛,必有宿食,急下之,宜大承气汤。

腹满不少减但小下之,虽减亦不足言减,当大下之,宜大承气汤。

伤寒六七日表症已罢,目中不了了昏昧,睛不和神不活,火盛水竭危矣,虽无表里症,但大便难燥,身微热者火气在内,此为实也,急下之,宜大承气汤急救胃汁。按:病若目中不了了,而睛和者,或火势轻,或为阴症,当细辨之。喻氏曰:少阴有急下三法以救肾水,一本经水竭,一木邪涌水,一土邪凌水,阳明亦有急下三法以救津液,一汗多津越于外,一腹满津结于内,一睛不慧津枯于中。

以上正阳阳明腑症一十五条。

阳明热病,本自汗出,医误认伤风,更重发汗津液大伤,病已差外邪尽,尚微烦久不了了者,此大便必硬故也不可妄下。以亡津液,胃中干燥,故令大便硬。当问其小便日几行,若本小便日三四行先多,今日再行今少,故知大便不久出。今为小便数少,以津液当还入胃中,故知不久必大便也医须识此,不可妄下。

太阳病,若吐、若下、若发汗言三者之内,已有其一二,尚微烦,小便数内有热,气化速行,大便因硬者津液不能自还于胃中也,与小承气汤和之愈。

阳明病,其人多汗卫气早虚,以津液外出,胃中燥,大便必硬,硬则谵语小有结,小承气汤主之。一服谵语止,更莫复服此症须细审之,若系弱人汗多,神昏谵语者,切不可下。

伤寒四五日，脉沉而喘满胃实脉症，沉为在里，而医者反发其汗，津液越出，大便为难，表虚里实，久则谵语承上小承气、麻仁丸亦可。

伤寒后，脉沉，沉者内实也，以下解之病久而脉沉，当有表邪陷入，宜大柴胡汤。久病脉沉虽有表邪，但命柴胡和之于少阳足矣。

大柴胡汤
表里而下之之法

柴胡半斤　黄芩　芍药各三两　半夏半斤　生姜五两　枳实炙,四枚　大枣十二枚　大黄三两

上八味，水一斗二升，煮取六升，去渣，温服一升，日三服。陶节庵曰：伤寒邪热传里，须看热气浅深用药，三焦俱伤，则痞满燥实坚全见，宜大承气汤；邪在中焦，则有燥实坚三症，宜调胃承气汤加甘草和中，去枳、朴，恐伤上焦氤氲之气也；邪在上焦，则痞而满，宜小承气汤去芒硝者，恐伤下焦真阴也；若表症未除，里症又之，不得不下者，则用大柴胡汤通表里而缓治之，大承气最紧，小承气次之，大柴胡又次之，缘硝性峻急故，不轻用也。

阳明病，自汗，若发汗，小便自利，此为津液内竭，大便虽硬，不可攻之。汪䛒庵曰：此液竭，非热结也。当虽俟自欲大便之时，宜蜜煎导而通之，若土瓜根及大猪胆汁皆可为导。陶氏曰：去实热用大黄，无枳实不通；温经用附子，无干姜不热；发表用麻黄，无葱白不发；吐痰用瓜蒂，无淡豉不涌；竹沥无姜汁不能行经络；蜜煎无皂荚不能通秘结也。

蜜煎导方
蜜七合

一味，内铜器中，微火煎之，稍凝似饴状，搅之勿合焦著，约可丸，并手捻作挺子，令头锐，大如指，长二寸陶氏加入皂荚末许，当热时急作，冷则硬。内谷道中，以手急抱，欲大便时，乃去之。蜜以润窍滋燥，土瓜根以宣气通燥，胆汁以清热润燥，凡燥粪至直肠难出之时，择而用之，毋使用药，损人胃气也。

猪胆汁导方
大猪胆一枚

泻汁，和法醋少许，以法灌谷道内，如一食顷，当大便出宿食恶物，甚效。《外台》方不用醋，以小竹管插入胆口，系紧，留一头，用油润，内入谷道中，以手将胆捻之，其汁自入内，甚便。

土瓜根导方
缺。《金鉴》补方。

土瓜即俗名赤雹也，《肘后方》治大便不通用之，采其根捣汁，吹入谷道中，其气自通，燥粪可下。

以上少阳阳明腑症七条。

伤寒，哕外症未除而腹满里症已其，视其前后大小便，知何部不利，利之则愈利前以五苓，利后以大柴胡，皆两解表里之法。

直视肝气将绝，谵语，喘满者死顺气将绝，下利者胃气下脱亦死。喻氏曰：谵语之人直视者死，喘满者死，下利者亦死也。

夫实则谵语气壮有余,汪昂曰:语无伦次也,虚则郑声汪昂曰:一语频言也,郑声重语也上句重复,难以转出下句,真气不续之象。戴元礼曰:阳盛里实之症,甚则似阴,亦有郑声;阴盛格阳之症,甚亦似阳,亦有谵语,未可执一,当从病之来路久近,细辨之。

咽中闭塞者初病有此,少阴之精素虚,不可下,下之则上身轻下重,咽中嗌塞水浆不下,卧则欲蹺,身急痛,下利日数十行下元真火垂绝。

诸外实者表症仍在,不可下,下之则发微热热邪内陷,亡脉脉变沉伏,厥者,当脐握热若四肢厥逆,则热聚中宫。

诸虚者津液无多,不可下,下之则大渴津大伤,求水者易愈胃气犹存,恶水者剧。

脉数者邪方入,未结不可下,下之则必烦,利不止或变虚寒,或作协热和,若胃燥者,必复结。

以上阳明禁下症七条。

六、阳明下篇
言阳明诸坏症。

得病六七日,脉迟浮弱正气本虚,恶风寒,手足温半在表,将入里,医二三下之,不能食胃伤也,而胁下满痛邪传少阳,面目及身黄胃受木贼,颈项强太阳阳明之邪,小便难津液亡,若与柴胡汤黄芩寒里,药不对症。后必下重阴虚而气滞也,本渴浮火也而饮水呕者胃弱不受水,柴胡汤不中与也以呕与哕皆非柴胡症,胃即虚寒食谷者亦哕。

病人脉数,数为热,当消谷乃引食,而反吐者,以下申明,此以发汗,令阳气微,膈内虚,脉乃数也是虚数,数为客热,不能消谷,以胃中虚冷,故吐也吴茱萸汤温之,方见阳明上篇。

发汗多,若重发汗者,亡其阳,方氏曰:汗为虚液,阳气依焉。阳亡则阴亦亏矣。谵语□氏曰:谵语者,阳神欲越,虚之甚也,与实则谵语者不同,脉短者死,脉自和者不死。

阳明病,被火邪热愈炽,额上微汗出津液上奔,则周身之汗与小便愈不可得,小便不利必发黄。

伤寒,大吐、大下之,极虚胃伤,复极汗出者卫不固,以其人外气怫郁,复与之水,以发其汗,因得哕,所以然者,胃中寒冷故也温胃为急。

以上阳明坏症五条。

七、少阳上篇
足少阳居半表半里之间,有经有腑,腑属胆,胆无出入路,有汗、吐、下三禁,总以小柴胡和之。李士材曰:今人治伤寒,多用柴胡汤以藏拙,不止少阳未病,而先用之,则开门揖盗,病以入内,而复用之,则重虚其表,其贻害亦复不少也。

少阳之为病,口苦胆之本味、咽干、目眩也热聚胆经。《灵枢》曰:少阳之脉,上升贯心膈,挟咽入耳中，出耳前后及颐颔中，其支者，循胁胸，故其症主口苦、咽干、耳聋、胁痛，寒热往来而呕。

伤寒三日，应转少阳时脉小不弦大者，欲已也。

太阳病，十日已去，脉浮细，而嗜卧者，外已解也。设胸满胁痛者少阳见症，与小柴胡汤，若脉但浮不弦，无胸胁痛者邪仍在太阳，与麻黄汤。太阳之邪，有胸满痛，无胁痛。若自汗、脉缓，则与桂枝汤，不言可知。

小柴胡汤方

伤寒中风若有柴胡症，但见一二症，便是不必悉具。

柴胡_{半斤}　黄芩_{三两}　人参_{三两}　半夏_{洗，半斤}　甘草_{炙，三两}　大枣_{十二枚}

上七味，以水一斗二升，煮取六升，去滓，再煎取三升，温服一升，日三服。

加减法。

若胸中烦而不呕，去半夏_{辛散}、人参_{固气}，加瓜蒌实一枚_{泄热收满}。

若腹中痛者去黄芩，加芍药三两_{益血和阴}。

若胁下硬痞去大枣_{聚气}，加牡蛎四两_{软坚}。

若心下悸，小便不利者，去黄芩_{肾主水，黄芩坚肾}，加茯苓四两_{利水以除水悸}。

若渴，去半夏_{辛燥}，加瓜蒌根_{清热止渴}。

若不渴，外有微热_{当热不去者}，去人参，加桂枝三两，温覆取微似汗愈。

若咳者_{水寒}，去人参、大枣、生姜，加五味子_{收肺行气}、干姜_{散寒}二两。风寒至少阳，同归一治矣。

伤寒六七日，发热微恶寒，肢节烦疼，微呕_{太阳表症仍在}，心下支结_{支饮结于偏旁，少阳表里症也}，外证未去者_{即上诸症，皆为表症}，柴胡加桂枝汤主之。

柴胡加桂枝汤方

玩一加字知是以柴胡汤为主治也。

桂枝_{去皮，两半}　黄芩　人参　芍药_{各两半}　甘草_{一两}　柴胡_{四两}　半夏_{二合半}　大枣_{六枚}　生姜_{两半}

上九味，以水七升，煮取三升，去滓，先温服一升。柯琴曰：经中最重柴桂二方，以桂枝解太阳肌表，又可以调诸经之肌表；小柴胡解少阳半表，亦可以和三阳之半表，故于六经病中独有桂枝症、柴胡症之称。

阳明病，发潮热_{系胃实}，乃大便溏，小便自可_{胃不实}，胸胁满，不去者_{既有胁满一症，当提之使出少阳以受和}，小柴胡汤主之。

阳明病，胁下硬满，不大便而呕，舌上白胎者，可与小柴胡汤和之。上焦得通，津液得下_{喻氏曰：此八字关系病机最切，乃治百病之总司，按以此推之，知人身气血总以通利得所为贵，可知《医贯》《秘录》《景岳》等书，逢人说虚，专一于补，纵然取快一时，贻误后日不小。在壮者，尚可气行得愈，而弱者必将积补成害矣，惟攻伐太多之症，非补不愈，然亦自有补之之道也，焉可执一法哉？总因乡医、庸医专尚攻，故补医得效，若初病便用补医，未有不贻患者也}。胃气因和，身濈然汗出解也。

发汗多，因亡阳而谵语者不见硬满，则非胃实，不可下也，与柴胡桂枝汤，和其营卫，以通津液八字亦属病机，和后自愈。

少阳中风，两耳无所闻，目赤热则气昏，胸中满而烦者少阳热郁也，切不可吐下，吐下则悸而惊伤其血，心神虚也，少阳本多气少血。

伤寒，脉弦细，头痛发热者，属少阳脉弦之故。方氏曰：上条属风，故禁吐下，此条属寒无汗，恐人得汗之，故禁汗，少阳切不可发汗，若发汗伤其津液谵语则属胃转入阳明，胃和则愈不限定下，胃不和则烦而悸。酌用大柴胡汤。

伤寒四五日，身热恶风太阳表，头项强有阳明，胁下满，手足温而渴者邪在半表半里，小柴胡汤主之引之使总受和于少阳也。

伤寒，阳脉涩主阳气微，阴脉弦阴主血，弦主急，法当腹中急痛者，先用小建中汤益阳以和阴。若不差者弦主邪盛，涩主土受木贼，与小柴胡汤主之。

伤寒五六日，中风，往来寒热，方氏曰：邪在表里之间，入而进于阴则寒，出而并于阳则热，清里以黄芩，散表以柴胡也，胸胁苦满，默默不欲饮食木邪盛，心烦喜呕邪热伏饮，抟于胸胁，或胸中烦而不呕，或渴，或腹中痛，或心下悸，或胁下痞硬，小便不利，或不渴，身有微热，或咳者或之者邪之所凑，因乎人之脏腑血气，惟以不定也，小柴胡汤主之。依症前法加减。

外伤寒中风之病，有柴胡症，但见一症便是可和，不必悉具。

凡柴胡汤病症，而误下之，若柴胡症不罢者，复与柴胡汤，必蒸蒸而振里虚故，必战汗，却发热汗出而解今人用小柴胡多缺人参，若系虚人，恐无以转正，当作何酌量。

本应发汗，而复下之邪入里，此为逆也；若先发汗，治乃不为逆。本应先下之，而反汗之亡津液，此为逆也；若先下之，治乃不为逆。临症者，须加斟酌，不可失次。

伤寒五六日，头汗出，微恶寒阳邪未罢，手足冷，心下满，口不欲食，大便硬阳结已彰，脉沉细者程知曰：此言少阳症，有似少阴症，当细心审查辨之，此为阳和热也微结昭揭□□，必有表，复有里也言邪兼表里，脉沉亦为在里也。今汗出，故为阳微结，假令纯阴结，不得复有头汗外症，应当悉入在里此虽不表柴胡症，此为半在里半在外也。按：少阳之半表半里，以经脉□于太□，总在躯壳之间，此之半表半里，又兼胃腑在内，故虽和阴阳，尤当用小承气耳。脉虽沉细，不得为少阴病，所以然者，病人阴经即不得有汗惟病极亡阳，始有之，今头汗出，故知非少阴也，与小柴胡汤先和其外。设不了了者，得屎而解以小承气微和胃腑。初时亦可用大柴胡之法。

妇人中风，发热恶寒，经水适来须问明，得之七八日外证已罢，热除而身凉邪热尽入血分，胸胁下满，如结胸状，甚而谵语者，此为热入血室也所谓冲脉，血海者是，当刺期门穴，在不容两旁一六，各去同身寸之一寸五分，随其实而泄之血虽虚而邪则实也。汪氏琥曰：先师恐人误认此为阳明腑症，轻用承气等汤以害人，故出此一刺法。

妇人中风，七八日外症已解续得寒热，发作有时，经水适断者程知曰：前症经水方来，邪实于藏，故用刺法，此症经水适断，邪客于腑，故用和法，此为热入血室，其血必结方氏曰：乘血之来，而热入内，与内血相搏，俱偕而不出，故使如疟状，发作有时，小柴胡汤主之以此为主治，可因症加减之。

妇人伤寒此言中寒发热，经水适来热与血并，昼日明了阴邪退也，暮则谵语，如见鬼状邪在阴分，用药者无犯胃气，及上下焦言汗吐下俱在所禁，和之以小柴胡，必自愈必俟此经行余热，方得尽去。中寒不言适断者，与中风同法也。

血弱气虚以经水之适来适断时言，腠理开血室与血路之腠理，邪气因入以热入血室言与正气相搏，结于胁下热不出，邪亦不散，故结也，正邪分争，往来寒热，休作有时以如疟状言，默默不欲饮食脾胃受伤，妇人血虚，其症亦如是，脏腑相连以用胆言，其痛必下以即之血室言，邪高邪系阳热在表痛下病在血室，热已入藏，与以实之痛在中焦者不同。邪连少阳之分，故使呕也，小柴胡汤主之此肝脾同归一治之法也。此乃只下往求之寒热，与出表入里之寒热似有不同，然其为少阳经分之热则一也。

凡风寒之病，服柴胡汤已，反加渴者，属阳明也，以法治之。当随证用药，如外症未罢，用本汤去参、夏加瓜蒌法；若里多外少，见大柴胡法；若全入里，用小承气法，随宜施治可也。

伤寒三日，三阳为尽，三阴当受邪只以次序言，不拘定日期，其人反能食而不呕脾胃不病，此为三阴不受邪也。

少阳病欲解时，从寅至辰上木气旺时，热乃辨去。

以上少阳本症二十三条。

八、少阳下篇
此篇专言少阳坏症。

本太阳不解，转入少阳者陶氏名此为越经传，胁下硬满邪热与饮搏聚，或痰或血或气，不拘一定，干呕不能食，往来寒热此少阳本病之症也，乃时人之见胁症硬满，遂妄攻妄下。且名之曰：插胁伤寒因而致毙者，多次以此，一犯此症，不惟病家注乱门，闻者亦惊心，以为是九死一生之症也，冤哉，尚未吐下少阳禁汗吐下，若一吐下，使成坏症矣。著此一句，先师之明，若逆知千载以后时俗之误者，脉沉紧者沉而且紧是亦应也，得之寒因与小柴胡汤。既未吐下，则少阳之邪，犹未乱也，故与此汤以和之，是方也，不当用处，人以为套剂而用之，及此症当用，反不肯用，而故行攻下，何哉？此方柴胡为主，须多用之乃效。

若已吐下、发汗、温针犯禁妄治曰攸、谵语病机已乱，柴胡症罢，此为坏病，审知系犯何逆验所见症，以法治之承上条言。

伤寒五六日，已发汗而复下之，胸胁满胸属太阳，胁属少阳，微结，小便不利属太阳，渴而不呕属阳明，但头汗出三阳之热上蒸，往来寒热，心烦者少阳症现，便禁汗吐下，此为未解也，柴胡桂枝干姜汤主之。林氏澜曰：小便不利而渴，亡津液内燥也，渴而不呕，非热饮也。汪琥曰：头汗出乃阳郁于表，非阳虚于上也。

柴胡桂枝干姜汤方

干姜佐桂枝以散往来之寒，黄芩佐柴胡以散往来之热。

柴胡半斤　桂枝三两　干姜二两　瓜蒌根四两　黄芩三两　牡蛎二两　甘草炙，二两

上七味，水一斗二升，煮取六升，去滓，再煎取三升，分温，日三服，初服微烦，复服汗出便愈。

伤寒八九日，下之，胸满里虚热逆，烦惊正虚邪盛，心神欲越，小便不利津液已亡，谵语胃腑虚燥，神昏，一身尽痛，不可转侧者，津液甚竭，故阳宣通，血脉皆滞，柴胡加龙骨牡蛎汤主之。此症因误下而胆气太虚，用亦失荣，故见烦惊而心神失舟也。

柴胡加龙骨牡蛎汤方

津液一时虽回，且以和解少阳，镇抚心神为上。

柴胡四两　半夏洗，三合　大黄三两　桂枝　人参　茯苓　生姜切　牡蛎各两半　龙骨煅　铅丹水飞，各一两　大枣六枚

上十一味，水八升，煮取四升，内大黄，如棋子大，更煮一二沸，去滓，分温服一升。龙蛎所以镇用胆，安魂魄疗惊悸，铅丹宅心以安神也。

太阳病，过经十余日，反二三下之后，静俟四五日，柴胡症仍在者，先与小柴胡汤，先和阳分之邪。若呕不止，心下急，郁郁微烦者里邪结，为未解也，与大柴胡汤下之以解表里之邪即愈。喻氏曰：邪因下入里已深，非小柴胡可尽，可尽提之，传出于表，必再与大柴胡分提表里之邪，使阳邪传阴，阳而受和，阴邪传阴而下夺，一举而分解之始为合法也。

大柴胡汤方

以少阳为主治，而于和之中加下药，微利之，因里症已具也。

柴胡半斤　黄芩　芍药各三两　半夏半升　枳实四枚　大黄二两　生姜五两　大枣十二枚

上水一斗二升，煮取六升，去渣，再煎取三升，温服一升，日三服。

伤寒，十三日不解，胸胁满而呕少阳，日晡所发潮热转入胃腑，大柴胡症，已而微利，以下申明此本柴胡症，下之而不得利，今反利者，知医以丸药下之，非其治也，潮热者胃实也，先宜小柴胡汤，以解外已后，以柴胡加芒硝汤主之。

柴胡加芒硝汤方

《外台》议曰：因先已用丸药伤动藏府，故不用大柴、大小承气，避大黄，单取硝也。

柴胡半斤　黄芩　人参　甘草　生姜各三两　半夏半升　大枣十二枚　芒硝六两

上八味，以水一斗二升，煮取六升，去渣，内芒硝，再煮取三升，温服一升，不解，更服。刘氏曰：彼医之丸必之大辛热，渣滓深于肠胃之间，故取芒硝之大寒者用，荡毒热庶其可也。

医理元枢

卷九

伤寒论注（三）

九、太阴上篇

足太阴经,脾藏也,其脉循膝入腹内,属脾布胃,上膈络咽嗌,故其症,上腹满,自利,咽干,血脉沉。邪不入胃,则自太阳阳明传及少阳,循次必入于太阴。太阴传经之邪属热,转属阳明者可下。太阴藏寒者,宜四逆辈温之。喻嘉言曰:此篇只示人引申触类之妙,治法总不外三阳经之中也。此篇以太阴之热症言。

太阴病尺寸俱沉,如脉浮缓者风也,可发汗,宜桂枝汤脉浮缓矣,何名太阴?以或腹满自利,或手足温也。但揭一"浮"字而浮缓,浮皆有可见。脉即浮,药用表,则太阳外症仍在可。

伤寒泛言之脉浮而缓,手足自温者不似太阳之发热,不似少阴厥阴之厥逆,虽无腹满自利,而脾主四肢,是为系在太阴,太阴主湿,若不自利当发身黄,若小便自利者湿已下渗不能发黄。至七八日,虽暴烦虽暴烦亦顿减,不似少阴之烦燥有加,下利日十余行湿热内泄,必自止,以脾家实惟脾实,故湿行,腑秽当去故也明其必不治。

伤寒,脉浮而缓,手足自温者,是为系在太阴,太阴者,身当发黄,若小便自利者,不能发黄,至七八日,大便硬者,为转属阳明也方可议下。言前症虽同,而或愈或结,病之轻重又有不同也。

伤寒初得病,其脉微涩者微为阳虚,涩为积滞,本是霍乱之脉,今是伤寒阳邪方盛,而见阴脉如此,却四五日至阴经,上转入阴,必下利,若水逆上呕,而又下利者是为上逆下脱,不可治也。若利之后欲似大便,而反失气,仍不利者,是转属阳明也,便必硬胃气已复,待至十三日津回便和,而病戒人妄治,所以然者,两经之期已尽故也。

下利后承上条言,当便硬,硬则能食胃强者愈,今反不能食,则后经七日中,颇能食胃渐强,复过一经十二日能食,过之一日十三日,当愈,若不愈者其引食消谷,乃邪热有余,不属阳明也愈期尚难必。所以必静俟久久者,非不欲用药,以病机正在徐转之间,未有可治之症,妄为投剂,适以害之,不如静俟之为善也。

太阴病欲解时,从亥至丑上。

伤寒,本是寒格阻而不行之名,医复吐下之,寒格,更逆吐下《经》曰:格则吐逆,朝食暮吐,脾寒格也,食入即吐,胃热格也。言其人,本自寒格,复下之,是寒格,更逆于医之吐下也,若食入即吐此非寒格,乃热格也,干姜黄连黄芩人参汤主之安胃以降火。

干姜黄连黄芩人参汤方

干姜　黄连　黄芩　人参各三两

上四味,以水六升,煮取二升,分温再服。按:脾寒之格,当用四逆汤、理中丸可知。

发汗不解,腹满痛者且痛其势已急。若腹满之症与腹痛时减,减复如故者,皆虚满也,宜大承气汤急下，腹满不减，减小下以减之，亦不足言减，虽已不远当下之，宜大承气汤急下。按：喻氏、周氏、方氏、刘氏皆谓太阴无急下症，必转属阳明方可议下，故原文上篇止六条，今遵《金鉴》又添入清火条急下二症。

十、太阴中篇

此篇以太阴之藏寒者言。若其人素本藏寒，则三阳之热邪传入，即从寒化，而为冷也，若拘言真中则误矣。

太阴中风，四肢烦疼风淫末疾，脉阳微阴涩邪已去而长者微涩之中显有正复之象，为欲愈。或曰：太阴居三阳二阴之间，寒邪未易中之故，篇中止有中风及藏寒之说。

太阴之为病，腹满太阴本病而吐，食不下邪迫于上，时腹自痛胃中空虚为邪所搏，邪从寒化之症也，若下之，必胸下结硬邪与津液相并，猝难间也，自利益甚邪迫于下。

自利程应旄曰：此自利言未经误下者不渴者，属太阴少阴有真阳，厥阴挟相火，皆既利而渴，惟太阴系湿土故，自利不渴者属之，以其藏有寒故也湿土多寒，当温之，宜服四逆辈随症处方，语意甚活。太阴多藏寒，邪热入之，多从寒化。近见此症，无论春夏秋，似阳者极多，往往误治，则实非似阳也，乃邪之已入太阴者，已从寒化，其未入者，尚属热邪故也。按：似阳之症，不可加入清凉，今尚属热邪，则温剂中可消息添入清凉矣。又有不渴、不下利，腹满手足自温，脉阳盛微迟者，亦属寒也，当温之。

四逆汤方

甘草炙，二两　干姜一两半　附子生用，去皮，破八片，一枚

按：姜、附俱生，温中有发之意。

上三味以水三升，煮取一升二合，去滓，分温再服。

理中丸方

程应旄曰：燃釜薪以腾阳气，旁敷四达，五脏六腑皆受气，实以燮理之功，予中焦之阳也。

人参　白术　甘草炙　干姜各三两

上以蜜和为丸，如鸡子黄许大，以沸汤数合，和一丸，研碎，温服之，日三服，夜二服。腹中未热，益至三四丸。若以水煮汤，取三升，分温三服，一日尽之更胜。

加减法。

若脐上筑者，肾气动也，去术加桂四两。

吐多者，去术，加生姜三两。

利多者，还用术，加茯苓二两。

渴欲得水者，加术，足前成四两半。

腹中痛者，加人参。

寒者，加干姜。

腹满者,去术,加附子一枚。

服食后顷,饮热粥一升许。

伤寒四五日,腹中痛,转气下趋少腹者里虚不守,寒邪下迫,此欲自利也自利属太阴,此示人不可以诸痛为实而妄下也,若腹中痛,不转气下趋则属阳明。

伤寒,医之下,续得下利清谷不止,身疼痛者,急当救里救里后身疼痛,清便自调者里无病,邪还于表,急当救表。救里宜四逆汤,救表宜桂枝汤王三善曰:此症须照顾协热利,当细辨之。

下利清谷,已兼太阴,不可攻表,汗出必胀满太阴之寒凝聚。

下利,腹胀满,身体疼痛者,先温其里里为根本所恃,以御外邪者也,乃攻其表。温里宜四逆汤,攻表宜桂枝汤阴不得有汗,故不用麻黄。

发汗后,腹胀满者太阴里虚之胀满,厚朴生姜半夏甘草人参汤主之。方见太阳上篇。张锡驹曰:其人脾气素虚,汗之则愈虚,浊气不降,清气不升,胀满作矣。

此篇原文止三条,今遵《金鉴》续增入五条。

十一、太阴下篇

此篇以太阴之坏病言。

本太阳病当表,医反下之邪内陷,因尔腹满时痛者已入阴位,属太阴也当升举阳邪,收敛阴气,桂枝加芍药汤主之于桂枝汤方内,更加芍药三两,随前其六两,余依桂枝汤法。

若腹大满实痛者太阴热化,胃中实也,桂枝加大黄汤主之。喻昌曰:阳分之邪,初陷太阴,未可峻攻,故用此汤,七表三里以分杀其邪,与大柴胡汤同意。赵嗣真曰:太阴腹满有三症,有次第传经之邪,有直入中寒之邪,有峻下内陷之邪。按:藏寒者,腹冷无疑,其传经与误下之邪,有寒有热,所当细辨。

桂枝加大黄汤

桂枝三两　大黄二两　芍药六两　甘草炙,二两　生姜切,二两　大枣擘,十二枚

上水六升,煮取三升,去滓,温服一升,日三服。

太阴为病,脉弱阳不充,中不实,其人当必续自便利,设其症当行大黄芍药者,宜减少之,以其人胃气弱,易动故也。喻昌曰:阳明篇曰不转矢气,曰先硬后溏等语,是恐伤脾阴;此减大黄芍药,又是恐伤胃阳,经文正互相发也。

以上原文三。

十二、少阴上篇

足少阴居下,本属经病,而其经已在里,真火元神系焉,故三阴独以少阴为重。少阴以太阳为表,太阳为风寒之户,少阴藏本多寒,又与阴维相附,故受病最易,而太阳之邪亦为易入。

少阴为水火之藏，凡三阳太阴之邪，入其经，因人藏气之虚实，或从水化以为寒，或从火化以为热。在少阴直中，固属虚寒，即从阳经传来，亦有冷症，不限定属热也。

少阴真火本热，而其经外应太阳，又内寒而外热，故内真寒而外假热之病，独少阴为多，学者当刻刻留心防虑。

凡虚人误表、误下、误凉，皆能逼动真火，以酿亡阳之患，切须虑之。此篇言少阴内热之症。

少阴之为病，脉微细阳气不能外充，但欲寐也邪客于藏，阳气并陷于阴，阳行于阴，但欲寐也，寒热二症皆然。少阴之脉从足入腹，贯肾，络于肺，循咽喉，系舌本，其支者，从肺出络心，注胸中，故其症多皆沉，而舌干口燥。

少阴病，脉细沉数刘宏璧曰：六部中，不论何部，一见细脉急宜为少阴计，病为在里叮咛，不可发汗戒之戒之。刘氏主以当归四逆汤，学者尤当临症斟酌，以细数应属寒，当细辨之。

少阴病，咽中痛肾水受伤，阴火上逆，而挟痰攻咽，邪虽内薄，病已上结矣，半夏散及汤主之。刘氏曰：此方能使在下之火不复上升，上聚之饮从而消散也。

半夏散及汤方

半夏洗去涎水　桂枝　甘草各等分

上三味，各别捣筛已。合治之，白饮和，服方寸匕，日三服。若不能散服者，以水一升，煎七沸，内散两方寸匕，煎三沸，令小冷咽之。

少阴病若不早用半夏汤，咽中伤，生疮比前症更甚，不能言语舌不掉，心热甚，声不出者肺热甚，苦酒汤主之。阴火团聚，燥痰稠结，故以半夏涤饮，鸡子清润，苦酒消疮，不犯阴火之禁。

苦酒汤方

苦酒即今之米醋也。

半夏洗，破如枣核大，十四枚　鸡子去黄，内上苦酒，著鸡子壳中，一枚

上二味内半夏着苦酒中，以蛋置刀环中，安火上，令三沸，去渣，少少含咽之，若不差，更作三剂。

少阴病指脉细数，二三日未久，咽痛无他症，乃客热之邪，可与甘草汤，不差，与桔梗汤甘草缓以泻之，加桔梗者，更开郁热，不用苦寒，恐伤阴经也。

甘草汤方

以上三条症同而治殊，各因其宜也。

甘草二两

上一味，以水三升，煮取一升半，温服七合。

桔梗汤方

桔梗一两　甘草二两

上二味，以水三升，煮取一升，去滓分温再服桔梗开之，不使下乘，甘草辅之，不使上潜，且实土，以杜下利之渐。

少阳病,但四逆尚未厥,令其人或咳,或悸,或小便不利,或腹中痛,或泄利下重者,火浮水蓄,寒热搏击而气滞也,四逆散主之。

四逆散方

李中梓曰:此症虽云四逆,或脉不沉细,或手指多温,乃阴中涵阳之症,惟气不宣通耳,故以柴胡凉表,芍药清中,水木同治也,以枳实利七冲之门,以甘草和三焦之气,气机宣通而四逆可瘥。

甘草炙　枳实　柴胡　芍药

上四味各十分,捣筛,白饮和,服方寸匕,日三服。

加减法。

咳者,加五味子、干姜各五分音念上下同,并主下利。

悸者,加桂枝五分。

小便不利,加茯苓五分。

腹中痛者,加附子一枚炮合折。

泄利下重者,先以水五升,煮薤白取三升去滓,以散三方寸匕内汤中,煮取一升半,分温再服。

少阴病二三日无阴邪至四五日,乃腹痛小便不利,下利不止久瘀之热,已随利减,便脓血者热伤营分,既非燥结可下,又非单热可清,桃花汤主之血主滑利久利,则中气有下脱之虞。《金鉴》云:少阴里寒多清谷,少阴里热多便脓,久则不固,下焦滑脱矣,石脂体膏性涩,养肠以固脱,糯米味甘多液,益气以滋中,用生干姜少许,借之以开郁火,使脓血无由而化,且以培中。

桃花汤

赤石脂一半全用,一半筛末,一斤　干姜一两　糯米一升

上以水七升,煮米令熟,去滓,温服七合,内赤石脂末方寸匕,日三服。若一服愈,余勿服虑其涩也。

少阴病,下利,便脓血服桃花汤不愈者,可刺刺本经之穴,以泄其热。再不愈,白头翁汤、黄连阿胶汤可选用,以辅桃花汤之所不逮也。

少阴病八九日,一身及手足尽热,以热在膀胱,少阴为本主寒,膀胱为标主热,一表一里,脏腑相连,必小便利血也以热在血分,故不渴,此少阴症还于太阳腑也,当清解之,以散热止血。

少阴病,下利便脓血者久病滑脱,热衰,虚寒滋起,桃花汤主之。

少阴病,自利清水,色纯青木邪乘土,心下必痛胃介,口干燥者结聚在中,清粪旁流,急下之,宜大承气汤。可知利有渣质、色不青及心下不痛者,不可轻下也。

少阴病,得之二三日虽未久,而口燥咽干者或腹中急痛,或默默昏沉,其人起卧烦躁,脉沉有力,邪热客于经,而肾水为之枯竭也,急下之,宜大承气汤。

少阴病多下利,至六七日,腹胀,不大便者乃经邪归胃,土实水虚,急下之,宜大承气汤。以上三症悉非小承气所能胜任者。

少阴病应多寐,得之二三日以上,心中烦,不得卧热邪入阴,水涸火燔,上乘利也,黄连

阿胶汤主之。急救肾阴,以其症无下利清谷、咳、呕等,故知非寒也。

黄连阿胶汤方

程朴曰:二三日,邪在少阴;四五日,已还属阳明,而无呕、利、厥逆等症,则其烦为热也。

黄连一两二钱　黄芩　芍药各一两　鸡子二枚　阿胶三两

上以水六升,先煮三物,取二升,去滓,内胶烊尽,小冷,内鸡子黄搅令相得,分温服七合,日三服。柯琴曰:此阴火逼迫心经,故以扶阴泻阳之方,用为滋阴和阳之剂,斯则心肾交合,水升火降,少阴之邪热既散,真气自各归其部矣。

少阴病,下利热蕴膀胱,水泛大肠六七日,咳而呕渴,心烦不得眠者,水升□搏,燥气上乘心肺,猪苓汤主之泻热利水,且以滋阴。

猪苓汤方

以阿胶易术,取其滋阴。以滑石易桂,以无表症,专利蓄热也。汗多大便燥者,与五苓同宜禁。

猪苓去皮　茯苓　泽泻　滑石碎　阿胶各一两

上以水六升,先煮四味,去渣,内阿胶烊消,温服七合,日三服。

少阴病,下利燥热击动少阴之寒,藏病也,咽痛胸满经病也,心烦者龙火扰动君火,藏病也,猪肤汤主之即雄猪皮见。成无己曰:亥猪水畜,其气入肾,解少阴之客热。喻氏曰:此少阴热邪充斥上下中间,无所不到,其气燥焦,无形寒下之药不可用矣,故设此一法。是知阳微者,用附子温经;阴竭者,用此润燥,司具散邪之意,而此汤更为神妙。《金鉴》云:身温、腹满、下利,太阴证也;身寒、欲寐、下利,少阴症也;身热、不眠、咽痛,热邪也;身寒、欲寐、咽痛,寒邪也。刘氏曰:下利正以燥润,津回利自止,而火亦得下。

猪肤汤方

猪肤一斤

以水一斗,煮取五升,去滓,加白蜜一升,白粉五合,熬香,和令相得,分温六服。

少阴脉弱负于跌阳胃脉者,阴分无邪,而胃气有权,为顺也。非土来尅水之觇。

少阴病欲解时,从子至寅上。夜阴之分自一阳初动,以至三阳,正应水人之藏气少阴。

十三、少阴中篇

此篇言少阴内寒之症,有自太阳直中者,有热邪传入从寒化者,有因凉下而成者。

少阴病本不发热,乃始得之,反发热表有寒邪,故发热,宜表脉沉者里有真寒,又忌表,宜温,麻黄附子细辛汤主之。程成曰:三阴虽有外邪,但属内寒,必以温经为表,而少阴尤为紧关,麻辛附子合用,乃能使太阳之邪外出,少阴之真阳不离也。按:此症极多,人多忽视,若只据外症,单表太阳之邪,则真阳必随表药而外出;若单凭脉息,独温少阴之经,则阴邪下泄,而表邪愈固。故必相其内外之热,温表兼施,乃无亡阳之患。又此症与亡阳症相似,然亡阳多汗,此无汗,亡阳曾误服药,此乃始得之,亡阳多脉燥疾,此脉沉,症大不同也。林澜曰:脉沉为在里,未可遂以为寒,则微细而沉,与细数而沉,有力无力之分,所当精辨。按:此症亦量内外之轻重,若表邪少,内寒甚,则先温其里,后攻其表,亦先师之法也。

麻黄附子细辛汤方

麻黄_{去节,二两}　细辛_{二两}　附子_{炮,去皮,破八片,一枚}

上以水一斗,先煮麻黄减二升,去上沫,内诸药,煮取三升,分温,日三服。

少阴病,得之二三日病稍缓,仍脉沉,发热不解,麻黄附子甘草汤微发汗。此二条不言无汗,以阴不得有汗,且不头疼也,言微发,谨慎之甚,以二三日无里症,不见下利、里寒等症,故微发汗也。万密斋曰:以上二方皆少阴经发表之剂,分轻重用之。

麻黄附子甘草汤方

加甘草以监麻附,亦万有和之之意。

麻黄_{去节,二两}　附子_{炮,去皮,破八片,一枚}　甘草_{炙,一两}

上以水七升,先煮麻黄二两沸,去上沫,内诸药,煮取三升,温服一升,日三服。

柯琴曰:发热、无汗,太阳之表也,脉沉、但欲寐,少阴之里也,彼太阳病,脉反沉,便用四逆以救其里,是里寒阴盛也。此少阴脉,表反热,便于表药中加附子,以固其阳,是表热阳衰也。按:以上二症时主脉沉。陶氏又主沉而无力,若升初病全未妄治,固如此,倘一经妄药,脉或洪大,甚或有力,但其脉息、气味、病症、情形常显不足之态,于微芒之间耳,是惟细心明察,方能辨之。乃知古人道其常,今人当察其变也。至于一切寻常杂症,往往有脉极微弱,其实弱中夹火夹寒,有内寒裹火□□,或血分沉寒,或燥气不散,□□未可以脉微弱,概谓之虚,而遂补之也。

少阴病脉沉但欲寐,得之一二日,口中和和谓不干燥,俗所谓真中阴经,真寒症是也,其背恶寒者,当灸之背为阳分,外寒入体,则燥渴、心烦而恶寒,此属热邪,少阴虚寒,则口炎不渴,多寐,而背更恶寒,此属冷,此症阴寒已甚,恐药不及事,故备灸之以回阳。《图经》云:膈关二穴,在第七椎下两旁相去各三小陷中,正坐取之,灸之以散太阳之表寒,温分肉也;关元一穴,在脐下三寸,灸之以温少阴之里寒,功元气也。灸后,附子汤主之。病方一二日,又无急症,夫孰知其危哉,故惟圣人能制治于未乱也。

附子汤方

附子_{去皮,切片,二枚}　人参_{二两}　白术_{四两}　茯苓_{三两}　芍药_{酒洗,三两}

上五味,水八升,煮取三升,去渣,分温,日三服。

少阴病,身体痛,手足寒_{肾寒无以暖土,土气亦寒},骨节痛_{肾主骨,一片阴寒},脉沉者,附子汤主之。症与太阳经表寒相类,故以"脉沉"二字分辨之。此圣申上条而详其症,互发其义也。

少阴病,脉微弱,阳虚已著,不可发汗_{少阴本无发汗之理,今复禁之},是并麻辛附子亦不可用,急宜温之,亡阳故也,阳已虚,尺脉弱涩者_{涩主精枯血液少},复不可下之_{此一条,乃少阴篇中寒热二症之通例也}。

病人脉阴阳俱紧_{内外皆寒},宜无汗,反汗出者,亡阳也,此属少阴_{指因其故,令人惊心},当用四逆汤急温之,法当咽痛而复吐利_{属少阴之证据}。

厥而脉紧方氏曰：厥欲温，紧则阴寒方盛，不可发汗恐人误认为太阳脉紧，故戒之，发汗则声乱、咽嘶、舌萎、声不得出声不出而土败，金水亦衰矣，皆少阴之见症。按：此症不可发汗，是并麻附亦不当用矣。下言发汗之误，但见衰败之形，而无亡阳之变，此其症少阴已入厥阴，多有气脉不相顺接之故，示人宜姑日俟之，故不轻出方也。凡治太阳症者，须常记此脉此症，观形察色，勿令有误可也。

少阴病，二三日不已，至四五日，腹痛内寒胜，设小便利，是纯寒而无水，乃附子汤症也，今小便不利水湿亦胜，四肢沉重疼痛，自下利者寒湿内渗外薄，此为有水气，其人或咳、或小便利、或下利、或呕者皆水寒之害，当摄阳消阴，导水培土，真武汤主之。不用五苓者，以非表热之饮；不用小青龙者，以非表寒之饮也。

真武汤方

喻氏曰：太阳膀胱与少阴肾，一脏一腑。同居北方寒水之乡，腑邪为阳邪，藉用麻桂为青龙，藏邪为阴邪，藉用附子为真武。按：人身一小天地，古圣人著论立方，皆参天两地，调变阴阳之道也，岂可偏执哉？

茯苓三两　芍药三两　生姜三两　白术二两　附子炮，去皮，破，一枚

上以水八升，煮取三升，分温服七合，日三服。

加减法。

若咳者，加五味子半升，细辛、干姜各一两。

若小便利者，去茯苓。

若下利者，去芍药，加干姜二两。

若呕者，去附子，加生姜。《素问》曰：肾者，胃之关，肾中无阳，则脾之枢机虽运，而肾之关门不利，水无主制，泛溢妄行，故主以此方。程氏知曰：四逆、白通，干姜佐生附，用以通阳；此汤熟附兼生姜，用以散饮也。

少阴初持病，欲吐不吐，心烦阴邪上逆之故，但欲寐，至五六日，自利而渴者有利又有渴，乃属少阴也若自利不渴，则属太阴矣，然其渴，非是有热，津虚故引水自救少阴属水故，若小便色白者，少阴病形悉具也，急宜温之。其小便白者，以下焦虚，有寒，不能制水，故令色白也解释前文。

少阴病，饮食入口即吐，心中温温，欲吐复不能吐此当斟酌下，若始得之时，果系手足寒，脉弦迟者迟中见弦，此虽胸中实必有令积滞，不可下也不得已，当酌量吐之，若膈上有寒饮，而干呕者其气已逆，不可吐也，急温之，宜四逆汤。

少阴病，脉沉者邪深入藏，急温之，宜四逆汤。

少阴病，下利阴寒胜也，白通汤主之。

白通汤方

葱白四茎　干姜一两　附子生用，去皮，破八片，一枚

上以水三升，煮取一升，去滓，分温再服。汪琥曰：病气、藏气，两阴相合，而偏于下利，与阳气隔绝不通矣。惟葱白辛透能通阳气于阴中，令阴得阳而内守，利庶可愈，不用甘草者，驱寒欲其速，

令姜附之力，直达下焦也。

少阴病，下利，脉微者，与白通汤，若利不止，或厥逆无脉，干呕而烦者，寒燥之甚，专用热药，必阴阳拒格而不入，故益加烦，白通加猪胆汁汤主之。但其症已危，服汤后，脉暴出者真阳已脱死，微续者阳未离阴生。

白通加猪胆汁方

程氏曰：服之而阴阳不交则死，脉微续者，阳气渐交，阴肯纳也，故生。

葱白_{四茎}　干姜_{一两}　附子_{同上法，一枚}　人尿_{五合}　猪胆汁_{一合}

上以水三升，煮取一升，去渣，内胆汁、人尿，和合令相得，分温再服。按：用阳和阴，乃常法也，今从阴引阳，破其格拒，乃变法也。若无胆，但加入人尿亦可用。

少阴病，下利清谷，里寒外热，手足厥逆，脉微欲绝，身反不恶寒，其人面赤色_{时下所谓戴阳证者是}。喻氏曰：此群阴格阳于外，不能内返也。或腹痛，或干呕，或咽痛，或利止，脉不出者，通脉四逆汤主之。

通脉四逆汤方

仿白通之法，加入葱白于四逆汤中。

甘草_{二两}　干姜_{二两，强人可四两}　附子_{生用，炮，破，大者一枚}

上以水三升，煮取一升二合，分温再服，其脉即出者愈。

面色赤者，加葱九茎。

腹中痛者，去葱，加芍药二两。

呕者，加生姜二两。

咽痛者，去芍药，加桔梗一两。

利止，脉不通者，去桔梗，加人参二两。

病皆与方相应者，乃服之。俞氏曰：白通之症，内外纯阴，其阳驳驳乎一线几绝，引时引阳回春，由铢积锱累而渐起，斯为生也。设脉暴□，是和盘托出，毫无蕴蓄矣，若戴阳之症，其阳犹在躯壳外，虽假热，内阳究竟有根，可以一招即至，故曰"即出者愈"，若不即出，是其阳已随热势外散矣。此二症生死之脉，所以径庭也。按：人所恃以有生者，惟此真阳而已，阳旺则人强，气血合于揆度，百病不生；阳衰则人疾，阳微则人困，阳越则人死矣。人有阳本不衰而为外邪侵损，药饵妄寒，克害其阳而死者；有真阳之根已微，而肺胃之气不衰，维持于外，不见病形者，久则中宫之火气亦虚，皮毛虽固，口鼻之窍，乏元气以御外邪，由是中风中寒，卒症卒倒，牙关紧急，昏聩不省之症作矣，虽其症亦有闭与脱之辨，要皆真火之虚也，但分轻重微甚耳，惜乎后世无缘先师卒病论之不传也！

少阴病，吐利耗其阳，损其阴，手足厥冷_{阴损而逆}，烦躁欲死者_{阳起而乱}，吴茱萸汤主之。按：此症厥冷而加之以烦躁，是少阴之症已兼厥阴之邪也，故主此汤。

吴茱萸汤方

吴茱〔萸〕_{一升}　人参_{三两}　生姜_{一两}　大枣_{十二枚}

上以水七升，煮取二升，温服七合，日三服。罗天益曰：先师于少阴之症，重固元阳。于厥阴之症，重保生气。厥阴虽为两阴交尽，而一阳之真气实起于其间，此之生气一虚，则三阴浊气直逼上中，而危症皆作此汤。震坤合德，木土不害，而水源以滋，一阳之妙用即成，而三阴之间无非生生之气矣。《金鉴》云：少阴之厥有微甚，厥阴之厥有寒热。少阴之烦躁多躁，厥阴之烦躁多烦。少阴之症，多阴盛格阳，故主姜附以回阳；厥阴之病，多阴盛郁阳，故主吴茱萸以通阳也。

少阴病，脉微沉细，但欲卧，汗出不烦阳微之甚，自欲吐，经中之邪至五六日，自利阴病进，复烦躁，不得卧寐阳欲绝者死。

少阴病，吐利烦躁躁出肾，烦出心。由躁而烦，水凌火也，四逆者，死。前条厥冷专手足，故治以言吴茱萸；此条四逆，知其厥，治已过时也，故主死。倘此利而不烦躁，烦躁而不至四逆，阳或犹未尽也。

少阴病，恶寒，身踡而利，手足逆冷者阳已重绝，不治无法可治也。

少阴病，下利，利止而头眩喻氏曰：阴亡于下，则诸阳之上聚于头者，纷然而动矣，时时自冒者，死。

少阴病，四逆，恶寒而身踡，脉不至，不烦而躁者死阴主出，故踡不烦而躁者，阳绝而阴亦欲自尽也。

少阴病，六七日言去太阳已远，息高者死真阳逆而本实先拨，不能复返于气海矣。

少阴病，下利，脉微涩阳微阴竭，呕而汗出，必数更衣，反少者阳虚气坠，皆阴阳两伤之症，四逆附子等法，俱难用矣，当温其上，灸之灸百会穴。喻氏曰：阳虚宜温，阴弱复不宜于温，故于顶上灸之，以升其阳，阳不下陷以逼阴，庶阴得安静内守，而利自止。且免辛热伤阴之患也。前吴茱萸汤兼温其中；此条灸法，独温其上，妙义天开，真神圣化工手眼也。

少阴病，吐利，手足不逆冷脾胃和，身反发热者阳未大伤，不死。若脉下至者，灸少阴七壮止是阴内阳外之症，故用灸法以召之入内。经云：肾之原出于太溪。此当灸太溪二穴，在内踝后跟骨动脉陷中。

少阴病，下利，若利自止凡利之自止，有阴亡邪退之不同，若余无他症，但恶寒而踡卧内寒盛，手足温者脾之元阳尚在，利之止，非阴亡也，可治。

少阴病，恶寒而踡，时自烦，欲去衣被者阳犹在躯壳，可治。

少阴病，脉紧内寒，至七八日，自下利邪欲尽，脉暴微，手足反温，脉紧反去者，为欲解也无庸治，必自愈不欲人以药扰之也。

少阴病，气脉阳微外邪散，表气和，阴浮者里气胜，而邪气出，为欲愈。

十四、少阴下篇

此篇言少阴之坏症。

少阴病，咳而下利，谵语者三者系火燔之症，皆妨小便，以火逼汗，被火气劫故也，小便必难，以强责少阴汗也大伤阴精、阴血。

少阴病，但厥无汗本症如是，而强发之，必动其血，此可豫知，但未知从何道出，或从口鼻，或从目出，是名下厥热深而厥上竭上越而竭，为难治宜先调其血，次养其液，微清其热，兼扶胃气，宜血由饮食之精气而化，方始增添药，不过安之调之而已，非药遂能增长之也。此症忌大凉，以损胃气；又忌补塞，以留饮邪，且滞生化之机缄也；忌升提，以血主乎静，一扰不容再扰也；忌急□，恐为药所苦，妨其饮食，则胃气无权，反不能运，使药力也症已危矣。依此善尽人事，尚可望生，一如齿□，必无幸矣，故曰"为难治"。窃见近时吐血虚劳之症，乡井耕夫多服草药，十常愈七八，凡稍知爱养，谨慎药饵者，十仅愈二三。曾有一熟识子吐血，初服官药不愈，疾势大增，遇一人指以草方，戒服官药，不半载而士愈，后竟体增壮旺，伊又以之治人，每获效者多，不获效者仅有之。予异而屡问，后乃悉言其方，予察之，类系行血之品，兼以清补之味，据云此方至妙，但不可多服，遇发时，看轻重止许服一次二次，虽不就止，其后自安。如此不过半年，医三四次，善调抚之病可全愈。今人亦有知此方者，多服反致不效云云。予因思：人之气血昼夜流行，各有揆度，前血既损，后血随慎隧道而来，观于流水可悟也。阴血既亏，所孤之气必作阳热于其间，外血既止，则随来填隧之血，正尔新行，忽经遇且前，既忍住难返，凡经扯拽，隧中之血机必一停，而阳热遂以乘之，如是则热瘀之血如芒如粟，势必留于隧中，或遏于经络之岐间，斩致阻塞，血道既滞，新血必致妄行。医者不知行血，但与补血，一补则阴血既滞于中，阳热复收于内。补脾太多，则周身之血不能散于四末；补肾太多，则先天之水，早有沸腾之虑，加以桂附之辛热蒸蕴于其间，由是水干土燥，脏腑皆夏，烈气闭密，肌体皆冬，其人外如冬，内如夏，昼夜蒸郁，或为疮、或为蛊，而灼肠朽肺之患作矣。岂知人身气血各有定分，假有损失，不过略与清补提缀之，条畅流行，饮食一进，血气自生，此乃天然之妙中乎，揆度者也。若多补多塞，逾其分量而不已，补之适以致害，岂能添血气哉？此先圣所以有䗪虫大黄丸之制也，总之春气生物，秋气成物，至若夏气之暄，冬气之闭，人身不可多有者也。刘氏弘璧曰：少阴有外症无里，而生死悬殊者，缘少阴所重者，真阳最怕四逆，正以四肢属脾，真阳内复，则所生之上气尚在，是先天小失可验之于后天也，故太阴藏寒一症不用理中，本药方用四逆者，重在附子也，且曰"宜四逆辈"则即理中亦必以附子为重，可知矣。喻氏曰：三阴为病，虽有冷热之不同，细玩经文，仍是肾气先绝而死，明乎此，乃知温经散邪之法，与清热润燥之法，与九转还丹不异。

十五、厥 阴 上 篇

足厥阴者，阴尽阳生之藏，邪至厥阴，无所复传，皆必至厥，厥者，邪气内入，正气退避，阳与阴不相承接也，故厥多热少，则邪进而病危，热少厥多，则正胜而邪退。无论寒热二症，皆同此推。

治热邪之法有从上夺者，篇中无方，今拟以甘草芍药黄芩汤；从下消者，茯苓甘草汤；有并归胃腑者，小承气汤；有邪转出少阳者，小柴胡汤；转出太阳者，桂枝汤。

此阴尽之乡，忌汗以伤其血；忌大寒以遏其性意；忌大下，以失其阴阳之交接。

厥阴之脉，循股入阴中，环阴器，抵小腹，挟胃贯门，布胁肋，循喉入颃颡，连目系，出与督脉会于巅。此篇专以厥阴之热症言。

厥阴之为病其脉尺寸俱微缓，其症腹满囊缩而渴，消渴肾水母虚，故且消且渴，气上撞心，心中疼热母病子亦病故疼，心火激故热饥而不欲食木盛贼土，食则吐蛔胃空蛔逆，下之，利不止胃受木气俯临之势。此言传经，热邪之症也。成无己曰：邪至太阴，尚未成渴，至少阴渴而未消，至厥阴则水枯火亢矣，故消渴。张卿子云：尝见厥阴消渴数症，舌尽赤，厥冷，脉微，渴甚，服白虎芩连等汤皆不能止，按热至厥阴，火势已随阴经入到内之尽处，故外阳俱撤，而手足厥逆，水涸木焚于内，而外惟见消渴一症，正如伏火之烟焰，其势未可当也，白虎芩连正可以清胃肺，岂能退厥阴之邪热哉？

伤寒热为阳,厥为阴,乃始发热六日,厥反九日阴胜阳而下利,凡厥利者中必寒,当不能食,今反能食者,恐为阴邪除去胃中阳气。言胃气发泄将脱而引食,如除去胃气者然。欲试之法食以索饼素也,平素所食之饼,若发热者既食而热,知胃气尚在,其病必可愈,然其热又恐是暴热之来出而复随卫气以去便不可愈也,必俟后三日脉之,其热续在者胃气尚气,不是除中,期之旦日阳长时夜半阳生时贯愈。所以然者,先本热六日,厥反九日已是病进,复发热三日幸也,并前六日,亦为九日,与厥相应如不相应,厥多热少,则不愈。今人遇病,旦暮更医,方剂杂投,岂能审此,故期之旦日夜半愈,若后三日脉之,而脉数,其热不罢者,此为热气有余久热必伤厥阴之血,必发痈脓也。厥阴主厥虽热病,乃闷火也,闷火与属寒之症相似,故示人以认病之法。

伤寒厥阴病,厥五日,热亦五日正与邪等两不相胜,设六日当复厥内当与正气争,不厥者阳气胜也自愈。因前之厥终不过五日,以热亦五日正不衰,故知自愈此厥阴病症之通列也。

伤寒,先厥,后发热而利者陈氏曰:发热则阳复,手足热,其利必自止,若见厥复利阳气复之不及,故复利。凡热厥热利与寒厥寒利,其症皆然。

伤寒,先厥,后发热,下利必自止承上条,而反汗出、咽痛者,其喉为痹邪热上攻。既发热矣,虽无汗,而利必自止邪还于表,若不止者,外必厥,邪热在里,即不在表,必便脓血,便脓血者邪热在下,即不在上,其喉不痹。

伤寒至厥阴,热少,厥微,指头寒邪本轻,默默不欲食土邪旺,烦躁数日邪正相争,小便利,色白者正气胜气化,调此热除也;欲得食,其病为愈;若邪重者厥而呕热邪上宣,胸胁烦满者邪气内实,热伏已久,其后必便脓血默默阴也,烦躁阳也,此厥阴,阴阳错杂之轻病,即厥微、热亦微之意也。

伤寒,发热四日,厥反三日,邪退复热四日,厥少热多,其病当愈,下四日至七日,热不除者阳气太过,必便脓血。郭雍云:热不除而便血,可用犀角地黄汤。邪传入厥阴乃阴阳错杂之乡,若阳气交于阴,是阴中有阳,则不厥冷;阴气交于阳,是阳中有阴,则不发热。惟病凝于阴,阴盛不交于阳,则阴自为阴,而厥冷;病滞于阳,阳亢不交于阴,则阳自为阳,而发热也。寒热之症皆是如此,故未临症,不可以出方。

伤寒,厥四日,热反三日先厥后热,厥多热少,复厥五日,其病为进,以寒多热少,阳气退,故为病进也古人不轻服药,多静俟,计算以决生死,若今人多药,病尚未至厥阴,早已愈者愈,倾者倾矣。按:厥阴乃阴阳经脉交接之乡,贴连内藏,为阴之极尽,阳之初生,病机可以顺入,阳气必须逆转,病入其经,实死易而生难,且其脉多沉,其病多紊,沉与厥不关冷热,以经脉所属,阴尽阳微故也,其间寒热二症,极为难辨,非心领神会于脉症之外者,不足以审之,故不轻出方也。

伤寒一二日,至四五日此言厥阴亦有急病,传入之速者,而便厥者阳气尚未伤,必发热,前热者,后又必厥,厥深者,热亦深,厥微者,热亦微此传经邪热,阳极似阴之症也。热厥应下之喻昌曰:厥阴病清热之剂,即名为下,即热利谵语,但用小承气而止,未闻有峻下之法也。按:厥阴之不可下者,以其脉阴尽而阳不顺接,恐一失下之便阴去而不上交,阳亦随之越也。乃今之方书,与阳明胃腑同一大下之,何哉?而反强发汗者扰其阳火,必口伤赤烂。《金鉴》云:伤寒厥多不已者,是阴盛阳衰之寒厥也。寒厥者,即藏厥也。若前厥后热,前热后厥者,是阴阳互为人复之热厥也。热厥者,阳厥也。成无己曰:热厥,手足虽厥冷,而或有温时,其手足掌心必暖。戴元礼又以指甲之冷暖、红青别厥症之寒热焉。

凡厥者指厥阴之厥,阴阳气不相顺接,便为厥足之三阴三阳接于足之十指,而厥阴为阴分之尽,接而从阳,须退转而出,然后可上,如何得顺。厥者,手足逆冷者是也。诸四厥逆者,不可下之厥阴之病,不问寒热,皆有厥,若无厥,则非厥阴症也。厥阴病,正虑病入阴分之尽,难返于阳,若又下之,恐适以顺阴而孤阳也,虚家见厥,尤不可下亦然。《金鉴》云:太阴寒微,故手足温而无厥。少阴寒甚,有寒厥而无热厥。惟厥阴,阴极生阳,故寒厥、热厥均有之。喻昌曰:仲景论中总不欲下,无非欲善为调之,使邪还于表,阴从阳解也。

伤寒,五六日不大便,腹濡,脉虚,复厥者,不可下,此亡血,病属虚燥伤津,下之死恐人误认热结阳明,故戒之。汗后、大病、大忧思后、产妇亡血后,多有此症。乾隆壬申资中,一夏秋初,少雨酷热,又居室逼窄,四面少风,墙壁皆热,予及妇何皆二十余年,久苦病,津液枯涸,经此昼夜蒸干,至七月中,予腹急痛不能食,服清肺养血、滋阴生液、散瘀和暑、兼调营卫之剂,一月而安。妇先予同病,屡服前药不效,每食钱半盏服药,或应半日一日旋复旧,予长男语予云:此必血气枯甚,与草木之品不相粘也,因用炙甘草汤方加入蛤蚧一味,增重阿胶分两,连进三剂而病减,多方服药,延至百日,及霜降后,燥气退舍而后愈。

呕家,有痈脓内热成毒者,不可治呕呕因乎脓,脓尽自愈当用辛凉以开结,苦泄以排脓,甘寒以养正可也。

伤寒厥而心下悸者此有水气,以饮水多胸中之阳,不能四布,宜先治水,当用茯苓甘草汤方见太阳上篇,却治其厥厥有冷热、入浅之不同,故不出方。不尔,水渍入胃,必作利也。方氏曰:寒无象,水有形,水去则寒散而厥愈,入胃者,水能渗土也。

下利后,更烦,按之周扬俊曰:烦有虚实,故须按之,心下濡者,为虚烦也,宜栀子豆豉汤。方见太阳中篇。

下利,欲饮水者,以有热故也,白头翁汤主之。热利下重者热伤气滞,里急而便脓血。入阴不可下,人治尤热,白头翁汤主之。

白头翁汤方
初利用此方,久则可用乌梅丸。

白头翁三两　黄连三两　黄柏去皮,三两　秦皮三两

上水七升,煎取三升,去滓,分温服一升。不愈,更进一升。

下利,寸脉行浮数热邪本在外,尺中自涩者已乘虚而搏于阴分,必圊音清脓血阴分邪热必走下窍。汪氏琥曰:宜以黄芩汤清之。

伤寒,下利,日十余行症已属虚,脉反实者有邪无胃,死。

下利,有微热而渴阳气复,脉弱者邪退,令自愈。下利脉数有神,而渴者阳回,令自愈,设不差脉必数实,必圊脓血,以有热故也。下利脉数,有微汗阴症见阳脉,又阳气得通,令自愈,设复紧寒邪盛,为未解。按:前数条只以厥与热之相应与否决病机,不轻出方。此以上数条,病有生机,只食自愈,一则以厥之冷热难选定,一则以阴尽之区不容直致,直得阳自回,必浸而上长,

不可用药以扰之也。孰谓厥阴热证,可以直清直下哉?

厥阴病,下利而渴欲饮水者正气复,邪气退,少少与之愈。

下利,脉实而谵语者,有燥屎也转入阳明,宜小承气汤厥阴症用下只此一法。按:以上审视下利诸法,凡遇下利,皆可推广以求之,不限定厥阴也。

呕而发热者亦是言下利止,后转入少阳,小柴胡汤主之。

下利,身疼痛,清便自调者内无里症,疼痛必是表邪,急当救表,宜桂枝汤还于太阳。按:以上四条皆阴转阳而顺接之征也。

厥阴病欲解时,从丑至卯上。

十六、厥阴中篇
此篇专以厥阴之冷症言。

伤寒,脉微而厥纯阴之象,征于脉,至七八日,肤冷无阳之象,征于形,其人躁,无暂安时者阴极发躁,此为藏厥乃阴盛阳危之藏厥,非蛔厥也非阴阳错杂之蛔厥。蛔厥者承蛔厥,其人当吐蛔,今病者静,而复时烦者非是无暂安时,此非为藏寒言不是藏厥,乃蛔因胃中空虚,而寒上入其膈,故烦,须臾复止,其得食而呕,又烦者蛔闻食臭出,其人当自吐蛔可证。蛔厥者,乌梅丸主之安蛔实以安胃,木火与土同归一治,又主久利凡阴阳错杂厥而下利者,皆可以此通也。柯琴曰:六经惟厥阴难治,以其经本阴而标热,体木用火,必伏其所主,先其所因,或收、或散、或逆、或从,随所利而行之,调其中气使之和平,斯可也。蛔本湿热而生,药以寒热互用,详味之术,可通神矣。藏厥宜吴茱萸汤,兼肾治宜四逆、通脉、附子等汤,兼用灸法,其厥不回者死。喻氏曰:藏厥指肾阳言,蛔厥指胃阳言。

乌梅丸方

乌梅三百枚　细辛六两　干姜十两　黄连十六两　当归四两　附子去皮,炮,六两　蜀椒出汗,四两　桂枝六两　人参六两　黄柏六两

上十味,异捣筛下,合治之,以苦酒醋也渍乌梅一宿,去核蒸之,五升米下,饭熟去饭捣成泥,和药令相得,内臼中,与蜜杵二千下,丸如梧桐子大,先以食饮服十丸,日三服。稍加至二十丸。禁生冷、滑物、臭食等。刘宏璧曰:有人病旬日,舌黑唇焦,声哑,下利、躁烦,昏乱,众莫与治,审为汗多亡阳,下多亡阴,邪火内炽之症,与以乌梅丸连四五服而愈。按:厥阴为错杂之藏,此方皆阴阳互用之药,故凡利症之挟寒多热者,皆可用之。又病凡洪数脉、盛热、渴症急者,外虽火热,其中防有伏阴,须于寒凉队中参一热药,审是气分阳虚则参以附,血分阳虚则参以桂,不然,或候火热一溃即顾其阳,何者?倘无伏阴,其脉与热必不至如是之盛,观于大暑烁金,二阴已在泉下,其义固可见也。

伤寒四五日,腹中痛,若转气下趋少腹者自已而下,寒气死也,此欲自利也。

下利,脉沉弦者沉弦主寒盛里急,下重也,脉大者沉弦而大,大则病进,为未止以胃气少也,脉沉弦中见微弱数者微则邪微,弱则胃虚,数则阳回,为欲自止,虽发热,不死。

下利,脉沉而迟寒甚于里,其人面少音梢赤戴阳,下利清谷者少阴阳微,宜用四逆,必郁冒虚阳作汗之故,汗出而解欲解时,病人必微厥阳未能即出,所以然者,其面戴阳,下虚故也。

下利清谷阴不守,里寒外热总上下文而言,汗出而厥者,通脉四逆汤主之。方见后。

下利清谷,不可攻表若攻表,汗出亡阳,内必胀满阴气充塞。

吐已止,下利亦断,汗出而厥,四肢拘急不解,脉微欲绝者阴阳将脱,危候也,通脉四逆加猪胆汁汤主之此兵家向导反间之法也。

通脉四逆加猪胆汁汤方
仍用少阴篇中加减法。

甘草炙,二两　附子生,去皮,切八片,大者　干姜三两　猪胆汁半合

上以水三升,先煮药,取一升二合,入胆汁,分温,日服二次。胆附于肝,以阴引阳,用为向导,斯与厥阴之分,有相入之机也。

下利,腹胀满里虚也,身体疼痛者表实也,先温其里,乃攻其表,温里宜四逆汤,攻表宜桂枝汤。

恶寒,脉微,而复利,利止,亡血也,四逆加人参汤主之。

四逆加人参汤方
加人参者,使阳药无劫阴之虑,不加血药,恐益阴也。

炙甘草二两　干姜两半　附子生,去皮,切八片,一枚　人参一两

上以水三升,煮取一升二合,分温再服。人参力醇生津,加之正与太阳亡阳,桂枝汤中入人参为新加汤同一义也。

伤寒五六日邪至厥阴之时,不大便似可下,腹濡,脉虚,复厥者,不可下,此亡血,下之死此血涸虚燥之症,说见上篇。

呕而脉弱,小便复利里虚且寒,身有微热有表邪,见厥者表里错杂,为难治,四逆汤主之先救其里,以亲其后。

大汗出阳气外越,热不去阴热不能内返,内拘急,四肢疼寒盛于内阳气不舒,又下利阴亦不守,厥逆而恶寒者真阳欲亡,四逆汤主之。

大汗外泄,若大下利内脱,而厥冷者真阳微,四逆汤主之。

吐利汗出内气泄,发热恶寒外气微,四肢拘急,手足厥冷阳不能布,势欲亡也,四逆汤主之。

既吐且利,小便复利,而大汗出与阳明之热汗者不同,曾见寻常伤风及虚烦疟疾亦往往有此,若下利清谷,里寒外热,脉微欲绝者,四逆汤主之。

病者手足厥冷,言我不结胸心下明断,非热可知。凡属阴之症,及半阳假热等症,其人多心下明断,不甚昏愦,当遂温之,腹满,按之痛者非水非血,此冷结在膀胱关元也急灸急温,不可误认热结。

手足厥热,脉细欲绝者既不便血衄血,则营卫不行可知,当归四逆汤主之。万密斋曰:此汤散血脉中之风寒,乃厥阴经之表剂也。喻氏曰:最虚之处便是容邪之处,故于脉细欲绝之症,宜用此汤。刘氏曰:一人患腰痛不止,其脉多浮细而缓,知为风伤血脉,与以此汤,其病即已。

当归四逆汤方

此汤全以养血通脉、散邪和气为主,故不欲入一辛热之味也。

当归　桂枝　芍药各三两　细辛二两　大枣擘,二十五枚　通草二两

上以水八升,煮取三升,温服一升,日三服。若其人素有久寒者谓藏中沉寒,当归四逆加吴茱萸汤主之。肝藏血,有相火无真阳,吴茱萸辛燥降气,故能入肝祛逐沉寒。

当归四逆加吴茱萸生姜汤方

于前汤内加:吴茱萸半斤　生姜三两

上以水六升,清酒六升,和煮取五升,去滓,分温五服。

干呕,吐涎沫属肝,头痛者热邪挟肝气上逆也,吴茱萸汤主之方见阳明。

伤寒,脉促阳脉,手足厥逆属阴,厥阴症有此,阴阳尚未可定,可灸之通阳和阴。

伤寒六七日,不利日已久,更发热而利阴以寒甚而下亡,其人汗出不止者死阳已外越,病机总在六七日不利句内,有阴无阳故也此"阴"字乃阴冷之阴,非真阴也。张令韶曰:厥阴病发热,则不死,其发热亦死者,一在躁不得卧,一在厥不止,一在汗出不止。

伤寒六七日,脉微,手足厥冷,烦躁,灸厥阴之穴,厥仍不还者死。真阳已绝。

下利,手足厥冷,无脉者,灸之不温,若脉不还,及微喘者死。按:人必以阴阳相和相得而有生,今灸与脉俱不应矣,此时有喘,孤阳上脱也。

伤寒,脉迟虽有热,应温之,六七日厥而下利此冷利也,而反与黄芩汤,以彻其热,夫脉迟为寒,今与黄芩汤,复除其热,腹中应冷,当不能食,今反能食上"反"字,以药之误用言,此"反"字,以症之不协言,此名除中,必死万物无土不生也。

发热而厥,七日若厥回利止则可生矣,今仍下利者,为难治阴阳离也。

下利后,脉绝,手足冷灸之,晬时周一时手足温者生,脉不还者死。

伤寒,发热热自为热,下利至甚泄自为泄,阴阳两伤,厥不止者死厥自为厥,虽不烦躁,阴阳离也。

伤寒,发热,下利,厥逆阴不附阳,真阴失也,躁不得卧者死水涸者,木必枯。

厥阴中风肝为风藏,脉浮邪还于表,为欲愈;不浮为未愈。

十七、厥阴下篇

言厥阴经中坏病及阴阳错杂、沉表浮里等症。

伤寒六七日,大下后,寸脉沉而迟,手足厥逆阳气陷入阴中,总因急下之故,下部脉不至真阴亦衰,咽喉不利,唾脓血阳火郁于血分已,久将成肺痿之候,泄利不止下陷之阳,逼迫于阴

者,为难治,麻黄升麻汤主之。

麻黄升麻汤方

此方于升举之中,兼调肝肺也。

麻黄_{去节,二两半} 升麻 当归_{各一两,为一分} 知母 黄芩 葳蕤_{各十八铢} 天冬_{去心} 芍药 干姜 白术 茯苓 甘草 桂枝 石膏_{各六铢}

上十四味,以水一斗,先煮麻黄令沸,去上沫,内诸药,煮取三升,温服一升,日三服。一方中升清润燥和热兼资,诸症可愈也,惟石膏有通利轻飏彻热之功,尤为斡旋诸佐使而妙其用焉。

下利,脉大者,虚也,以其强下之故也不当下而下,设脉有表无里而浮革,因尔肠鸣邪气乘虚袭肝,愈致木凌胃土,属当归四逆汤主之。

伤寒本自寒下,医复吐下之,寒之格拒,其气更逆添吐加下,若食入口即吐,干姜黄连人参汤主之。

干姜黄连人参汤方

干姜 黄连 黄芩 人参_{各三两}

上以水六升,煮取二升,去渣,分温再服。按:此汤若缺人参,用之时尚须酌量。

病人手足厥冷,脉乍紧者若脉微而细是寒虚也,可温可补;今脉乍紧,是为寒实,邪结在胸中,心下满而烦,饥不能食者,病在胸中只此全是阳明之症,今入于此者,见厥之为病,各有不同,未可执一也,当须吐之,宜瓜蒂散涌其在上之寒饮实邪,阳得四布,则满可消、厥可回矣,此非厥阴之厥也。喻昌曰:此寒实结胸也,与太阳之结胸迥殊,其脉乍紧,知其邪亦必乍结。程应旄曰:乍紧者,往来不当,倏忽中时一见也。按:寒甚而厥,用四逆汤;里寒外热,通脉四逆汤;热邪传里,用四逆散;风寒中于血分,当归四逆汤;沉寒在藏,吴萸四逆汤。此厥阴症,厥逆之治法也,若此条之症,人弱不任吐法者,枳实理中丸亦可用。

伤寒,脉滑阳脉而厥者,里有热无里实之症,但为热厥,白虎汤主之滑脉已属胃也,方见太阳下篇。寒虚厥当温之,寒实厥当吐之、消之,热实厥当下之,此症为热虚厥,止当清,此亦不专主于厥阴。

伤寒,大吐大下之,极虚,复极汗出者,以其人外气怫郁阳气已胜,复与之水,以发其汗,因得哕噫气也,所以然者,胃中寒冷故也以上三条皆属阳明胃腑之症。又有伤寒哕而腹满,视其前后大小便,知何部不利,利之愈。此哕之属热者,与本条正可参看,以厥阴凌上,故病入厥阴多见胃症故也。

医理元枢

卷 十

伤寒论注（四）

十八、新 火 劫 篇

谓当风寒在表之时，医者不谙准绳，妄以火迫取汗，致生变证，所谓坏病是也。古人有温针及灌汗，今人有以火迫汗，以水蒸汗者，皆系率意妄为，非古圣之正法也，切宜戒之。

太阳病，中风当以桂枝汤，温覆表之，乃以火劫发汗风之性，善行数变，邪风被火热风为阳邪，最能煽火，血气流溢，失其常度内火亦起，内外之火，两阳相熏灼热蒸而瘀，达于肌表，其身发黄伤血之色外见，阳盛而上逆则欲衄，阴虚而液竭则小便难，阴分阳分之气液俱虚竭火热愈炽，身体则枯槁此时阳火上腾，津上越，腠理俱闭，但头汗出，剂颈而还阴竭之甚，邪火迫尔，太阴则腹满而喘，口干咽烂，迫于胃或不大便，久则谵语，甚者至哕肺皆气衰，手足躁扰，捻衣摸床状邪火逆乱，真阴立亡之象，小便利者阴气犹存其人可治。喻氏昌曰：头汗乃阳邪上向不通于阴，所以剂颈以下不能得汗，设见衄血，则邪从衄减，头间且无汗矣。设有汗则邪从汗洞，又不衄矣。读古人书，全要会意，方能活法圆通也。

太阳病，二日邪初入反躁阳热倍盛，当以汗解反熨其背背为阳而大汗出伤津动火，稽此之由火热入胃，胃中水竭大发人汗及妄用麻黄者同此，躁烦先躁而烦，阴伤之甚，必发谵语急当下之，乃反不下，至十余日，振慄热极反似寒，自下利者其人正气勘用，津液原多，故火势欲从大肠下泄，此为欲解也，故其汗，从腰以下不得汗邪虽下走，终不外返故也。腰以上属阳，火性炎上，故得汗，欲小便不得邪又欲从前阴出，亦水气并趋大肠之故，反呕欲从上出欲失溲形容下出之热，既经下利，正气犹有可复之机。愚谓火机欲便不得反，反呕欲失溲，诸证皆正气来复，以逼于邪，邪方自欲出之势也，足下恶风既呕且溲，邪热顿减，下利亦愈，正气上复，乃知足下之恶风，大便硬利止正复，大便自实，小便当数，而反不数不数则津回于胃，大便不久出，及后多大便已身半以下之得汗可知，头卓然而痛由头□□而回□□也。身半以下之阴气得上，虚阳骤得真阴，故卓然而痛，其人足心必热身半以上之阳气得下，谷气下流故也。玩此条非大实壮之人，岂能当此凶危之证？一汗之误，何其险哉？论中凡如此等之条，曲折细密，无微不周，如见天地间鬼神之情状，文辞变化出没，方寸间言简意尽，真西京著作手也，岂先师因所闻所见之证而曲绘之欤？何情神义论之俱妙也！

太阳病，以火熏之，不得汗徒以火取汗，犹不刃而称兵也，其人必燥烦不解，必清血，名为火邪示人当治火邪不专在血也。此二条多取喻氏《尚论》之言释之。

微数之脉血液素亏，慎不可灸，因火为邪，则为烦逆，火气之灼便能追入血之虚处逐迫血之实处，令其血散脉中治节皆失其养，火气虽是一一灸之微，内攻有力，焦骨伤筋，血难复也恐遂为残疾。

烧针令其汗，针处被寒，核起而赤者即不经烧针，亦自有此证，必发奔豚以寒召寒，阴遂乘之气从少腹上冲心者，灸其核上各一壮人之素有肾积者，因针穴处寒得人之其积，遂发灸之所散寒也，与桂枝加桂汤，更加桂。

桂枝加桂汤方

太阳与少阴相表里，只此一方，而内外之邪俱彻矣。

桂枝　芍药　生姜_{各三两}　炙草　肉桂_{各二两}　大枣_{十二枚}

上以水七升，微火煮取三升，适寒温，服一升。

形作_{似也}伤寒，其脉不弦紧而弱_{是内伤，非外感也}，从来其脉弱者津液必竭，若医者不知为内伤，而妄被火者伤其血气，乱其神明，必谵语_{血涸胃燥}。

太阳伤寒者，加温针热邪内逼神明必惊也。

脉浮，宜以汗解，用火灸之，邪无从出，因火而盛，病从腰以下必重而痹_{火势上炎}，不下通于阴分，名火逆也_{虽名火逆，亦有外邪}。

脉浮热甚，当汗反灸之，灸以通阳，乃治虚之法，此证，邪在外为实，实以虚治_{是为实，实火}气因热而动，必咽燥唾血_{火炎血燥}。

伤寒，脉浮_{邪实于外}，医以火逼取汗劫之_{大汗出}，而亡阳，其人必惊狂，起卧不安者_{外火之气逼心}，桂枝去芍药加蜀漆龙骨牡蛎救逆汤主之。喻氏曰：桂枝达阳以散邪，蜀漆飞补以迎神，龙蛎为舟楫，神而返其宅也。

救逆汤方

既加蜀漆之速，又取龙蛎一阴一阳之骨，属以定魂魄而镇惊怖，心主之阳乃攸宁矣。

蜀漆_{洗,去腥,三两}　牡蛎_{熬,五两}　白龙骨_{煅,水飞,四两}　炙甘草_{二两}　桂枝　生姜_{各三两}

上为末，水一斗二升，先煮蜀漆，减二升，内诸药，煮取三升，温服一升。按：少阴之阳主真火，真火虽重，究属相火，其亡阳也易为补，亦可略俟缓补，故四逆、真武、附子等，取诸寻常之品而已足，若君主之阳，则心火也，不容亡，故当速于救亡。是方也，安魂定魄，飞接元神而和胃，散邪只在一刻之间，非先师道参天地，识周万物。岂易有此出神入化手段乎？后人以区区之见，乃欲自信不疑，似欲突而过之何说也？

火逆汗之，及因烧针烦躁者，桂枝甘草龙骨牡蛎汤主之。喻氏曰：证虽未至惊狂，然烦躁，则外邪未尽之候，亦真阳欲亡之机，故用桂枝以解其外，龙蛎以安其内，不用蜀漆以元神未至，飞越无取，急追以滋扰也。

桂枝甘草龙骨牡蛎汤方

桂枝_{一两}　龙骨_{煅,水飞}　牡蛎_煅　炙草_{各二两}

上为末，以水五升，煮取二升半，去滓，温服八合，日三服。

营气微者，血不足，尺中必迟，汗且不可轻发，若加烧针，则血流不行_{不行，谓失其阴行自然之度也}，以故流而上升，则为衄为唾。流而下奔，则为圊为脓，更发热而烦躁也_{火逆}。

十九、藏　结　篇

问曰：病有结胸，有藏结，其状如何？

答曰：按之痛，寸脉浮，关脉沉，浮则邪在表，沉则胸已结，名曰结胸也阳邪结于阳。

何谓藏结？

答曰：如结胸状阴邪结于阴分，盘踞于下，诸脉之气不通，故病形反见于上，饮食如故大有分别，时时下利阴邪居下，寸脉浮阳气受逼在外，关脉小细沉紧主内有寒积。喻氏曰：关居上下二焦之界，外邪由此下结，药气由此上干，所以病在下，而脉反困于中也，名曰藏结，舌上白胎，滑者邪热已聚，阴凝格逆为难治温中之意，了然可识。

藏结无阳证无太阳、阳明证，不往来寒热无半表半里证，其人反静，舌上滑胎者其人素有寒痞，复受寒邪，不可攻也切戒汗下。

病人胁下素有痞，连在脐旁，痛引少腹，入阴筋者阴寒并结于厥阴，难以拨阳而外散，此名藏结，死。上二条治之得当，犹可望生，此则危矣。

二十、结 胸 篇

病发于阳太阳与阳明经病不当下，少阳禁下，而反下之，热入邪热乘虚而入因作结胸阳邪结于阳位。病发于阴，热邪初入阴分，本未结聚而反下之，因作痞痞在心下，阴邪结于阴位。按：痞亦因其人素有内寒，邪入遂从寒化也。所以热入而成结胸者，以下之太早邪犹故也。是以结胸之证多带表邪。此一条乃结胸入痞证之谓。

太阳病，脉浮中风而动数邪盛欲传，浮则为风，数则为热，动则为痛，其证头痛发热而恶寒者，表未解也当解表，医反下之下早，字动数变迟内虚，膈内拒痛邪陷，胃中空虚，客气即邪风动膈，短气、躁烦、心中懊憹六句形容结胸之脉证，阳气即风邪内陷，心下因鞕，则为结胸，大陷胸汤主之此言中风证之结胸。若下之虽早，而病不结胸，但头汗出，余无汗，剂颈而还阴脉上不过颈，今但有头汗，阳不下通于阴，故身无汗也，小便不利气化不行，而湿停，身必发黄也胃土本湿，湿不渗，则郁之而热蒸。不作结胸而发黄，亦以胃气多弱之故。

伤寒六七日表未解而误下，承上条看，结胸热实二字形容兼上条六句任内，脉沉紧，心下痛未按自痛，按之石鞕者，大陷胸汤主之。此言中病证之结胸。按：结胸本带表邪，盘结阳位，故节庵于结之轻者，以柴胡枳桔汤散之，如未效，再合小陷胸汤治之必愈，曾见今人以败毒散去芎苓独活甘草，加黄芩大黄瓜蒌实下之，往往得愈。

大陷胸汤方

以热解结，使内陷之邪从二阴俱去，无留滞也。

大黄去皮，六两　　芒硝一升　　甘遂一两

上水六升，先煮大黄，取二升，去滓，入芒硝，煮一二沸，内甘遂末服，得快利即止。

伤寒六七日，下之早结胸热实证急，脉沉紧，心下痛邪成，按之石硬者，大陷胸汤主之。不得不用后文。

伤寒十余日，热结在里结之不高，复往来寒热者邪结少阳，与大柴胡汤。若不往来寒热,但结胸不实硬,无大热者,此为水结在胸胁也,但头微汗出者内必实,大陷胸汤主之。

太阳病,重发汗而复下之数亡津液,不大便五六日,舌上燥而渴属热,日晡所小有潮热内已实,不似阳明之大热,从心上至少腹,硬满而痛,不可近者,阳明又不似此大痛,故为太阳结胸之证,大陷胸汤主之。喻氏曰:此方由胸胁以及肠胃,荡涤无遗,若但用大承气,只下得肠胃中结热,遗却胸胁间痰饮,邪仍未尽矣。

结胸者,如柔痉状胸间实满,故常昂,不可以俯,此结之甚者,下之则和,宜大陷胸丸。变制以出其治,加葶苈以佐甘遂也。

大陷胸丸方

大黄　芒硝　杏仁去皮、尖,各半斤　葶苈半升

上四味,捣筛二味,内杏硝,研和丸一枚,别捣甘遂末一钱,白蜜二合,水二升,煮一升服之,一宿乃下,不下更服,禁如汤药法。

结胸证,其脉浮大者浮为在表,大则为虚,邪未尽入,里未全实,不可下,下之则死此而下之,则尚虚之里气必脱,未尽之表邪皆陷,故主死也。此示人凭脉不凭证之要旨,以戒孟浪也。

结胸证悉具,烦躁者津液竭也亦死不下不可,下之亦不可。

小结胸,病正在心下不似大结胸之高而在上,按之则痛较上便轻,脉浮滑者浮浅于沉,滑缓于紧,小陷胸汤主之。

小陷胸汤方

黄连一两　半夏洗,半升　瓜蒌实一枚

上以水六升,先煮瓜蒌,取三升,去滓,内诸药,煮取二升,去滓,分温三服。

寒实结胸其人胃气素寒,寒痰胶塞,外邪虽入,亦不能为热证,无热证者细心与三物小陷胸汤,白散亦可。小陷胸虽涤饮之药,然黄连与寒实不宜,故转而为白散耳。

白散方

王肯堂曰:《活人书》云,不拘寒热用陷胸汤,不差者,用枳实理中丸必愈。

桔梗三分　巴豆去皮心,熬黑,研如脂,一分　贝母去心,三分

上二味为末,内巴豆,更于臼中杵之,以白饮和服,强人半钱匕,弱者减之,病在膈上必吐,在膈下必利,不利进热粥一杯,利过不止,进冷粥一杯,止后,忌大热食一日许。

二十一、痞　篇

伤寒,汗出解之后,胃中不和,心下痞硬,干噫食臭脾之运化不及,胁下有水气,腹中雷鸣脾阴胃阳不和而薄下利者水谷不清,进而走注,生姜泻心汤主之调脾而脾输,益胃而胃

化,涤结饮,散利气,所以泻去其心下之痞也。

生姜泻心汤方

凡满在心膈之间,而不在胃者,便当选用泻心之法,以泻去其痞也。

生姜_{四两} 甘草_炙 人参 黄芩_{各三两} 干姜 黄连_{各一两} 半夏_{半升} 大枣_{十二枚}

上以水一斗,煮六升,去滓,再煎取二升,温服一升,日三服。沈亮宸分别泻心之法曰:半夏泻心以涤饮,甘草泻心以和虚,皆下后伤气调中之方也,生姜泻心因于饮食下利,大黄泻心因于内之结热,附子泻心因于外之恶寒。

伤寒六七日,呕而发热者,柴胡汤证具。当禁于下而以他药下之,柴胡证仍在者胃府虽动,而少阳之经病未移,复与柴胡汤利之。此虽已下之,不为逆与服柴胡汤,必蒸蒸而振,却发热汗出而解。若下之后,心下满而硬痛者,此为太阳邪实结胸也,大陷胸汤主之。兼阳明不成为里实者,小陷胸汤证也。痞曰硬兼少阳而里实者,大柴胡汤证也。下之后但满而不痛,以为痞人之津液一经邪闭,脾气自不言通,即聚而为痰饮,柴胡汤不中与之,宜半夏泻心汤。此条分三段,看其承以他药下之而言,经论中似此文法者极多。

半夏泻心汤方

人参 黄芩 甘草_{炙,各三两} 半夏_{半升} 干姜 黄连_{各一两} 大枣_{十二枚}

煎法服法,俱同前方。

伤寒中风_{只宜表散},医反下之,其人下利,日数十行,谷不化,腹中雷鸣,心下痞硬而满,干呕,心烦不得安,医见心下痞,谓病去不尽,复下之,其痞益甚。此非热结,但以表邪内陷,胃中虚,客气上逆_{虚痞},阴阳错杂相持,故使鞕也,甘草泻心汤主之。

甘草泻心汤方

甘草_{四两} 干姜_{三两} 半夏_{半斤} 黄芩_{三两} 黄连_{一两} 大枣_{十二枚}

煎法服法俱同前。用芩连者,反佐以去内陷之邪,所以成为泻心也。

伤寒大下后,复发汗_{先里后表},心下痞邪陷,恶寒者,表未解也_{半陷入半在表},不可攻痞,当先解表,表解已,乃可攻痞,解表宜桂枝汤,攻痞宜大黄黄连泻心汤。

大黄黄连泻心汤

大黄_{二两} 黄连_{一两}

上二味,以麻沸汤渍之须臾,绞去滓,分温再服。此证只一热结,利在速行,且以麻沸汤渍之,复不久即去,其气味之出轻而且活,以大力之体为轻清之用,真圣于法者也,由此推之,煎法服法同谙,以因证之宜矣。

脉浮而紧_{寒邪当表},而复下之,紧反入里,则作痞_{言紧反入里者,明正之为寒邪郁热也},按之自濡无痰饮之结者,但气痞耳。今心下痞,按之不濡,其脉关上浮者_{热未实结,未可峻攻},大黄黄连泻心汤主之。若心下痞内有热,而复恶寒汗出者_{表阳虚},附子泻心汤主之。邪非寒下不去,阳非附子不挽也。程应旄曰:汗多亡阳,人皆知之。然人身之中,有卫外之阳为周身营卫之主,此阳一虚,遂有汗漏不止,恶寒身痛之证。有肾中之阳,为下焦真元之主。此阳一虚,遂有发热眩悸,身𥆧动,欲擗地之证。有膻中之阳,为上焦心气之主。此阳一虚,遂有叉手冒心,耳聋及奔豚之痛。有胃中之阳,为中焦水谷化生之主。此阳一虚,遂有腹胀满,胃不和而成心下痞之证。须审其脉证,知犯何逆,以法治之,不得以"汗多亡阳"一语混同漫治也。

附子泻心汤方
心下既痞,舍三黄别无涤热之法。

大黄二两　黄连　黄芩各一两　附子炮,去皮,切,别煮取汁,一枚

上先将三黄以麻沸汤二升渍之,须臾,绞去滓取其气味轻清,易行易退,不伤胃也,内附子汁附子用汁,取其重著久留,以恋阳也,分温再服。

太阳中风不利不大便也,呕逆,表解者,乃可攻之。若其人漐漐汗出其汗之出,发作有时与往来寒热异,头痛伤风似此,饮证亦似此,总要表解,乃可言攻,心下痞硬满,引胁下痛,干呕短气,汗出不恶寒者恰似柴胡证。但此证乃太阳之里因胸满,而引于胁,当以汗出,或小便不利,且无耳聋为异。此以其人素有饮证,因寒而动也。若素有气证血证者,可以类推,此表解,里未和也,十枣汤主之。此证三焦升降之气阻隔难通,散之不可,渗之不能,只得用此峻下之法。

十枣汤方

芫花　大戟　甘遂等分,皆逐水至峻之品　大枣擘,去核,十枚,以固脾胃

上前三味,各别捣为末,以水一升,先煮大枣取六合,去滓,内药末,强人服一钱匕,弱人半钱匕,温服之,平旦时服之若下少,病不除者,明自更服,得快下后,糜粥自养。戒勿妄药,以静养胃气,且忌见甘草。喻嘉言曰:热结胃实者,宜以硝黄汤之,今证在胸胁,非胃实也。故取蠲热遂饮于胸胁之间,以为下法。王肯堂曰:若有一毫头痛恶寒,即为表证未解,切不可下。此言风寒病之常法耳,若此证乃中焦阻隔,气逆不降之头痛,与风寒在表之头痛,自不相同,当细辨之。

伤寒,胸中有热风邪在上,胃中有邪气风迫之热内入,寒郁之邪上冲,腹中痛寒邪遏而不得上,此平日之沉寒,欲呕吐者风邪阻而不得下,失其升降之常,黄连汤主之升降阴阳,以和解之。

黄连汤方

黄连　干姜　桂枝　甘草炙,各三两　人参二两　半夏洗,半升　大枣十二枚,擘,去核

上水一斗,煮取六升,去滓,分温,日三服,夜二服。服法中亦寓分理阴阳之意。刘氏宏璧曰:予一世友女病,医不能决,因诊视之牙关紧闭,手足抽搐,目瞪腹搅,昼夜两发,欲吐不得,冷汗淋漓,察其邪不在表里,上部有热,下部有寒,胸胃互异,寒热交搏,投以黄连汤,势暂平,数剂而安。缘此方连以治热,姜以治寒,枝半祛风化痰,参枣甘草辅正和中,能使正气建立,邪气分散也。喻氏曰:尝因此方,推及藏结之证,舌上有胎者,谓寒反在上,热反在下,阴阳悖逆,危候已成。先师但戒以不可下,未言治法,既不可下,必当先和解也。学者靖于黄连汤,著根也可。

伤寒,发汗,若吐若下,解后心下痞硬,噫气不除者伏饮属邪,胃气上逆,有升无降也,旋覆花代赭石汤主之代赭领人参系气归元,每以镇安其逆也。

旋覆代赭石汤

旋覆花　甘草炙,各三两　　代赭石煅,蜜水淬出火,一两　人参二两　半夏洗,半升　生姜五两　大枣十三枚

上以水一斗,煮取六升,去滓,再煎取三升,温服一升,日三服。成氏曰:硬则气坚,旋覆之咸以软之,怯则气逆,代赭之重以镇之。纲目云:病解后,痞硬噫气,不下利者,用此汤下利者,用生姜泻心汤活人。书云:或咳逆虚寒者,先服四逆汤,胃寒者,先服理中汤,后服此汤为是。周扬俊曰:予每借之以治气逆、反胃、噎食等证神效。

伤寒,服丸药误治,遂使下利不止,心下痞硬,服泻心汤。已复以他药下之,利不止,医以理中与之,利益甚,理中者,理中焦。此利在下焦下焦当膀胱上口,主分别清浊,赤石脂禹余粮汤主之。复利不止者,当利其小便。

赤石脂禹余粮汤方

石性沉,可治心下之痞硬。

赤石脂一斤　禹余粮同上

上以水六升,煮二升,去滓,分温三服。赤石脂,性大温,主下利赤白,能治大肠寒滑下;禹余粮甘寒,亦主下利赤白,疗小肠结痛。一寒一温,两相协济,去邪固脱,兼而有之也。李先知曰:下焦有病,人难会,须用余粮赤石脂。

本以下之故,心下痞与泻心汤,痞不解,其人渴而口燥烦,小便不利者不但心下有热饮,膀胱且有邪热,五苓散主之五苓虽非解痞之药,而膀胱之邪热开,下脘为之豁然。

太阳病,外证未除不当下,而数下之,遂协热而利二阳之热利相协合,利下不止正虚,心下痞硬邪实,痞塞而坚,满中寒复起之故,表里不解者,桂枝人参汤主之以表未除故用桂枝,以里适虚故用参术。

桂枝人参汤方

玩此方名可知病因,外邪先表后里,不欲以补剂得名,恐贻误后人也。

桂枝　甘草炙,各四两　人参　白术　干姜各三两

上以水六升,先煮四味,减三升,后内桂,更煎一二沸,去滓,分温,日再服。桂枝不在多煎故也,此以理中汤加桂枝,而更其名,不言理中者,恐人忘却陷入之邪故也。

伤寒发热治其寒,遗其风,汗出不解,心下痞硬热入里结,呕吐阳分之邪而下利者阴分之邪,大柴胡汤主之。

太阳伤风病医以表寒之药发汗重虚其表,已属一误,遂发热恶寒外阳不因,因复误下之,心下痞,表里俱虚,阴阳气并竭再误之,变无阳则阴独周氏曰言:独阴无阳,一切寒下之药,俱不可用。乃又复加烧针三误,因胸烦火气并逆面色青黄尅贼之色,肤瞤者脾已败,阴阳错离,两败俱伤,难治。今见色微黄主见回生之色,手足温者阳气回于四末,易愈周氏曰:此条乃痞中危证,误汗亡阳,误下亡阴,无阳则阴独,所以申明恶寒一语也。此时药皆难用,惟附子泻心之法,庶可仿其意而行之。

二十二、合病篇

或一经未罢，又传一经而同病，或两经三经同病，不归并一经者是为合病。论中合病，虽单举阳经，其实阴经，及三阴三阳，皆有合病之证。详见各经条下可细审之。三阳皆有发热证，三阴皆有下利证。如发热，而又下利，是阴阳合病也。阴阳合病，阳盛者，属阳经则下利为实热；阴盛者，属阴经则下利多虚寒；不热而吐利厥逆，属四逆汤证。三阳合病则不下利而自汗出，乃白虎汤证。总之，合病者，两经之证，或交见，或齐见是也。临证时须详察之。

太阳阳明合病者初病，有汗，桂枝汤。无汗，麻黄汤，夺去太阳之邪，则阳明之里自和矣，若不尔必自下利利则邪主阳明，葛根汤主之表而升之，太阳与阳明合病，不下利，但呕者胃气充，邪欲上越，葛根加半夏汤主之表而降之。

葛根汤方

成无己曰：此证里气下行，而不上者，但利而不呕，里气上逆，而不下者，但呕而不利。

葛根四两　麻黄三两,去节　桂枝　芍药　甘草炙,各二两　生姜三两　大枣十二枚

上七味㕮咀，以水一斗，先煮麻黄葛根，减二升，去沫，内诸药，煮取三升，温服一升，覆取微似汗，不须啜粥。余如桂枝法将息禁忌一本无麻黄，名桂枝加葛根汤，与古本异。

葛根加半夏汤方

呕利多属阳明，故专以葛根名汤。

于葛根汤内加半夏半升，余依葛根汤法。柯琴曰：葛根桂枝俱是解肌和里之剂，故有汗，无汗，下利，不利皆可用，与麻黄之专于发表者不同。

太阳与阳明合病不利不呕，乃里气实，不受邪，喘而胸满者邪盛于表，独攻其肺，不可误认结胸下之，只宜麻黄汤以未经误下，未便结胸也。

太阳与少阳合病若表邪盛，肢节烦疼，宜与柴胡桂枝汤，今里热盛，自下利者，与黄芩汤和少阳，以保胃，若呕者邪上逆，黄芩半夏生姜汤主之。成氏曰：太阳与阳明合病，下利为在表，与葛根汤。阳明少阳合病，下利为在里，可与承气汤。此太阳少阳合病，下利为在半表半里故，与黄芩汤以和之。汪琥曰：太少合病，下利表邪悉陷为热，不但桂枝宜禁，即柴胡亦不必也。

黄芩汤方

热以入于半里故，主以芩芍，若用柴胡，又恐提邪外出也。

黄芩三两　甘草炙　芍药各二两　大枣十二枚

上以水一斗，煮取三升，去滓，温服一升，日再服，夜一服。

黄芩加半夏生姜汤方

于黄芩汤方内，加半夏半升，生姜三两，余依黄芩汤法。

阳明土少阳木合病以木乘土，必下利阳明脉大，少阳脉弦，脉大而弦是为本脉，宜黄芩汤。若单

大不弦。其脉不负者土不受邪,是为顺也易愈。负者单弦不大,上受不内,失也,互相克贼土不胜木名为负也。若脉不弦大,但滑而数者非土木为害,以有宿食也,当下之,宜大承气汤。

三阳合病,脉浮太阳大阳明弦少阳,三阳同见于关上邪聚阳明,但欲眠睡三经合热,心神昏聩,目合则汗热盛故汗多出,则太少之邪,总归阳明矣。汗多者,白虎汤急救胃汁,若汗少,柴胡桂枝汤,增芩减姜酌而用之。

三阳合病少三阳之证皆具,承上详言腹满热盛于里身重难以转侧太阳背,阳明主腹,少阳主侧,一身尽为三阳热邪所困,当与少阴细辨,口不仁胃之热邪上攻,面垢阳明之热蒸于面谵语热盛于□。遗尿热迫膀胱发汗津液欲竭则谵语,下之阴益虚,而阳不附则额上生汗,手足逆冷戒汗戒下,若未汗未下,而自汗出者里热,天益蒸于肌表白虎汤主之。

太阳病证悉具,项背强几几音殊,鸟之短羽者,动则外其颈状,病人项背难舒之貌也,颈属阳明,反汗出恶风者,桂枝加葛根汤主之。

桂枝加葛根汤方

喻氏曰:于太阳风伤卫中,才见阳明一证,既于桂枝汤中重加葛根一药。

葛根_{四两}　芍药　甘草_{各一两}　生姜　桂枝_{各三两}　大枣_{十二枚}

上以水一斗,煮葛根减二升,去上沫,内诸药,煮取三升,去滓,温服一升,复取微似汗,不须啜粥。按:治病之法,既量因之虚实,又须度病之浅深,二者相衡,病药相当,乃其上也,然而此不易,能下此者,与其攻补太过,病外生疾,毋宁稍有不及,一以资于饮食,一以可再徐图,但于下、清凉、攻伐之过,一误便见唯温补和解之药,其误再久,病者反觉相安,尤为易过也,与其失之寒伐,毋宁失之温补,以寒伐乃肃杀之气,不可久行于人身,误则恐难挽回,温补乃生长之属,误而早觉,尚可救正,且壮者,亦气行则愈,唯温之,又温补之,又补其人体不任受,气机闭遏,不行则元气受伤,真气化为病气,虽有善者,亦无如之何矣!至于扶危持倾之剂,原是救焚拯溺之方,如大青龙、大承气、大陷胸、独参、姜附等汤,及三生饮之类,又不可以常格拘,但胜复之端,畸重畸轻之理,正如行舵走马,须当提舵有方,揽辔维谨者也。

二十三、并病篇

《金鉴》云:或二经三经同病,其后归并一经自病者,名曰并病。刘宏璧曰:一经先显,复现一经,两经连串,如贯索然,即不若合病之齐现,又不若传经之即归,两经交虚治之,尤贵得法。

二阳并病,太阳初得病时,发其汗,汗先出不彻邪未尽,或治风遗寒,或未断阳明之路,因转属阳明,若续自微汗出,不恶寒乃为入阳明之府。若不微汗出,尚恶寒,而太阳证不罢者,不可下,下之必结胸,为逆,如此者可小发汗或桂麻各半汤,或桂枝二越婢一汤。设未经汗时,一说谓虽经下,而邪不内陷面色缘缘正赤者,此阳气怫郁在表邪热欲外出,当解之汗之酌量用。若或已汗未下,但发汗不彻邪已半去不足言,阳气怫郁不得越其面赤者,只缘当汗不汗热壅于经,其人烦躁,不知痛处,乍在腹中邪欲内逼,乍在四肢邪欲外散,按之不可得非真有痛处,其人短气邪迫胃肺,但坐以汗出不彻故也,更发其汗,则愈或大青龙,或葛根汤。王肯堂曰:十之以麻黄汤。何以知汗出不彻?以脉涩故也涩者,气血凝滞,不舒之聚,故燥竭之证,脉亦多涩,非若血损精伤,虚微不足之候。据此一条,则并字,当为两经齐病之并。《金鉴》云:面赤一证,若劳损颧红,发于午后者,骨蒸阴虚也。格阳浮赤,兼厥利脉微者,阳虚也。赤色深重,潮热便硬者,里实也。赤色浅淡,恶寒无汗者,表实也。内因短气脉涩,多气血虚耗。外因短气脉涩,多邪气壅促胸中。

二阳并病,太阳证罢据此又为归并之并,但发潮热,手足漐漐汗出,大便难,而谵语者归并阳明一家矣,宜大承气汤。

太阳与少阳并病同时病,头项强痛太阳,或眩冒时,如结胸归并未定之病状,心下痞硬者胸与痞硬皆连少阳。此时归并未定,□未可药,当刺大椎第一间[1]肺俞、肝俞,慎不可发汗少阳忌下,发汗则谵语,脉弦两阳之邪乘燥人,得说脉长大是为迫也,可下。今脉单弦,是为木越,慎不可下。五六日谵语,不虚言,刺期门以直泻其肝,则胆邪可散。方氏曰:少阳间隔阳明,去太阳远,故但兼并也。林氏澜曰:大椎即百劳穴,一椎上陷中,主泻胸中诸热气。第一间即商阳,在手食指内侧,主胸中气满、热病,汗不出。肝俞在九椎下,肺俞在三椎下,各去脊中各去脊中二寸,二穴并主泻五脏之热。期门,在乳根二肋端,主伤寒、胸中烦热、过经下不得出。

太阳少阳并病,心下硬,头项强而眩者,当刺大椎、肺俞、肝俞,慎勿下之上戒汗,此戒下,总是叮咛之意。汪氏琥曰:大椎一穴,乃合太少而泻之之法。

太阳少阳并病,而反下之,成结胸,心下硬,下利不止,水浆不下上下交征,有出无入,其人心烦犯阳经之戒,酿成坏证,虽有刺法,亦无所用矣。喻氏曰:经谓结胸证,见烦者死意,此人心烦,殆其然与。

二十四、痉病篇

痉以赐名而痉,因筋急,风寒火湿燥血皆能为病,三阴具有形证,杂病皆足以致痉,而惟病在三阳者,邪方初入,显然昭著,力为痉家真病之关。太阳行身之后,凡头项脊强,反张腰接症,皆属太阳之痉。阳明行身之前,凡头摇口噤齿龂脚挛等证,皆属阳明之痉。少阳行身之侧,凡口眼㖞邪,半身不遂等证,皆属少阳之痉。又妇人脱血,反跌扑破伤,筋失所营,俱能致痉。若概指为风,恐非确论。当于临时审察,风寒湿燥,内外虚实之因,分别施治,庶不致有贻误。

太阳病,痉、湿、暍此三种宜应别论,以为与伤寒相似,故此见之太阳统一身之荣卫,凡六气外感之邪,人中伤之,悉由太阳而入。痉,风邪也,湿,湿邪也,暍,暑邪也,三者虽有各邪之证,亦有杂合之证,而惟以兼挟寒邪者为甚剧。此一条乃论之凡例也。

病人身热足寒,头项强急,恶寒,时头热面赤,目脉赤,独头面摇,卒口噤,背反张者,痉病也此以痉之其证言,邪客于太阳阳明二经,风寒湿俱有,气血并伤,而气急,故为痉之具证也。

太阳病,发热脉当浮大,乃脉沉而细者似兼少阴,而不兼者,痉病之行已现也,名曰痉不可名太阳少阴伤寒之脉,当名太阳风湿痉病之脉也。此承上条言,痉病得沉细脉之义,非谓太阳病发热,脉沉细,即名为痉病也。风寒湿凝于阳,故病发热。湿邪凝于阴,故脉沉细,沉细宜救里,而痉又为燥热之证,阳证见阴脉,故金匮以为难治。

---

[1] 第一间:《针灸大成》原文为"第二行",当据改。

太阳病,发热,无汗而恶寒者,名曰刚痉吴鹤皋曰:刚痉得之寒因为多。张璐曰:无汗而小便少者,以太阳阳明二经之热聚于肺中,延伤肺金清肃之气,内外不能宣通故也。太阳病,发热,汗出而不恶寒,名曰柔痉吴鹤皋曰:柔痉得之风因为多,今玩此条不恶寒三字,似不以有汗、无汗分风寒者。考之金鉴,但以无汗为实邪,大意谓热蓄于内者盛,故为实。以有汗为虚之,谓热越表虚,而邪犹在也,未有分主风寒之说。大抵痉病虽有风寒之因,明系湿热二邪交聚,把持不当,专从风寒之表法起见也。

太阳病,项背强几几,无汗实邪,恶风太阳阳明邪盛,葛根汤主之。

太阳病,项背强几几,反汗出恶风者上言实邪,此言两邪,桂枝加葛根汤主之解太阳之风,发阳明之邪。以上之痉皆外感风寒湿而为病也,观此二方之相,又是以有汗无汗分风寒切。

太阳病,发汗太多,因致二字是病之来路病痉此以津液大亡,表气不固,邪风乘虚而入,乃内虚之所致,不可以刚痉、柔痉例之,宜桂枝加□□汤,固表去风为主治。以此推之,凡病出汗过多,新产亡血过多,皆足以致痉也,乃知一切亡津亡血,忧劳充过,而因虚致寒,因虚致燥者,盖亦不少。《金鉴》云:痉脉按之,紧如弦,直上下行,又曰其脉伏坚直上下。按:湿有三,有天之湿,有地之湿,有人之湿。痉者,风寒湿,正气俱有之,但有偏多偏少之异耳。此病三阳三阴俱有之,参错不一,虽分次第,故此只就初病时言之,以此时之关系重也,详见金匮及海藏诸方。

风病在表,反下之,则痉风病多汗。若复发其汗津液重伤,必拘急当专以调养精液为主。若发其汗湿衣、湿被,不曾更换者,又必粘染寒湿相搏,其表益虚,即恶寒甚卫外之阳不足。若发其汗已诊之其脉如蛇不劲直而屈曲,为欲解,若脉如故劲直,或反伏弦者伏而且弦,邪不退必痉此条分五段看。

太阳寒邪病,无汗内湿内行,当小便多而小便反少寒主收引,热则消之,气上冲胸寒盛上逆也,口噤不得语寒逼胸胃,牙关紧急也,欲作刚痉,葛根汤主之急解太阳阳明之邪。

太阳病不言无汗,乃风邪也,其证备风痉之证悉全,身体强几几然本有内热,脉反沉迟太阴之脉见也,此为太阳太阴两感之痉,瓜蒌桂枝汤主之。

瓜蒌桂枝汤方

于桂枝汤方内,加瓜蒌根以解太阴之热,取微似汗,如不出,啜热稀粥一杯,以助药力,余如桂枝法将息。

痉为病若入里,胸满肺气壅,口噤脾胃机关滞,卧不着席反张甚,脚挛急阳明热甚灼筋,必齘齿,可与大承气汤可与者,有商量慎重之意。汪氏昂曰:此风寒湿热,伤损阳明之津液,故以此汤下湿热,行津液也。喻氏曰:此证入里之热,极深极重,阳热既盛,阴血立至消亡,以此下之,得生者多矣,既有下多亡阴之大戒,复有急下救阴之活法,学者审而用之。

疮家血虚多热,虽身疼痛,不可发汗,汗出则痉与风家大发汗同。

二十五、湿 病 篇

湿家之为病,一身尽疼外因,发热身色如似熏黄湿在内,内外俱有湿者,其证兼之。熏黄色暗属脾之瘀湿,橘子色黄鲜明属胃之郁热,外有血证,黄多如猪肝色。张氏璐曰:阳湿在里,茵陈蒿汤；在表，麻黄连翘赤小豆汤。阴湿在里，白术附子汤；在表，麻黄白术汤。

湿家病，身上疼痛风之疼痛，犹轻便，湿之疼痛，多重着，发热而黄而喘内外兼受之湿，外宜羌活胜湿汤，内宜茵陈五苓散。喘甚者，大陷胸汤。若头痛鼻塞而烦，其脉大，自能饮食，腹中和无病，病在头中，有寒湿，故鼻塞，内药鼻中则愈取黄水从涕出。所纳之药，临证酌之，若瓜蒂散，川芎茶调散皆可。

太阳病初病寒热，关节疼痛而烦右脉浮细，湿在外，当汗之，脉沉而细者，此名湿痹湿盛于内，痹滞不通。湿痹之候，其人小便不利，大便反快湿流大肠，但当利其小便古云：治湿不利小便，非其治也。若其人小便自利，则湿在肌表，又可知。

湿家，其人但头汗出湿热上蒸，颈以下，汗为湿所持，背强湿滞太阳也，不可误认为痉之，欲得被覆向火阳气为寒湿所遏，当先散其外邪，若外湿未散，误以头汗为阳明之瘀热、恶寒为阴证之似阴，而下之早则阳邪下陷，随药直趋丹田，胸中反有寒饮结聚则哕，胸满阴不下□，小便不利，舌上如胎者阳不上走，以丹田有热，胸中有寒痞隔之象，渴欲得水阳欲升，而不能饮为阴所滞，则口燥烦也宜黄连汤。

湿家下之，额上汗出微喘阳虚则脱于上，小便利者死。若下利不止者亦死阴盛则脱于下。程知曰：湿之中人，阴先受之，故本经湿证，多以温散为治。

病者，一身尽疼，发热湿之疼，重著不能转侧，其疼早暮不分微甚，风湿之疼则轻，掣不可屈伸，其疼及暮尤甚，日晡阳明旺时所剧者湿者上所恶风者，木所招故也。张锡驹曰日暮阳气衰，湿为阴邪故也，此名风湿正其名，以下申言。此病伤于汗出当风风湿，或久伤取冷所致也寒湿。按证云：风湿而不言汗出，兼有寒也。可与麻黄杏仁薏苡汤。

湿家，身疼痛外所感，可与麻黄加术汤麻黄汤加白术，微发其汗为宜，慎不可以火攻之曰不可以大发汗。

伤寒始病如伤寒至八九日，风湿相搏先提明病源，身体疼烦属风不能自转侧属湿，不呕不渴无里证，主寒湿，脉浮虚而涩者无表证，浮虚主在表虚风，涩主在经寒湿，则非伤寒也，桂枝附子汤主之温而散之，若脉浮实，又当用麻黄加术汤。若其人大便硬，小便自利者在伤寒，则邪热入里，可议下。在寒湿，乃风燥湿决之，鞕去桂枝加白术汤主之去桂枝以惜津液。

桂枝附子去桂枝加白术汤方

《经》曰：风则浮虚。《脉经》曰：脉来涩者，为病寒湿也。

附子三枚，炮，去皮，破　白术四两　生姜三两，切　大枣十二枚　甘草二两，炙

上以水六升，煮取二升，分温三服。初一服，其人身如痹，半日许，复服之，三服都尽，其人如冒状，勿怪，此以附子术，并走皮肉内，逐水气，未得除，故使之耳。法当加桂枝四两，此本一方二法，以大便鞕，小便自利，故去桂也，以大便不鞕，小便不利，当加桂，方中附子三枚若再服者恐多也宜减之，凡虚弱家及产妇，并宜减服之。

风湿相抟此令团聚，其为一家之病，骨节疼烦，掣痛不得屈伸，近之则痛剧，汗出短气，小便不利，恶风不欲去衣，或身微肿者一身肌肉内外皆风湿所伤，甘草附子汤主之吴氏

曰：必脉之沉而细者，可服此方。若脉大，血盛则风多而湿少，附子须在审之。

甘草附子汤方

去姜枣者，畏助汗也。加白术者，燥中湿也。

甘草三两，炙　附子三枚，炮，去皮，破　桂枝四两　白术二两

上以水六升，煮取三升，温服一升，日三服。初服得微汗则解，解则能食是汗已彻。若汗止，复烦者邪未尽，止服五合再不止，欲服之，恐一升多，者宜服六七合为妙。

风湿脉浮风多也，寒湿则脉沉矣，身重湿也，汗出恶风者，防己黄芪汤主之。此条出《金匮》。方用防己、黄芪、甘草、白术，加生姜、大枣温服，良久再服，当如虫行皮中，从腰以下如冰，须坐被上，又沾如被绕腰以下，温令微似汗，差。如病而喘者有寒也，加麻黄。胃中不和者，加芍药。气上冲者，加桂枝。下有沉寒者，加细辛。按：如虫行皮中，风外散也。腰以下如水，湿下流也，但方中先不用桂枝，又芪术并用，未得其解。金鉴云：汗出恶风，此为虚邪，故用此药。若脉浮而汗不出，则为实邪，可与麻黄杏仁薏苡甘草汤，微汗之。

问曰：风湿相搏，一身尽疼痛，法当汗出而解。按：中寒之用麻黄最的，但取汗出而止，谓药方已透邪，便不留也，此方谓之发汗，且有过汗，则邪入胃府，过汗则痉之戒。若桂枝汤，则但云解肌，取微似汗，不必见汗也。葛根之解肌，遇病原出汗，服药后，但略以薄被覆之，和其肌表而已，若此风湿之证，亦只略为覆之，得润便止，谓之通利表里，不谓之发汗也。值天阴雨不止湿气旺，医云：此可发汗，汗之病不愈者，何也？答曰：凡风湿寒湿病，发其汗是，汗大出者非，腠里即开，寒湿之气复袭，但风气去，湿气在，是故不愈也。若治风湿者，发其汗方，但微微似欲汗出者法也，风湿俱去也此示人以风湿发汗之微机。按：风湿在表者，与桂枝加术汤。若寒湿在表者，可与麻黄加术汤。

二十六、暍病篇

暍者，暑迫而热病之名。脉法篇云：脉盛身热，得之伤寒，脉虚身热，得之伤暑。人当夏月调养失宜，津液耗散，无以御热，故多中暍之证。《金鉴》云：中暍之证，颇似温病，但温热病不恶寒，脉浮而实，暍恶寒脉则虚。温热证，初少饮，暍则初便大引饮，温热病传经不一，暍则不传，不愈则危矣。

太阳中热者热邪从外而入，暍是也。其人汗出，恶寒，身热而渴也如似太阳中风证，细辨之。方氏曰：暑阳邪伤气、津液内亡，故表气不固，而见诸证，白虎加人参汤主之。

太阳中暍者，发热，恶寒，身重而疼痛似复寒，但其脉弦细芤迟皆暑热伤津耗气之象，所谓虚也，小便已洒洒然毛耸膀胱表气为热所伤，故虚而畏怯也，手足逆冷气伤，不能布于四肢，小有劳，身即热劳则动热，口开喘也，前板齿燥热逼胸肺，少阴之精不上润也，若该认为伤寒，而发汗则恶寒甚表气益虚，若加温针，则发热甚火更炽。若数下之，则水源竭淋涩窘甚此言暍证之轻者，汗、下、温针俱不可也。若武王荫暍人于樾下，左拥而右扇之也，暍之重者。金鉴云：此证宜以白虎加人参汤主之，或人参汤调辰砂六一散亦可。刘宏璧曰：夏月伤暑，病人忽然手足搐挛者，此暑风也，宜香薷饮加羌防治之。呕吐者，加藿陈。小便不利，轻加茯泽，重加猪苓滑石。痰，加姜半。渴，加花粉。泻，加术芍。其腹满，身重，口不仁而面垢者，暑兼暍也，人参白虎汤。六一散方，滑石末水飞〔六〕两，甘草末一两；

香薷倍之，若加酒蒸黄连，名黄连香薷饮。此外尚有暑疡、暑瘵、暑疮、暑痿等证，学者当各于其类求之。

　　太阳中暍者，身热疼重暑兼湿也而脉微弱湿脉细缓，暑热伤气，脉多虚微，此亦夏月伤冷，水行皮中所致也。方氏曰：土主肌肉而恐湿，水渗土而蒸发也。《金鉴》云：此证初时以香薷饮、大顺散汗之，即可愈。若不治，则水气内攻而喘张，又当以葶苈大枣汤，或一物瓜蒂散吐下之。上条戒人不可汗，此条戒人宜当汗下，圆机活法因乎证也。香薷饮见前条，大顺散治胃受寒湿，水谷不分，伏暑厥逆，霍乱吐泻成痁，干姜桂枝杏仁甘草。吴鹤皋曰：此方非治暑，乃治暑月饮冷受伤之脾胃耳。汪氏昂曰：暑有阴阳二证，暍有半阴半阳之证，寒热轻重，当须辨之。一物瓜蒂散，见前今转为汤，即甜瓜蒂一物煎汤，头服以吐水也。葶苈大枣汤方，用葶苈一味，熬令黄色捣丸如弹子大，先以大枣十二枚，取肉煮水，三升取二升，去枣，纳葶苈，煮取一升，顿服以下水。张璐曰：论中三条，首言中暍者，动而得之之病，属外因。次言静而得之之病，虽曰中暍，实暑病也，属内因。末言因热伤冷之病，乃证之变者，属不内不外因。程氏曰：夏月阳气在表，胃中虚冷，一经受伤，则里阴郁遏表阳。水气不得宣泄矣，治之者，开郁宣阳，须知此一义也。

二十七、温病篇

　　《经》曰：冬伤于寒，则为病热。此知时而病者，是为中风中寒之证。又曰：冬伤于寒，春必病温，是知温病者，过时而病之名也。《经》曰：凡病伤寒，而成温者，先夏至为病温，后夏至为病暑，暑即热病之谓也。又曰：冬不藏精，春必病温。是知能藏精者，纵偶感于邪，或温或暑，其病自轻，不藏精者，纵微感其邪，其病必重。按：冬伤于寒，非必果有寒气在身，谓人之守身不能固密，冬行春令，违乎寒凝之道，而寒气藏焉，是之谓伤也。冬不藏精，依然如是之人，肾水先涸，及至春木当权，无水以为发生之本，微有所触，病斯发矣。是谓伏气，故触于寒者名温病，触于风者名曰风温。若春时不病，至夏感于湿者，名曰湿温。

　　师曰：伏气之病时令之正气，感之微者，藏在身中，不即为病，名曰伏气，当以意候之，如今月之内，欲有伏气《经》曰：春三月，此谓发陈是也。秋分以前亦理类推。假令旧时乘冬不藏精之隙。都有伏气之人，当须以脉而识之。若脉微弱者证似太阳脉见少阴，且为由温可知，当喉中痛证必见少阴，似伤证从内发，止痛必缓，非若时气之喉痹肿伤暴痛也。病人云：实喉中痛，虽尔举中痛，非阳火也今脉微弱，灼少阴伏气内发之阴火常复欲下利。不可以时气阳火之喉痹治之。张锡驹曰：言伏气之病，由内而出，非若时行卒病，由外而至也。

　　太阳病始得之，方发热即转阳明，而渴，不恶寒者，非为太阳伤寒，此名太阳温病乃伏气触于外邪，即从内应，周身经络之气，早已从温化矣。

　　始病，应发汗，及发汗已，身如灼热不退者，名风温上条触寒而发，此条触风而发，故名风温。风温为病身灼热，六脉俱浮内外之风邪俱盛，亦有发温病，汗而遂成风温者，以温病禁发汗，而内火之盛最易召风故也，自汗出太阳风邪，身重病出以阴，多眠睡，鼻息寒齁，语言难出邪热迫于上下，而肺肾之气受伤也。若被下者愈夺津液，小便不利水泉竭，直视太阳夫几绝，失溲藏气不固。若被火者，微发黄色以火劫火，剧则如惊痫，时瘛音炽疭音宗，热极生风也。若火熏之色渐如黑者，津液绝矣，一逆尚引日如不当汗而汗，不当下而下之类，再逆促命期如误汗而又误下之类。误而又误，不可救也。《金鉴》云：凡温病热病，无汗者，宜大青龙汤。时无汗，时有汗者，宜桂枝二越婢之汤。

有汗者，宜桂枝白虎汤。内热有结者，防风通圣散。量病之轻重，证之有无斟酌减取而详之。此法，惟西北二方，四时皆可行之，若江淮以南，地气偏暖处，必初春乃可用之。余时不可轻重麻桂也。按：此外又有温湿、风湿等证，与风湿证皆统于太阳温病中，学者当各于其类求之。又时气感冒，风寒病邪由外而入，病之传经者也，但有夏感冒风寒时，既温热，邪不得复用麻桂，以伤津液元气，当以辛凉解散，故陶节庵用羌活冲和阳汗之，无汗加苍术，有汗加白术，一方二用。云洁古易老亦并各制有者，但时下多未用耳。若温病风湿之证，病根自内而出，触于外而成病之不传者也，惟治不如法，风淫经络病证，几因而转变耳。

二十八、痰 病 篇

痰有肺胃之分，寒热散聚之别，又有脾虚不摄，肾水上泛等证，当再参以后贤之治法。

病外证如桂枝证发热自汗出，微恶寒，谓之如者，言不由外感也，头不痛，项不强或身胸中痞硬，气上冲，咽喉不得息寒饮停蓄，阻遏胸中之阳，此为胸中有寒也明痰之为寒饮，当吐之，痰在上脘者，可用吐，宜瓜蒂散陶氏用加味二陈汤。诸亡血，虚家不与瓜蒂散。按：痰之为病，有属寒饮者，亦入与热相搏者。

瓜蒂散方

瓜蒂熬黄　赤小豆

上等分，各别捣筛为散已，合治之，取一钱匕，以香豉一合，热汤七合，煮稀糜，取汁和散，温顿服之，快吐乃止若系热痰，可用栀子豉汤。

病人手足厥冷，脉乍紧者证似厥阴，但脉乍紧则有时不紧，邪结在胸中有痰故也，若病或心下满而烦，饥不能食者痰聚上焦，物不得下病在胸中即上脘也，当须吐之，宜瓜蒂散。

病胸上诸实胸间乃阳气散布之，所以空虚为快，胸中郁郁而痛清阳之气，实不得汇通，不能食上有所阻，欲使人按之中虚之故，而反有涎唾中脘之痰，亦名脾不能运化，下利，日十余行胃中阳气以遏抑而虚寒，其脉反迟中寒，寸口脉微滑痰在高处，此可吐之，吐之而升降之气宣通则利自止。

病人有寒痰已属寒，复发汗再少其阳，胃中虚冷，必吐蚘。

二十九、宿 食 篇

按：凡治痰食等证，与之消导。不愈，内寇裹有风寒，未与解散，故令不愈。凡治寻常风寒与之，表散不愈，内必有痰食裹住，未与消导，故令不愈。又有久嗽内虚，及妇人血滞心痛等证，多因风寒而起，未与表散，便与调补，以致风寒内陷，连增寒热，真成虚损者，又有感冒伤风等证成，因病有别故，及服药不如法，表散未效，旦暮更方，屡行发散，伤泄津液元气，以致转为虚损者，凡此一不细心，皆足贻害于人，奈何执陈方，以治新病，且以酒后处方哉。今仲景先师论中一百一十三方，无法不备矣，而先师序中，宜以例为言，是更欲人之神明变化也。

问曰：病人有宿食，何以别之？

师曰：寸口胃脉独浮而大，按之反涩内有所阻，中气遏抑，尺中亦微而涩上下气不宣通,故知有宿食也。

下利胃气遏抑而下降也,不欲食者,有宿食故也治宿食之方,后人颇多,陶氏治以调中益气汤,聂久吾治以升消平胃散,如消导二陈汤,枳实大黄汤之类皆可。量其证而用之,其有停聚属冷者,当以枳实理中丸,大积大聚攻其大半遂止,勿攻至尽者。寻常食滞,只宜缓消,急攻急下,辄伤胃气,且致留邪也,戒之。

下利,脉反滑滑主痰食,当有所去,下之乃愈。若下利,三部脉皆平脉虽不显内积,按之心下硬者证已急,因胃气阻遏,故不能见于脉,急下之,宜大承气汤急舒胃气。

下利,脉迟有附滞之象而滑者有内积之食,内实也,利未欲止,当下之予此篇多以下利为言,必是因时气之宿食也。

病无表证,但腹中满,而且痛者,此为内实也,当下之,宜大承气汤。若宿食在上脘者邪高与喉相近,是必有痰载之,使不得下,且为喘为满也,当吐之。

下利差后失于调养,至其病利之年月日胃气自怯,而复发者,以病不尽也若壮实之人,邪气胜者,当乘其可投之机,而再下之务一服尽去,其邪不可良下。若虚怯之人尤□缓治,惟务去病根,不可单用补寒以滋后患。按:治利者,若但知急下人凉,不知调养胃间阳气使之升举,旁达于上中二焦,复其故,当或失于补逐,或急补之,或以紧集逼之,则邪反得留,后必复发,或久不大愈也。

三十、动气篇

其人腹中素有阴痞,气常为之牵动,而称动气也。

动气在右肺气多虚,不可发汗谓不可厚覆大发也,发汗则衄而渴,心苦烦,饮则吐火人腹内有痞聚,凡一身之气,而脉息津液俱为彼所牵制,不得照常,故汗吐下俱不得轻用。衄渴烦吐,皆见太阳篇中。动气在左肝气多虚,不可发汗,发汗则头眩,汗不止,筋惕肉𥆧木气受伤,必牵动少阴之阳矣。

动气在上下必虚,不可发汗,发汗则气上冲,正在心端水来凌火。动气在下上必竭,不可发汗,发汗则无汗以平日之津液皆下行在四达故也。予室何素有动气在肝部,一切凉燥补润之剂,皆不可偏用,小有所感触,便似受寒者声重,且腠理闭塞,每投以麻桂,其汗一出即止,不半月复如感寒状,非真有所感,乃动气之寒招致些须耳,三数年间,投法屡治,今可三四月一发矣,究之不敢大发汗,胸中大烦虚火亢也,骨节苦疼肾亦枯也,目晕血竭肝无依也恶寒少阴太阳津液失守,而阳微也,食则反吐,谷不得前阴气猖炽,脾胃大伤。

动气在右不可下,下之则津液内竭,咽燥、鼻干、头眩、心悸也肾肝肺胃齐受伤。动气在左不可下,下之则腹内拘急,食不下,动气更剧,虽有身热,卧则欲踡肾肝脾胃受伤。

动气在上不可下,下之则掌握掌心也热烦心主受伤,身上浮冷火败,热汗自泄阳败则汗不敛,欲得水自灌阴盛阳亡,欲引水自救,危证也。动气在下不可下,下则腹胀满中虚则阴气逆,卒起头眩诸阳上虚,食则下利清谷,心下痞也有阴无阳,急宜温补。按:凡用药,如辛苦劳役之人,气从热化,多任受攻,少任受补。劳心安养之人,气从寒化,多任受补,少任受攻,此存乎境者也。质厚气壮之人,硝黄吞之,而不畏姜桂,啜之而即热气法,质弱之人,喜啖参芪桂附,忌见枳朴硝黄,此因乎禀者也，又有动辄喜于攻下，一攻一下即愈，亦有居常不离桂姜，得温得补即可，此系乎习者也。然此时，其大凡耳，至于病机所在，有大补大攻之法，有半补半泻之法，有多补少泻、多泻少补之法，有补中带和，和中寓补种种诸法，难以言尽，随病致宜圆机活法，因乎其劳而已。

三十一、霍乱篇

此证有外感，有挟食，挟暑，挟内寒及水，其气化之气种种不同，当分别施治，先其所急也。《金鉴》云：霍乱者，因风、寒、暑、热、饮食生冷之邪，杂揉交病于中，正不能堪，一任邪之挥霍扰乱，故令三焦混淆，清浊相干，乱于肠胃也。表甚则有头痛、身痛、发热恶寒之证，里甚则有呕吐、泻利、腹中大痛之证，寒甚则有转筋、厥逆、冷汗等证，暑甚则有烦热、大渴引饮等证。

问曰：病有发热，头痛，身疼，恶寒风寒暑热之表证，吐利者饮食生冷之里证，此属何病？

答曰：此名霍乱，自吐下，又利止，复更发热也沈名宗曰：吐利已止，复更发热，乃里气和，而表邪未解，当从解表之法，其表证除，而里证未止者，又当以利里为主。《金鉴》云：表不解者，宜藿香正气汤，或香薷饮散而和之，有里未解者，宜辰砂六一散，或白虎人参汤清之。

问曰：病有霍乱者何？

答曰：呕吐而利，名曰霍乱伤寒亦有吐利，必传至阴经乃见，初不起于一时，此大异也。即吐不利者，名霍乱。又有腹中急痛不吐不利者，名干霍乱。□一时阴阳格逆，失其升降之常，当先以炒盐汤急服下，后以鸡羽探喉间吐之，此为如法。

霍乱，头痛，发热，身疼痛表证也。其热多欲饮水者外感挟热，五苓散主之两解表里之邪。寒多不用水者内寒也，理中丸主之独温其中。

吐利而身痛不休者里和而表未和，当消息和解其外，宜桂枝汤小和之勿许过度。

吐利里急汗出，发热恶寒表阳虚也，四肢拘急已含转筋在内，手足厥冷者里阴盛也，此中外苦寒之证，四逆汤主之乃中外合救之剂。若既吐且利上下峻症，津液内亡，小便当少，小便复利，而大汗出，下利清谷诸窍皆泄，阳不可复固矣，内寒外热幸有外热一症，阳犹在身，未至脱离也，脉微欲绝者，四逆汤主之如相格者，可加猪胆汁一合，从阴以引阳。

吐利，发汗，脉乎凡霍乱吐利，愈后且戒食半日，先将鲜米炒令色黄，露冷地上一时，煮薄粥，少少饮之，乃不助邪气，小烦者，以新虚不胜谷气故也。

三十二、差后篇

按：凡一切外淫六气差后，及大病后大虚，当以相宜饮食徐徐调养，或平和有益之剂，缓缓提杀，令其胃气渐舒，得以从容长旺，虚邪自退，不致阻遏为殃，斯为善也。切忌大温大补，恐塞正气长旺之机，遏余邪退出之路，反为不美矣。惟暴病虚损，及猝中阴寒等时，则非急温急补不救，是故道在活人，则临机应变，本可执一也。

伤寒大病差后气血虚弱未平，劳复者起居动作，梳沐等类，枳实栀子豉汤主之温覆令微似汗。若有宿食者脾胃新虚，伤食即复，加大黄如博棋子五六枚王肯堂曰，劳复之邪，自内发也。

枳实栀子豉汤方

枳实三枚，炙　栀子十四枚　豉一升，绵裹

上以清浆水七升，空煮取四升欲其下行，内枳实栀子，煮取二升，下豉，更煮五六沸欲其走表，去滓，分温再服，覆令微似汗禁风并禁同桂枝法。

枳实栀子大黄汤方

于前汤少加大黄，微利之，勿令过也。

伤寒差已，续后更发热无表里证，脉亦不浮不沉，小柴胡汤主之和其表里。脉浮者有表，以汗解之枳实栀子豉汤微汗之。脉沉实者有里，以下解之枳实栀子豉加大黄汤，微下之，如此诊脉审证，方合大病差后治复之正规矩。

伤寒大病差后，从腰以下有水气水滞不行，下身浚肿者，牡蛎泽泻散主之峻逐水气，恐缓则水盛上犯也。《金鉴》云：此方用之于形壮气实者，肿可随愈，若病后土虚不能制水，肾虚不亦行水者，又当别论，慎不可用此方也。

牡蛎泽泻散方

牡蛎熬　泽泻　瓜蒌根　蜀漆暖水洗，去腥　商陆根熬　海藻洗，去咸　苦葶苈各等分，熬

上七味，共捣下筛为散，便入臼中治之，白饮和服方寸匕，日三服，小便利，止后服。按：此方必峻，不可轻用，察观小便利止服之，言其证必不急，上迫不得安息，势甚为也。故不得不以峻药杀其势，所谓急则治其标也，一得便利即止后服，则周本通和之法，如温中带散，补中寓发之道，又当急善其后，即于言外可见，如当此等急证，而先图其本，势必水气凌心，外则裂肤出水，内则呕吐昏瞆不可治矣，古人九"载绩"用弗成，职是故也。再按：凡治病，俗工多行伐伐，但知去病，不知补益，或连绵不已，病终不去，或正气受伤，疾势转增，此时毫无他邪，所欠者扶正耳，但无一病邪，症自愈，此补工之所以称能也。若邪气正盛之日，病邪方在欲进之时，便用养正以却邪之道，其贻患正未可量也。又多攻之人，不危尚可与补，若久补之人，外形虽若相安，而危机尽伏于内，不离补剂，惠斯作矣，岂可复与攻哉。即不离补剂，患至正气皆化，为则之日，必无幸矣。予童时，当去今五十年前，医者但知治疾，不知扶正，病人一间用补，便谓危证，早自必然不肯服，故误于攻伐之证甚多，今远十余年，问医工多言补病，人亦多喜补恶攻，目有虑医之攻，而先以补示意者，故病之误于温补者亦不少。此世风之变，倚重倚轻习俗，后人贤者亦所不免。子朱《了语类解中庸》云：急些子便过，缓些了便不及，此道之难明，而时中之所以不易言也，正是此圣，是故攻所当攻，攻之时早，有顾本之意，补所当补，补之中毫无过，当之非独能去邪，返止使长安于无病者，人诚难得也。窃愿世之医者，勿以遍执，为能世之病者，当知勿药，有喜补偏救敝，因乎其几而还止，折无积重之失矣。金鉴云：水气有气，有腰以上肿者，当汗之，以小青龙、越婢等汤可也。

大病差后，喜唾，久不了了，胸上有寒，当以丸药温之，宜理中丸缓以治之。按：凡热证差后，或胃弱生寒，或服药气血，力不赢少气之类，只宜缓图，最禁大温大补者，以人之所恃以有生者，火气也。此火气既经大病激发践躏之后，虽暂安宁，尚未伏贴，此时血气尚未周匝充实，余热尚未温润融和，一投猛力之药，气血方不在受，必又变生他病矣。故只宜缓以图之，使其相安于无事之大可也。

李等翁于病人,急思急慕之物,虽病在所禁,亦必故以投之,勿令激其气血之变,诚深识此盈虚消息之圣也。

伤寒解后_{安于调理},虚羸_{前之寒伤形}少气_{今之热伤气},气逆欲上_{余热欲犯胃,前条以差后之热证言,此条以差后之热证言},竹叶石膏汤主之。

竹叶石膏汤方

竹叶_{二把}　石膏_{二升}　半夏_{半升,洗}　人参_{二两}　甘草_{三两,炙}　粳米_{半升}　麦冬_{一升,去心}

上以水一斗煮药,取六升,去滓,内粳米,煮米熟汤成,去米,温服一升,日三服。此清肺证燥之第一方也,予在资中遇一夏酷暑酿成秋燥之证,服清金生液之剂,一月而安,霜降后,当胜复之机,因劳动热复发内燥,腹疼五藏干痓,食不下咽,腹内经脉不之扯,如宗叶引收,痛不可忍,乃用百合地黄汤,一剂诸证悉退,周身燥气举皆浸入胃中,如暑利,然三日后和之,以桂枝加黄芩汤而安,因思人之忧思失志,阳火熬亢,致成燥证者,可以此类推之。

病人病退,脉已解,而日暮阳气衰之时微烦者,以病新差,人强与之谷食劝令多食,而脾胃尚弱,不能消谷,故令微烦不须用药,但损少其谷食则愈。王鹤曰:病后一切饮食起居坐卧,俱宜听其自然,不可勉强,强则非其所欲,反逆其性,非所以调养气血也。

伤寒,阴阳易之为病,其人身体重少气,少腹里急,或引阴中拘挛,热上冲胸,头重不欲举,眼中生花,膝胫拘急者_{皆病后热□之气传,易熏蒸冲上及下也},烧裩[1]散主之_{此方具有同气相求之至理}。

烧裩散方

妇人中裩近隐处,取烧作灰,妇人病则取男子裩烧服。

上一味,水和服方寸匕,小便即利,阴头微肿_{病从小便出},此为愈矣。王肯堂曰:此外有房劳复病,有寒热多汗,头重目眩,腹中拘急者,有百节空虚,筋骨软弱不能动移,心神恍惚而死者,宜当归四逆汤,厥者加附,于寒者加吴茱萸、生姜。金鉴云:房劳复,男以六味地黄汤,女以四物汤,热者合小柴胡,寒者酌加温散之品,如有表证者,即当从房事后犯风寒论,应汗则以补中益气汤加麻桂微汗之,厥者加附子,应吐则加入淡豆豉适可即止,切勿过也。谨安人身,受天地之金理,即得天地之全气,故人身一小天地,圣无盛衰之异,而气有得失之殊,天地之九有四方,由取中外气候,各各不同,莫不相维相制相拱以成世。今予身五藏九窍百骸任用,不俾气机各别,亦皆相率相转,以法其功能,如人身之皮毛在外,与天之雾露沉瀣相摄,和融煦妪相亲,太疏因泄元气,太密则血气闭滞,变生诸疾,是知人身之皮毛,虽无气出,而实不可闭,犹地之草木,虽不见其长,而实有滋荣,由是而肌肉而经络而血脉而肠胃而脏腑骨骼推之,悉一二法于天地各有所生所养,气机之所管摄相济相维,一昼一夜合于五十度,揆度之准,斯为善地。或有淖燥流溢,伏逆迟留之处,大过不及病斯作矣。治之上者,必上参天道,下斯地旨,中察人情之变,旁通鸟兽草木之性情,以诚一灵明之心思,行驱邪卫正之善术,乃能识达古今,独出手眼,病药相当,可称□大之手,次则如钱刘李朱祖述,轩岐宪章仲景诵读,俺实听明独启,虽其著书立言,各鸣一家,不过于前人之启其端,而未畅其谓者,从而发挥之耳,知灵素奥旨及伤寒论金匮书诸理诸法,何所不熟,何日不用,俱其立言垂后则不欲复乎前人,以致无所阐发也。又其下者,多读方书,广阅病情

---

[1] 裩:当作"裈",后同。

乎，正通达，不执偏方以误人，其亦可也。然则是道也，当以广求名论，为识精忠透悟为功，下矜一己之见，不执一家之言，不邀名，不好利，不揣合人情病证，乃身祇以活人为矜，亦可以称仁与矣，兹者恭逢圣主当阳，如天如生，颁行《医宗金鉴》一书，于天下黜邪崇正，首列《伤寒论》《金匮》二书，于简端于以阐明岐黄之奥旨，二行见民安物，阜太和祥溢，而疵疠不生，中和位育之功，无一之不正矣，天下蒸蒸诵习，所为深究厥旨，匠心独运之士，自必所在多有也，恬草野无知，妄抒悃忱，幸冀四方高明，订其迷误，庶得稍释罪愆也。

医理元枢

卷十一

金匮要略注（一）

仲景先师既著《伤寒论》以统治六淫之法，固已泄医道之奥矣。其有杂病求尽之旨，又别著为书，上之汉武帝颁之天下，藏其本于秘府，故名之曰《金匮》。令其全书，不可复睹，谨依《金鉴》所刊，采其最切者列之，考先生所著，尚有卒病论一十八卷，与《伤寒论》三百九十七法、一百一十三方并行于世，至晋末遂已失之矣，或曰所谓《卒病论》即《伤寒论》是也，因晋太医令王叔和序次颠倒，故曰失之。

夫病清邪居上本乎天者，浊邪居下本乎地者，大邪中表六气，小邪中里七情，槃音倾，侧水也钎音任，类食也之邪，从口入者，宿食也言病之三因。为五邪中人，各有法度各因类以从人而条理攸分，风中于前犹早也，寒中于暮，湿伤于下，雾伤于上，风令脉浮，寒令脉急紧也，雾伤气腠，湿流关节，极寒伤经经属阴，极热伤络络属阳，所谓各有法度也。

夫病有痼疾，加以卒病卒然新病，当先治其卒病亦要顾虑痼疾，后乃治其痼疾也。

夫诸病在藏有可攻之证，欲攻之不可妄攻，当随其所得之轻重而攻之。如渴者之病，必小便不利蓄热有证，乃与猪苓汤攻利其火热，余病皆仿此推之，总以见证为的确。以上三条统言治病之凡例也。

一、百合病第一

论曰：百合病者，百脉一宗，悉致其病无阴阳表里之分也。意欲食复不能食，常默默然，欲卧不能卧，欲行不能行，欲饮食或有美时，或有不用闻食臭时，如寒无寒，如热无热大惊与大病复，大失意后多有之，口苦，小便赤，诸药不能治，得药则剧吐利，如有神灵者，此百合病也。

身形如和承上百合病，其脉微数，每溺时头痛者，六十日乃愈者。溺时头不痛，但手发淅然者，四十日愈。若溺时快然，但头眩者，二十日愈。其证或未病而预见，或病四五日而出，或病二十日，或一月微见者，各随证治之。

百合病，见于阴者，以温养阳之法救之。见于阳者，以凉养阴之法救之。

百合病，不经吐下发汗，病形如初之第一条所言者，百合地黄汤主之。

百合地黄汤方

百合擘，七枚　生地黄汁一升

上以水洗百合，渍一宿，当白沫出，去其水，更以泉水二升，煎取一升，去滓，内地黄汁，煎取一升，五合分服，再服，中病勿更服，大便当如漆。

百合病，变发热者内热也，百合滑石散主之。

百合滑石散方

百合一两，炙　滑石三两，水飞

上为散,饮服方寸匕,日三服,当微利,热除则止服。

百合病,渴不差者内热盛,而津液竭也,用后方主之。

瓜蒌牡蛎散方

瓜蒌根　牡蛎_{熬,等分砺粉}

上为细末,饮服方寸匕,日三服。

百合病,不应于发汗后不解者,百合知母汤主之。

百合知母汤方

百合_{七枚}　知母_{三两,切}

上以水洗百合,如前法,更以水二升,煎取一升,别以水二升,煎知母取一升,同去滓,和合煎取一升五合,分温再服。

百合病不应下,下之后不解者,滑石代赭石汤主之。

滑石代赭汤方

百合_{七枚}　滑石_{三两}　代赭石_{如弹丸大一枚}

上先煎百合,取汁一升,别煎滑石代赭石,取汁一升后,和合重煎取一升五合,分温再服。

二、狐惑病第二

狐惑之为病牙疳、下疳等疮之古名也,多因伤寒及大病后余毒,或过服热药,湿热交蒸之为害,状如伤寒,默默欲眠,目不得闭,卧起不安病或在阴,亦或在阳,蚀于喉为惑牙疳,蚀于阴为狐下疳,不欲饮食,恶闻食臭,其面目乍赤、乍黑、乍白半分面,虫乱于胃中也。蚀于上部,则声嗄,甘草泻心汤主之。蚀于下部,则咽干,苦参汤洗之。蚀于肛者,雄黄熏之。

甘草泻心汤方

甘草_{四分}　黄芩　人参　干姜_{各三两}　黄连_{一两}　大枣_{十二枚}　半夏_{半升}

上以水一斗,煮取六升,去滓,再煎取三分,温服一升,日三服。

苦参汤方

苦参_{一升}

上水一斗,煮取七升,熏洗,日三次。

雄黄熏方

雄黄

上一味,为末,筒瓦二枚,合之烧向肛,熏之。

病狐惑者,脉数,外无热,微烦热在内疮,默默但欲卧,汗出。初得之三四日,目赤如鸠眼热蕴于血眦络赤也。七八日,目四眦黑热瘀血腐。若能食者,脓已成也,赤小豆当归散主之。

赤小豆当归散方

赤小豆_{浸令芽出,晒干,三升}　当归_{一斤}

上二味,杵为散,米浆水服方寸匕,日三服。

三、阴阳毒病第三

阳毒之为病此阴阳灾侵之气,其中人也,暴而死,中于阳者,名曰阳毒,面赤斑斑如锦文,咽喉痛,唾脓血,五日可治,七日不可治,升麻鳖甲汤主之。

阴毒之为病中于阴者,名曰阴毒,面目青,身痛如被杖,咽喉痛,五日可治,七日不可治,升麻鳖甲汤去雄黄蜀椒主之。凡中此胃气之人,不止咽痛身痛也,甚至心腹绞痛,大满大胀,通身络胀青紫,手足韭甲色如靛,口噤牙紧,心中忙乱,死在旦夕者,是其邪必从口鼻而入也。

升麻鳖甲汤方

升麻_{二两}　当归_{一两}　蜀椒_{炒,去汗,一两}　甘草_{二两}　鳖甲_{炙,手指大一片}　雄黄_{研,半两}

上以水六升,煮取一升,顿服之,老小再服,取汗。赵献可云:此阴阳二毒见,感天地疫疠非常之气,沿家传染,所谓时疫症也,方内老小再服可见。《金鉴》云:方内阴毒反去雄黄、蜀椒,必传写之误,故治是症者,不必问其阴阳,但刺其尺泽、委中、手中十指及脉络暴出之处出血,轻则用刮痧法,随服紫金锭,或吐、或下、或汗而愈者不少,若吐利不止,厥逆冷汗,胀微欲绝者,用炮附子、炮川乌、吴茱萸、丁香、生干姜、甘草,虚者加人参救之,亦多得生。

四、疟病 第四

师曰:疟脉自弦,弦数者多热,弦迟者多寒。弦沉紧者下之差,弦迟者可温之,弦浮紧者可发汗,弦滑大者可吐之,弦数者风发也即风热可清之,若久不止,则不可清,以饮食消息止之。

病疟,以月一日发,当以十五日愈,设不差,当月尽解,如其不差,当云何?师曰:此结为癥瘕,名曰疟母,急治之,宜鳖甲煎丸。

鳖甲煎丸方

鳖甲_{炙,十二分}　乌扇_{烧,三分}　黄芩_{三分}　柴胡_{六分}　鼠妇_{熬,三分}　干姜_{二分}　大黄_{三分}　芍药_{五分}　桂枝_{三分}　葶苈_{熬,一分}　石苇_{去毛,三分}　厚朴_{三分}　牡丹_{去心,五分}　瞿麦_{二分}　紫葳_{三分}　半夏_{一分}　人参_{一分}　䗪虫_{熬,五分}　阿胶_{三分}　蜂窝_{炙,四分}　赤硝_{十二分}　蜣螂_{熬,六分}　桃

仁三分

上为末，取煅灶下灰一斗，清酒一斛五斗，浸灰，候酒尽一半，着鳖甲于中，煮令泛烂如胶漆，绞取汁，内诸药，煎为丸，如梧子大，空心服七丸，日三服。

温疟者，其脉如平，身无寒但热，骨节疼烦，时呕，白虎加桂枝汤主之。其文脉简，《内经》已详。

白虎加桂枝汤方

知母六两　甘草炙,二两　石膏一斤　粳米二合　桂枝二两

上以水五升，煎取三升，温进一升，中病止服。

五、中风历节病第五

夫风之为病，当半身不遂偏枯也，或但臂不遂者非中风，此为痹脉当沉涩。若脉微正气虚而数邪气盛,非痹也，中风使然。

寸口脉浮而紧，紧则为寒，浮则为虚，寒虚相搏，邪在皮肤，浮者血虚，络脉空虚，贼风之气具邪不泻，或左或右，邪气反缓，正气即急，正气引邪，喎僻不遂。邪在于络，肌肤不仁；邪在于经，即身重不胜；邪入于府，即不识人；邪入于藏，舌则难言，口吐涎。

寸口脉迟而缓，迟则为寒，缓则为虚；荣缓则为亡血，卫缓则为中风；邪气中经，则身痒而瘾疹；心气不足，邪气入中，则胸满而气短。

寸口脉沉而弱，沉即主骨，弱即主筋；沉即为肾，弱即为肝。此得之汗出入水中，如水伤心□汗搏聚，湿热交蒸，历节黄汗出，故曰历节外比，此外得之外因者。

味酸则伤筋，筋伤则缓，名曰泄。咸则伤骨，骨伤则痿，名曰枯。枯泄相搏，名曰断绝。荣气不通，卫不独行，荣卫俱微，三焦无所御，四属断绝，身体羸瘦，独足肿大，黄汗出，胫冷此凡饮食之味过伤，日久而成，乃得之不内不外因者。假令发热，便为历节也，病历节不可屈伸。苦疼痛，乌头汤主之。

乌头汤方

麻黄　芍药　黄芪各三两　甘草　川乌以蜜一升,煎取一升,除去乌头,五枚

上四味，以水三升，煮取一升，去渣，内蜜煎中，更煎之，服七合，不知尽服之。

诸肢节疼痛，身体尪羸，脚肿如脱，头眩短气，温温即嗢嗢欲吐气血两虚，桂枝芍药知母汤主之。

桂枝芍药知母汤方

桂枝四两　芍药三两　甘草二两　麻黄二两　生姜五两　白术五两　知母四两　防风二两　附子炮,二枚

上以水七升，煮取二升，温服七合，日三服。

盛人脉涩小，短气，自汗出，历节疼，不可屈伸，此皆饮酒汗出当风所致。

六、血痹虚劳病第六

问曰：血痹病，从何得之？

师曰：夫尊荣人，骨弱肌肤盛，重因疲劳汗出，卧不时动摇，加被微风，遂得之_{邪气凝于血分，故以血痹名之}。但以脉自微涩，在寸口关上小紧，宜针引阳气，令脉和紧去邪气散，痹者通则愈。

血痹，阴阳俱微，寸口关上微，尺中小紧_{此血痹之诊也}，紧主外邪，外证身体不仁，如风痹状_{加不流走疼痛}，黄芪桂枝五物汤主之。

黄芪桂枝五物汤方

黄芪_{三两}　芍药_{三两}　桂枝_{三两}　生姜_{六两}　大枣_{十二枚}

上以水六升，煮取二升，温服七合，日三服。

夫男子平人，脉大伤脾也为劳，极虚伤肾也亦为劳。

劳之为病，其脉浮大，手足烦_{即五心烦热}，阴虚不能抱阳也。春夏阳旺剧，秋冬阴旺瘥，阴虚精自出_{不能自固}，酸削不能行_{膝酸体瘦}，行步艰难。

男子脉浮弱而涩，为无子，精气清冷。

男子平人，脉虚弱细微者，善盗汗也。

脉沉小迟，名脱气，其人疾行则喘喝，手足逆寒，腹满，甚则溏泄，食不消化也。

脉得诸芤动微紧，男子失精，女子梦交，桂枝龙骨牡蛎汤主之。

桂枝加龙骨牡蛎汤方

桂枝　芍药　生姜_{各三两}　甘草_{二两}　龙骨　牡蛎_{各三两}

上以水七升，煮取三升，分温三服。

虚劳里急、悸、衄、腹中痛，梦失精，四肢酸疼，手足烦热，咽干口燥，小建中汤主之_{呕家胀家不可用}。

小建中汤方

桂枝_{三两}　甘草_{炙,三两}　大枣_{十二枚}　芍药_{六两}　生姜_{一两}　胶饴_{一升}

上以水七升，煮取三升，内胶饴，上微火消解，温服一升，日三服。

虚劳里急，诸不足者，黄芪建中汤主之。

黄芪建中汤方

于小建中方内，加黄芪一两半，余依上法。满者去枣加茯苓一两半，肺气虚损加半夏三两。

虚劳腰痛,小腹拘急,小便不利者,八味肾气丸主之。

八味肾气丸方

见妇人杂病中。

虚劳,虚烦不得眠,酸枣汤主之。

酸枣汤方

酸枣仁_{二升} 甘草_{一两} 知母 茯苓 芎䓖[1]_{各一两}

上以水八升,煮酸枣仁得六升,内诸药,煮取三升,分温三服。

凡五劳极虚,羸瘦,腹满不能饮食,宜缓中补虚_{如上之建中等方是也}。食伤、忧伤、饮伤、房室伤、饥伤、劳伤、经络营气伤_{等症},若晓热所伤,内有干血,肌肤甲错,两目黯黑者,又非缓中补虚所能治,大黄䗪虫丸主之_{以此药为主,再随时以他药辅之}。

大黄䗪虫丸方

大黄_{蒸,十分} 黄芩_{二两} 甘草_{三两} 桃仁_{一升} 杏仁_{一升} 芍药_{四两} 干漆_{炒,二两} 虻虫_{制,一升} 水蛭_{制,百枚} 䗪虫_{制,半两} 蛴螬_{一升} 干地黄_{十两}

上末之炼蜜为丸,小豆大,白饮服五丸,日三服。

虚劳诸不足,风气百疾_{风入脏腑,善行数变,不可名状,但遇脉浮,即属风气},薯蓣丸方。

薯蓣丸方

薯蓣_{三十分} 当归 桂枝 曲 干地黄 豆黄卷_{各十分} 甘草_{二十八分} 人参_{七分} 芎䓖 芍药 白术 麦门冬 杏仁_{各六分} 柴胡 桔梗 茯苓_{各五分} 阿胶_{七分} 干姜_{三分} 白敛_{三分} 防风_{六分} 大枣_{百枚,杵膏}

上末之炼蜜和丸,如弹子大,空腹酒服一丸,以百丸为剂。

七、肺痿肺痈咳嗽上气病第七

问曰:热在上焦者,因咳为肺痿,肺痿之病,从何得之?

师曰:或从汗出,或从呕吐,或从消渴,及小便利数,或从大便难_{津液本少},又被快药下利,重亡津液_{如是则肺热,而清肃之令不行,水精不□□},故而留则得热成痰,故得之。

曰:寸口脉数,其人咳,口中反有浊唾涎沫者何?

师曰:肺受火甲木□不布,干者自干,唾者自唾,愈干则愈唾,是为肺痿之病,若口中辟辟干燥_{不唾涎沫},咳即胸中隐隐痛,脉反滑数_{主内热有责},此为肺痈_{日久疮破},咳唾脓血以取

---

[1] 芎䓖:即芎,多指"川芎",后同。

辨之。

脉数虚者为肺痿,数实者为肺痈又少而数之虚实辨尺。凡肺干治肺热,□□□□□。

肺痈指什何之症曰更加喘不得卧甘气壅肺,甚急,葶苈大枣泻肺汤主之。赵良曰：由□则痰,吃紧之方也,病势如吐,不泻何待？

葶苈大枣泻肺汤方

葶苈熬,令黄色,捣丸如弹子大　　大枣十二枚

上先以水三升,煮枣取二升,去枣内葶苈,煮取一升,顿服。

肺痈胸满胀,一身面目浮肿,鼻塞清涕出,不闻香臭酸辛更加邪气外寒皮毛,咳逆上气,喘鸣迫塞,葶苈大枣泻肺汤主之。方见前。

咳而胸满,振寒脉数□聚胸间,咽干不渴属血分,时出浊唾腥臭,久久吐脓如米粥者高世栻曰：如吐米粥,亦虚弱之脓也,为肺痈,桔梗汤主之。

桔梗汤方

桔梗一两　　甘草二两

上以水三升,煮取一升,令温再服,则吐脓血也。

肺痿属肺热不布,当吐涎沫而咳而不咳者非肺痿也,□肺中有□次,其人不渴,必遗尿,或小便数,所以然者,以上虚不能制下故也,此为肺中冷,头目必眩,多涎唾,甘草干姜汤以温之。若服汤已,而加渴者非肺中有冷饮,属消渴胃中热燥。

甘草干姜汤方

此以□中为□。

甘草灸,四两　　干姜炮,二两

上以水三升,煮取一升五合,分温再服。

咳而上气,喉中水鸡声肺经有寒,射干麻黄汤主之。

射干麻黄汤方

此以散寒为主,宣通表里之邪。

射干三两　　麻黄四两　　生姜四两　　细辛　　紫菀　　款冬花各三两　　五味子半斤　　大枣七枚　　半夏半升

上以水一斗二升,先煮麻黄两沸,去上沫,内诸药,煮取三升,分温三服。

火逆上气,咽喉不利,欲止逆下气者,麦门冬汤主之。

麦门冬汤方

喻氏曰：此治胃中津液方燥,虚火上炎之良方。

麦门冬七升　　半夏一升　　人参三两　　甘草二两　　粳米三合　　大枣十二枚

上以水一斗二升,煮取六升,温服一升,日三服,夜一服。

咳逆上气,时时唾浊痰涎,多无别症,但能坐不得眠气逆之甚,皂荚丸主之。

皂荚丸方

皂荚八两,刮去皮,用酥灸

上一味,末之,蜜丸子梧子大,以枣膏和汤,服三丸,日三服,夜一服。

上气,面浮肿,肩息喘也,但升而不降,其脉浮大者不治阳欲上脱,又加利尤甚阴欲下离。

咳而上气外邪内饮,填塞肺中,此为肺胀肺胀者,其人喘,目如脱状,若脉浮大者浮为有风也,大为病气实,越婢加半夏汤主之治风寒多□而饮少之症。

越婢加半夏汤方

麻黄六两　石膏半斤　生姜三两　大枣十五枚　甘草二两　半夏半升

上以水六升,先煮麻黄,去上沫,内诸药,煮取三升,分温三服。

上气,喘而加躁者,属肺胀乃风郁于外,水逆于中,欲做风水,发汗则愈。方见下条。

肺胀,咳而上气,烦躁而喘,脉浮者如伤风寒,心下有水内有水气,小青龙加石膏汤主之。

小青龙加石膏汤方

此解表行水之剂。

麻黄　芍药　桂枝　细辛　甘草　干姜各三两　半夏　五味子各半升　石膏二两

上以水一斗,先煮麻黄,同上法取三升,强人服一升,弱者减之二三服之,小儿服四合。

咳而脉浮者风寒病其外,厚朴麻黄汤主之。脉沉者痰饮病其内,泽漆汤主之。

厚朴麻黄汤方

以散外邪为主。

厚朴五两　麻黄四两　石膏如鸡子大　杏仁半升　半夏半升　干姜二两　细辛二两　小麦一升　五味子半升

上以水一斗二升,先煮小麦,熟去渣,内诸药,煮取三升,温服一升,日三服。

泽漆汤方

半夏半升　紫参五两,一作紫菀　泽漆三升,以冬流水五斗,煮取一斗五升　生姜五两　白前五两　甘草　黄芩　人参　桂枝各三两

上九味,㕮咀,内泽漆汁中,煮取五升,温服五合。一日夜尽。

八、奔豚气病第八

师曰:奔豚病肾病也,先少腹起,上冲咽喉,发作欲死奔豚之甚者,其气复还则止,从

惊恐得之惊伤心,恐伤肾,水上凌心,故治法宜泻肾而补心也。

奔豚气上冲胸,腹痛,往来寒热奔豚之轻者,奔豚汤主之。

奔豚汤方

甘草　芎䓖　当归各二两　半夏四两　黄芩二两　生葛五两　芍药二两　生姜四两　甘李根白皮一升

上九味,以水二斗,煮取五升,温服一升,日三服,夜一服。

发汗后,脐下悸者,欲作奔豚,茯苓桂枝甘草大枣汤主之。

茯苓桂枝甘草大枣汤方

茯苓半斤　桂枝四两　甘草炙,二两　大枣十五枚

上四味,以甘澜水一斗,先煮茯苓减二升,内诸药,煮取三升,去渣,温服一升,日三服。

九、胸痹心痛短气病第九

师曰:夫脉当取太过不及皆病脉,阳微寸口阳虚阴弦尺中阴盛,即胸痹轻则胀而痛重则痛,阴病乘阳也,所以然者,责其极虚也脉微为极虚。今阳虚,知在上焦阳主上焦,所以胸痹心痛者,以其阴弦故也。

平人无寒热未有表邪,而短气不足以息者此必邪在胸中,故痹而不通,或痰、或酒、或食及里有风寒等,故实也。

胸痹之病,喘息咳唾,胸背痛阴邪气滞,短气,寸口脉沉而迟里气滞而藏内寒,关上小阳虚紧寒数急,瓜蒌薤白白酒汤主之。

瓜蒌薤白白酒汤方

瓜蒌实一枚,捣　薤白半斤　白酒七斤

上三味同煮,取二升,分温再服。

胸痹不得卧病又加甚,心痛彻背者阴气上逆也,瓜蒌薤白半夏汤主之。

瓜蒌薤白半夏汤方

瓜蒌实一枚,捣　薤白三两　半夏半斤　白酒一斗

上四味同煮,取四升,温服一升,日三服。

心痛彻背,背痛彻心连连痛而不休,阴寒已甚,乌头赤石脂丸主之。

乌头赤石脂丸方

蜀椒一两,一法二分　乌头炮,一分　附子炮,半两,一法一分　赤石脂一两,一法二分　干姜一两,一法一分

上五味,末之,蜜丸如桐子大,先食时,服一丸,日三服,不知,稍加服。

胸痹痛,而时缓时急者,薏苡附子散主之。

薏苡附子散方
薏苡仁入肺利气。

薏苡仁十五两　　大附子炮,十枚

上二味,杵为散,服方寸匕,日三服。

胸痹,胸中气塞,短气,茯苓杏仁甘草汤主之轻者利肺气,橘枳姜汤亦主之重而食不下者,利胃气。

茯苓杏仁甘草汤方

茯苓三两　　杏仁五十个　　甘草一两

上三味,以水一斗,煮取五升,温服一升,日三服,不差更服。

橘皮枳实生姜汤方

橘皮一斤　　枳实三两　　生姜半斤

上三味,以水五升,煎取二升,分温再服。

胸痹,心中痞气此属虚症,气结在胸,胸满,胁下逆抢心此属实症,枳实薤白桂枝汤主之治实症,人参汤亦主之治虚症。

枳实薤白桂枝汤方

枳实四枚　　厚朴四两　　薤白半斤　　桂枝一两　　瓜蒌实一枚,捣

上以水五升,先煮枳实、厚朴取三升,去滓,内诸药,煮数沸,分温三服。

人参汤方
长沙不欲以理中名汤,以其名之混而无别也。

人参　　甘草　　干姜　　白术各三两

上以水八升,煮取三升,温服一升,日三服。

心中痞,诸气逆上逆,心悬痛心空而痛,桂枝生姜枳实汤主之。

桂枝生姜枳实汤方

桂枝三两　　生姜三两　　枳实五两

上以水六升,煮取三升,分温三服。

十、腹满腹痛第十

趺阳脉微弦木来贼土,法当腹满,若不满者土旺不受贼,必便难,两脚疼痛肝气自胀,此虚寒从下而上也,当以温药服之。

腹满时减,复如故,此为寒,当与温药宜厚朴生姜甘草半夏人参汤主之。

厚朴生姜甘草半夏人参汤方

厚朴_{半斤}　生姜_{半斤}　半夏_{半斤}　人参_{一两}　甘草_{三两,炙}

上五味,以水一斗,煮取三升,去渣,温服一升,日三服。

夫瘦人虚弱胃空绕脐痛,必有风冷乘之而伤胃,谷气不行当温上而导之,而反下之,其风冷之邪气若上虚者必上冲,不上冲者乃中虚也,心下则痞。

寸口脉弦者,程郊倩曰:弦属肝脉,阴也,寒主收引,即胁下拘急而痛,寒胜于内,其人啬啬恶寒也阳气不行于外。

夫中寒家素有寒疾之人,喜欠,其人清涕出寒在内,若发热,色和者,其非中寒,乃外□偶搏耳,心善嚏。

腹中寒气雷鸣_{寒也切痛气也},胸胁逆满_{肠胃外之寒气},呕吐_{肠胃中之寒气},附子粳米汤主之。

附子粳米汤方

附子_{炮,一枚}　半夏_{半斤}　甘草_{一两}　大枣_{十枚}　粳米_{半升}

上五味,以水八升,煮米熟汤成,去滓,温服一升,日三服。

心胸中大寒痛_{必有厥逆、脉伏等症},呕不能饮食_{寒之拒格于中},腹中寒,上冲皮起,出见有头足,上下痛_{寒之坚聚于外},不可触近者,大建中汤主之。

大建中汤方

蜀椒_{去汗,二合}　干姜_{四两}　人参_{二两}

上三味,以水四升,煮取三升,去滓,内胶饴一升,微火煎取一升半,分温再服,如一炊顷,再饮粥二升,后更服,当一日食糜,温覆之。

痛而闭者,厚朴三物汤主之_{腹满而痛下利者,用理中汤以温其中,腹满而病便闭者,用此汤以开其下}。

厚朴三物汤方

厚朴_{八两}　大黄_{四两}　枳实_{五枚}

上三味,以水一斗二升,先煮二味,取五升,内大黄,煮取三升,温服一升,以利为度。

胁下满痛发热,其脉紧弦,此寒也,宜温药下之,以大黄附子汤。

大黄附子汤方

大黄_{三两}　附子_{炮,一枚}　细辛_{二两}

上三味,以水五升,煮取二升,分温三服。若强人煮取二升半,分温三服,服后,如人行四五里,进一服。

病腹满发热_{里症},十日脉浮而数_{表热},饮食如故_{胃热能消谷},宜厚朴七物汤主之_{承气桂枝二方合用,以和表里之邪}。

厚朴七物汤方

厚朴_{半斤}　甘草_{三两}　大黄_{二两}　大枣_{十枚}　枳实_{五枚}　桂枝_{二两}　生姜_{五两}

上七味,以水一斗,煮取四升,温服八合,日三服,呕者加半夏五合。

按之心下满,痛有潮热者_{邪在阳明、少阳之分},此为实也,当下之,宜大柴胡汤。

大柴胡汤方

柴胡_{半斤}　黄芩_{三两}　芍药_{三两}　半夏_{洗,半斤}　枳实_{炙,四枚}　大黄_{二两}　大枣_{十二枚}　生姜_{五两}

上以水一斗二升,煮取六升,在煎,温服一升,日三服。

腹痛,脉弦而紧,弦则卫气不行,即恶寒;紧则不欲食,邪正相搏,即为寒疝,绕脐痛_{此寒疝之重者},若发则自汗出,手足厥冷者,大乌头煎主之。

乌头煎方

乌头_{大者五枚,熬去皮,不咬咀}

上以水三升,煮取一升,去滓,内蜜二升,煎令水气尽,取二升,强人服七合,弱人服五合,不差,明日更服,不可一日再服。

寒疝,腹中痛,及胁痛里急,其脉沉紧_{此寒疝之轻者},当归生姜羊肉汤主之。

当归生姜羊肉汤

当归_{三两}　生姜_{五两}　羊肉_{一斤}

上以水八升,煮取三升,温服七合,日三服。若寒多者,加生姜成一斤。痛多而呕者,加橘皮二两,白术一两。加生姜者,亦加水五升,煮取三升二合服之。

宿食在上脘,当吐之,宜瓜蒂散。

瓜蒂散方

瓜蒂_{熬黄,一分}　赤小豆_{煮,一分}

上杵为散,以香豉七合煮取汁,和散每一钱七分,温服之,不吐者少加之。

十一、五藏风寒积聚病第十一

凡零碎之小风小寒,从口鼻入者,皆能伤于五藏,致生诸症。又凡积聚等症,亦因风寒搏饮而成,人多忽之,视为内症,统用补养及刻消之剂误矣。观先师所论,及所立诸方,可以晓然意会。

肺中风者_{邪壅而津塞},口燥气逆而喘,头晕而身重气伤力乏,冒风而肿胀_{皮伤风水}。

肺中寒_{胸中之阳不治},吐浊涕_{津液聚而不行}。

肝中风者，头目瞤风盛，两胁痛肝受病，行常伛肝苦急，令人嗜甘欲之缓。

肝中寒者，喜太息气抑不伸，胸中痛，不得转侧气滞不行，食则吐也凡邪上逆。

心中风者，翕翕发热风弱乘心，血气□其之故。

心中寒者，其人苦病，心如啖蒜状，剧者心痛彻背，背痛彻心，譬如蛊注似虫之往来不已，而痛也，其脉浮者寒邪上出，自吐乃愈。

心伤者，其人劳倦心之阳盛于主，即头面赤上盛则下虚，而下重无力，心中痛而自烦，发热，当脐跳，其脉沉肾水乘心，此为心藏伤所致也。尤氏怡曰：心痛而自烦热者，心虚失养，而热动阴中也，当脐跳者，元虚于上，而肾动于下也。

心伤之人，邪哭无故而哭使魂魄不安者，血气少也，血气少者，属于心，心气虚者，其人则畏，合目欲眠，梦远行而精神离散，魂魄妄行心之血，阴也，阴气衰者为狂心之气，阳也，阳气衰者为癫。

脾中风者，翕翕发热，形如醉人，腹中烦身重，皮目瞤动而短气脾无中寒之文，脱简也。

跌阳脉浮而涩，浮则胃气强，涩则小便数，浮涩相搏，大便则坚，其脾为约，麻子仁丸主之。

麻子仁丸方

麻子仁二升　芍药半斤　枳实一斤　大黄一斤　厚朴一斤　杏仁一升

上为末，蜜为丸，梧子大，饮服十丸，日三服，渐加，以知为度。

肾著之病，其人身体重，腰中冷，如坐水中，形如水状肾受寒湿，反不渴，小便自利，饮食如故与脾胃无干，病属下焦，其病因身劳汗出，衣里冷湿，久久得之，腰以下冷痛，腹重如带五千钱，甘姜苓术汤主之。

甘草干姜茯苓白术汤方

甘草二两　白术二两　干姜四两　茯苓四两

上四味，以水五升，煮取三升，分温三服，腰中即温。

问曰：三焦因虚竭而不各归其部，上焦竭，善噫何谓也？

师曰：上焦受中焦气未和未能互相为用，不能消谷，故能噫耳，下焦竭不能供升生之气，即遗溺失便，其气不和，不能自禁制。

师曰：热在上焦者，因咳为肺痿，热在中焦者，则为坚腹满坚痛，热在下焦者，则尿血，亦令淋秘不通。大肠有寒者，多鹜溏；有热者，便肠垢下和脓血。小肠有寒者，其人气不上通，而下重便血血无主，气而妄行，有热者，必痔热畜于肛门。

问曰：病有积、有聚、有䅽气何谓也？

师曰：积者，藏病也，终不移。聚者，府病也，发作有时，辗转痛移，为可治。䅽气者，胁下痛，按之则愈，复发为䅽气。凡诸积大法，脉来细而附骨者，乃积也，寸口脉见积在胸中，微出寸口，积在喉中；关上，积在脐傍；上关上，积在心下；微下关，积在少腹；尺中，积在气冲；脉在左，积在左；脉出右，积在右；脉两出，积在中央，各以其部处关之。

十二、惊悸吐衄下血胸满瘀血病第十二

寸口通指三部脉动而弱，动即为惊外触而动，外邪乘阳也，弱则为悸内生而怯，神不自主也。

师曰：夫脉卓浮，又看目睛晕黄，其衄未止，若晕黄去，目睛慧了，知其衄今止。

又曰：从春至夏衄者，属太阳太阳主外，春夏亦主外；从秋至冬衄者，属阳明阳明主内，秋冬亦主内。衄血者，阳络伤也，下血者，阴络伤也。

衄家不可汗，汗必额上陷，脉紧急，直视不能眴，不得眠其症已危。

病人面无血色，无寒热，脉浮弦者主衄；而脉沉弱，手按之绝者，主下血，凡浮弱沉弱之脉，症兼烦咳者，病在心肺必吐血。

夫吐血，咳逆，上气则气不降，其脉数，而有热，不得卧者，死。

夫酒客，咳者，必致吐血，此因极饮过度所致也热淫所伤。

亡血家，不可发其表，汗出则寒栗而振阳气衰微，力不能支。

吐血不止者，柏叶汤主之热伤阳络，当清其热。劳伤阳络，当理其损。

柏叶汤方

柏叶　干姜各三两　艾三把

上以水五升，取马通白方也汁一升，合煮，取一升，分温再服。四味皆辛温行阳之品，能使而归经络，循行隧道而自止。按：马通腥臊，脾胃弱者忌之。

病人胸满唇痿，舌青口燥，但欲漱水不欲咽，无寒热，脉微大来迟，腹不满，其人言我满者，此阴分有闭塞，为有瘀血。

病者如热状，烦满口干燥而渴，其脉反无热脉症不日无，此为阴伏热气伏于阴分，是瘀血也，当下之。方见《伤寒论》中，但须分上下部分而引导之血。

下血，先便后血，此远血也血在胃，即古所谓结阴，黄土汤主之。下血，先血后便，此近血也血在肠，即古所谓肠澼，赤小豆当归散主之。方见狐惑中。

黄土汤方

甘草　干地黄　白术　附子炮　阿胶　黄芩各二两　灶中黄土半斤

上以水八升，煮取三升，分温二服。

寸口脉弦而大，弦则为减，大则为芤，减则为寒，芤则为虚，寒虚相击，此名曰革，妇人则半产漏下，男子则亡血。

十三、痰饮咳嗽病第十三

夫病人饮水多小便利者为消渴;若不利者,为留饮,水停上焦,必暴喘满,多食少饮多,水停心下,甚者,水气凌心则悸,微者水气凝肺必短气。

先渴后呕,为水停心下,此属饮家,小半夏茯苓汤主之。

小半夏加茯苓汤方

半夏_{一升} 生姜_{半斤} 茯苓_{三两}

上以水七升,煮取一升五合,分温再服。

呕家本渴,渴者为欲解,今反不渴,心下有支饮故也,小半夏汤主之。

小半夏汤方

半夏_{一升} 生姜_{半斤}

上以水七升,煮取一升半,分温再服。

卒呕吐,心下痞,膈间有水_{水气凝结},眩悸者,半夏加茯苓汤主之。

假令瘦人脐下有悸,吐涎沫而癫眩,此水也,五苓散主之。

五苓散方

泽泻_{一两一分} 猪苓_{去皮,三分} 茯苓_{三分} 白术_{三分} 桂枝_{去皮,二分}

上五味为末,白饮服方寸匕,日三服,多饮暖水,汗出愈。

夫短气,有微饮,当从小便去之,苓桂术甘汤主之_{益土以行水},肾气丸亦主之_{益肾气以行水},方见妇人杂病中。

茯苓桂枝白术甘草汤方

茯苓_{四两} 桂枝 白术_{各三两} 甘草_{二两}

上以水六升,煮取三升,分温三服,小便利愈。

夫心下有留饮,其人背寒冷如掌_{留饮阻心之阳也},留饮者_{留肝},必于胁下痛引缺盆,咳嗽则转甚。若胸中有留饮,其人短气而渴,若留于一身则四肢历节痛_{今人所谓湿气充痰是也}。

留饮膈上或病痰,满喘咳吐_{发作有时},发则寒热,背痛,腰痛,目泣自出_{即今之或值春温、秋寒及阴晴皆发若是},其人振振身瞤_{今所谓哮吼病剧者},必有伏饮。

脉浮而细滑,伤饮_{水尚在经。此初病水邪未深之诊也}。

脉沉者,有留饮_{水邪将深之诊也}。

病者脉伏,其人欲自利,利反快,虽利,心下续坚满,此为留饮欲去故也,甘遂半夏汤主之。

甘遂半夏汤方

甘遂_{大者二枚}　半夏_{以水一升,煮取半升,去滓,十二枚}　芍药_{五枚}

上以水二升,煮取半升,去渣,以蜜半升和药汁,煎取八合,顿服之。

问曰:夫饮有四,何谓也?

师曰:有痰饮,有悬饮,有溢饮,有支饮。

问曰:四饮何以为异?

师曰:其人素盛今瘦,水走肠间,沥沥有声,谓之痰饮。其人饮后水流在胁下,咳吐引痛,所谓之悬饮。若饮水流行,归于四肢,当汗出而不汗出,身体疼重,谓之溢饮。咳逆倚息,气短不得卧,其形如肿,谓之支饮。

凡水在心,必心下坚筑,短气,恶水不欲饮。凡水在肺,必吐涎沫,欲饮水。凡水在脾,必少气身重。若水在肝,胁下主满,嚏而痛。水在肾,心下悸。

支饮,胸满者,厚朴大黄汤主之。

厚朴大黄汤方

厚朴_{一尺}　大黄_{六两}　枳实_{四枚}

上以水五升,煮取二升,分温再服。

心下有痰饮,胸胁支满,目眩,苓桂术甘汤主之。

苓桂术甘汤方_{见上}

腹满,口舌干燥,此肠间有水气,己椒苈黄丸主之。

防己椒目葶苈大黄丸方

防己　椒目　葶苈_熬　大黄_{各一两}

上为末之,蜜丸如梧子大,先食饮服一丸,日三服,稍增水大回舟。觉口中有津液,若渴者,加芒硝半两。

脉沉而弦者,悬饮内痛,病悬饮者,十枣汤主之。

十枣汤方

芫花_熬　甘遂　大戟_{各等分}

上各捣筛,以水一升五合,先煮肥大枣十枚,取八合,去渣,内药末,强人服一钱匕,弱人服半钱匕,平旦温服之,不下者,明日更服半钱,得快利后,糜粥自养。

病溢饮者,当发其汗热者以辛凉发汗,大青龙汤主之_{寒者以辛温发},小青龙汤亦主之。

大青龙汤方

麻黄_{去节,六两}　桂枝_{二两}　甘草_{炙,二两}　杏仁_{去皮、尖,四十个}　生姜_{三两}　大枣_{十二枚}　石膏_{如鸡子大}

上以水九升,先煮麻黄减二升,去上沫,内诸药,煮取三升,去渣,温服一升,取微似汗,汗多者,温粉扑之。按:凡阳虚及下寒之人切不可服此方。

小青龙汤方

麻黄 去节,三两　芍药 三两　五味子 半升　干姜 三两　甘草 炙,三两　细辛 三两　桂枝 三两　半夏 汤洗,半升

上以水一斗,先煮麻黄同上法,内诸药,煮取三升,温服一升。

肺饮 其脉不弦 留心分别,但苦喘短气。支饮 肺病亦喘,而不能卧,加短气,其脉平 也支饮不得息者,葶苈大枣汤主之。

葶苈大枣汤方 见肺痈中

膈间支饮,其人喘满,心下痞坚,面色黧黑 水邪深结之色,其脉沉紧,得之数十日,医吐下之,不愈,木防己汤主之 开三焦水结,通上中下之气。虚者即愈,实者三日复发,复与不愈者,宜木防己汤去石膏 减其寒性,加茯苓 开水道 芒硝 削坚结 汤主之。

木防己汤方

木防己 三两　石膏 十二枚,鸡子大　桂枝 二两　人参 四两

上以水六升,煮取二升,分温再服。

木防己加茯苓芒硝汤方

木防己　桂枝 各二两　人参　茯苓 各四两　芒硝 三合

上以水六升,煮取二升,去滓,内芒硝,再微煎,分温再服,数利则愈。

心下有支饮,其人苦冒眩,泽泻汤主之。

泽泻汤方

泽泻 五两　白术 二两

上以水二升,煮取一升,分温再服。

病痰饮者,当以温药和之 稠浊为痰,阳也;稀清为饮,阴也。有痰无饮,当以凉药治之;有饮无痰,当以热药温之。若痰又兼饮,则不可纯凉,不可纯热,故当以温药利之。

从咳之家之不可攻,若其脉弦者,为有水,十枣汤主之。

脉双弦者,寒也 弦脉属阴,不专主痰饮,皆大下后内里虚之故,若脉偏弦者,饮也 可道而去之,若脉弦迟,有寒饮,冬夏难治 夏则阴乘于内极,冬则阴于外。

十四、消渴小便利淋病第十四

趺阳 胃脉也 脉浮而数,浮即为气,数即消谷,而大便坚,气盛则溲数 肺不布则消水,溲数 水走膀胱即 大便坚,坚数相搏,即为消渴。

趺阳脉数,胃中有热,即消谷引食,大便必坚,小便即数。

男子消渴,小便反多,以饮一斗,小便一斗下无火化,直走膀胱,肾气丸主之。

肾气丸方 见"妇人杂病"中

脉浮,小便不利,微热消渴者水停则津液不化,宜利小便发汗,五苓散主之以此方利水发汗,则其人之无汗可知。

脉浮,发热,渴欲饮水,小便不利者,猪苓汤主之。

猪苓汤方

以此方利水滋干,则其人之有汗可知。

猪苓去皮　茯苓　阿胶　滑石　泽泻各一两

上以水四升,先煮四味,取二升,内胶烊消,温服七合,日三服。

渴欲饮水,口干舌燥者,白虎加人参汤主之。

渴欲饮水,水入则吐者,名曰水逆,五苓散主之。

淋之为病,小便如粟状,小腹弦急,痛引脐中。

淋家不可发汗,发汗必便血。

十五、水肿病第十五

病水,腹大,小便不利,其脉沉绝者,有水可下之。

脉得诸沉者,当责有水,身体肿重即今之肿胀病也,水病肉肿,脉常不见,今脉出者死。

问曰:病下利后,渴饮水,小便不利,腹满阴肿者,何也?答曰:此法当病水,若小便自利,及汗出者,自当愈。

夫水病人,目下有卧蚕状微肿也,面目鲜泽,脉伏,其人消渴者,必病水,其症腹大,小便不利,其脉沉绝者,有水可下之。

师曰:诸有水者,腰以下肿,当利小便。腰以上肿,当发汗乃愈。

心下坚,大如盘,边如旋盘者,此皆水饮所作,枳实白术汤主之。若属胃寒可加生、干姜。

枳实白术汤方

枳实七枚　白术二两

上以水五升,煮取三升,分温三服。腹中软即当散也。

溲有水趺阳脉当伏,若胃脉不伏,今反紧,其人必本自有寒,疝瘕,腹中痛水寒同病也,医反下之,下之则水去寒留,胸满短气。

若里有水,趺阳脉当伏,今不伏反数,其人必本自有热,消谷,气盛则求行,当小便数及大便坚,今小便反不利者,此欲作水。

肝水者,其腹大,不能自转侧少阳及筋同病,胁下及腹痛肝本症,气上冲,时时津液微生上升而下降,小便时或续通如淋溲也。

心水者膻中受病,周身之脉气不行,其身重而少气,不得卧,烦而躁水气上凌心火。

脾水者,其腹大脾之部分在腹,四肢苦重脾主四肢,津液不生脾主输津液。但上则苦少气,下则苦小便难当于脾藏治水。

肺水者肺主皮部外则,其身肿内则气化不输,小便难,时时鸭溏水走大肠。

肾水者肾主腰,足三阴,其腹大,脐肿,腰痛,不得溺,阴下湿如牛鼻上汗,其足逆冷,面反瘦,其人阴肿。

师曰:寸口两寸也脉沉而迟,沉则为水,迟则为寒,寒水相搏,又见趺阳脉伏,水谷不化,脾气衰则鹜溏,胃气衰则身肿。若右尺少阳脉卑陷下也,左尺少阴脉细,男子则小便不利,妇人则经水不通,经为血,血不利,则血化为水,名曰血分寒湿之气乘阴之虚而病于血分。按:阴之虚亦由阳之虚寒也,但气乘于内,则入于血分;病乘于外,则入于气分耳。总之皆脾肾虚寒,肺肝气血不能散布之故也。

师曰:寸口脉迟而涩,迟则为寒,涩则为血不足。又见趺阳脉微而迟,微则为气,迟则为寒,寒气不足,则手足逆冷;手足逆冷则荣卫不利,荣卫不利真气不充,而客寒独胜,则腹满肠鸣虚气相逐,气转膀胱,荣卫俱劳。阳气不能通于表即身冷,阴气不能通于里即骨疼。阳气先行偶或前通则阴失乎阳,而恶寒,阴气先行偶或前通则阳独滞,而痹不仁。治之者,须令其阴阳相得,其气乃行,大气一转,其气乃散,实而散则必失气,虚而散则必遗溺,名曰气分寒湿之气乘阳之虚,而病于气分也。按:脾肾虚寒而停水,若其人肝血尚活,则水邪乘肺,而病在气分。若其人肺气尚行,则水邪乘肝,而病在血分。其源则同,其末则异也。亦有脾肾本不甚虚寒,而为水所渍,以致虚衰者,当以观形察色辨之。

气分水病,心下坚大如盘,边如旋杯,皆水饮所作,桂枝去芍药加麻黄附子细辛汤主之。上条气分之病,可主此方。

桂枝去芍药加麻黄附子细辛汤方

桂枝三两　生姜三两　甘草二两　大枣十二枚　麻黄　细辛各一两　附子炮,一枚

上以水七升,先煮麻黄,去上沫,内诸药,煮取二升,分温三服,当汗出如虫行皮中,即愈。

师曰:病有风水内有水气,外感风邪,有皮水内有水气,外受湿邪,有正水水之在上者也,有石水水之在下者也,有黄汗内有寒饮,逼热蒸汗出。

风水,其脉自浮,外证风当从面浮肿骨节疼痛风在经,恶风风在表。

皮水,其脉亦浮,外证湿当从下先肿跗肿,按之没指水在皮里,不恶风,其腹如鼓,不渴因乎水湿,当发其汗。

正水,其脉沉迟,外证,胸满自喘。

石水,其脉自沉,外证,腹满不喘俱邪在内,当从温下散解。

黄汗,其脉沉迟,身发热,胸满,四肢头面肿乃伏热之症,若日久不愈,必致痈脓。程

氏曰：风水与皮水，均属表，但风水恶风，皮水不恶风。正水与石水，均属里，但正水自喘，石水不喘，此为异也。

脉浮而洪，浮则为风，洪则为气，风气相搏，若风气强，则为瘾[1]疹，身体为痒，痒之名为泄风即今之风燥疮，久为痂癞。若其人之本气强于风气则病偏于卫，为水气，难以俯仰即今之支饮，喘满不得卧。风气相击则为风水，身体浮肿，汗出乃愈，恶风则虚，此为风水风水无汗，当以越婢汤发之，若有汗为表阳虚，当加入附子。表若不恶风者，小便通利此非表阳虚，乃上焦有寒，其口多涎，此为黄汗。

寸口脉沉滑者，中有水气，面肿大，有热，名曰风水。视人之目里如目上微拥[2]，如蚕新卧起伏状，其颈脉动，时时咳，按其手足上，陷而不起者，是为风水。

风水外风内水，脉浮身重，汗出恶风者，防己黄芪汤主之，腹痛加芍药可加芍药甘草以调其中，方见湿症中。

风水，恶风，一身悉肿，脉浮不渴，续自汗出，无大热者，越婢汤主之，恶风加附子。

越婢汤方

麻黄六两　石膏半斤　生姜三两　甘草二两　大枣十五枚

上以水六升，先煮麻黄，去上沫，内诸药，煮取三升，分温三服。表实无汗，宜用此汤，但脾肾虚寒者，禁用石膏。

皮水为病，四肢肿，水气在皮肤中，四肢聂聂动者，防己茯苓汤主之。

防己茯苓汤方

防己三两　黄芪三两　桂枝三两　茯苓六两　甘草三两

上以水六升，煮取二升，分温三服。

皮水，越婢加术汤主之表虚有汗，宜用此汤，甘草麻黄汤亦主之无热者用此汤。

越婢加术汤方

于越婢汤中，加术四两。

甘草麻黄汤方

甘草二两　麻黄四两

上水五升，先煮麻黄，去上沫，内甘草，煮取三升，温服一升，重复汗出，不出再服。慎风寒。

水之为病，其脉沉小者，属少阴，若脉浮者为风外有风邪，非少阴之水也；若脉浮而虚胀者，为风水，发其汗即已。脉沉者阳气弱，宜用麻黄附子汤；脉浮者，杏子汤。

---

[1] 瘾：原作"隐"，据病名改。
[2] 拥：疑作"臃"。

麻黄附子汤方

沈明宗曰：麻附通阳开窍，治水妙剂。今人推用肾气汤丸，以致阳气不宣，转补转壅，邪无出路，而致死者，不知凡几，良可痛也。

麻黄三两　甘草二两　附子炮，一枚

上以水七升，先煮麻黄，去上沫，内诸药，煮取二升半，温服八分，日三服。

杏子汤方

麻黄四两　杏仁五十个　甘草炙，二两

上以水七升，先煮麻黄，去上沫，内诸药，煮取三升，温服一升，得汗止服。

问曰：黄汗之为病，身体肿，发热汗出而渴，状如风水，汗沾衣，色正黄如柏汁，脉自沉，何从得之？

师曰：以汗出入水中浴，水从汗孔入得之，宜黄芪芍药桂枝苦酒汤主之。

黄芪芍药桂枝苦酒汤方

黄芪五两　芍药三两　桂枝三两　苦酒一升

上以苦酒一升，水七升相和，煮取三升，温服一升，当心烦，服至六七日乃解，若心烦不止者，以苦酒阻故也久积药力，乃自行耳。

桂枝加黄芪汤方

此亦黄汗之方，论中错简难晓，特载此方以备览。

桂枝　芍药各三两　甘草二两　生姜三两　大枣十二枚　黄芪二两

上以水八升，煮取三升，温服一升，须臾饮热稀粥一升，余以助药力，温覆取微汗，若不汗，更服。

医理元枢

卷十二

金匮要略注(二)

十六、黄疸病第十六

寸口脉浮而缓,浮则为风,缓则为痹。痹非中风也,其证四肢苦烦,黄者土色,土属脾胃。脾为阴土,主湿。胃为阳土,主热脾色必黄凡疸病,皆为湿,瘀热郁以行其色外瘀,若趺阳胃脉紧而数,数则为热热胜于湿,气从热化热则消谷是为阳黄,为疸,若为热疸,胃脉紧则为寒,从脾阴寒化食即为满谓之阴黄,为女劳疸。若尺脉不沉而浮为伤肾亦女劳疸,趺阳胃脉不缓而紧为伤脾,又遇风寒相搏,食谷即眩,清气不上行谷气不消,胃中苦浊,浊气下流,热流膀胱,小便不通宣热,热内蓄无所泄,渗于脾部,身体尽黄,名曰谷疸。若额上黑肾伤之色微汗出湿不瘀,手足中热五心热,薄暮即发肾阴热也,膀胱急,小便自利下焦虚,名曰女劳疸。又加腹如水状脾肾两败,为不治。若其大心中懊憹而热,不能食,时欲吐小腹满,小便不利,虽见目青面黑,名曰酒疸。

脉沉,主里渴欲饮水,热瘀于内,又加小便不利汗不出者,皆发黄欲作疸。

疸病已成而渴者,热深也其疸难治,疸而不渴者,热浅其疸可治。发于阴部皆内言其人必呕病在里,发于阳部皆外言其人振寒而发热也。病在表。

腹满,身萎黄,躁不得睡,属黄家在里之病,当下之。

诸黄家病,热盛而渴者,当清解之。湿胜而小便不利者但利其小便。假令脉浮者,当以汗解之,宜桂枝加黄芪汤主之。方见"水气病"中。

师曰:病黄疸,发热、烦喘、胸满、口燥者,以病发时,火劫其汗,两热相得交蒸于内。然黄家所得,从湿得之。今因火劫误汗,一身尽发热而黄虽有表热不当汗,但问其肚若此热者,其热在里,当下之。

黄疸,腹满,小便不利,面赤,自汗出,此为表和里实,当下之,宜大黄硝石汤。

大黄硝石汤方

此治三焦火热,而兼湿者,未可径用。

大黄　黄柏　硝石各四两,制　栀子十五枚

上以水六升,煮取二升,去滓,内消,更煮,取一升,顿服。

黄疸病,小便不利者,茵陈五苓散主之。一本云:茵陈汤、五苓散并主之。

茵陈五苓散方

茵陈蒿末十分　五苓散五分,方见"痰饮"中

上二味和,谷先食时饮服方寸匕,日三服。

黄疸病,小便色不变,欲自利是内无热也,腹满而喘非里实证,乃阴黄证。不可除热,热除必哕,若误治而哕者,小半夏汤主之。方见"痰饮"中。

黄疸之病，当以十八日为期，土旺每季各十八日治之者十以以上当瘥，若反剧者为难治。

谷疸之为病，初时寒热竹便不能食，食即头晕目眩。心胸烦而不安，久久此为湿病，热作而内蒸，因发黄，为谷疸，茵陈蒿汤主之。

茵陈蒿汤方

茵陈蒿_{六两}　栀子_{十四枚}　大黄_{二两}

上以水一斗，先煮茵陈，减六升，内二味，煮取三升，去滓，分温三服。小便当利，尿如皂角汁状，色正赤，一宿腹减，黄从小便去也。

阳明谷疸病，脉当数，今迟者脾藏寒也，食难用饱，饱则发烦，开头晕目眩，小便必难健运失常，清者，阻于上升，浊者，阻于下降也，此欲作谷疸已从脾寒化，不可下，虽下之，腹满如故脾愈虚，腹愈胀矣。所以然者，脉迟故也。

黄家，日晡所发热乃阳明热证，当不恶寒而反恶寒者，此为女劳得之热深在肾，女劳疸；虽膀胱急，少腹满，而小便自利。虽身尽黄，而额上火黑，虽发热，惟足下热甚，此少阴热因作黑疸也。其腹胀如水状，大便必黑，时溏，此女劳之病，非水服也。腹满者难治，硝石矾石散主之。

硝石矾石散方

硝石　矾石_{烧，等分}

上二味，为散。以大麦粥汁，和服方寸匕，日三服，病随大小便去，小便正黄，大便正黑，是候也。

男子黄，小便自利，当与虚劳证，中小建中汤方。按：先师用药，多分三剂而止，若治病之方，日有一服止，停后服之，□□养正之剂，亦不过分四次饮尽而止，盖过则偏，满则覆，不容利溢也，常药如二三剂不效，则药不对证，当另更方矣。今薛氏医案方，动辄以补中益气、八珍、六君等汤，三四十剂、五六十剂为言，独无偏胜之思，平此恐是后人附会先生之意而言之，未必果见之实事者也，识者鉴之。

酒黄疸者湿热在内，外或无热有谵言内热也，小腹满湿热蓄于膀胱欲吐，湿热酗于胃中鼻燥内热也，其脉浮者酒热在经，先吐之以解外，沉弦者酒在表，先下之以解内。

夫病酒黄疸，必小便不利，其候心中热，□□热也足下热，□经是其证也，凡酒疸，心中热欲吐者病属上焦，吐之愈。

酒黄疸，心中懊憹内热欲吐或热痛者，栀子大黄汤主之。

栀子大黄汤方

为实热之邪立法。

栀子_{十四枚}　大黄_{一两}　枳实_{五枚}　豉_{一升}

上以水六升，煮取三升，分温二服。

酒疸心中热痛，脉沉实者，当下。若心中热，欲吐，脉弱者，当吐，而反下之。久久转为黑疸，目青精伤也面黑肾伤也，心中如啖蒜齑状曰伤也，大便正黑血伤也，皮肤爪之不仁血痹也，其脉浮弱，色虽黑微显黄，故知之即是酒疸，为下所伤。赵良曰：女劳疸之黑，肾气所发也，酒疸之黑，败而之黑也，其本不同，其色亦异。

凡诸黄初起而病轻浅者，猪膏发煎主之。

猪膏发煎方

猪膏半斤　乱发如鸡子大三枚

上二味，和膏中煎之，发消药成，分温再服，病从小便出。

诸黄，腹满而呕者胃中实热，宜柴胡汤。此证必有潮热便难，始宜大柴胡汤两解之，若无潮热便软，则当用小柴胡汤倍黄芩加芍药和之乃可。

十七、呕吐哕下利病第十七

有声无物曰哕。

夫呕家若痈脓者，原非呕病不可治呕，当治之使脓尽自愈。

先呕却渴者为胃和，此为欲解。先渴却呕者，为水停心下，此属饮家之呕，非呕病也，当治其饮。

呕家本渴，今反不渴者，以心下有支饮故也，此为支饮当治支饮。

诸呕有声有物吐，有物无声谷不得下者由中焦停饮而气逆，小半夏汤主之方见痰饮中，降逆气以安胃。

呕吐而病在膈上，后思水者欲解也，急少与之。若思水者饮之而仍呕吐，有水饮也，猪苓散主之。

猪苓散方

猪苓　茯苓　白术各等分

上三味，杵为散，饮服方寸匕，日三服。

呕而发热腹满，是有里也，宜大柴胡汤。今但发热往来者，小柴胡汤主之。

小柴胡汤方

柴胡半斤　黄芩三两　人参三两　甘草三两　半夏半斤　生姜三两　大枣十二枚

上以水二斗二升，煮取六升，去滓再煎，取二升，服一升，日三服。

呕而脉弱正气虚也，小便复利中寒盛也，身有微热格阳于外，见于足，厥者难治，四逆汤主之。

四逆汤方

附子一枚，生用　干姜一两半　甘草二两，炙上以水三升,煮取一升二合,分温再服,强人可大附子一枚,干姜三两。

呕而胸满逆气上冲,而胸中气虚客寒,邪气得以留连者,茱萸汤主之。

茱萸汤方

吴茱萸一升　人参三两　生姜六两　大枣十二枚

上四味,以水五升,煮取三升,温服七合,日三服。

呕而肠鸣肠虚而寒,心下痞者胃实而热,乃下寒上热,虚实互见之证也,半夏泻心汤主之。

半夏泻心汤方

半夏半升,洗　黄芩　干姜　人参各三两　黄连一两　大枣十二枚　甘草三两,炙

上以水一斗,煮取六升,去滓再煮,取三升,温服一升,日三服。

干呕有声无物,即哕也,吐逆干呕,吐酸,若胃中热也,今上吐涎沫胃中寒也,半夏干姜散主之。

半夏干姜散方

半夏　干姜等分

上二味,杵为散,取方寸匕,浆水一升半煎,煎取七合,顿服之。

干呕,吐涎沫,更加头痛者寒胜而虚,阳上攻也,茱萸汤主之方见前。

干呕胃气逆,而利者下利浊黏,肠中热也,黄芩加半夏生姜汤主之。

黄芩加半夏生姜汤方

程林曰:中焦不和,则上呕而下利。

黄芩三两　甘草二两,炙　芍药二两　半夏半升　生姜三两　大枣十二枚

上以水一斗,煮取三升,去滓,温服一升,日再服,夜一服。

朝食暮吐者,多寒,今病食已即吐者火也,多吐则有升无降,大黄甘草汤主之此方当量病势及量人用之,不可妄用。

大黄甘草汤方

大黄四两　甘草一两

上水三升,煮取一升,分温再服。

病人欲吐者上越之势方盛,不可逆折而下之恐人因上条而误用下法,故戒之。程林曰:按欲字,乃将吐而未吐之义,故不可下。

病人承上条言,欲吐之状胸中似喘不喘,似呕不呕,似哕不哕,胸间连彻心中愦愦然无奈欲吐不吐者,生姜半夏汤主之。

生姜半夏汤方

降逆安胃。

半夏半升　生姜汁一升

上以水三升，煮半夏取二升，内生姜汁煮一升半，小冷，分四服，日三服，夜一服，止停后服。

吐后渴欲得水，而贪饮者新饮复停，若又兼微风者，脉必紧，头必痛，文蛤汤主之治渴兼治风水。

文蛤汤方

加文蛤于越婢汤中。

文蛤五两　麻黄　甘草　生姜各三两　石膏五两　杏仁五十个　大枣十二枚

上水六升，煮取二升，温服一升，汗出愈。

趺阳脉浮而涩，浮则为虚，涩则伤脾，脾伤则不磨失其健运之常，朝食暮吐，暮食朝吐，宿谷不化，名曰胃反。若脉转紧而涩则邪盛正衰，其病难治。

胃反呕吐者承上条，以明其治，大半夏汤主之。

大半夏汤方

补脾胃，止呕吐。

半夏二升，洗，浣用　人参三两　白蜜一升

上以水一斗二升，和蜜扬之二百四十遍，药取一升半，温服一升，余分再服。《千金方》云：大半夏汤治胃反不受食。《外台方》云：大半夏汤治呕而心下痞硬者。

胃反吐而渴，欲饮水者不渴者属寒，渴者属饮，茯苓泽泻汤主之。

茯苓泽泻汤方

茯苓半斤　泽泻四两　甘草二两　桂枝二两　白术三两　生姜四两

上以水一斗，煮取三升，内泽泻再煮取二升半，温服八合，日三服。

哕逆者有声无物，胃虚气上逆也，若肺虚气上逆，则作咳，橘皮竹茹汤主之和其胃气。

橘皮竹茹汤方

橘皮三斤　竹茹二升　大枣三十枚　生姜半斤　甘草五两　人参一两

上以水一斗，煮取三升，温服一升，日三服。

方干呕而渐加哕，若初病手足厥者，橘皮汤主之久则胃阳虚，当用吴茱萸汤。

橘皮汤方

橘皮四两　生姜半斤

上以水七升，煮取三升，温服一升，下咽则愈。按：先师制方，品味不多，其恰适病机之处，通于阴阳造化，中病即止，恰寓一阳来复之神。后世之方，如生脉饮、香薷饮、温胆汤、补中益气汤、六一散、消暑丸等类，真得先师之遗意，他若任意处方，或偏胜或杂乱，恐未协于阴阳造化之机也，未知是否。

哕而腹满，视其前后，知何部不利，利之即愈。

夫病六府阳气虚绝于外者，手足寒阳虚则阴盛，故上气呕哕，而脚缩有就阳之意；五藏阴气虚绝于内者不固于中，利不禁，凡下利甚者脾气形衰，手足不仁不活动爽利，脾气弱也。

下利气郁者初利则为气郁于大肠，当利其小便久利则为气陷于大肠，又当升补兼□。所利之物秽臭稠黏，则为气滞，而利若所下之物清滑，不臭不黏，是气陷肠滑也，谓之气泄而利，气与屎齐出，当用诃梨勒[1]散主之。

诃梨勒散方

补中益气汤亦可。

诃梨勒 十枚，煨，性敛涩，能温胃固肠

上一味，为散，粥饮和，顿服。

若下利，脉数，有微热汗出邪正其衰令自愈。设脉紧，为未解。下利脉浮取之迟沉取之而滑者，实也，利未欲止积去则止，宜大承气汤。

下利脉反滑者病虚脉实，大不宜也，若初病及形气壮实之人，当有所去，下乃愈，宜大承气汤。

下利已差，至其年月日时复发者，以病不尽故也，当下之，宜大承气汤即形弱之人不可下，亦当设法，去其宿邪，不可专一于补。

下利谵语者，有燥屎也病单在胃，小承气汤主之。

小承气汤方

大黄 四两　　厚朴 三两，炙　　枳实 大者，三枚，炙

上以水四升，煮取一升二合，去滓，分温二服，得利则止。

下利脉病脉反弦弦者肝脉，脾病似不宜见，若发热身汗者表与里和也，弦主邪退，自愈。

下利，脉沉弦者下重气下陷，而内有寒滞，脉大者为未止，脉微弱邪退数阳复者为欲自止。虽发热乃阳胜之热，此外又有热甚害阳气之证，宜白头翁汤，不死此条以久利言，余俱见伤寒论中，当参看。

十八、疮痈肠痈浸淫病第十八

诸浮数脉，应当发热，而反洒淅恶寒脉与证不相应，若内外有痛处，当发痈但见乎人，脉数恶寒，便当留心按摩审问，恐有内痈。

师曰：诸痈肿，欲知有脓无脓，以手按肿上，热者为有脓，不热者为无脓。

肠痈之为病，其身甲错皮枯而皱或粗如鱼鳞，腹皮绷急，内胀按之濡如肿状，腹无积聚，身无热，而脉数，此为肠内有痈脓，薏苡附子败酱散主之。

---

[1] 诃梨勒：《植物名实图考》收载，该种《唐本草》记作"诃子"，《本草纲目》记作"诃黎勒"。

薏苡附子败酱散方

薏苡仁十分　　附子二分　　败酱五分,一名苦菜

上杵为散,取方寸匕,以水二升煎减半,顿服,小便当下。

肠痈者,少腹肿内痞,按之即痛,如淋,症状却又小便自调非淋证,时时发热,自汗出表气虚,复恶寒热在内,其脉迟□可紧者,脓未成,可下之,当有败血,若脉洪数者,脓已成,不可下也其脉迟可下者,以大黄牡丹汤主之。

大黄牡丹汤方

大黄四两　　牡丹一两　　桃仁五十个　　芒硝三合　　瓜子半升,主溃脓

上以水六升,煮取一升,去滓,内芒硝,再煎沸,顿服之,有脓当下如脓,尚无当下血。

问曰:寸口脉微而涩,法当亡血,若汗出,设不出汗者云何?答曰:若身有疮,被刀斧所伤此外证,亡血故也。

病金疮,王不留行散主之。

王不留行散方

王不留行十分,八月八日采　　蒴藋细叶十分,七月七日采　　桑东南根白皮十分,三月三日采　　甘草十八分　　川椒三分,除目及闭口,去汗　　黄芩二分　　干姜二分　　芍药二分　　厚朴二分

上九味,桑根皮以上三味烧灰存性,勿令灰过,各别杵筛,合治为散,服方寸匕,小疮即粉之扬之也,大疮但服之,产后亦可服,如风寒,桑东根勿取之,前三物皆阴干百日徐氏彬以此概治金疮之方也。

浸淫疮,从疮口流向四肢者,可治,从四肢流来入疮口者,不可治。

浸淫疮,黄连粉主之。方缺。

十九、转筋阴狐疝蚘虫病第十九

转筋之为病,其人背脚直足背强直,其脉上下行迢迢长直,微弦血脉不和也,转筋入腹者牵连少腹拘急而痛,鸡屎白散主之。

鸡屎白散方

鸡屎白

上为散,取方寸匕,以水六合,和温服。

阴狐疝气者,偏有大小睾丸左右一大一小,时时上下或出或入,与狐情状相似,蜘蛛散主之。

蜘蛛散方

蜘蛛十四只,熬煎　　桂枝半两

上二味为散,取八分,一匕饮和服,日再服,蜜丸亦可。

问曰：病腹痛有虫，其脉何以别之？

师曰：腹中痛之证，其脉当沉，若弦，反洪大，故有蛔虫以洪大脉别蚘虫，未议兵义当是虫证，乱嘈时之脉若寻常当细数，微微洪也。

蛔虫之为病，令人吐涎，心痛发作有时，服毒虫之药不止，甘草粉蜜汤主之伤寒论中乌梅丸治虫疾，又主久利。

甘草粉蜜汤方

甘草_{二两} 粉_{一两} 蜜_{四两}

上以水三升，先煮甘草取二升，去滓，内粉蜜，搅令和，煎加薄粥，温服一升，差即止。

二十、妇人妊娠病第二十

师曰：妇人经断得平脉，虽阴脉小弱，其人渴非上焦之热，不能食非证虚，又无寒热非少阳血病，乃妊娠恶阻之证名妊娠可决其有孕，于法孕六十日，当有此证在人之虚实不等，亦不可拘也。

妇人宿有癥病，经断未及三月，而得漏下不止，如胎状却又动在脐上者非胎漏胎动也，娄全善曰：胎动多当脐，今在脐上，知为癥痼最害。妊娠如经断六月而动者，前三月经水利时，胎也，如下血者，后断凡一而断后三月，衃音胚，胎也也，所以血不足不能养胎者，其癥不去故也所谓害妊娠者如此，当于未胎时先下其癥，桂枝茯苓丸主之。

桂枝茯苓丸方

方义不可解，不敢妄注。

桂枝 茯苓 牡丹_{去心} 桃仁_{去皮尖} 芍药_{各等分}

上末之，蜜和丸，如兔屎大，每日食前服一丸，不知，加至三丸。

妇人怀娠必阴阳调和，胎气乃安六七月，脉弦，发热似表病，若其胎愈胀，腹痛恶寒而无头痛身痛者则非表病，少腹如扇少腹内觉如扇风之状令人恶寒，所以然者，子藏开故也程氏林曰：少腹如扇，阴寒胜也，故以温经为主治，当以附子汤温其藏方缺。

师曰：妇人妊娠有如经行而漏下者，有五六月半产者，其漏下半后，因续下血都不绝者，有妊娠下血者此皆痰痼之害也，假令无癥痼妊娠下血腹中痛者，此为胞阻胞气有阻，血不养胎胶艾汤主之。

芎归胶艾汤方

尤怡曰：凡胎产前后下而不止者，皆冲任脉虚，而阴气不能守也，此方能补而固之。

芎䓖 阿胶 甘草_{各二两} 艾叶 当归_{各三两} 芍药_{四两} 干地黄_{四两}

上以水五升，清酒三升合煮，取三升，去滓，内胶，令消尽，温服一升，日三服，不差更作。

妇人怀娠，腹中㽲音桎，疼也痛者，当归芍药散主之。

当归芍药散方

《金鉴》云：方义未详，必是脱简。

当归三两　芍药一斤　茯苓四两　白术四两　泽泻半斤　芎䓖半斤

上六味，杵为散，取方寸匕，酒和，日三服。

妊娠呕吐不止恶阻，谓胃中素有寒饮恶浊，阻胎气而妨饮食也，干姜人参半夏丸主之。

干姜人参半夏丸方

干姜　人参各一两　半夏二两

上三味末之，以生姜汁糊为丸，如梧子大，饮服十丸，日三服。

妊娠，小便难，饮食如故，当归贝母苦参丸主之。

当归贝母苦参丸方

《金鉴》云：方与证不合，必有脱简。

当归　贝母　苦参各四两

上三味末之，炼蜜为丸，如小豆大，饮服三丸，加至十丸。

妊娠，有水气，身重，小便不利，沥淅恶寒，起即头眩者，葵子茯苓散主之。按：葵子汤利妊娠，人恐不可多服。

葵子茯苓散方

葵子一升　茯苓二两

上二味，杵为散，饮服方寸匕，日三服，小便利则愈。

妇人妊娠无病及轻微病，不须服药，若瘦削有热，恐耗血伤胎者宜常服，当归散主之。

当归散方

此治有热者伤胎之方。

当归　黄芩　芍药　芎䓖各一斤　白术半斤

上五味，杵为散，酒饮服方寸匕，日再服，妊娠常服，即易产，胎无苦疾，产后百病悉主之。

妊娠妇人肥白有寒，恐其伤胎，宜养胎，白术散主之。

白术散方

此治有寒者，伤胎之方。

白术四分　芎䓖四分　蜀椒三分，去汗　牡蛎二分

上四味，杵为散，酒服一钱匕，日三服，夜一服。但苦腹痛，加芍药。心下毒痛，

倍加川芎。心烦吐痛，不能食饮，加细辛一两，半夏大者二十枚，服之后，更以醋浆水服之。若呕者以醋浆水服之，复不解者，以小麦汁服之，病已后若渴者，以大麦粥服之，病虽愈，服之勿置。

二十一、妇人产后病第二十一

问曰：新产妇人有三病，一者病痓，二者病郁冒，三者大便难，何谓也？师曰：新产血虚无汗则荣卫不和，若多汗出则表阳不固，或喜中风，故令病痓亦有血气虚脱似痓者，宜黄芪补血汤。亡血新产畏血不行，不行则血瘀，于里便有发热腹痛，似乎伤寒里病者。若血下太多，则阴亡失守，虚阳上厥，昏昏不省，合目则汗出，此为津伤亡血也，即亡血复汗，寒多，故令郁冒血与汗，皆津液也，亡其津液，胃燥，故大便难则有潮热谵语便硬，似乎阳明胃家实者，凡此疑似之际，用药关人生死，须当察而辨之。郁冒，名谓阴阳虚，由不相交通而致冒也，尤怡曰痓，筋病也，血虚而风入；冒，神病也，因血虚而阳厥。便难者，液病也，因一虚而失溺，三者之证不同，其为亡血伤津则一也，须善治之。

产妇郁冒，其脉微弱气血俱虚，脉应如此不能食胃气未和大便反坚肠胃枯干，但头汗出皆新产后，应如此，所以然者，血虚而厥阴虚而阳厥也，厥而必冒，冒家欲解，必大汗出阳之由热外泄也。以此推之，而瘀致冒者，其解也必当下血，是阴气之郁，得以内输而解也。最忌者以血虚下厥，孤阳上出，故头汗出耳，此则阳亡于上，阴将离也。所以产妇喜汗出者因新产，亡阴血虚，则阳气独盛，故当汗出云位交通，阴阳乃复，若大便坚，又加呕不能食者，小柴胡汤主之必其人舌有胎，身无汗形，气不衰者，始可用之。病解能食，七八日更发热者，此为胃实，大承气汤主之必内有积聚，其人形气皆实，胃强能食者，始可用之。此时用方，亦不可必限定大承气。

产后不烦不满而腹痛虚也，今烦满不卧实也，乃气结血，若而痛枳实芍药散主之。

枳实芍药散方
枳实_{烧令黑,勿太过}　芍药_{各等分}

上杵为散，服方寸匕，日三服，并主痈脓，以麦粥下之。

师曰：产妇腹痛，法当以枳实芍药散，假令不愈者，此为腹中有干血着脐下，宜下瘀血汤主之。亦主经水不利。

下瘀血汤方
大黄_{三两}　桃仁_{三十枚}　䗪虫_{二十枚,熬去足}

上末之，炼蜜和为四丸，以酒一升煎一丸，取八合，顿服之，当血下如豚肝。

产后七八日气血大虚，有外邪而不散之，则病必加重。无外邪而妄散之，则元气大伤，此处须当细辨，若细审之，果无太阳证，而少腹坚痛，此恶露不尽蓄血，而热在里，血结在膀胱也必下其血，乃愈，若病者不大便，但烦躁发热，切其脉微实此本阳明里实证，当下之，医者疑为产后血病不敢下，迁延日久，以致再倍发热热如二倍，日晡时烦躁者阳明里实之徵也，多不能食，食则谵语更加填实之故，此非伤寒之阳明里实，乃过食及内伤生冷之阳明里实也，至夜即愈其非血入之病可也，宜大承气汤主之。

产后风续之谓续感风邪也，数十日不解，头微痛，恶寒，时时有热，心下闷，干呕，汗出表未解，为主虽久，阳旦证犹续在耳，可与阳旦汤即桂枝汤内加黄芩，桂枝汤方见下利中，后人不解，反谓芍药酸寒能伐生生之气，桂枝辛热伤血者，未窥仲景制方之妙耳。

产后中风病痉者，发热面正赤，喘而头痛者，血新虚而邪风袭也竹叶汤主之。

竹叶汤方

竹叶一把　葛根三两　防风一两　桔梗　桂枝　人参　甘草各一两　附子一枚炮　大枣十五枚　生姜三两

上十味以水一斗，煮取二升半，分温三服，温覆使汗出。若颈项强，用大附子一枚，破之如豆大，煎入前药再煎，扬去沫。呕者，加大半夏半升，洗。

妇人乳即产后中虚，烦乱呕逆者，用安中益气，竹皮大丸主之。

竹皮大丸方

乃解热清心和血之剂。《金鉴》云：此条文义证药，俱未详。

生竹茹一分　石膏二分　桂枝一分　甘草七分　白薇一分

上五味末之，枣肉和丸，小弹子大，以饮服一丸，日三夜二服，有热者倍白薇，喘者加柏实一分。《济阴纲目》云：中虚不可用石膏，烦乱不可用桂枝。此方以甘草七分，配众药六分，又以枣肉为丸，仍以一丸饮下，可想见其立方用药之难。审虚实之不易也，且用采饮服之，尤虑夫虚虚之戒耳，用是方者，当知深省。

二十二、妇人杂病第二十二

妇人之病，因虚、积冷、结气，为诸病，此二句乃妇人经脉之提纲经水断绝，至有历年，血寒日积结，于胞门经脉不调之故，病情大概昭晰。先哲云：女子以经调为无病，如经不调，则变病百出矣，其变病之不同，各因其人之脏腑经络寒热以为异，如寒外伤，经络其人上焦素寒，则凝坚，在上呕吐涎唾形寒伤肺，气滞阻饮也，其人上焦素热，则寒同热化，久成肺痿。形体损分损其分数先后不同，言瘦也，若其人中焦素寒，则寒气在中盘结，绕脐寒疝，或两胁疼痛是中焦之病，与用藏相连若其人中焦素热，则或结热于中，而绕脐之痛又为在关元也，若其人脉数当生疮，若无疮则内热灼阴，血虚失润，必肌若鱼鳞或心烦头晕，日晡寒热，此等之也，时著男子，非止女身。在下未多言血下不多，经候不匀邪侵胞中，令阴掣痛，少腹恶寒，或痛引腰脊，下根气街，气冲急痛，膝胫疼烦皆胞中冲任为病也，奄忽眩冒，状如厥癫痛甚之状；若其人或有忧惨，悲伤多嗔之情而见此眩冒厥癫之证。此皆带下，非有鬼神若带下病。久津液愈伤则其形羸瘦，其脉多虚多寒岂止作此病，凡三十六病古书之文，千变万端皆此之故也，治之者必审其脉之阴阳，虚实或紧或弦与病参究，以行其针药方能，治危得安，其有证虽同病，而脉各异源者，子业医之子当详辨而记取之，勿执一偏之见谓其不然按女科之病，当以此为提纲之总领。

妇人咽中，如有炙脔言有痰涎，如同炙肉，咯之不出，咽之不下，即今之梅核气，得之七情郁气而生，若瘦人亦有，兼阴虚火动者，半夏厚朴汤主之。

半夏厚朴汤方

半夏一升　厚朴三两　茯苓四两　干苏叶二两　生姜五两

上以水七升，煮取四升，分温四服，日三服，夜一服。

妇人心藏躁七情所伤，则心扰神躁，喜悲伤欲哭，象如神灵所作，数欠伸肝亦病，子病及母，乃今之癫狂病也，甘麦大枣汤主之。

甘草小麦大枣汤方

方与病疑不对，其义未详。

甘草三两　小麦一升　大枣十枚

上三味，以水六升，煮取三升，分温三服，亦补脾气。

妇人吐涎沫形寒饮治也，医反下之，心下即痞，当先治其吐涎沫先治其本病，小青龙汤主之方见前。下方同涎沫止，乃治痞后治其标病，此缓病之治法也，若急病则先治其标，后治其本，泻心汤主之半夏泻心汤也。

问曰：妇人年五十冲任皆虚，经脉当止，所病下血，数十日不止宿于丁也，暮即发热，少腹里急，腹满胞中有寒，瘀不行也，手掌烦热阴血虚也，唇口干燥冲任血伤，不上荣也，何也？师曰：此病属带下，何以故？以先时曾经半产崩中，新血难生瘀血在少腹不去，何以知之，其证唇口干燥，故知之，若在少年，则为经水愆期、为滞下、为崩中、为胞寒不孕，均当以温经汤主之。

温经汤方

吴茱萸三两　当归　芎䓖　芍药各二两　人参　桂枝　牡丹皮　阿胶　生姜各二两
甘草二两　半夏半升　麦门冬一升，去心

上十二味，以水一斗，煮取三升，分温三服。

带下犹滞下，言血滞也经水不利，少腹满痛胞中有瘀血，经满一月不见者，土瓜根散主之。按：带下者，胞中有宿瘀，从气分或寒化则为白带，从血分或热化则为赤带，从气血寒热之化，则为杂色之带，而后世方书多以湿言之，何哉。

土瓜根散方

按：此等方散，如鸢飞鱼跃，毫无凝滞，方能见效如神，后人不知道妙，益以补血补气之药，则宿瘀不去，虽或暂止，终不除根，自谓高妙，适以见其拙也，先师手眼岂不高出寻常万万哉。

土瓜根逐瘀血　芍药益阴　桂枝舒阳　䗪虫开血闭，各三分

上四味，杵为散，酒服方寸匕，日三服。

寸口脉弦而大,弦则为减,大则为芤,减则为寒,芤则为虚,寒虚相搏,此名曰革,妇人则半产漏下当温而补之。

妇人陷经谓经血下陷,即今之漏下崩中病也,黑不解,句未成文,必有脱误,胶姜汤主之。方亦缺。李氏彣曰:陷经漏下,气不摄血也,黑不解者,瘀血不去,则新血不生,多腐败也,胶姜汤必是温养气血,推陈致新之剂。

妇人少腹胞之室也满如敦厚之状是血畜也,若小便微难而不渴水亦畜,此言若在生育之后者,此为水与血俱结在血室也,大黄甘遂汤主之。

大黄甘遂汤方

大黄四两　甘遂二两　阿胶二两

上以水三升,煮取一升,顿服之,其血当下。外有伤寒、伤风、经水适来适断、热入血室等证,见《伤寒论》"少阳阳明篇"中。

妇人六十二种风,前三十六病,及此句必古书之文,今无可考。及腹中血气刺痛,红蓝花酒主之。

红蓝花酒方

红蓝花一两

上以酒一大升,煎减半,顿服一半,未去再服。

妇人腹中诸疾痛,当归芍药散主之方见前,妇人腹中痛属虚者,小建中汤主之方见前。

问曰:妇人病。饮食如故病不在胃,烦热不得卧,而反倚息者,何也? 师曰:此名转胞,不得溺也阳气不化,故烦热。以胞系了戾乖戾也,故致此病,但利小便则愈切忌五苓、八正,宜肾气丸主之以温行下焦阳气,气化则便出而愈。赵氏良曰:此方因肾虚而用之,特转胞之一端也,但此证,有中焦脾虚不能散精及举胞而得者,有上焦肺虚不能下输于胞而得者,有胎重压其胞者,有忍溺入房而得者,当各求其所因以治之,未可执也。

肾气丸方

干地黄八两　薯蓣四两　山茱萸四两　泽泻三两　茯苓三两　牡丹皮三两　桂枝　附子炮,各一两

上八味末之,炼蜜和丸,梧子大,酒下十五丸,加至二十五丸,日再服。按:桂枝者,从血分以通阳之药,气味乃厚中之薄,善行经络,自内之外,虚羸及女科之要药也。附子益阳气,桂枝通血脉。附子能令阳气暴复,阳不虚,内无寒者,不可用,用之令人阳气暴长,亦暴亡也。桂枝同肺脾胃药则驱皮毛肌肉之风邪,通上焦之营卫,同肾肝药则散血脉及至阴之风寒,通下焦之营卫,皆自里和解,出外旋引血气周伸,□□补散并行,而内无留邪之患,诚妙品也。先师出此方用地黄以生精血,用山药以引土气,能使所生之水为养身之液,茱萸补肝生液,节制二阴以为封藏之准,苓泻退肾中之邪气,邪去而补养,乃为得力,丹皮退血分之邪热,且同地黄监附子以生阳气,复加桂枝散外邪,通营卫,引阴精阳气,以荣于四肢,四末皆安,百体温润,此乃制方之妙也。后人不达,转为肉桂,枝□无散,且引热气入于厥

阴之分，令人少不自觉，为祸材□。曾见一人，体厚神强，原不必服药，乃信近世医书，朝服八味丸二四钱，暮服补肝肺药一贴，龙眼大枣不离于口，果□加胖壮，自喜且以劝人，殊不知外形虽旺，内之气而化为一片湿焦之情，不一年偶染寒疾，脏腑血气皆化邪热柯腐，未七日而暴亡，过则化，满则覆，斯言信矣，刘其戒之。

妇人阴寒或阴中痛，或少腹恶寒，见证不一，当用温中坐纳之药，蛇床子散主之此药性温热能壮阳，故纳之以助阳驱阴也。

蛇床子散方

蛇床子仁

上一味末之，以白粉少许，和合相得如枣大，绵裹内之，自然温。

少阴脉滑而数者，阴中即生疮，阴中虫蚀疮烂者，狼牙汤洗之。

狼牙汤方

狼牙三两

上以水四升，煮取半升，以绵缠筋如茧，浸汤沥阴中，日四遍。

胃气下泄，阴吹而喧，此谷气之实也，长服诃梨勒丸后阴中气，谓之气利，用诃梨勒散。前阴下气，谓之阴吹，用诃梨勒丸。按：妇人之病，以此诸论诸方推之，而神明变化于其间，思过半矣，识者其寻味之。

长服诃梨勒丸方

诃梨勒　陈皮　厚朴各三两

上三味末之，炼蜜和丸，如桐子大，酒饮服二十丸，加至三十丸子。

二十三、小儿疳虫第二十三

当另有小儿一门，已失之，但存一方耳。

小儿疳虫蚀齿方

雄黄　葶苈

上二味末之，取腊月猪脂熔，以槐枝绵裹头，四五枚，点药烙之。

二十四、杂疗方第二十四

三物备急方

李彣曰：三物相须能荡邪安正，或吐或下，使邪秽上下分消。

大黄一两　干姜一两　巴豆一两，去皮、心、熬，外研如脂

上药各须精新，先捣大黄干姜为末，研巴豆内臼中，合治一千杵，用为散，蜜和

丸，密器中贮之，莫令泄气。主心腹诸卒暴痛，及百病，若中恶客忤，心腹胀满，卒痛如锥刺，气急口噤，停尸卒死者，以暖水、苦酒服大豆许三四丸，或不能吞下，用劲捧头起齿，灌令下咽，须臾当差，如未差，更与三丸，当腹中鸣，即吐下便差，若口噤，甚亦须折齿灌之。

尸厥脉动而或无气，气闭不通僵直如已故，静而死也。乃正气突为邪气所

治方
菖蒲屑，内鼻两孔中，吹之，令人以桂屑着舌通心神启阳气。

又方
剔取左角发方寸，烧末有性酒和，灌令入喉，立起本人之发，乃其心血所生，一气和通，烧才发其阳，用酒则行气血，用前方不愈者，加以此方立苏。

救卒死方
薤捣汁灌鼻中。开窍以通其气。

又方
雄鸡冠，割取血，管吹内鼻中，猪脂如鸡子大，苦酒一升，煮沸灌喉中。二方皆用阳物以胜阴祟也。按：此苦酒或当以今之黄酒代之，若其证汗出者，仍当以醋为是。

救小儿卒死而吐利。不知是何病方。

狗屎一丸，绞取汁，灌之，无湿者，水煮干，取汁。相以发其阳气。

救卒死，客忤死，还魂汤主之方 通其阳气，魂可还也
麻黄 三两，去节　　杏仁 七十个，去皮尖　　甘草 一两，炙

上三味，以水八升，煮取水一升，去滓，分令咽之，通治诸感忤。《金鉴》云：以被温覆，则麻黄为太阳发汗之药，不以被温覆，则麻黄为太阴通阳气之药。

又方
韭根 一把　　乌梅 二十个　　吴茱萸 半升，炒

上三味，以水一斗，煮之，以病人栉内其中三沸，栉浮者生，沉者死，煮取三升，去滓，分饮之。按：此乌梅及前苦酒之用，皆是以酸味，阳气之意，或亦因其汗出阳虚而□之也。

救自缢死，自旦至暮，虽已冷，必可治。自暮至旦，小难也，然在夏时，则夜短于昼，其气又属阳热，犹应可治。又云：心下若微温者，一日以上犹可治之方。

徐徐抱解，不得截绳解下，安被卧之，一人以脚踏其两肩令其身不上凑，手少挽其发，常弦弦勿纵之恐项缩下，则气不得伸，一人以手按捺胸上，数动之使已闭之气得行，一人摩捋臂胫屈伸之使通身气行，但须以膝抵住粪门，勿令泄气。若已僵，但渐渐强屈之，并按其腹使腹中之气行。如此一炊顷，气从口出，能呼能吸，渐渐眼开，而犹引按莫置令其舒畅而

已，摩按须渐次退缓，亦勿劳苦之恐伤其元气，须臾，可少煎桂汤及粥清含之桂枝通阳,粥以养胃,令濡喉,渐渐能咽。及稍止，更令两人以两管吹其两耳朵以下通心肾肝之气,此法最善,无不活者。曾见有如上法救一时许，后以管于从粪门中吹气入内，以动之，而随得活者。

凡中暍死，不可使得冷，得冷则闭暑在内便死，疗之方。是知被冻之人不可沃以热汤,得热则闭,寒在内,反为大害。

屈草带，绕暍人脐，使三两人溺其中，令温。亦可用热泥和屈草，亦可扣瓦碗底,按及车缸之形，以着暍人，取令溺须得流去勿令冷气浸身此谓道路穷,卒无汤，当令溺其中，欲使多人溺，取令温，若汤便可与之，不可再用泥及车缸，恐此物冷反闭其热，中暍既在夏月，得热泥土，暖其车缸车缸不冷,亦可用也。

救溺死方

取灶中灰二石余，以埋人得火土相生之气，又土能制水从头至足，水出七孔即活，尝试蝇子落水而死者，用灶灰埋之，自活。

治坠马及一切筋骨损方

大黄一两,切,浸汤成汗　绯帛如手大,烧灰　乱发如鸡子大,烧灰用　久用炊单布一尺,烧灰　败蒲一把三寸　桃仁四十九个,去皮、尖,熬　甘草如中指节,炙,锉

上七味，以童子小便，量多少，煎汤成，内酒一大盏，次下大黄，去滓，分温三服，先锉败蒲席半领，煎汤浴，衣被盖覆以活散周身之气血，斯须通利数行，内瘀去痛处立差,利及浴水赤，勿怪，即瘀血也。按：绯帛，红花之余，乱发，血之余，炊单布，受血之余气最多，以余治余，从其类，以引之，斯内外之瘀，不用猛力而皆去也。如此制方，非心通造化，识透天人，曷克臻此，后世称大家者，如张、刘、李、朱等方，其中虽有讲究，但小补耳,岂能有此圆通神妙。谨按《伤寒论》一书,以病机言,则于表里、浅深、阴阳顺逆之故,无一之不明,以经络言，则于内外、脏腑、升降从逆之变,无一之不晰,以治法言,则于寒热温凉、宣通、补泻之法,无一之不适,以处方言,则于轻重、调和、驱邪扶正之功,无一之不备,□比以治百病，可以思过半矣,先师尤虑杂证、女科，尚有未尽之方论,故又别为《金匮》一书，以传于世,但中间历汉平、两晋之季,散缺不全,深为可惜,然其病机之大旨,治疗之方法,则固灿然可考,是在神明之士，审证处方，模仿其意，而通之耳,虽世运有古今,风气有厚薄,要之不离乎古法者,近是。

二十五、禽兽虫鱼诸毒禁忌治上

原书甚多,今姑以最要〔者〕录之。

凡煮药饮汁，以解毒者，虽云救急不可热饮,宜冷饮之以诸毒病,得热更甚也。

肝病禁辛辛属金,助肺气，心病禁咸咸属水,故肿病亦禁咸,脾病禁酸酸属木也，又方胃中一切散漫之邪，须收之,以酸乃可以制病之药去之，又如芍药之酸，能于上中泻木，以益脾胃,肺病禁苦恐火克金也,肾病禁甘恐土克水也,又脾胃胀满有余亦禁甘，此其大法也。神明之用,存乎其人。

春不食禽兽之肝，夏不食心，秋不食肺，冬不食肾，四季不食脾。春不食肝者，为肝气旺，脾气败，只宜食脾，若食肝，则益补肝，脾气尤败。又肝旺之时，不可以物之死气入肝，恐伤魂也。若非旺时，则肝虚，以肝德之，益佳，余藏准以推之。

凡物之肝，自不可轻啖为临杀之时，肝有所忿也，自死者弥甚为心肝脾肺肾肠俱有毒也。凡心皆为神识所舍，勿食之物之临死，心必大有所惊，而毒聚。

凡诸物肉，入水浮动，火炙不干，或鲜血不断，及落地尘土不污者皆怪异失常，不可食之。自死禽兽，口闭者毒气在内，不可食之。六畜疫死者有疫毒不可食之或北向自死，及死而伏地者，皆不可食。

治食生肉中毒方掘地深三尺，取其下土三升，以水五升，煮数沸，澄清汁，名曰地浆，饮一升，即愈，又能解诸菌毒，治食诸肝中毒方水浸淡豆豉，绞取汁，涌吐之，服数升愈。

马肉属火热食之，伤人心，食之味酸者，尤有毒当饮酒解之。马鞍下肉汗毒太甚，食之杀人。凡白马黑头，白马青蹄者马之□不印，皆不可食。驴马肉，合猪肉食之，成霍乱乱于肠胃。治马肝毒马奔赤尚气毒尤在肝，中人未死方雄鼠屎二七粒，末之，水和服，日再服，即两头尖者是。又方，人垢，取方寸匕，服之得吐佳。

疫死牛，或目赤及目黄闭者疫毒甚大忌食之。牛肉共猪肉食之，必作寸白虫。

毛发向后顺者，名啖蛇牛，食之杀人，其食之，而中毒欲死者饮人乳一升，立愈，如不得，以米泔先头垢汁，饮一斗，得吐立愈，治食牛肉中毒方煮甘草水，饮之即愈，又能解百毒。

羊肉性热有宿热虚疾者，不可食之生痰，牛风动火，吾发宿疾，羊肝共生椒食之，破人五藏二者性皆属火，故伤人五藏，猪肉共羊肝和食之，令人心闷，猪肉以生胡荽同食，烂人脐其义未详。

麋肉及脂梅李子三物皆阴类，孕妇食之阴气过胜，令子青盲，男子伤精物类相感，其理必然，慎胎教者，谨之。

白犬自死不出舌者，食之害人。有癞疾人，不可食熊肉，令其疾终身不愈熊性猛悍，食之其病深入故也。食狗鼠余凡一可饮食为狗鼠，食过者，必粘其涎，因涎有毒，令人发瘘疮。治食犬肉不消，心下坚或腹胀、口干大渴，心急发热、妄语或洞下方杏仁一升，连皮肉研以沸汤三升，和取汁，分三服，利下肉片大验，犬肉畏杏仁故也。

妇人妊娠，不可食兔肉及鳖、鸭，令子缺唇无声音凡物气类之感，一毫不爽也。凡食兔肉，着干姜，成霍乱。诸禽肉，自死时，口不闭，翅不合，及肝青者，食之杀人有毒也。鸡有六翮四翮大劫不可，小劫之形及四距者距脚爪也，不可食之物异常则毒重。乌鸡白头者，不可食之有毒也。鸡不可合葫蒜食之动风动痰，又能滞气。

鸭卵不可合鳖肉食之发冷气且成瘕。妇人妊娠，食雀肉及酒雀之性淫，酒能乱性，令子淫且无耻古人所以慎，胎教也。人食燕肉，入水时为蛟龙所啖蛟龙嗜燕故也。

鱼头正白，如连珠至脊上者，无腮及无肠胆者，鱼头似有角者，鱼目合者，皆不可食之形异则气异，且恐系化生有毒之物。鱼不可合鸡肉食之鱼属火，鸡属木，恐风火相煽成疾。龟肉不可合酒果子食之龟多神灵，不可轻食，若合酒果，则龟阴酒阳，菓子形象，必生怪疾也。鳖目凹陷者,及腹下有王字形者,不可食之,其肉又不得和鸡鸭食之物形异,必有毒,且合食之物,性相反也。龟鳖肉,不可同苋菜食之其性相反相争,必成怪疾。虾无须及腹下通黑,煮之反白者异乎常也,不可食之。

食脍即今之圆子肉羹是也,又饮乳酪,令人腹中生虫为瘕,若杂肉之脍食在胃不化,吐不出,速下除之若不速下,久成癥病,治之方橘皮一两,大黄二两,朴硝二两,又以水一大升,煮至小升,顿服即消,以橘皮能解鱼毒也。食脍多,不消,结为癥病,治之方马鞭草捣汁饮之。捣姜叶汁,饮之一升,在上脘者,可吐之。蜘蛛落食中有毒,其食勿食之。

凡蜂蚁、虫蝇等多集食上者,勿食之,食则致瘘疮。

二十六、果实菜谷禁忌治下

果子落地经宿,虫蚁食之者,大忌食。桃子多食令人热,不得入水浴,浴则病寒热淋沥冷热相搏也。梅多食,坏人齿。林檎多食,令人百脉弱。梨多食,令人寒中金疮、产妇尤忌。安石榴多食,损人肺。胡桃多食,动痰饮。生枣多食,则热渴、气胀寒热,弱人弥不可食。

食诸果中毒治之方猪骨煅黑为末,水服方寸匕,亦治马肝及漏脯等毒。木耳赤色及仰生者,勿食。菌仰卷,及赤色者,不可食之形色皆异,必有毒,又少雨,小旱之年,其菌多不可食。食诸菌中毒,闷乱欲死,治之方人粪汁饮一升,土浆饮二升,大豆浓煮汁饮二升,诸吐利药并解。食枫树菌,笑不止,治之以前方。误食野芋,烦乱欲死,治之前方。

蜀椒闭口者有毒,误食之戟人咽喉,气闷欲绝,或吐下白沫,身体痹冷,急治之方肉桂煎汁饮之,多饮凉水一二升,或浓煎豉汁饮之,并解。

正月勿食葱面生游风。二月勿食蓼伤人肾。三月勿食小蒜伤人志性。四月八月勿食胡荽伤人神。五月勿食韭乏气力。五月五日勿食一切生菜发百病。六月七月勿食茱萸伤神气。八月九月勿食姜伤人神。十月勿食椒损心伤脉,勿食受霜生菜,令人目涩、心痛腰疼,或发心疟多困瘘发时手足十指爪甲皆青或赤。十一月十二月勿食薤令人多涕唾。四季勿食生葵令人食不化且发百病,药中皆不可用,深宜慎之以上诸忌所谓勿伐天和是也。

葱韭初生芽者,食之伤人心气以其含郁而未透也。饮白酒食生韭,令人病增湿热之害。葱蒜不可共蜜,食之杀人,独颗蒜弥甚生者杀人,熟者伤人。食糖蜜后,四日内食生姜蒜韭,令人心痛物性相反之故。生葱和雄鸡、白犬肉食之,令人七窍经年流血生葱发火口。夜气属阴食诸姜、蒜、葱、韭辛辣等,伤人心。薤韭共牛肉作羹,食之成瘕病。

芋不可多食,动病滞气困脾。妊娠食姜,令子余指姜形类指,物性之相感也。食后心躁欲吐方以豉浓煎汁,饮之。误食钩吻与芹菜相似,杀人入腹即死,解之方荠苨八两,水六升,煮取二升,分温再服。菜中有水莨菪,叶圆而光,有毒,误食之,令人狂乱,如中风状,或吐血者,甘草煮汁。

春秋二时,龙带精入芹菜中或其蜥蜴、虺蛇遗精于此中耳,蛇性嗜芹,人偶食之病,发时，手青腹满，痛不可忍，名蛟龙病，治之方化粳米白糖，日两三度服之，吐出如蜥蜴三五枚差。久食赤小豆，令人枯燥利水故也。盐多食，伤人肺发咳及哮。食热物饮冷水，及以酒浸饭，脾胃大伤。

夏月大醉，汗流，不得身洗冷水，及使扇，即成疾病也。

饮酒大醉，灸腹背，令人肠结。

凡酒及水，若照见人影动者谓人不动，而影自动，不可饮之怪异失常。食甜粥已，食盐即发吐甘性满阻，咸性欲下，相争反吐。

犀角箸搅饮食沫出有毒也及汤酒之类浇地坟起者，食之杀人其毒甚重。

饮食，中毒烦满，治之方苦参二两，即今之九钱零，苦酒一升半，即今之一大杯半，上二味，入水一升，煮三沸，令三上三下，服之，吐出即差。经所谓酸苦涌泄，为阴也。又方犀角口饮之亦佳。

贪食，食多不消，心腹坚阻满痛，治之方盐一升，水三升，水煮令盐消，分三服，饮而探吐之，吐出食物差。

矾石生入腹，破人心肝矾性酸涩，无故用之，大损心肝，亦禁水矾得水则化，物性相畏，如此。商陆，以水服，杀人能行水，而忌水。

葶苈子，傅头疮以杀虫之故，若药气入脑，则杀人其性善于下行，今敷窍，其外气不得泄，则疮毒亦必内攻入脑矣。

水银入人耳，寒气射脑，窜下即杀人，急以金银着耳边领之，水银自吐犹磁石之引针也。

苦楝无子者杀人无子者为雄，根赤有毒，服之吐不能止，有至死者。雌者多子，根白有小毒，可入药，然此物大寒，非万不得已，不可轻用也。

凡诸毒，多是假饮食以投，无知此言蛊毒之害，多在饮食中，以出其人之不意，若之时，宜煮荠苨甘草汁，常饮之，二味乃通除诸毒之药二物能解草石百毒。

此上下二篇，出《金匮》方后，疑或出后人附记之而作，今摘录要者于此，以便省览。

医理元枢

附余卷上

妇科辑要

一、调　　经

谨遵《金鉴》方诀。

先天天癸始父母,后天精血水谷生,女子二七天癸至,任通冲盛月事行血气源流,月经三旬时一下,两月并月三居经,一年一至为避年,一生不至孕暗经,经期吐血或衄血,上溢妄行号逆经,受孕行经名胎垢,受孕下血漏胎名。

天地温和经水安,寒则凝热则沸风气则荡然血气腾跃,言二者则六气可知,邪入胞中任冲损,妇人经病可详参。此外因之病。

妇人从人不专主,病多忧怨郁伤情,血之行止与顺逆,皆由一气率而行此内因之病,言调血当先理气。

血从阳化正红色,色变紫黑热之征,黄泔淡红湿虚化,更审瘀块黯与明若黯而紫黑兼见冷证,多属寒,若明而红赤兼见热证,多属热。

经来前后愆期病,前热后滞实虚分,淡少为虚不胀痛,紫多胀痛属有余,经行发热一证时热潮热三,此三须热分在经前主血热若在经后主血虚者,发热无时常常热,须察客邪之热,若潮热单在午后多属里,当审阴虚之病。

腹痛经后气血弱,痛在经前气血凝,气滞腹多胀血滞腹多痛,更审虚实寒热情凡病皆当审此。

逆行吐血错行崩,热伤阴阳络妄行《经》曰:热伤阳络则血上出,热伤阴络则血下出,血多热去当用补,血去者少虽虚须主清。

（一）调补诸方

治病邪之方,不在此内。

补养元气四君子,人参子,茯苓白术甘草大枣生姜以下诸方,皆以此汤为主。异功散即四君子汤加陈皮兼理气,若病虚痰加橘皮半夏,名六君子汤。呕吐者,加藿香砂仁,名香砂六君子汤,如渴泻用七味白术散,即四君子,加藿香葛根,木香。如脾虚作泻宜参苓白术散,四君子汤加薏苡桔梗山药莲肉砂仁扁豆方。思虑伤脾损心血,用归脾汤,即四君子加归芪枣仁远志,木香。若四君子汤减参加柴归芍薄荷,名逍遥散,乃调肝理脾之方也。四君子汤合四物汤名八珍汤兼补血,八珍汤再加黄芪肉桂名十全大补汤。十全大补去参苓术三味,名双和饮,十全大补去用芎加陈皮,名人参养荣汤。若脾胃虚寒吐且泻,用理中汤即四君子汤减茯苓益干姜。

妇人血病主四物汤,归芎白芍熟地黄。血瘀改以赤芍药,血热易用生地黄。表热有汗合桂枝,甘草名桂枝四物汤,表热无汗合麻黄加甘草名麻黄四物汤。少阳寒热往来四物汤与小柴胡汤并名柴胡四物汤,阳明热合合黄芩汤黄芩、葛根、甘草也,名黄芩四物汤。按:四物汤归润、地泥、芍寒、芎窜,乃纯阴之品,大损脾肾,滞气凝血,惟火热炽盛者宜之,寻常不宜多用独用也,或量证以桂枝易去川芎亦可,以杜仲易去熟地亦可,神而明之,存乎其人也。

先期实热四物汤,加芩连名芩连四物汤,虚热地骨皮饮丹四物汤加地骨皮丹皮,名地骨皮饮。血来多不发热者,用四物加阿胶艾叶止之,名胶艾四物汤,若血多,发热者,四物汤加黄芩白术和之,名芩术四物汤,若血多瘀者,用逐瘀四物汤,加桃仁红花,乃治紫块黏名桃红四物汤。血少浅淡乃气虚不摄,血用当归补血汤,当归四钱,黄芪炙,六钱先。虚甚者,四物汤加人参黄芪名圣愈汤补,若血涩少病属热滞者,四物汤加姜黄,黄芩丹皮,香附延胡索,名姜芩四物汤。逐瘀血用芎归二味,名佛手散,又名芎归汤,逐瘀血,生新血,安生胎,下死胎效若仙。

过期饮治血滞四物加桃红,再加香附莪术桂枝,甘草木香木通。若血虚期过无胀热是无血可行,用双和饮圣愈汤及人参养荣汤选服。

一切腹痛小建中汤,桂枝,白芍甘草胶饴枣姜和肝理脾,通血脉,止腹痛。若行经后腹痛者,血虚也当归建小建中汤加当归,名当归建中汤,经行胀痛气为殃用加味乌药汤,乃乌药、缩砂、延胡、木香、香附、槟榔、甘草共七味。

经来身痛若有表邪当发之,有汗用桂枝四物汤,无汗用麻黄四物汤,若无表邪,而身痛者,气滞而血不营也,用四物加羌活桂枝名羌桂四物汤。若行经后血多不止者,脾虚气陷也黄芪建中汤,芪桂芍草枣姜饴其七味。

胞虚寒病大温经汤,来多伤其血,则胞虚而生寒期过血少也少腹疼,方用归芎芍草人参桂枝,吴萸丹皮,阿胶半夏麦冬十一味临。

若不虚但胞受风寒病有外邪,吴茱萸汤依大温经汤方更加防风,藁木细辛干姜茯苓木香,减去阿胶参芍芎乃吴、丹、防、细、桂、麦、茯、归、藁木、香、半夏、干姜也,共十三味。

师尼室女寡妇,若脉出鱼际,带弦洪乃情怀不遂也,治法不与寻常妇女同,和肝理脾开郁气,清心随证可收功瘦人加味逍遥散,壮人六郁汤。

石瘕血积胞中,状如怀子而经闭带表吴茱萸,攻里琥珀散最宜方用三棱、莪术、赤芍、当归、刘寄奴、丹皮、干熟地、官桂、乌药、延胡,以黑豆一升,生姜半斤,取前五味入米醋煮豆烂,取焙,同后药为末,每用二钱,温酒空心下,壮人主此以此二方,屡表屡攻之,自愈。若胞脉闭上迫于肺,心气不下通,而经闭者三和汤用四物汤,加入芒硝大黄黄连薄荷,甘草黄芩栀子,此方宜酌而用之。

胃热烁血血海枯,用玉烛散四物加硝黄甘草,失血血枯人参养荣汤。六味地黄汤治房劳损,气虚血枯经闭者,用十全大补汤方。

月水不行蒸热潮热盗汗自汗,食减咳嗽名血风劳,劫劳散用参苓芍,归地甘芪半味胶共十味。

未诊妇人女子病,先问经期与妊娠,若不详问误用方药非细事,当疑似难明之证,若不问之,是必昧其病之所因也,如何能治,慎之。

(二) 调经诸方

参苏饮:治中脘停痰、晕眩、嘈杂、怔忡哕逆、或痰流关节、手足颤摇、头疼、发热、呕吐、恶心及口眼㖞斜、半身不遂,初起者。

人参　紫苏叶　半夏　茯苓　干葛　前胡　木香各三钱　陈皮　枳壳　桔梗各四钱

上每用五六钱,加生姜煎服,腹痛加芍药、大腹皮。

柴胡桂枝汤: 治伤风、热汗、呕渴,或痰滞,及血气不调。

桂枝二钱　黄芩炒　人参　白芍炒,各钱半　甘草炙　半夏制　生姜各一钱　柴胡三钱　大枣肉二枚

上煎七分,温服。

姜黄散: 治瘀血凝滞、腹胀刺痛、发热、口干等证。

姜黄　当归各二钱　莪术醋炒　红花八分　桂心一钱　川芎　延胡索　牡丹皮八分

上以水酒各半煎服。

红花当归散: 治经候不行、腰胯重痛、小腹坚硬。

红花　归尾　紫葳　牛膝酒炒　苏木各三钱　甘草炙　白芷　桂心各一钱半　赤芍药酒炒,一钱　刘寄奴去根,五钱

上为末,每服五钱,温酒调下。

琥珀散: 治心膈迷闷、心腹作痛、经滞不通。

乌药一两　当归酒洗　莪术醋制,五钱　三棱醋炒　赤芍酒炒　刘寄奴　丹皮　熟地　官桂　延胡索四钱

为末,每用二钱,温服。

细辛温经汤: 治寒气客瘀血室、经闭腹疼、其脉沉紧。

当归　川芎　芍药　桂心　莪术醋炒　丹皮各一钱　细辛一钱半　甘草　牛膝各七分

上加生姜,水煎,温热服。

桂枝桃仁汤: 治顿然经阻、腹痛上攻、胸胁或渐作块。

桂枝　独活　生地黄各二钱　桃仁七枚,去皮、尖　赤芍药　甘草各一钱

上加生姜,煎服。

秦艽地黄汤: 治肝胆经风热、血燥、体酸、肩臂疼痛或筋急牵痛、寒热晡热、经胀不调等证。

秦艽　干熟地　当归　川芎　芍药各一钱　牡丹皮　白术　白茯苓一钱半　钩藤钩一钱　甘草炙,五分

上加生姜煎,温服。

何首乌散: 治皮肤瘙痒,游走无定。

何首乌忌铁器　防风　白蒺藜　枳壳麸炒　天麻　僵蚕炒　胡麻炒　茺蔚子　蔓荆子各一钱　茵陈六分　蝉蜕去头足,一枚

上水煎,温服。按:此证虽属风火,其实风燥火浮,血必搏热,归芍生地,恐不可少。

人参荆芥散: 治身痛、心烦、头目昏倦、盗汗、恶寒、口干、痰嗽、胸满、月水不调、腹痛、痞块。

荆芥穗炒　人参　生地黄　柴胡　鳖甲醋炙透　酸枣仁炒　枳壳麸炒　羚羊角镑　白术各七分　川芎　当归　桂心　防风　甘草各五分

上为细末，每用四钱，加车前草煎服。

清心莲子饮： 治热在气分、烦热便浊、夜静昼热、淋痛。

黄芩炒　麦门冬去心　地骨皮　车前子炒　甘草　石莲肉去心　茯苓　黄芪炒　柴胡　人参各三钱

上分二剂，煎服。

天王补心丹： 宁心化痰、益血固精、祛烦热、除惊悸。

人参　茯苓　桔梗各八钱　远志制去心　天冬去心　生地黄　柏子仁去油　玄参　丹参　五味子各四钱　酸枣仁炒　当归　麦冬去心，五钱　茯神　杜仲各一两　甘草炙，六钱

上蜜丸，梧子大，朱砂衣临卧服二三十丸，龙眼汤下。

麻黄橘皮汤： 治肺伤冷湿咳嗽、喉中作声、上气头疼。

橘皮　紫苏枝　麻黄　杏仁去皮、尖　当归各一钱　桂心　黄芩七分，炒　甘草炙，五分

上加姜枣煎服。

刺蓟散： 治血热鼻衄。

刺蓟　生地黄各一钱　桑耳磨　发灰　艾叶炒，各一钱　蒲黄五分

上煎入桑耳汁，冷温服。

没药散： 治血气不行、心腹及走注疼痛、发热、晡热。

红花　没药　当归　延胡索等分

上为细末，每用二钱，童便或温酒调下。

白术散： 治脾胃气滞、心腹胀满、不欲饮食。

白术炒　草果子炮　诃子　槟榔　桂心各六分皮[1]　茯苓　厚朴　人参一钱　甘草炙，三分

上加姜枣煎服。前证若脾血虚痞，用四物加参、术、陈皮。脾气虚痞，用四君加芎、归、陈皮。

二、崩　带

淋沥不断名为漏，忽然大下谓之崩。紫黑块痛多属热，日久行多损冲任，脾虚不摄中气陷，暴怒伤肝血妄行。临证审因须细辨，虚补瘀消热用清。诸方已见前后。按：血来多者，胶艾四物汤补之。热多者，芩连四物汤清之。热少者，荆芩四物汤和之。若温少者，血滞也，桃红四物汤加香附破之。若崩漏初起，便胀痛者，瘀积也，琥珀散攻之。中气下陷者，补中益气汤提之。崩漏久，亏损冲任者，八珍十全养荣等汤累补之。思虑伤脾者，归脾汤培之。恚怒伤肝者，逍遥散加青皮、香附平之。再病各有因，治标之后，或渐散外邪，或平调内里，渐取培肾以固其元，舒肝和脾养肺，以

---

[1]　桂心皮：当作桂心、桂皮。

复其运行之弦,使五藏各得其职,气血各循其度,病未有不愈者也。

　　杀心血痛失笑散,蒲黄五灵脂定疼良方乌贼□骨炒为末,醋汤调下失笑散。陈良甫云:此证若阴血耗散者,宜收敛之,瘀血不散者失笑散。心血虚弱者,芎归酸枣仁汤。恚怒者逍遥散。**崩血**者,补之犹不已防滑脱,地榆一味苦酒醋也煎露一宿服之,立止崩漏。后随证调之。

　　带下劳伤冲与任,邪入胞中风寒湿乘虚而入也五色分,色青属肝为风,湿黄脾为虚湿白主肺为清湿,皆败血所化乃胞中病也黑肾为寒湿赤属心为热湿,证则有五,而色则未易定。随人五藏之受病,而兼湿化,治从虚则补之,实则泻之或燥之或寒之或温之,此外更审疮脓此属内疮,非胞中病瘀血化此乃胞中病,乃见证虽同,须要分别胞膀浊与淫若如米泔而便不甚利,乃膀胱白浊病也,宜清利之。若便利是从胞中来,乃败血所化白淫病也,当分因而治,兼以除湿。

　　脐旁左右一鞭起,突起如弦痃证名。僻在两肋名曰癖,高起如山疝病称。必引少腹腰胁痛,三证皆由风冷成。或作或止因寒发,痛时方审不痛平。

　　妇人一切癥瘕病,上下攻痛用大七气汤,藿香益智棱莪术,甘桔青陈桂木香共十味。

　　积聚通用正元散,延术青陈曲麦苓,香砂海粉楂甘桔共十三味,以此治之痰饮食积血气诸痰皆平。

　　产后恶露失笑散,经闭瘀凝玉烛攻,血蛊桃奴桃树上经霜不落者,炒假鼠粪两头尖者是,炒,延胡索,炒桂心砂仁,研桃仁,去皮尖,研,香附子,炒,五灵脂,炒,为妙醋酒调。

附方

柏叶散:治元气虚弱、崩中漏血年久不愈,亦治白带。

柏叶炒　续断酒炒　川芎　当归　生地黄　鳖甲醋炙透　龟甲醋炙透　禹余粮一两　阿胶炒　赤石脂煅　艾叶炒　牡蛎煅　地榆各三钱半　鹿茸酥炙,四钱

上为末,每服二钱,粥饮调下。余方已见前后,随证取而用之。

三、胎　　前

　　少阴督脉也,见于尺动甚知有子初受胎之脉,阴搏搏指而动阳别与阳脉之不搏者迫别批,据理之言尺寸凭按今人血气虚弱,而生机已遂脉多沉,未见阴搏而已,受胎者须以问之为确,但搏不滑胎三月,搏而滑石五月形。今切少阴尺脉,若无他故,而应指必已受胎或将受胎,若少阴脉虽然应指而绵绵肤肉有神,此已受胎,主血气内饮,以养胎元,故脉不外现,又用心脉和,主血盛有胎,脾胃脉和,主血气调,有胎不拘,拘于阴搏阳别也,惟肺脉盛者无之,主气盛不下故也,故孕脉必以尺脉为的确。

　　安胎之道有一法,母病胎病要详分。母病动胎但治母治母病而胎自安,子病致母审胎因详审胎所不安之因,但安其胎,母自愈矣,此寻常安胎以法也。若遇大热结聚之证,非硝黄下之,胎何以安。大寒中藏之,非桂附温之,胎又何以安,是知安胎之道,惟有去其疾苦,使血气和平,胎气恃其所养,自无不安,彼拘拘忌某药,宜某药者,但为寻常言之也。

　　胎前清热养血为主,理脾疏气是为兼无病不必服药,且不必纯补血敛其气。三禁汗下

利小便,随证虚实寒热看此一句,乃时中之宜。

母盛子衰胎元薄弱胎前病,母衰子盛产后殃。胎前有余之时详不足恐其气虚血弱,产后不足之时审有余恐有停滞。

胎伤腹痛血未下,圣愈汤加杜续砂仁。若下血腹痛佛手散,胶艾杜续术苓加如因母气虚衰欲堕者。十全大补汤,加续断缩砂仁减茯苓肉桂名十圣散,因病伤胎十圣夸。若因跌扑筑磕伤胎欲堕者,宜芎劳煎汤调益母丸服,五月五日,或六月六日采益母草阴干,忌铁,蜜丸,童便和酒服,劳怒动胎者,用逍遥散以舒气,六味地黄汤,以安劳碌佳。

(一) 胎前诸方

人参橘皮汤:治妊娠恶阻、呕吐减食、肢体倦怠。

人参　橘皮　白术　麦冬_{去心}　白茯苓_{一钱}　厚朴_{八分}　甘草_{四分}　竹茹_{六分}

上加生姜,煎服。

安胎饮:治体倦恶食或胎动腹痛或下血潮热。

白茯苓　当归　熟地　川芎　白术　黄芪　白芍药_炒　阿胶_{炒,各一钱}　陈皮　甘草_{炙,各五分}

上加生姜,煎服。如下血加地榆五分。一治胎漏下血、内热、晡热、烦渴,胁痛,服用二黄散生熟地黄等分为末,煎白术七分、枳壳五分,汤谓下,若以二黄杵膏入枳白二末为丸,更妙。

安胎散:治妊娠卒然腰痛下血一方阿胶炒,五钱,艾叶减为引,名胶艾汤。

熟地黄　白芍药　川芎　黄芪_炙　阿胶_炒　当归_{各一钱}　艾药_{七片}　甘草_炒　地榆_{各五分}

上加姜、枣煎服。一方加入杜仲、续断各一钱,更妙。

紫苏饮:治子悬腹痛或临产惊恐气结不下及便秘。

当归　甘草_炙　腹皮_{黑豆汁浸}　人参　川芎　橘皮　白芍_{炒,各八分}　紫苏_{一钱}

上加姜、葱煎服。

一治妊娠卒心痛气欲绝川芎、归、茯苓厚朴,等分,急煎,卒服有□。

芎归补中汤:治气血虚而欲产若产后血气虚痛者,去胶、艾加熟地黄。

艾叶_{七片}　阿胶_炒　川芎　黄芪_炙　当归　白术　白芍药　人参　杜仲_{炒去丝,各一钱}　五味子_{杵,焙}　甘草_{炙,各五分}

上煎温服。

黄芪汤:安胎和气并治胎气不长。

黄芪_炙　白术_{土炒}　麦门冬_{去心}　白茯苓_{一钱}　前胡　人参　川芎　甘草_{炙,各五分}

上加姜、枣煎,温服。

防风散:治妊娠中风、卒倒、口噤拘强、痰气上壅。

防风　桑寄生　葛根　茯神_{各一钱}　家菊花　细辛　防己　秦艽　羚羊角　桂心_{各七分}　甘草_{四分}

上加姜三片,煎入竹沥半合服。又一方治疗中风口噤不语,用白术酒。白术一两、独活六钱、黑豆一合,炒,酒煎,分四服,灌之,得汗即愈。

续断汤:治疗妊娠下血尿血。

当归　生地各一钱　续断　赤芍各五钱

上为末,每用二钱,空心葱白汤谓下。一方阿胶炒为末,干生地消都蒸杵膏和为丸,梧子大,每服七八十丸,空心米饮下。

天仙藤散:治疗妊娠有水气,足肿浮肿。

天仙藤洗,炒　香附制　陈皮　甘草　乌药等分　生姜　木瓜　苏叶各三分

上水煎,早晚各一服。

淡竹茹汤:治疗妊娠心虚、惊悸、藏燥、无故悲伤虚烦。

麦门冬去心　小麦何各半钱　当归　人参　白茯苓一钱　甘草五分　竹茹炒,小团

上加姜、枣,煎服。或佐以八珍汤,轻者用。

大枣汤甘草、小枣、大枣等分量,加竹茹煎,分温三服,愈。

(二)脉候

欲产之妇脉离经或数或散代或三至与平常不同,沉细而滑也同名同谓之离经。夜半腹痛应分娩,来朝日午定知生言不过半下。身重体热寒又频,舌下之脉黑复青看舌筋。舌反上涂子当死,腹中定许子归冥当下其胎以救其母。面赤色青细寻看,母活子死应难留。唇口俱责涎又出,子母俱死不须求。面青舌赤沫出频,母死子活自分明。新产之脉缓滑吉,实大弦急死来侵,寸口涩疾不调死,沉细附骨不绝生。

四、产　　后

坐草须知要及时,儿身未顺且迟迟切莫忙乱用力。假如月数未足腹中痛儿身偶动耳,非正产也,名试胎弄胎凡莫猜疑正产恐忙乱用力,无事生出事来。迫待腰腹齐疼谷道挺,眼光迸火儿身方顺已顶当门此乃正产之时,方可临盆用力,女然顺,主无事矣。

交骨不开须细审,或因血气不足及或初胎。总宜开骨散以通阴气,即佛手散,加龟板并生过子女妇人头发烧灰。若因不足加人参更妙,一服能教骨立开。

盘肠生未产肠先出,已产婴儿肠不收,头顶贴萞麻逆,内服升补之药,若肠干难收者,须润以奶子或酥油收后迅速去萞麻饼。

胞衣不下或因初产,用力劳乏风冷凝,或因下血过多产路干涩,或因血入胞衣腹胀疼。急服夺命没药、真血竭散,勿使冲心喘满生断肚脐时,须将胞带紧紧系定,以微物坠住一五日,自萎缩干小而下,不然则恐缩入为微。

胎门不闭由血气不足,初产因伤必肿疼,不足十全大补汤治,甘草汤洗肿伤平。

产后血晕如所行之恶露少,其人面色唇色赤者必是停留,有瘀血。若恶露去血已多唇面皆白,乃属血脱不须疑。属虚者用清魂散,乃荆芥穗炒,人参芎草泽兰随共四味,若腹

痛停瘀乃实证也，出佛手散，凡此虚实二证皆用醋漆熏法总相宜频烧干漆器及用火烧铁物，淬醋不时熏之。

恶露不下是何因？风冷气滞血瘀凝，若还不下因无血，面色黄白不胀疼即痛亦属虚疼，急宜补养。风冷血凝失笑散，若去血过多圣愈汤补而行之。

恶露不绝伤冲任，虚损瘀停要辨明。虚用十全大补汤，加阿胶续断，瘀宜佛手散补而行之。

心痛厥逆爪青白，乃风寒凝滞，大岩蜜汤温而行之，方用四物去芎加独活，黑干姜桂心吴茱萸甘草远志，细辛共十味。若因食而痛，必恶食多呕吐见，曲麦香砂入二陈。

少腹痛名儿枕痛，延胡散用可相宜乃归芎蒲桂琥珀红花也，蓄水小便短涩须用五苓散，癥疝吴茱萸汤温散行。胁痛瘀滞肝经犯，左血右气是常情，血用延胡散可治，气宜四君入柴青，若去血过多属虚痛，八珍汤加桂心补其荣。

腰疼下注两股痛，风冷停瘀滞在经。佛手散加独活桂，续断牛膝桑寄生温而行之。产后身疼荣不足身疼之一证，若因客感表先形身疼又有外邪之证二者俱宜，趁痛散用当归黄芪白术，牛膝甘草独活薤白桂心共八味。

产后积血块冲疼，多因新产冷风乘。急服延胡散可逐，日久不散血瘕成。更有寒疝亦作痛，吴茱萸汤温散可安宁二方俱已见前。

产后呃逆胃虚寒，丁香白蔻伏龙肝名丁香豆蔻散，再用桃仁加入吴茱萸煎汤服前方温胃后方行瘀散邪，二方若不应虚衰可知，急将参附汤添以峻补之。若其证热渴面红小便赤属实热者，宜用竹茹干柿橘红煎名茹橘汤，按热渴面红，亦须防有假热，当细详之。

往来寒热阴阳格血气格拒不和，柴胡四物各半汤小柴胡汤合四物汤。营卫不和乍寒热，用归芍芎参草干姜名增损四物汤。寒热似疟瘀兼食，用生化汤，乃芎、归、炮姜、炙草、桃仁（炒），共药五味，凡新产未进食时，进一剂极妙，加柴胡楂曲良。若憎寒壮热审是虚弱无外感，用更生散，归熟地芎参荆芥穗炒，并炒黑，干姜共六味。

产后不语分虚实，痰热乘心一证，败血冲二证，气血两虚三证神郁冒，实少虚多要辨明。虚用八珍汤，加钩藤菖蒲，远志，痰热胆星黄连入二陈汤。败血冲心七珍散，川芎生地细辛防风朱砂，菖蒲人参共七味。

脐带先以剪刀烘热然后剪之剪下先用烙随以火器绕剪口烙之，用防风袭此为宜烙之可无脐风之患。男女俱当留六寸便于回环作结，短则作结恐紧伤藏气长则坠下多损肌肉。

埋藏胞衣新瓶用青帛封瓶口，筑向天德方月空方边，向阳高燥宜严密，令儿无疾寿绵绵。

蓐劳寒热咳嗽倦怠，自汗，盗汗，目眩头晕少气懒言，饮食不强。扶脾益胃六君子，调卫和营三合散，即四物四君合小柴胡良。病退虚羸补气血，八珍汤十全大补人参养荣汤，诸方。

丹溪，朱震亨言产后气血惟大补虽有他证，以末治之，张从正云产后诸病，莫作不足看须于不足中，审其有余，二说执之则偏须合情形证候脉法，三样互证，或攻或补或虚或实仔细详参乃得中道,合乎时措之宜。

湿热生虫阴户痒,内服加味逍遥散龙胆泻肝汤方,外用桃仁膏合雄黄末,鸡肝切片纳中央。

(一) 杂证

茯苓散治惊悸、恍惚不宁,参芪地芍归茯神,琥珀龙齿桂牛膝也。

归脾汤加朱砂龙齿,治忧思过度、恍惚不安。

妙香散治妄言、见鬼、恍惚、发狂。

加味逍遥散治阴中作痛,或生疮虫,外用四物乳香捣饼敷。

加味小调经散治经脉闭塞、四肢浮肿,属血分难治疗。归芍术茯陈皮煎汤,名小调中汤,冲小调经散服之,但得经行,其肿自退。小调经散即当归、赤芍、琥珀、麝香、细辛、桂心、没药八味。

茯苓导水汤治先浮肿后经闭,属水分,不必治血,但使肿退,其经自行,方用二苓槟缩陈泽术苏木香木瓜桑白大腹共十二味。

加味归脾汤加辰砂琥珀,治疗梦与鬼交。

半夏厚朴汤治胸中如炙脔,或如梅核咽不下咯不出,方用半夏厚朴苏叶茯苓生姜。

加味四物汤治产后筋挛,俗名鸡爪风。无汗者,用四物加柴胡木瓜桂枝钩藤。有汗者,八珍汤加桂枝黄芪阿胶以救血液。

甘麦大枣汤治藏燥无故悲伤,甘草小麦研大枣三味煎服。

黄连煎治胎前腹内鸣,或儿啼,方用空房中鼠穴土同炒黄连煎服。

吴茱萸汤温血气散外邪并治肠覃,凡肠覃证,当以此汤兼消积之药服之。

(二) 产后诸方

归芥交加散: 治疗瘛疭、颤振、产后吐痰、不省人事。

当归　荆芥穗等分

上为细末,每服三钱入酒少许,煎七分,灌下咽,即有生理。

当归川芎汤: 治疗小产后瘀血、心腹疼痛,或发热恶寒。

当归　川芎　熟地黄　白芍药炒　延胡索炒　红花各一钱　香附制　青皮炒　泽兰　牡丹皮　桃仁去皮、尖,各八分

上水煎,入童便,酒再煎一沸,温服。用失笑散亦可,若久按不通属虚不可服。

人参黄芪汤: 治小产气虚、血下不止。

人参　黄芪炙　当归　白术炒　艾叶各一钱　阿胶炒一钱

上锉一剂,煎温服。

大岩蜜汤: 治产后虚寒、心腹疼痛、呕吐、四肢厥逆。

干生地　当归　桂心　芍药炒,各五钱　干姜生用　吴茱萸三钱　甘草炒　细辛　陈皮二钱

上每服四五钱,煎服。

失笑散： 治产后恶血上攻、心腹作痛甚者牙关紧急。

五灵脂_{拣净,微炒}　蒲黄_{各一钱}

上煎服。或以醋水煎五灵脂一味亦妙。

泽兰汤： 治产后恶露、腹痛,或胸满少气。

泽兰　生地黄　当归　芍药_炒　生姜_{一钱}　甘草_{炒,五分}　大枣_{二枚}

上煎温服。延胡桂心归尾,治停恶血腹痛。

人参当归汤： 治疗产后虚热、短气烦闷。

人参　当归　麦门冬_{去心}　桂心　生地黄_{各二钱}　大枣_{四枚}　粳米_{一合}　淡竹叶　芍药_{炒,各一钱}

上煎服。

白茯苓散： 治产后蓐劳、头目四肢疼痛、寒热如疟。

白茯苓　当归　川芎　桂心　白芍药_炒　黄芪_炙　人参　干熟地_{各五钱}

上先以水三盏,入猪肉肾一双,姜枣煎二盏去之,入前药半两,煎一盏服。

开胃散： 治产后胃虚呕吐、胸满不食。

诃子肉_{四钱}　人参_{二钱}　甘草_{炙,一钱}

上煎七分,分二次温服。如无人参,用陈皮二钱,半夏二钱,甘草一钱,藿香白术各二钱,炮姜,煎分二次,温服。

旋覆花汤： 治产后伤风、寒、湿气,胸满,恶寒,喘嗽不宁。

旋覆花　赤芍药　前胡　半夏曲　荆芥穗　茯苓_{各一钱}　杏仁_{去皮尖}　麻黄_{八分}　五味子　甘草_{五分}

上为粗末,每用四钱,姜枣煎服。有汗者,去麻黄加桂枝。

（三）实证诸方

苏合香丸 治传尸、骨蒸、痓忤、惊痫、卒心痛、霍乱、吐泻、牙关闭紧、不省人事、手足逆冷、腹中雷鸣,及时气鬼魅、瘴疟、疫痢、一切气滞虚寒之证并皆治之,带于胸间,邪魅不敢近。

白术　青木香_{忌火}　乌犀角_{锉末}　香附_制　朱砂_{水飞}　诃黎勒_煨　檀香　安息香_{酒熬}　沉香　丁香　荜茇　龙脑　熏陆香　苏合香_{一两}　麝香_{八钱}

上为细末研匀,以安息膏并苏合油炼蜜,捣和丸,如弹子大_{每两五丸},以蜡匮固,每用一二丸量证温水化服。

朱砂安神丸： 治心经血虚头晕、心神惊悸。心乱火炽者,宜之。

朱砂_{水飞}　黄连_{炮炙}　甘草_{炙,各二钱}　当归　生地_{各一钱}

上为末,饭糊丸,苕子大,每服十一二丸。如一二服未效,当服归脾补之。

含化丸： 治热乘胸肺、积血作痛、失音、痰喘。

蛤蚧_{一双去足,炙透}　诃子_{去核}　阿胶_{粉炒,各三钱}　生地黄　麦冬_{去心,各五钱}　瓜蒌仁_{去油,}

三钱　细辛　甘草二钱

上为末，炼蜜丸，芡实大，每食后，含化一丸，勿语。

泻白散：治肺实喘咳、心胸烦闷、大便不快。

桔梗炒　地骨皮　甘草炙　瓜蒌仁去油　半夏　桑白皮制　杏仁去皮、尖，等分　升麻略炒

上每服四钱，加生姜煎服。

泻黄散：治脾热口臭咽干，或口舌生疮、发热作渴。

石膏煅　山栀子炒　防风　甘草炙　藿香等分

上每用四钱，煎服。病退七八分，止服。

蟠葱散：治疝瘕胁腹疼痛、寒凝血气滞闭、脾胃虚冷。

延胡索　肉桂　干姜各四钱　甘草炙　缩砂仁去壳　苍术汁制，三钱　丁皮　槟榔各七钱　莪术炒　三棱煨，各六钱　茯苓　青皮各八钱

上末，每用二钱煎，加葱白一沸服。

调气化积丹：新制。治久年痃癖上下攻痛不已，最效。

归尾　大茴　赤芍　槟榔　独活　干姜　延胡索各一钱　桂枝　川楝肉　白茯苓　木通　细辛各三钱　炒栀子五钱　穿山甲炒　皂角针一钱　荔枝核七个　陈久酒药　葫芦用壳一个，小瓢小瓠之类亦可

上除栀子山甲外，余皆生用为末，神曲糊丸，梧子大，遇发时，量人气体，以三钱以下，二十余丸，空心温水下，效即止服，后遇发再服。

资肾生肝散：治怒伤肝、脾血虚、气滞寒热、口干、胁腹痛、月水不调、噎嗝、便秘、脉弦洪数。

山药　茯苓　丹皮　当归各一钱　柴胡　山栀炒　熟地　白术各八分　五味　甘草各五分

上加灯心，煎服。如火盛小腹痛者，兼并滋肾，乃去知柏、肉桂也，有积者，加用桃仁、延胡索行之。

桔梗汤：治喉痹热肿。

桔梗炒　甘草　连翘　山栀炒　薄荷　黄芩各一钱

上加竹叶煎，温服。

栀子清肝散：治三焦肝胆风热耳疮、胸胁痛作寒热。

柴胡　山栀炒　丹皮各一钱　茯苓　川芎　牛蒡子炒研　当归　白术　芍药各七分　甘草五分

上加竹茹一钱，煎温服。

柴胡清肝散：治前证由郁怒而得者，或头晕项疼。

柴胡　黄芩炒　人参各七分　连翘去心蒂　桔梗各八分　山栀炒　川芎　丹皮各一钱　甘草五分

上煎，温服。

当归散：治血热瘾疹痒痛、脓水淋漓发热等证。

当归　白芍药　川芎　生地黄　白蒺藜炒　黄芪各一钱　防风　荆芥　何首乌忌铁　甘草各六分

上煎一剂，温服，或加蝉蜕三枚。

大防风汤：治阴虚邪袭、腿膝肿痛等证。

防风　附片　牛膝酒炒　白术　人参　黄芪炒　羌活　肉桂各一钱　杜仲去皮,炒　芍药各八分　甘草炙,五分　干熟地一钱五分

上锉一剂，煎，空心服。

益气养营汤：治怀抱抑郁瘰疬流注，日晡发热等证。

人参　茯苓　陈皮　贝母　香附炒　当归酒洗　黄芪盐水浸,炒　熟地　芍药炒,各一钱　甘草炙　桔梗各五分　白术炒,钱半

上加生姜一片，煎服。

龙胆泻肝汤：治肝经湿热、胁肋肿痛、腹疼、小便秘涩。

龙胆草酒炒　泽泻各一钱　车前子炒　木通六分　生地黄酒浸　当归酒洗,八分　山栀炒　黄芩炒　甘草各五分

上煎，温服。

牡丹皮汤：治肠痈腹软而痛、时下脓血。

牡丹皮　人参　天麻　白茯苓　黄芪炒　薏苡仁　桃仁去皮尖　白芷　当归酒洗　川芎各□钱　官桂　甘草各五分　木香三分,磨

上煎一剂，温服。

五、虚　　损

前实证，谓病气实，非血气有余也。此虚损，谓血气虚证，气或虚或实不等。凡虚中有实，实中有虚之处，不可不知。

谨录《医林集要》二十四种骨蒸大意，以便治者，处方之宜，男、妇皆同此论。

蒸在皮，蒸在肉，蒸在气，蒸在血，蒸在脉，蒸在髓，蒸在脑，蒸在玉房，蒸在三焦，蒸在膀胱，蒸在小肠，蒸在大肠，蒸在胃口，蒸在胆，蒸在筋，蒸在广肠，蒸在宗筋，蒸在肝，蒸在心，蒸在脾，蒸在肺，蒸在肾，蒸在右肾，蒸在膈，须各验证，分因而治，此证火热日久，煎灸血气或过服热药，伏火熏蒸，必多有虫，有虫当先绝去其根，乃可治其病也。有灸法诗崔氏"蒸论"有见证，详陈良甫《良方》。

虚损诸方

神效秘法：先择良日祷祝，令病人面向福德服，神效。

青桑枝　杨柳枝　梅枝　桃枝东向者,各七茎　葱白七茎　青蒿一撮,缺,以子代　阿魏一钱　真安息香一钱

上以好童便升半，煎至一升，入阿魏煎数沸，以水兑匀入朱砂三钱，小槟榔片二两，麝香三分，煎浓，分温五更，并天明各进一服，下白虫，尚可治以淡粥补之，用药调理三五月再服，以除病根，如虫黑，病已入肾，不可救矣若有迹而不见虫则炒。

劫劳散： 治劳嗽发热盗汗、体瘦唾红，或成脉痿。

白芍炒,一钱　黄芪炒　甘草炙　人参　当归　半夏　白茯苓　熟地各八分　五味子焙杵　阿胶炒,各五分　初服再加泽兰叶　银柴胡各六分

上加姜、枣煎服。

防风白术牡蛎散： 治中风气虚、腠理不密、自汗不止。

白术炒　牡蛎煅用,左顾者　防风等分

上末，每用二三钱，米饮下，日三服，如不止，服黄芪建中汤。又有白术防风汤，芪术倍用，防风半之，煎温服。

虎胫骨酒： 治中风偏枯、四肢不随、一切风痹及筋。

石斛　石楠叶　防风　虎胫骨酥炙　当归　茵陈叶　杜仲炒　牛膝炒　续断　巴戟去心　狗脊各一两

上以绢袋盛之，用酒二斗，渍十日，每食远服一大茶杯。

养心汤： 治心血不足、盗汗、惊悸、不寐、烦躁、发热。

黄芪蜜炙　白茯苓　茯神去木　半夏曲　当归各五钱　枣仁炒,各五钱　川芎　肉桂去皮　柏子仁炒透　五味子炒,杵　人参　甘草炙,各三钱

上粗末，每用三四钱，加煨生姜大枣，煎温服。此证亦有属胆虚、胆热者。

妙香散： 治心气不足、精神恍惚、虚烦、盗汗、不眠。

甘草炙,二钱半　远志去心,制,四钱　辰砂别研,一钱　麝香别研,五分　山药米饮润,焙,五钱　木香煨炙,煨,一钱　茯苓　茯神去木　黄芪炙,各五钱　桔梗三钱

上为末，每用二钱，温酒下。

六物附子汤： 治寒湿乘脾、四肢拘急、骨节烦、短气、手足浮肿、小便短秘。

附子炮　桂枝　防己各四钱　甘草炙　茯苓　白术炒,各二钱,若不汗,改用苍术

上末，每用四钱加生姜煎服。

阿胶丸： 治劳嗽、吐血、咯血、发热、晡热、口渴、盗汗。

阿胶炒　生地黄　卷柏叶　山药　大蓟根　鸡苏各一两　麦门冬去心　人参　防风　柏子仁去油,各五钱

上为末，蜜丸弹子大，每用一丸，细嚼咽下。

灵砂丹： 治上盛下虚、痰涎壅盛，最能镇阴，升降阴阳，调和五脏，并治疗头痛呕吐。

生地黄一两,制煮　水银五钱

上二味，新铫内炒成砂子，入水火鼎，煅炼为末，研至乌黑不见白星，糯米糊丸，绿豆大，每用三丸，姜汤任下，忌猪羊血，蒙方一切冷滑之物。此乃救急之方。

五味子汤：《千金》。治咳嗽、皮肤干燥、唾中有血、胸胁疼痛。

五味子 炒　桔梗 炒　紫菀　甘草 炙　续断 各一两　桑白皮 制　赤小豆 炒，研　生地黄　竹茹 一钱二分

上水煎服。

知母茯苓汤：治咳嗽不已、往来寒热、自□喘促、肺痿。

知母 炒　茯苓 各五钱　五味子 杵　人参　薄荷　半夏　柴胡　白术　款冬花　桔梗　麦门冬 去心　黄芩 炒，二钱半　川芎　阿胶 炒　甘草 炙，各钱半

上每用六钱，姜煎服。此汗咳嗽日久，解散表里气血热郁，错杂不□之邪。

茯苓补心汤：治面色黄悴、五心潮热、咳嗽吐血。

半夏　人参　茯苓　当归　陈皮　白芍　桔梗 各一钱　前胡　紫苏　枳壳 炒　川芎 各七分　甘草 炙　干葛 各五分　干熟地 一钱五分

上加姜枣煎服。

桑螵蛸散：治肾气虚寒、小便频数、遇夜尤甚。

桑蛸 三十枚，炒　鹿茸 炙，一两　牡蛎 煅　甘草 炙，各五钱　黄芪 炙，一两半

上加桂枝六钱为末，每用三钱，空心姜汤调下。新制裕泉丸，用葛根益智，治疗小儿尤效。又补脐饮，治疗产时伤脐漏便，生黄丝绢一尺剪碎，千叶白牡丹根、白及各一钱半，上为末，煮至绢烂如汤，空心顿服，不得作声说话，作声即不效，服后以被围身仰而扬，卧闭目降气，一睡即愈。

益黄散：钱氏。治脾胃虚寒、呕吐、腹痛、便溏、手足逆冷。

陈皮 五钱　青皮 一钱　诃子肉 三钱　甘草 炙　丁香 二钱

上为粗末，每服四钱，煎温服。

杜茯温经汤：新制。治寒气客于胞门、经闭少腹疼尺脉不至。

杜仲 炒　茯苓 各一钱半　巴戟肉　续断 各一钱　细辛　牛膝 各八分　麻黄 六分　山药 一钱，若增配为丸，缓治更妙

上煎晚服。

杞茯调经汤：新制。服前方后或腹胀胁疼，或寒热如尘，当以此方舒之，以调肝气。

杜仲 炒　枸杞 用红润者　茯苓　当归　丹皮 各一钱　独活　柴胡 根，各八分　吴茱萸 五分

上煎食后服。按：经候不调之病，见症虽在上中，病根实由下元。《金匮》云：风寒客于胞门是也，故调经之法，必须先去下焦之风寒，然后随证寒热加减治之。温经汤治肾寒，调经汤疏肝风，养血汤理心脾，此三方但病无实热者，皆宜增损用之。

养血六物汤：新制。治心脾气弱、血虚发热、食少倦怠等证。

归身 三钱　嫩西黄芪 蜜水炙透，二钱　茯苓 去皮　杜仲 炒去丝，各钱半　酸枣仁 炒，一钱　桂心 八分，忌火

上加姜枣，临卧时煎服。胸膈饱闷加陈皮，心胃疼痛加砂仁、白芍，寒热自汗加桂枝、白芍，胃寒作呕加砂仁、半夏，心神恍惚加茯神、麦冬，郁结气胀加柴胡、香附，服逍遥散，此后壮人用三合益母丸，虚者用还少丹调之，虚烦热渴加麦冬、五味。

六、《达生编》切要方诀

保产谓胎在腹中时,保而护之,以绝欲为第一义欲寡则心清,胎气宁谧,不特胎安,且精血充实,易生易育,生子少病而多寿,宜小劳为妙劳则气血流通,坚筋骨,固胎,在腹中习以为常。且机缄活泼,足月时易于转身,亦易生,易育之基也,非谓胎后方劳,正谓平自不宜安逸耳,彼敬姜白乘之母,老而犹绩,若寻常富贵,年少力强,正宜勤理内事,末可暇逸,以自病也。

有孕后,须左右换睡使小儿左右便利,惯熟则产时中道而出不难矣,切不可仅一边睡,且有儿头不正之虑。

临产六字真言:一曰睡睡则身躯不扰儿身,便于转顺。二曰忍痛忍痛则保神惜力,直待儿身转顺如瓜熟蒂落,然后临盆用力,自无横生逆产之虞。三曰慢临盆将临月时,有弄胎试胎,皆主腹疼,切须忍痛稳睡,若渐疼渐缓或紧一阵缓一阵,此试胎,非正产也,切戒临盆此六字,所关非细,当谨依之。

腹痛初觉腹疼,先自家拿稳主意,晓得此是人生自然之理,极容易之事,不必惊忙,但看疼一阵不了又疼一阵,连两三阵,若渐渐疼缓了,便是试胎,犹非正产,须以忍痛安睡为上。

忌忙乱用力小儿在腹,头原向上,至生时必须转身,垂头向下,方能顺生,腹中窄狭,要听其自家慢慢转身,到产门,头向下,脚向上,倒悬而出,乃为顺生,若不,小儿尚未转身,方绕试疼,便用力一逼,则脚先出矣。或才见已转身,尚未转定,忍不住疼,用力逼之,则儿身横卧腹中,必一手先出。或儿已转身向下,但略不条直,用力略早,亦或左或右,偏顶腿骨,而不得出。凡此皆时候未到,妄自用力之故也,当知谨之。

正产未产时,第一要劝其放心,安静忍疼稳睡房中,宜安静如常,夏要清凉冬要温暖,切不可多人嚷杂。产时儿要转身破胞而出,自会腹疼,若忍疼安睡已久,觉腹中之疼渐加渐紧,此时自是不同,小儿果然转顺逼到产门,自觉浑身骨节疏解,胸前陷下,腰腹重坠异常,大小便一齐俱急,眼中金花爆溅,真其时矣,此时用力临盆,瓜熟蒂落,自然顺遂,何难之有。

产后上床,宜高枕靠垫,勿令睡下,膝宜竖起勿伸直随饮热童便一盏,只宜闭目静养,勿令熟睡,恐睡熟神敛,则血气上壅,因而眩晕,然不宜高声急叫,以致惊恐四壁,宜遮风不问有病无病,俱用热童便和酒各半,每饮一杯,一日一二次,三日而止,若无大病,不必服药。

产后宜用铁秤钟,或溪中白石子,烧红淬醋中,令醋气入鼻,以免血晕且最敛神气,又能解秽,每日二三次,亦三日止。

恶血冲心,血晕昏闷,不省人事用韭菜一把,切碎放入有嘴壶瓶内,以热醋一大碗灌入,密扎口,扶起病人,以壶嘴向鼻远远熏之。以上诸法,凡看胎病,医者叙话,当与病家细细讲之,以广其传,乃为宅心仁术焉。

加味芎归汤:治疗交骨不开及难产者,用以催生百试百效。
当归一两 川芎七钱 龟板手大一片,生产,醋炙,研末 生产乎女妇人头发之,鸡子大一团,瓦上焙存性
上水二碗,煎一碗服,如人行五里即生。

佛手散:治六七个月后跌磕伤胎,或子死腹中、疼痛不已、口噤昏闷,或心腹饱

闷、血上冲心者，服之，生胎即安，死胎即下，又治横生官产，及产后腹疼、逐败血生新血，能除诸疾。

当归_{五钱}　川芎_{三钱}

上水七分，酒三分，煎七分温服。如子死腹中者，加黑料豆一合，炒，集乘热淬入水中，再加童便一半，煎服少刻，再服一剂即下。

平胃散：治疗子死腹中久而不下、恶秽上冲者。

苍术_{米泔制,炒}　厚朴_{姜汁炒}　陈皮_{炒,各一钱}　甘草_{炒,一钱二分}

上煎七分，加芒硝三钱，再煎一沸，服，胎即化下。

生化汤：治产后儿枕痛，及恶露不行、腹痛等证。

当归_{五钱}　川芎_{三钱}　干姜_{炒,五分}　桃仁泥_{五分}　甘草_{五分}

上煎七分温服。后三味切不可多，若恶露已行，腹痛已止，去桃仁，再服不妨。

神效安胎方

黄芪_{蜜水炒}　杜仲_{姜汁炒}　茯苓_{各一钱}　黄芩_{一钱五分}　白术_{生用,五分}　阿胶珠_{一钱}　甘草_{三分}　续断_{八分}　紫苏　陈皮_{各六分}　糯米_{百粒}

上以酒水共煎服。腹痛用急火煎，下红加艾叶、地榆各一钱。

安胎银苎酒：治妊娠胎动欲堕，腹痛不可忍及胎漏下血。

苎根_{一两}　纹银_{三两}　酒_{一两}

煎服。如无苎根，用茅草根二两，加水同煎。

紫酒：治妊娠腰痛如折。

黑料豆_{三乍,炒焦熟}　白酒_{一大碗}

上煎七分，空心服。

当归补血汤：小产，后天补阴血，退血虚发热如神，凡血虚大热大渴宜此，误服清凉则危。

黄芪_{蜜炙,一两}　当归_{三钱}

上煎七分，一服立愈。

华佗愈风散：治妇人产后中风，目瞪手足抽掣，角弓反张，或血晕强直，不省人事，止泻不已。

荆芥穗_{除根不用,焙干研末}

便调服。口噤则撬牙灌之，或以童便煎，俟微温，灌入鼻中，其效如神，加入炒黑豆，酒各半，更妙。

通脉汤：治乳少或无乳。

黄芪_{生用,一两}　当归　白芷_{各五钱}　七孔猪前蹄_{一对}

上以猪蹄煮汤，吹去浮油煎药，分二剂服服□后，须覆面睡即有乳，如新产者，即以水酒各半，煎上三味，体□者，加红花五分，以消恶露。

四急保生丹_{仙传}：治疗交骨不开及难产_{宜合就施人，不可萌利心}。

红凤仙子_{大十粒}　白凤仙子_{四十九粒,二味微炒,另研,临产者方可用}　自死龟板_{一面,麻油涂炙}　好怀生膝_{三钱}　桃仁_{去皮、尖,一钱半}　白归身_{五钱}

上四味为末,将药秤明分两,临盆时,配入凤仙子末半钱,应配若干前秤末,恃早已算明,米饮调服二钱,迟则再进一钱。产后瘀血不净,变生病或儿枕痛,于本方内不用凤仙子,加炒红刺三钱,童便陈酒各半调服二三钱,即愈。凤仙子一名急性子,惟于临盆时可用,余俱不可妄用。

通津至灵丹:仙传。治裂胙生,及难产类日血液已干,产户枯涩,命任垂危者。

桂圆肉_{六两,去核不用}　生牛膝梢_{一两,黄酒浸,捣烂再□}

上将桂圆肉浓煎汁,冲入牛膝酒,内服之半日即产。

保产无忧散:治胎前产后一切诸证。

紫厚朴_{七分,姜汁炒}　当归_{一钱五分,酒洗}　川贝母_{一钱,去心,净为临末服,投大药内}　川芎_{一钱二分}　川羌活_{五分}　枳壳_{六分,麸炒}　荆芥穗_{八分}　蕲艾_{七分,醋炒}　生黄芪_{八分}　甘草_{五分}　菟丝子_{一钱,拣净酒泡,研饼}　白芍_{酒炒一钱二分,冬月只用一钱}

上加生姜三片,水一碗,煎八分,预服者,空心服。如临产及胎动不安,并势必欲小产者,临时热服,如人虚极,加人参五分。如偶伤胎气,腰酸腹疼,一服即安,见红欲小产者,再服全愈。难产者一服即生,或横生逆产及子死腹中者,一服即下。怀孕者于七个月内服起,七月一剂,八月二剂,九月三剂,十月量服二三剂,临产服一剂,其功不可尽述。

产后神效奇方:觉河图传,即世所称产后十八方也,随证换引用之辙效,其十八论不及备载。

红花_{二两}　官桂_{一两五钱,年至三十以外者,加五钱}　干熟地_{一两}　当归_{一两}　雄黑豆_炒　赤芍_{各一两}　莪术_{一两,面煨}　蒲黄_{一两,炒}　干姜_{一两,年三十以外者,再加五钱}

上九味共为细末,盛磁瓶内,封口勿令泄气临时用,每服三钱凡患产后诸证者,随证加药一二味煎汤,或陈酒或童便,因病和入汤内,投药末三钱,搅匀或温或热服,以愈为度。

三合益母丸:调经种子奇验。

益母草_{去根,为极细末一斤}　秦归身_{酒洗,四两}　大川芎_{微炒,二两}　香附子_{炮去毛,八两分作四分,酒醋盐水、童便各泡一分,春秋五夏三冬七日,焙干为末}

上为细末,炼蜜为丸,如梧子大,每服二三钱,老酒或滚水送下,早晚各一服。

医理元枢

附余卷下

幼科辑要

一、小儿四诊诀

谨遵《金鉴》口诀。

察色欲识小儿百病，先从面部详观，额心颏肾鼻脾位，左肝右肺两颊看，青主惊风赤火热，黄伤脾食白虚寒，黑色主痛多中恶之候，明显浊晦轻重参。各部气色相生如右颊属肺，见黄色是土来生金，吉，余可类推为病顺，部色相克病多难照上向反推。天庭在额上属心青暗惊风至，红主内热心火亢黑难痊水克火也，太阳在耳上角前陷中见青色主外感惊风若青色入耳是为恶证不治，印堂在两眉间青色现主惊泻缠，风池在眉下气池在眼下，若见青色，主惊见紫色，主吐逆，两眉肝之分见青色，主吉见红色，主热烦，鼻脾分赤主脾热黑则死土虚水泛，唇亦应脾赤脾热白脾寒，左腮赤色肝经热，右腮发赤肺热痰，承浆在唇之下，属肾青惊黄呕吐，黑主抽搐病缠绵各部分皆以相生为吉，相克主凶，推肺肾二家，且土时制水，吉。

听声心病声急多言笑，肺病声悲音不清，肝病声呼多怒叫，脾病声歌音颤而且轻言如歌也，肾病声呻长且细，五音昭著证分明，啼短曰啼而不哭声长曰哭知腹痛，哭而不啼将作惊，嗌煎作声，而不大做声不安心烦热，或嘎声或声重乃感冒风寒之情，病属有余则声雄而多壮厉，病属不足则声短怯而轻微，多言体热阳府证，懒语身冷阴藏形，狂言声有余焦躁邪热盛，谵语声不足神昏病热凶补虚则助邪，驱邪则碍正，故凶，鸭声在喉音不出气将绝也，直声无泪命将倾气将散也。

审病审儿之病贵详参，苦欲安烦二便间，发热无汗为表病，内热便硬作里看，安烦昼夜阴阳证日重夜轻，病在阳分，日轻夜重，病在阴分，苦欲冷暖定热寒凡汤水苦冷欲热，内必冷，苦热欲冷，内必热，问其能食不食使知胃之壮弱，审其渴与不渴便知胃之湿干，大便稠黏秽为滞热，尿清不赤乃寒占，若身热耳尻肢凉耳梢冷，尻骨冷，知痘疹，指梢发冷主惊痫，肚腹热闷乃内热，四肢厥冷是中寒，眉皱曲蹄腹作痛，风热来临耳热缠，腹痛当按软与硬，喜按虚不喜实虚实参，以上病情乃常法，病极则反细心勘不极则勿反看。

切脉小儿周岁当切脉，位小一指定三关且论脉势，不分脏腑，浮脉轻取皮间是，沉脉重取筋骨间，一息六至平和脉小儿身材短小，血气易周，又阴气未长，气血多阳，日以六至为平和，过则为数减迟传，三部无力为虚候，三部有力作实言，浮为在表外感病，沉为在里内伤端，数为在府属阳热，迟为在藏乃阴寒，滑痰洪火微怯弱，弦饮结聚促惊痫，虚主诸虚不足病，实主诸实有余看，痘疹欲发脉洪数，大小不匀中恶勘，转迟转冷转数极，浮肺无根沉伏难。

（一）虎口三关部位脉纹形色

初生小儿诊虎口，男从左手女右看，食指三节风第一节为风关气第二节气关命第三节命关,脉纹形色隐隐安。紫热红伤寒青惊,白是寒黑时痛,或中恶黄即困脾端。风关病轻气关重,命关若见病多难。大小曲紫纹曲而色紫伤滞热痰滞食滞而属热,曲青纹曲而色青人惊走兽占小儿脏腑不坚,痰热易动,遇人惊兽骇,必痰凝而色滞,赤色水火飞禽扑大小曲处见赤色,主水惊,火骇,飞禽扑骇惊曰心而色见赤也,曲纹见黄色主雷惊见黑色主阴痫,长珠纹圈而带扁长伤食凡纹脉发下处过即处,带有长珠,皆兼有食滞流珠圈珠若圆主热痰,同上看热,去蛇摆动纹可粗头向指梢,吐泻来蛇纹摆动,而粗头向指相疳,弓里纹弯如弓样,其中背向中指,主感胃外者旁皆向大指,主痰热,左斜绞向左大指而斜,主伤风右斜向右中指而斜寒,针形如重针端指尖向指梢枪形形如针而略大主痰热,射指直纹透命关,尖向中指射甲如上纹而尖向末节指甲命难全,纹见乙字斜行而曲为抽搐,二曲如钩一纹连来两边分了,各曲伤冷传,三曲如虫纹求连三田,如蚓行之状伤硬物,水纹约分三间,中长旁短如水字主咳嗽至于吐泻之纹则如环之有卷相扣也,积滞之纹如曲虫一纹如风而屈曲甚多惊风之交,如鱼骨一纹发了,而皆端直不曲,形似乱虫或三股曲拐或斜直无偏有蛔缠,以此纹之形色合上文四诊之法相恭酌,以审病情医者留神仔细探即不离乎取法,又不为法所拘,斯为常变皆宜。

(二) 诸方口诀

小儿初生或闷气温热时有此,奄奄呼吸少啼声,用葱鞭背轻轻击,须臾发声可回生。小儿生下或冒寒寒凉时有此,气闭无声啼则难,油捻点熏脐带休剪带,暖气入腹便通安。

天钓邪热积心胸,痰涎壅盛气不通,瘛疭此热同惊证,头目仲视吊形冲天钓须用钩藤饮,瘛疭连连止歇稀,人参羚角与钩藤炙草天麻全蝎医。

内钓肝家素受寒,粪清潮搐似惊痫,伛偻腹痛吐涎沫,红丝血点目中缠,瘛疭甚者钩藤饮,急啼腹痛木香丸,若或肢冷甲青唇口黑乃中寒阴盛,不治之证,用养藏散,以温中或保全木香丸方,先将乳没细研,□□□□茴钩藤蝎等分,初用大蒜丸,钩藤汤下为妙诀,如梧子大,晒干,每服用二丸。养藏散方,养藏当归与木香,沉香肉桂川芎良,白用五钱丁香二,细服一钱汤用姜。

盘肠气因寒搏肠中痛,曲腰不乳蹙双眉,定痛温中用豆蔻散,熨脐外治法堪垂豆蔻散方、白豆蔻、苡仁、青皮、陈皮、炙甘草、香附米制、莪术醋炒等分为末,每用一钱,紫苏汤下。熨脐法,淡豆豉、生姜切各二钱,葱白五茎食、盐五钱,同炒热,温贴脐上熨之。

腭上肿起号悬痈,皆因胎毒热上冲,法当刺破盐汤拭,一字散,掺之效有功一字散方,朱、硼各五分,龙脑朴硝各一字,细末蜜调,以鹅翎蘸搽口内。

加味清胃散用升丹地连加归膏,灯心引煎,温服。治牙龈肿痛,外刺咸同一字散同上。清热泻脾散治鹅口,白屑满口,乃心脾蕴热也,用栀地芩连石膏赤茯灯心引煎。保命散治鹅口重舌木舌等证,用白矾烧灰,朱砂研水飞各二钱,马牙硝四钱研细,以白鹅粪水搅取汁,涂舌与口角上。泻心导赤汤木通,生地,黄连,甘草,灯心引治吐舌。泻黄散甘防栀膏藿香灯心引,治烦燥,而舌乃心脾热发。清热饮翘、连、地、草、木通、莲子、淡竹叶引煎服,治唇口突肿,乃心脾积热上攻也。川硝散朴硝五分,真紫雪二分炒,盐一分,为极细末,竹沥调搽舌上,内服泻心导赤饮,治心脾积热,舌胀木硬,危证也。和中清热饮用陈、茯、藿、砂、连、半、生姜,治内热吐乳。温中止吐汤白蔻茯半生姜煎,冲磨沉香汁服,治胃寒作吐。加味平胃散乃砂麦平胃散也,引生姜治伤乳吐乳。枳桔二陈汤生姜引治胃间痰盛吐乳。

夜啼寒热因胎受,须将形色辨分明,寒属脾经面青白见灯光则稍止,手腹俱冷曲腰疼,面赤溺闭属心热,热用导赤散,生地、木通、赤、茯苓中煎灯心,寒钩藤饮芎归神□苓草,木香钩藤姜枣煎,若无寒热表里证,古法蝉花散最精一味为细末,薄荷煎汤调下,又有小肠气痛,宜香苏散加白芍、楝肉、苍术。

胎黄须用生地黄汤,四物湘粉赤苓良,泽泻猪苓甘草等,茵陈加入水煎尝微黄者,用此方,胎黄又有犀角散,甘草犀角与茵陈,升麻胆草生地共,寒水石同湘粉清深黄者,用此方。

清热解毒汤治胎赤,生地黄连金银花,薄荷连翘赤芍药,木通甘草灯心加。

万物春生夏热长,儿生同此变形神,三十二日为一变,六十四日号一蒸,变长百骸增脏腑俗名烧骨节,蒸生智慧发聪明十变五蒸之外丈有三大蒸,其十八变蒸合计五百七十六日年生有零也,变蒸即毕形神成,变蒸之候身微热,耳梢尻骨冷不发热,乃无病之情不可乱用药。

惊风搐搦神昏愦,痰壅心胸气塞横,急用通关散,半夏、皂角、细辛、薄荷四味为细末,并少许吹入鼻,无嚏则死有嚏生醒后审表里虚实,而治表证多者,天保采薇汤,表证热,镇惊汤,如牛黄丸、抱龙丸急用之,以救急,慢惊切勿用之。

羌活散散风兼清热此乃调理惊风之方,羌防川芎薄荷叶,天麻僵蚕草黄连,前胡柴胡枳壳桔加生姜煎。

慢惊多缘气血亏,或因药峻损而成,气虚夹痰醒脾效,脾虚肝旺缓肝灵气虚夹痰醒脾治,参术天麻白茯苓,橘半全蝎僵蚕草,术香苍米胆南星,肝旺脾虚缓肝汤,桂枝参苓术芍良,陈皮山药扁豆草,煎服之时入枣姜。慢惊失治成慢脾,体冷声嘶呕澄清,温中补脾为主剂,固真汤理中随证宜。

小儿疳证类痓惊痓有风寒血虚,惊则时时抽搐,发时昏倒搐涎声,食顷即苏如无病,有阴阳二证,有痰热食风惊五因,当随证施治。

大人为劳小儿疳,乳食伤脾切不可过食过乳,及食后加乳是病源。甘肥失节生积热,气血津液被熬煎。初患尿如米泔午后潮热,日久青筋肝大坚。面色青黄肌肉瘦,皮毛憔悴眼昏黏。源流变态十九证脾疳、疳泻、疳肿胀、疳痢、肝疳、心疳、疳渴、肺疳、肾疳、疳热、脑疳、眼疳、鼻疳、牙疳、脊疳、蛔疳、无辜疳、丁奚疳、露哺疳,择方施剂好抽添。攻积消疳理脾汤肥儿丸效,清热和中汤香连导滞汤先。此外随证施治,总以消积、清热、杀虫为主病,咸去兹调脾胃。消疳理脾用芜荑,三棱莪术青陈皮,芦荟槟榔使君草,川连胡连曲麦陪。疳久泄泻名疳泻,清热和中功甚捷,白术陈皮赤苓连,神谷使君草泽泻。疳久下痢名疳痢,香连导滞功最良,青陈厚朴川连草,楂曲木香槟大黄。

一捻金主大黄黑、白丑、人参、槟榔等分为末,蜜水调,治初生胎毒,脏腑不净及一切饮食水湿热积停滞,当利当下之病,均宜用之。五虎汤麻杏甘石汤加细陈茶,生姜煎,治风寒客于肺俞,胸高气急,肺胀喘满,胁胀鼻扇,俗名马脾风证也,初遇之,急服此汤,后以一捻全下之。蒋氏化毒丹真犀角、川黄连、桔梗、玄参、薄荷叶、粉甘草各一两,青黛、大黄酒蒸三次各五钱,朱砂三钱水飞为衣,前药为细末,白蜜丸,重一钱二分,每服一丸,灯心汤化下,治一切胎热胎毒游风丹毒,热积、口积、口疳,痔火燥渴类热,大小便秘涩等证。小牛黄丸黑、白丑、牛头末各七钱半,大黄一两五钱,胆南星、半夏制、枳实炒各五钱,牙皂肉三钱,为极细末,白蜜丸重一钱二分,周岁者一丸,三周者二丸,生姜汤化下,导虫糖汤下,能消痰逐积追虫,消食除胀。凡大小便秘涩,按其腹硬痛者,均宜以此丸下之。

　　古方肥儿丸甘草炙□、木炒连翘去心、黄连、炒楂肉、神曲、炒龙胆草各一两,广陈皮、炒厚朴、制枳实、麸炒香附、制炒萝卜子、炒青皮子、炒白术、土炒槟榔各一两二钱。细末,炼白蜜丸如龙眼大。空心清水饮,研化一丸,加芦荟、胡黄连、银柴胡、使君子肉各一两,名芦荟,治五疳五痢,追虫及虚病发枯小便泔浊,大能消积和脾调肌肉去膨胀。抱龙丸天竺黄五钱,辰砂三钱,胆南星一两,明雄一钱二分,麝香一分五厘,为极细末,另用麻黄、款冬花、甘草各五钱煎汤,慢火熬成膏,即煎药末为丸,如芡实大,每服二丸,薄荷汤化下,治小儿急惊搐搦、癫痫悸阳、痰涎壅盛、胎惊内钓、咳嗽喘急等证。连翘羌活饮治小儿胎风,紫游风,热毒通用。连翘去心、牛蒡子炒研,木通,防风,荆芥,小川芎,归尾,赤芍,羌活,炒栀子,□腹,黄芩,甘草,灯心,薄荷引煎服,如系真紫游风,再加红花苏木茶花三味。沉香末子香附盐水炒,槟榔,厚朴姜汁炒,陈皮,炒枳壳,枳实,并麸炒青皮子,炒山楂肉,麦芽,神曲并炒莱菔子,炒柴胡,桔梗,小川芎各一两,白术土炒,炮干姜,炒黄连,沉香,木香各五钱,为极细末,磁瓶收。勿泄气,周岁者七分,二三周者,一钱白砂糖微拌,空心生姜汤送下,如便血者,米饮下,缘食伤脾土,则脾不统血,小儿多有此证。玉枢丹,一名紫金锭一名追毒,一名太乙神丹,用明雄黄一两,五倍子打破洗净为末三两,山茨菇[1]去皮洗净二两,红芽大戟去芦洗净焙干两半。王金子一名续随子,去壳捶去油取霜一两,明朱砂五钱,当门麝二钱,上除雄朱麝王金,另研极细外,其三味为细末,其合研匀以糯米糊和作干,余下为锭子,阴干,端午日午时于静室中修合者,佳七夕、重阳、天月德日,焚香修合亦可。解百毒、逐水气、下痰开结、镇惊、去积、通窍、除瘴、止搐搦、消内外无名之疮,疗大小疑难之疾,统治一切有余之证,或疽毒初起肿疼,或虫兽咬伤疼痛,外用井花水磨熬,内用井水煎薄荷汤,磨服大小,每服钱余,小儿周岁者五分,半岁者二三分,大者酌用,取利一二次,以温粥止之。陈良甫云此方能解狐狸芥草菌毒,河豚及疫死牛马肉毒,或□□□□所伤及鬼怪恶验等毒,功效不能尽述,宜珍惜之,并能解蛊药之毒,追虫散蛊,服之或吐或下即愈。凡人居家远出,皆不可无此药也。若莱菔砒毒时行疫瘟,山岚瘴气,跌打伤死瘀而内滞,但心头微温者,用姜易磨服一二钱,立可苏醒。其急喉痹、缠喉风、疽疮发背,但属实证,东流水磨涂并服之神效,□邪、鬼气、鬼胸、暖酒磨服之,昔有女子劳瘵为尸虫所噬,磨服一粒,吐下小虫颇多,更服苏合香丸,遂愈,医何可以执方也。鸡肝散治小儿疳积,肝经积热以致眼闭、眼红、失明、腹胀等证,肝白肉、雷丸一两,赤色者不用,以苍术一两,同煮一二十沸,去苍术切片,使君子肉一两,黑而油者,不用二味焙干,等分为细末,用不落水鸡软肝一具,男用雌,女用雄,将肝剖缝掺上药末,饭上蒸熟,与儿食之,轻者二三服,重者六七服自愈,忌猪肝及诸牛犬羊肉,食之损目。水红花膏没药五钱,血竭、阿魏各二钱,当归、赤芍、麝香各一钱,水红花料一捆煎,去□,熬膏一碗,上以前药为细末入膏内,搅

---

[1] 山茨菇:即山慈菇。

匀软硬得所，以青布摊贴患处，内以相宜煎剂服之。

痛引腰有小肠气，加味香苏温散宜，上冲心痛失笑散，有形少腹□有开如卵如瓜葫芦巴丸医加味香苏散，苍术、广陈皮与川楝肉，甘草、苏叶，香附同连须，葱白引煎服。加味失笑散，五灵脂炒蒲黄（隔纸炒）延胡索醋炒等分为末，每用钱余，酒水并调下。葫芦巴丸，葫芦巴、炒川楝泡去皮，移焙各四钱，川乌去皮脐炮，巴戟肉各一钱五分，茴香三钱炒，吴茱萸二钱五分，半酒半醋浸焙，牵牛二钱炒，上为细末，曲糊丸，梧子大，每服数丸空心温酒下。

（三）幼科九忌

一忌挑筋掐节。一忌胡推乱拿。一忌动手用牛黄、竹沥、全蝎、朱、麝等，大坏病根。一忌不问烧从何感，热从何生，辄用柴胡退热。一忌小儿慢证乃脾虚痰壅也，误作惊治。

一四时五行，药味宜忌，固是正理无痕之人方可以正理论，然病机有偏颇，脏腑有虚实，宜通寒热温凉补偏救敝，乃以治疾，最忌执一。

一用虎口三关筋纹，以形色论证候，以透关决死生，多不准的，必致误人当兼问证候，看面目口鼻耳根唇舌诸窍，及问二便，以断虚实寒热为确。一忌开门揖盗妄表妄凉妄下，正气虚则引邪，一忌闭门捉贼妄补妄塞，以致邪无出路。

卓溪夏氏曰：小儿病有百端，总不出五脏六腑，气无证虽多怪，怪不去虚实、寒热、虫食、风痰，病纵难知，祸不过烦急苗窍证。即难辨他，总有清白红黄面上之色，苗窍总是他脏腑血气发出来的，颜上之红、黄、青、白，乃是它寒热虚实献出来的，精心热家即外以知其内，病情自莫能逃，认证既真用药方，能确当。

前辈有小儿死证诀，于中治之多，有不死者，慎勿弃而不治，自损仁心也小儿死证见血诀，其中可治之，故详申□家传和法中。

小儿十指冷如冰，便是惊风喘作声，十指梢头热似火，便是夹食一证伤寒文一证因以儿指贴面，试之冷热方真，按其胸腹，可分内伤外感。

试以三指按儿额，感受风寒三指热，三指按兮三指冷，内伤乳食定无惑。

啼哭声从肺里来，无声肺绝实哀哉，若因痰闭声难出，此在医家出妙裁。

病在膏肓不可攻痰涎闭肺，我知肺俞穴在第三椎下各开一寸五分能通，不愁痰筑无声息，艾灸通神胜化工。

百会由来在顶心，此中一穴管通身，扑前仰后歪斜痫，艾灸三丸抵万金，腹痛难禁还泻血，亦将灸法此中筑。

张口摇头并反折，却将艾灸鬼眼穴在膝盖高骨两旁陷中，相对如两眼，更来脐中状一艾，却是神仙最妙诀。

小儿初诞月中啼，气滞盘肠不用疑今人止知清心火，谁知治气滞腹疼，白睛青色肝风定，鼻红带燥热居脾卓溪有《推拿广诀憾集小难载》。

天庭高而离阳心火阳中有阴，故心主血，承浆低而坎阴肾水阴中有阳故肾主命门，左颊青龙属肝震木也，右颊白虎属肺兑金也，脾位中州鼻准是视。

面有五色，红病在心面红者热，青病在肝面青者痛，黄病在脾面黄脾伤，白病在肺面白者寒，黑病在肾面黑而无润泽者危。

（四）五脏所司

心主血专司神惊悸不安属心虚，泪无因而泪者，心热也，汗身未劳而自汗者，心虚也，无故肿，心热。

脾司元气气弱者，脾虚，气又分□汗气虚自汗，气内陷者盗汗，肌肉消瘦者脾虚，痰实痰动者脾湿也，虚痰动者脾虚也，思虑过则伤脾。

肺司声音声弱者肺虚也；声不出者，痰蔽肺也；声散者，气不敛；无声者，肺气绝也；皮毛痒者肺燥不润者肺虚血虚，腠理皮之内肉之外，疏豁不密，肺气虚则汗出。

肝专司血血弱者肝虚，血热者肝燥，血又分司汗，血虚自汗，筋抽掣者肝风。

肾专司骨齿耳病从肾治。

人至二十内外，生菩萨得意则伤肾，守钱房失意则伤心，四畏堂苦恼则伤肝，饕餮袋不节则伤脾，起居不慎六淫之邪，遇身有过当虑而气虚欠，则伤乎肺。

（五）辨证

脐风三朝之内是脐风，七日之外，则非是。此证风由脐带入风，附肝乘乎脾，贼于肾，侵乎心，凌乎肺，此顺克也，至肺见证则不救。若风附，肝旺乘肺，□乘脾，脾乘心，脾气下流而乘肾，此逆乘也，至肾见不救。其证眼抽鼻耸起黄色，病在肝脾尚可救，□口、噤口则病"□"矣，"鐵"救。急救脐风，用元宵灯火囟门，一曰心，二人中，三承浆，四两手大指少商穴，六脐。七脐轮，周围共六。此谓之元宵十三燋，若止惊风可加合谷穴，一鞋带穴二，共十五燋。

胎寒下地后复感者，发于一二日之内，其证面青背青，先唯后弱，不乳沉迷或吐而不热。若下地无感者，则发之稍迟。治用人参一分，桔梗八分，白术三分，藿香五分，服之自愈，若无人参，可用砂仁一分、炮姜一分代之。无外感者，必唇白，泻白，或昏睡或腹痛，不吮乳或四肢冷啼哭不已，以理中汤治之，切勿认为脐风当以眼鼻不黄执之。

胎热色红、面燥气热，舌肿，便赤，多啼，目红欲乳不能吸，可用银簪于牙龈上下合骨处，刺破出血，缝用连翘一钱、伏龙用二钱、车前一钱煎服，令母勿卧火炕，戒前炒。

胎毒发丹或发头面，或赤肿，游走不定，先用天保采薇汤二三匙，后用大连翘饮，若伤乳发丹，大便闭结者，宜用四顺清凉饮，如神曲陈皮。

胎惊胎风宜猪乳膏，用牛黄朱砂各一二分，取猪乳调抹儿口中。

胎黄面黄身热，乃受母气湿热之邪也，用地黄、茵陈易归、芍、二苓、花粉、泽泻、甘草，共九味。

变蒸耳房冷，上唇白泡，精采如常，勿妄药听自愈。

脾胃内伤分生热虚热而治。

肝经烧热必作惊风，宜驱邪豁痰解热。

时毒烧肿热渴烦闷，耳腮烧肿，同上惊风，俱宜先用天保采薇汤。

血虚烧热面白唇淡气弱藏食，午后烧重，宜桂枝四物加陈皮。

惊生于心，**痰生于脾**，**风生于肝**，**热出于肺**一云儿体脆弱，藏气娇嫩，一感风寒发热，不能禁受，化即痰盛火炽，而作惊，小儿胆怯，一触惊恐，则气虚，而外邪乘之，由此生痰生热而作惊，但与驱邪解热则愈，不可轻用牛黄、朱、麝。

惊痰筑甚，**欲声不能**，**非死证也**急灸肺俞三壮，与天保采薇汤，凡惊证，抱待小儿，须令宽松，不可把持捉紧，恐痰愈闭，或流关节。

凡用天保采薇汤痰盛发惊，倍半夏苍术前胡，风盛发惊，倍柴胡半夏，热甚发惊，倍干葛、桔梗，夏月皆加香薷，惟吐舌而色红燥者，乃心热发惊之证，宜导赤散加增治之。天保采薇羌独活，二陈平胃芎前芍，柴藿枳桔四味增，更加升麻与干葛，共十七味方，惊麻初服之方。

哭伤肺气，**丧气无声**肺虽无痰亦不作声，有声必嘶。

外感挟痰多条□直而昏睡不醒，热而不乳，照前用天保采薇汤。

辨伤寒伤寒烧热无增减，不问□先不惊搐，惊风烧热，初起即抽搐。

辨热疟烧热虽问，但疟证之热，有时而减，如吃茶汤，或因大哭大叫，头面必有汗出，汗出烧热即减，少顷又烧此为异也。

伤食烧热手足或令太阳穴不跳动，嗳气腹烧必甚，以手按其胸腹，必护持，眉蹙。

惊风、热疟辨热疟喉必有一痰，一哭必呕，此即痰出。若惊风之痰，盘踞胸肺，不到胃中，何得吐出，热疟而色似黄非黄，似白非白，精采似倦不倦，两眼瞧人似无病光景，可用青皮饮。卓溪曰：凡证用药不过三四味，八九味而止，独惊痫证用至十七味，只因群邪逞势，各藏为殃，上而巅顶，下而手足腹心，厥阴阳明到处波及，攻坚削乱，不得不多，慎勿。以天保采薇汤作八寸三分帽尽，人可戴也。

阴痫初发身无热，手足青冷，噤惊啼，吐舌摇头，是为阴痫，面色黯晦或从夜发病，在藏髓，最为难治，宜固真汤加南星。

阳痫一惊即死，咬牙抽掣，痰壅喉间，不肖人事，多在日发，是为阳痫，面色九泽，病在六府肌表，急灸肺俞穴三壮，用天保采薇汤等分，一二剂愈。

阳疟兼阳痫其证先有烧热，一痫即死真久额汗微出，稍定汗止，又发此疟为本病，痫为标病，急则治标，先用天保采薇汤倍半夏，表散一二剂，再服清脾饮一二剂，标本俱清而愈。

慢证俗名慢惊误也，殊不知抽掣强搐，皆虚极所为，非有外邪，惟看小儿宝色为主，宜固真汤加天麻钩藤，或六君子加炮姜，或附子理中汤频服，十救六七，独有热慢一证，补之不可，清之不能，难救，热慢不多见，然亦不可不知之。

二、诸　方

天保采薇汤：卓溪。治外感急惊抽掣，痰壅烧热痫仆等证。

羌活　前胡　半夏　陈皮　柴胡　赤芍　白茯　川芎　枳壳　厚朴　桔梗　苍术　升麻　葛根　藿香　独活　甘草多少之用，随证加减

上加生姜煎服。按：此方表散太过，若外感不盛，及病轻气弱者，不可妄用。

固真汤：治愠惊、四肢厥冷、不省人事。

附片 八分　甘草 炙,五分　人参 七分　山药　黄芪 炙,一钱　肉桂 去皮,六分　白术　白茯苓 八分

上加姜、枣煎服。

姜半散：一治胃虚呕吐不止,将成慢惊。

半夏　生姜 等分　肉桂 减半

上煎频频温服。

消导二连汤：导痰消食健脾。

陈皮　半夏　白茯　白术　苍术　神曲 炒,各一钱　香附 制　砂仁 研,各六分　甘草 五分

上煎温服。

十六位肥儿丸：治脾胃虚弱,肚大丁奚等证。

白术　白茯　山药　薏仁　莲肉 各五钱　人参　白芍 炒　甘草　陈皮　山楂 去未　麦芽 炒　黄连 炒　泽泻　连翘 各三钱　神曲 炒,六钱　砂仁 研,二钱

上为末,蜜丸弹子大,米饮研服一丸。

五淋散：治血淋。

赤茯苓　赤芍药　山栀仁 炒　条黄芩 炒　当归 各一钱　甘草 五分　灯心 七茎

上加淡竹叶煎,温服。

松蕊丹：治龟背、解郁、散寒、疏风、顺气、除烦热。

松花　枳壳　防风　独活 各一两　麻黄　前胡　大黄　桂心 各五钱

上为末,蜜丸黍米大,每服二十丸,粥饮下。

宽气化痰丸：治龟胸。

大黄 八钱　杏仁 去皮、尖　百合 泡　木通　桑白皮 蜜炙　甜葶苈 炒　天门冬 去心　石膏 各三钱

上为末,蜜丸绿豆大,食后临卧,温汤送下十一二丸。

参竹汤：治胆热虚惊不眠。

麦冬 去心,二钱　人参 八分　竹叶 一团　甘草 五分　半夏 一钱　小麦 炒,研　粳米 一两　陈皮 六分

上加生姜煎,温服。

安神汤：治心血不足、惊悸不眠。

人参 三分　黄连 炮,二分　当归　枣仁 炒　茯神 各七两　麦冬 去心　生地 各五分

上煎,温服。

五子五皮饮：治肿胀及水气。

苏子 炒研　山楂子 炒研,五分　萝卜子 炒研　葶苈子 炒研　香附子 炒,各四分　桑白皮 制　橘皮　大腹皮 洗,各四分　茯苓皮　生姜皮 各五分

上煎,温服。

（一）聂久吾先生治小儿杂证诸方

先生有《依说方指全得》，有《依说近效痘疹》《活幼心法》二书皆心得之秘，中正周详，略无矜异，而神功莫测，学者当觅而珍之。

清热镇惊汤：治急惊八候。八候者，搐搦掣颤，反引窜视等是也。

连翘 去心、蒂，研碎　柴胡　地骨皮　龙胆草　钩藤钩　黄连　山栀仁 炒黑　片芩 酒炒　麦门冬 去心　木通　赤茯苓 去皮　车前子　陈枳实 炒，各四分　甘草　薄荷 二分　滑石 细末，八分　灯心 一团　淡竹叶 三片

上以水盅半，煎七分，温服，儿小分数次服。

加减凉膈散：治急惊已止、痰热不退者。

连翘　片芩　山栀仁 炒　枳实 炒　前胡 各五分　大黄 酒炒，一钱　薄荷　甘草 各一钱

上煎温服，取微利若已利，则止服。

宣风散：治证同上。

陈皮 去白为末　槟榔 末各五钱　甘草 末二钱半　黑牵牛 四两，半生半炒取头末，极二钱五分

上以四味和匀，一岁以前服三分，二岁以后服五分，五岁以上服七分，俱用蜜汤调下，微利一二次为妙。服前方而痰热未除者，后二方随用一方，微利之，若前方已效，则后二方不必服。凡辰砂、益元散、抱龙丸、牛黄丸等药，急惊俱可用，若慢惊系虚证，切勿服之。

温中补脾汤：治慢惊、寒痰壅盛、风动筋急、由吐泻疟痢、久病而成者，风皆假象，虚其本也。急惊古名阳痫，慢惊古名阴痫。

白术 用裹白无灌者，去芦，皮，炒一钱二分　制半夏 七分　黄芪 蜜炙　人参 各八分　白茯苓　白豆蔻仁 研　干姜 炒　砂仁 炒，各五分　官桂　陈皮　甘草　白芍 酒炒，各四分　如虚寒甚加熟附 五分

上加老生姜一片，大枣肉一枚，煎七分温服。儿小，分数次服，必得肢体温和，风除神爽，方可止服，遇此证，服此药，不至于迟缓，其效如神。按：急惊属实热，慢惊属虚寒，二证一阴一阳，如云泥之相别，投剂一差，祸不旋踵，而方书多以一药，药统治二病，果何说哉。

嚏开散：此以下共三方，皆急惊所备用者。

半夏 生用，一钱　皂角肉 五分

上为细末，以一小豆许，用管子吹入鼻中，立醒。

稀涎散

猪牙皂角　明矾 等

上为末，每用二匙，白汤调下，若牙关紧不可开，即从鼻中灌之。

治惊风退后，声哑不能言。并治诸病后不能言。

天南星 一个，泡去皮脐，为末调成，量儿大小，每用二三分或四五分，以猪胆汁成稀糊，又用淡姜汤调开，食前服之，即能言

加味平胃散：治小儿过伤乳食吐泻。

苍术 米泔浸制　厚朴 去皮，姜汁炒　山楂肉 各六分　陈皮 去白　青皮　麦芽 炒　香附 米炒　砂仁 研　小川芎 各四分　甘草 炙，□分

上加生姜三片，煎七分，分二三次缓缓服。

藿香和中汤：治感寒停食吐泻。

藿香　紫苏　炒香附　制苍术　制厚朴　楂肉　小川芎_{各六分}　羌活　砂仁　麦芽_炒　白芷　陈皮_{去白,各四分}　炙甘草_{二分}　生姜_{三片}

上依前法煎服。

香薷饮：治伏暑吐泻，下一方同量证用之。

大花香薷_{三钱}　白扁豆_{炒去壳,打碎}　制厚朴_{各一钱}

上水煎，候微温，调益元散二匙服。益元散，方见"暑热门"。

四苓散：

赤茯苓_{去皮}　猪苓_{去皮}　泽泻_{一钱二分}　白术_{八分}　木通　车前子_{微炒,研,各五分}

上水煎，候温，调益元散二匙服。

钱氏白术散：治小儿吐泻日久、虚火作渴。

人参　白术　白茯苓　炙甘草　干葛_{各五分}　南木香_{二分}

上加老生姜一片煎，温服。

参砂和胃散：治小儿脾胃虚寒、呕吐不止。

人参　砂仁_研　制半夏_{四分}　白术_{去皮,炒}　白茯苓_{各五分}　藿香　陈皮_{各三分}　炙甘草_{二分}　煨姜_{去皮,三片}

煎，温服。

姜米汤：吐多而胃气欲绝者，用此安胃。

老生姜_{约重一两,煨熟,去皮,研烂}　陈米_{二撮,如无陈米,食米亦可}

上以水一碗煮汤，候温，少少渐次服之，其呕自止。凡吐泻交作者，止吐为急，吐而不泻者，治法如上。

加味四苓散：治小儿暑月水泻、小便赤涩。

赤茯苓　猪苓　泽泻_{各一钱}　木瓜_{五分}　白术_{六分}　木通_{八分}　车前_{略炒,四分}　灯心_{一团,如大枣大}

上煎七分，入盐少许，一沸服，令小便自利立止。

术苓调脾散：治脾虚久泄。

白术　白茯苓_{七分}　白芍_{酒炒}　神曲_炒　炙甘草_{五分}　白扁豆_{姜汁浸,去壳,炒八分}　砂仁_{研,六分}　香附_制　厚朴_{制二分}

上加煨姜二片，大枣一枚去核，煎服为末更妙，虚甚加人参三分。

参术散：止泻良方，专治虚寒之证。

白术_{云白无油者,去芦,皮,土炒一两}　人参_{三钱}　白茯苓_{去皮}　砂仁_研　炙甘草_{去皮}　苡仁_{炒熟,拣净}　家莲子_{去心}　真神曲_炒　楂肉_{各五钱}　肉豆蔻_{曲煨熟,切细,纸包捶去油}　诃子_{煨熟取肉}　广陈皮_{洗,各四钱}　木香_{二钱}

上为细末，每用二钱，清米饮调下见不肯服者利人稀的白方可。

养胃开痰汤：治虚热痰湿留于胃中，或呕或泻。

白术　炙草　茯苓　楂肉　山药　连肉各五分　人参　陈皮　半夏　桔梗各三分

上加生姜煎，温服温者去半夏，加麦冬八分，北五味九粒，吐逆甚加藿香、砂仁。

（二）疳疾

聂氏尚恒曰：消积清热杀虫，此古人治疳之要法。倘病根未除，遂杂用参术诃蔻，适以增其积滞，益其郁热，突惟脾胃极虚，不可单攻者，当用六神散与肥儿丸相间服之。

清热导滞汤：治疳证慎热下痢。

黄连炮　条芩　白芍　枳壳炒　楂肉各一钱　厚朴姜汁炒　青皮　槟榔　当归　甘草　三棱　莪术煨，各六分

上加车前，煎服。见红加地□，便秘加大黄。

疳疾猪肝方：治疳疾日久，并患及眼目。

谷精研细末　木鳖子陈壁土拌炒去油　使君子肉焙，研极细末　紫边蛤蜊壳煅，研为粉　夜明砂研细末　左顾牡蛎煅，研末，各五分

上用雄猪肝一片，以竹刀开一口，入药末八分或一钱，在内线扎砂锅煨熟，连汤服之，神效。

肥儿丸：消积清热杀虫。

三棱　莪术　青皮俱醋炒　神曲炒　川黄连　胡黄连　使君子肉浸透去皮，各一两　芦荟　坚槟榔　香附子醋炒　陈皮去白　麦芽炒　芜荑各五钱　南木香三钱

上以神曲麦芽另研打糊，和药末为丸，如米大，二岁以下三分，五岁以下五分，空心清米饮下，临卧白滚水下，看癖块加阿魏酒浸、研化和入、干漆炒去烟，各七分，甚者外指水红花膏。

加味消积肥儿丸：专治小儿疳疾，胖大青筋，有瘦，毛焦，泻痢不止，其效如转。

人参三钱　白术一两　白茯苓八钱　橘红五钱　金樱子肉五钱略炒　青皮去□□，拌，炒五钱　粉草一钱五分　使君子肉七钱　芡实五钱，蒸　莲肉心五钱，隔纸炒干　麦门冬一两五钱，去心　五谷虫一两，水洗净　山楂肉五钱，蒸　鸡肫皮十个，火焙雄者佳　麦芽炒黄色，五钱　各如身热咳嗽加地骨皮　百部各五钱　如腹胀大便稀，水泻肠鸣作声，或虫出不和加槟榔五钱　木香一钱五分

上先用大竹筒一段，两头有节去青，以好蜜溶化，漉去渣，于竹筒上钻一小孔，入蜜仍以竹钉补孔合勿透水，隔水煮香三炷，倾出，和前药研为丸，弹子大，重一钱，每午间服一丸或研丸服，或以此蜜和前药未化调服。

大芦荟丸：治疳虫食脊膂、身热羸瘦、十指生疮、频啮指甲等证。按：此热甚多虫，乃危证也，故以此大凉猛药救之。前一方多消多清，中一方半消半补，此一方有清无补，各宜随证用之。

芦荟　芜荑　青黛　槟榔　黄连各一两　胡黄连　使君子肉各七钱　南木香三钱　蝉蜕二钱四　麝香五分，另研

上为细末，猪胆一个取汁，和香薄荷汤捣膏，丸如麻子大，初服三十丸，以后渐减，米饮下。

(三)腹痛

枳连导滞汤：治热腹痛。

陈枳壳炒　黄连炮　山栀仁炒黑　赤芍各钱分　连翘去心、蒂　前胡各四分　三棱　莪术俱醋炒　槟榔　甘草各三分

上煎空心服。热盛大便秘者，加酒炒大黄一钱二分。

升消平胃散：治感寒挟食腹痛。

小川芎　炒香附　制苍术　紫苏　制厚朴五分　藿香　砂仁研　白芷　陈皮去白,三分　炙甘草二分　炒麦芽六分　山楂肉一钱　羌活　防风各三分

姜煎，热服。

(四)发热

此证有感寒宜表散去寒，有伤风宜和营卫,去风，有伤食，有痰热，有痘疹，有麻疹，有惊热疳热宜随证辨认治之，惟内虚发热，其证难识，今录张季明医说三方。于后有一小儿感寒发热，表之遂凉，隔一日复热，乃里热也。

四顺清凉饮：治小儿积热、颊赤口干、小便赤大便日臭。

当归　芍药各钱半　甘草一钱　大黄二钱

上水煎，量儿服之，以利为度。利后遂凉，隔一日再热，乃心经犹热，小便赤也。

导赤饮：治心经热，小便赤。

生地黄　赤茯苓　麦门冬去心　木通等分　灯心一团

上水煎服。服后遂凉，隔二三日又发热，内外之病已去，此热乃表里俱虚，气不归元，而阳浮于外也。

六神散：治汗下清消，后发热乃虚阳浮动，不内敛也。

人参　白术　茯苓　甘草炙　山药焙　扁豆姜水浸,去壳,炒

上加姜、枣，煎服或加乌梅少许，或加粳米和胃皆可。

孟氏介石募施治痧疹异方附

石膏煅,二两　川贝母四钱　红花三钱　荆芥　地骨皮　桔梗八钱　干葛　当归尾一两　甘草四钱　赤芍　牛蒡子　薄荷　陈皮五钱　桑白制一两　枳壳六钱

上为细末，每用三四钱，白水煎，去滓服等分药味，万勿增损，证减止服。

附稀痘神方

青蒿子八十一粒　朱砂三钱,水飞　甘草三钱,生用　绿豆真粉一钱

上于七月七日，清晨摘带露凤仙花红白各七朵，荷花一朵，荷叶一张，茎一枝连根，洗净，同捣烂绞汁，将前药入汁内，收干研细，入瓷瓶中，每遇二分二至日，用绿豆、黑豆饭、赤豆各一钱，甘草五分，薄荷三分，钩藤五分，红花三分，牛膝三分，煎汤调前药一钱，清晨服。如孩幼不肯服者，或加米糖一钱，或用煮熟软鸡肝，或猪腰子粘[1]服。每

---

[1]粘：当作"蘸"。

岁分至日,如法服一次,服之数次,自然痘稀,易出安痊,即痘发时,亦可服,服之三次,免伏陷倒塌之患。见痘时加减汤引法,上部不发多加薄荷,下部不发多加牛膝,若系心经见证,多加赤豆,若系肝经,多加绿豆,若系肾经,多加黑豆,若遇惊痘,多加钩藤,若毒甚者,多加甘草,不红活者,多加红花,每品多加不得过二钱,红花凉血行血,更宜酌加,此方出自秘传,不得妄意增减。

(五) 小儿杂治诸方

治夜啼方:用灯花三颗为末,以乳汁调抹儿口内,或抹乳头上,令儿吮之,此治虚热之方也。如儿壮火盛者,用玉枢丹二分,井花水调抹如前,若虚寒腹痛及小肠气痛治已见前。

治吃泥土方:乃脾虚胃热也,用清胃养脾汤,黄芩、石膏各五分,陈皮、白术、茯苓、甘草各四分,煎服。如爱吃茶叶者,即加茶叶四分同煎。一方煎黄土汤送下,小牛黄丸四五分。一方用腻粉一钱,砂糖和为丸,如麻子大,米饮送下,泻出所吃之土,立愈。有爱吃生米者,属于脾胃虚热,湿热生虫也,乃作疳之渐。

治虫痛方:凡腹痛口吐清水,无他证者,虫也。用小牛黄丸,砂糖汤化下。一方用使君子肉二钱壳五分,槟榔一钱,雄黄五分,为细末,每用一钱糖拌,结子苦楝细根煎汤调下。小儿虫咬,心痛欲绝者,用五灵脂二钱,枯矾五分,细末,水煎一钱,不拘时服,虫即吐出。凡小儿虫积,取俗名柯草细白嫩根洗净捣汁,或煎鸡子,或入糖调面作饼食之,其虫即化,不过二次,永不再发。凡上半月虫头向上,治之方有效。又老葱根捣汁,香油调服。善治一切虫积,能化虫为水。

治小便浊如米泔方:乃饮食无节,胃中湿热下渗也,沉香木子主之。方用澄清饮,白术、茯苓、白芍、炒黄连、泽泻、山楂、青皮、甘草水煎,空心温服。

治小便不通方:小儿初生二三日,不大小便,以葱汁人乳各半调匀,抹小儿口中,二三次即通,方属热结者,用灯心汤调下益元散,元散儿茶为末,车前煎汤送下。

治遗尿方:膀胱冷弱则遗尿,用故纸一两,盐酒炒透为末,每服一钱,热汤调,空心服。一用鸡脒胵为末,每用一钱,白汤调下。一用鸡脒肝、鸡肠各一具烧存性,猪尿脬炙焦,共为细末,每用一钱,黄酒调下,男皆用雌,女皆用雄,甚效。

治语迟方:乃心气不足,邪热乘之故也,用石菖蒲丸,菖蒲、人参、麦门冬去心、川芎制、远志、当归各二钱,乳香二钱,朱砂一钱水飞细末,白汤丸黍米大,每服十丸,食后粳米汤下。

治牙齿迟方:乃肾气不足也,用川芎、山药、茯苓、当归、白芍炒,甘草炙等分细末,白汤调下,食后服,再将药末擦牙龈上生。

治龟胸方:乃肺热胀满之故,用天冬去心,百合,杏仁去皮尖麸炒,木通,枳壳麸炒,桑白皮蜜炙,葶苈隔纸炒,石膏煅各一钱,大黄酒蒸二钱,蜜炙绿豆大,每用五丸,白汤化下,食后临卧服。

治龟背方:乃肥甘积热,又兼风寒伤于督脉故也,用枳壳、大黄煨、防风、独活、前胡、当归、麻黄等分,麦每丸如黍米大,每服十五六丸,量儿大小,米饭送下,食后服。

治阴肿疝气方:寒郁下焦,偏坠气痛也,用故纸炒、橘核小茴、桂枝、砂仁等分末之,酒拌空心生姜汤送下。一方用五倍子烧灰存性为末,好酒调下三分,出汗立愈。一儿或久坐湿地,或虫蚁吹毒肿者,用蝉脱五钱,煎汤蒸洗,内用五苓散加灯心煎服。若因蚯蚓吹毒阴头肿痛,以鸭涎敷之。一方用葱圆肉,蚯蚓粪甘草汁调涂肿处,或薄荷汁调亦可。

治诸虫方：用遇仙丹，黑、白丑头末一两，槟榔半生半炒一两，三棱、莪术醋炒各五钱，牙皂肉三钱为细末，糖拌，小儿八九分，大人二三钱，酌虚实用之，砂糖汤送下，空心服。

治牙疳口疮方：小儿心热则舌疮，胃热则牙疳，脾热则牙疳，先用青绢缠指，蘸井花水拭尽，白皮出血正好。若肿者更欲刺血，拭净后以冰硼散少少吹之。若大便燥结者，内服凉膈散、四顺清凉饮之类。口舌疮，用连翘、生地，少加黄连为细末，蜜水调服。牙疳用竹叶石膏汤噙嗽。冰硼散方，用冰片一分，朱砂一分二厘，玄明粉、绷砂各一钱，研极细末，吹搽患上，极效，退即止吹。人中白散，治小儿口疳、走马疳，及牙龈腐烂等证，用人中白，溺壶内者佳，煅红二钱，孙儿茶一钱，黄柏，薄荷，青黛末各六分，冰片五厘研极细末，研极细掺上。涎从外流为吉，若涎内，败毒已入里，为不治。

治舌肿胀方：宜用黄连泻心汤，乃栀、连、荆、芩、翘、蒲、牛蒡、甘草、木通也，外以青娟醮米泔水拭洗，以玄明粉煎汤，噙嗽妙。又方，用玄参饮子，乃芩、连翘、蒡、甘、桔、芍、地、枳壳、栀、薄、灯草十三味也，但此证亦有下寒逼火上炎，而为假热者，当细细辨之。一舌肿满，口不能出声，用蒲黄末掺之，即效。一用百草霜钱许，水调服。一人无故舌上出血仍有小窍，炒槐花为末，掺之即愈。

治小儿口中百病，及鹅口口疮重颚等证方：用黄连，黄柏末各五分，雄黄，青黛，火硝各二分，冰片，硼砂，朱砂各一分，为极细末，先以米泔水拭净患处，每以少许吹之，日三服次，并治咽喉肿痛及一切热毒。

治重舌、木舌、弄舌方：乃心脾蕴热也，用归尾，连翘，白芷各二钱，大黄，甘草各一钱，水煎，食后频频服，外用青黛，蒲黄末，和匀吹敷。

治小儿疳火及头面诸疮、腮肿、眼痛方：用牛黄散，牛蒡炒黑□，大黄生用各五钱，川黄连一钱五分，为细末，每用一钱，蜜汤调下。外用三物丹，松香三钱，葱汁拌煮干东丹铅粉各二钱，为细末，香油调搽。

治脱肛方：凡因痒虚，及泻痢之后脱肛者，补中益气汤最宜。若气血两虚者，用举气汤，乃参、芪、归、芎、升麻、枣、姜七味。若便秘努力脱肛者，当清火润燥，宜知芩四物汤加枳壳、桔梗、车前根叶煎服。若肛门疼痛下血者，用玄明粉二钱当归一钱，白芍、桔梗各八分，甘草、升麻各四分，煎服。或脱久直肠硬燥难入，法用连须叶，葱白斤许煎汤，乘热放桶内，令小儿坐上熏之，后慢慢以温葱汤洗软托入，如入而又出，以水成一二分，敷之即入矣。一用五倍子或陈壁土煎汤，熏洗托入。如属热证，可以热小便熏洗。

治丹毒游走赤肿方：内服通神散散之，或玉枢丹解毒。通神散治一切外感内伤，及烦渴胸满疟痢初起等证，用连、葛、羌、薄、曲、朴、槟、陈、芎、麦、甘草、南星、枳实十三味，为极细末，糖拌浓煎，生姜汤送下，周岁者五分，外者七分，二周者一钱，随证酌用。外用朴硝大黄末，新汲水调，鸡翎蘸涂之，或用伏龙肝细末，鸡子清调，敷患处亦可。

治眼红肿方：风火上攻也，宜通神散服之，或用川芎茶调散吹入鼻中亦可。

治耳痛方：肾热上冲也，或痛或出水或流脓，先用葱汁滴入耳中，内服牛膝茯苓白芍生地黄汤。一用绵纸然染尽脓水，以五倍子烧，存性为末，吹入耳中，效。

治鼻疮：鼻下两旁湿痒，脓水流处又成疮，用泽泻，郁金，山栀仁炒，炙甘草等分细末，白汤调下一钱。二用甘草汤洗净，搽敷火三物丹，神效。

治头疮方：小儿头上生疮，最难除根，先用葱头花椒以米泔水煎汤洗净，用猪脑油四两熬滚，入麻黄二两,煎至色黑枯焦去渣,加入粉一钱,搅□以涂搽之。

治脐疮方：小儿剪脐时,伤于风淫,因致脐疮不干,用□□龙骨各煅五分,为细末,以少许吹之,自愈。一方用红绒烧灰敷。一方用蚕茧烧灰存性敷。

治奶癣疮方：儿受胎中热毒,遂至头而遍身发为奶癣疮者,成片瘙痒异常,有风有湿热有虫故也,先以蛟蛤散治,次以解毒雄黄散,其甚则翠云散为妙。蛟蛤散,下□蛟蛤二两,点纫月椒一两,先碎蛟蛤于砂锅内炒黄色,次下月椒同炒,以黑□□为皮,取起俟冷,入瓶内封口,次日入轻粉一钱,便细末,香油调搽,□母忌煎炒。解毒雄黄散,用雄黄、硫黄等分,为细末,香油调搽,轻盖之,并治腿脚流注血风项疮。翠云散方,铜缝胆矾轻粉等分,石膏煅,倍用共研细末,一日吹搽两次,自愈。又洋诸疮,湿疮干掺干疮,公猪胆汁调搽。

一断乳法：山栀三粉炒黑存性,朱砂轻粉各少许,为细末,以生芝麻油调和,待儿睡熟,以药浓敷两乳间,睡起即不食乳,不可说破,如未交糊,加黄丹一钱,东伏断,卯日为之。

治鸦声鱼口方：此证若属虚者,宜分心肝脾肺在气,在血随证温补。若探其口中舌燥唇干二便秘涩,即系热痰壅肺,乃实证也,宜用芩、连、麦、薄、栀、膏、玄粉、知母、甘草、竹叶十三味,煎浓,频频与之,但得便利,声出即有,可生后当随证用药可也。

(六) 补遗方

大连翘饮：治胎热等证。

连翘_{去心}　赤芍　归尾　木通　甘草　防风　荆芥_{等分}

上加灯心,煎服。

固真汤：治慢惊四肢厥冷、口吐涎沫。

附片　甘草_炙　人参_{各五分}　山药　黄芪_{蜜炙透}　肉桂　白术　白茯苓_{各八分}

上加姜、枣浓煎服。

小异功散：治先泻后吐,脾胃虚冷。

人参　白术　橘皮　白茯苓_{等分}

上加姜、枣浓煎,温服。

木香槟榔丸：治疗食积气滞。

黑丑_{四钱}　槟榔_{八钱}　木香_{二钱}　神曲_{一两}　大黄_{四钱}

上为细末,生姜汁糊丸,如粟米大,米汤下。